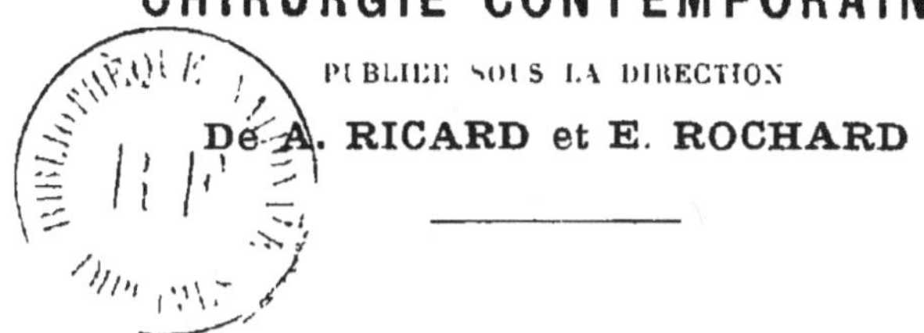

BIBLIOTHÈQUE
DE
CHIRURGIE CONTEMPORAINE
PUBLIÉE SOUS LA DIRECTION
DE A. RICARD et E. ROCHARD

CHIRURGIE GÉNÉRALE
DES
ARTICULATIONS

CHIRURGIE GÉNÉRALE

DES

ARTICULATIONS

PAR

H. MORESTIN

Professeur agrégé à la Faculté de Médecine de Paris.
Chirurgien des hôpitaux de Paris.

Avec 59 figures dans le texte.

PARIS

OCTAVE DOIN, ÉDITEUR

8, PLACE DE L'ODÉON, 8

—

1907

Tous droits réservés.

BIBLIOTHÈQUE

DE

CHIRURGIE CONTEMPORAINE

Publiée sous la direction de

A. RICARD ET **E. ROCHARD**

Professeur agrégé à la Faculté de médecine de Paris,
Chirurgien de l'hôpital Saint-Louis

Chirurgien des Hôpitaux
de Paris

10. Chirurgie du thorax et des mamelles, par WALTHER, Professeur agrégé à la Faculté de Médecine de Paris, Chirurgien de la Maison Municipale de Santé.

11. — de l'abdomen en général, du pancréas et de la rate, par P. MICHAUT, Chirurgien de l'Hôpital Broussais.

12. — du foie, par E. SCHWARTZ, Professeur agrégé à la Faculté de Médecine de Paris, Chirurgien de l'Hôpital Cochin.

13. — de l'estomac et de l'intestin, par TUFFIER, Professeur agrégé à la Faculté de Médecine de Paris, Chirurgien de l'Hôpital Lariboisière.

14. — du gros intestin, du rectum et de l'anus, par GERARD-MARCHANT, Chirurgien de l'Hôpital Boucicaut.

15. — des hernies, par E. ROCHARD, Chirurgien des Hôpitaux de Paris.

16 et 17. — des voies urinaires, 2 volumes, par P. BAZY, Chirurgien de l'Hôpital Beaujon.

18. — de l'appareil génital de l'homme, par J. ARROU, Chirurgien des Hôpitaux de Paris.

19. — de l'utérus, du vagin et de la vulve, par L.-G. RICHELOT, Professeur agrégé à la Faculté de Médecine de Paris, Chirurgien de l'Hôpital Saint-Louis.

20. — des annexes de l'utérus, par J.-L. FAURE, Professeur agrégé à la Faculté de Médecine de Paris, Chirurgien des Hôpitaux.

21. — du membre supérieur, par LYOT, Chirurgien des Hôpitaux de Paris.

22 et 23. — du membre inférieur, par RIEFFEL, Chef des Travaux anatomiques à la Faculté de Médecine de Paris, Chirurgien des Hôpitaux.

24 et 25. — Technique chirurgicale, par A. RICARD, Professeur agrégé à la Faculté de Médecine de Paris, Chirurgien de l'Hôpital Saint-Louis, et LAUNAY, Chirurgien des Hôpitaux de Paris.

<h1 style="text-align:center">VOLUMES PARUS AU 1er NOVEMBRE 1906</h1>

— E. Schwartz. **Chirurgie du Foie.** 1 vol. de 550 pages, avec 58 figures dans le texte. . . . . 7 fr.

— P. Villemin. **Infections, Traumatismes et Diathèses.** 1 vol. de 550 pages, avec figures tirées en couleurs dans le texte. 7 fr.

— J. Bouglé. **Chirurgie des artères, des veines, des lymphatiques et des nerfs.** 1 vol. de 500 pages, avec 96 figures dans le texte . . . . 6 fr.

— P. Mauclaire. **Chirurgie générale des muscles, des tendons, des bourses séreuses et de la peau.** 1 vol. de 425 pages. avec 79 figures dans le texte. . . . . 6 fr.

— J. Arrou. **Chirurgie de l'appareil génital de l'homme.** 1 vol. de 350 pages. avec figures dans le texte. . . . . 5 fr.

— L.-G. Richelot. **Chirurgie de l'utérus, du vagin et de la vulve.** 1 vol. de 600 pages, avec 160 figures dans le texte. . 7 fr.

— J.-L. Faure. **Chirurgie des annexes de l'utérus.** 1 vol. de 475 pages, avec 222 figures dans le texte. . . . . . . 6 fr.

— Gérard-Marchant. **Chirurgie du gros intestin, du rectum et de l'anus.** 1 vol. de 450 pages, avec 39 figures dans le texte. 6 fr.

— S. Duplay et M. Cazin. **Les tumeurs.** 1 volume de 475 pages. avec 124 figures dans le texte. . . . . 6 fr.

— E. Rochard. **Les hernies.** 1 volume de 525 pages, avec 106 fig. dans le texte . . . . 7 fr.

— A. Ricard et P. Launay. **Technique chirurgicale.** 2 volumes formant 1.100 pages avec 1.086 figures dont 213 en couleurs dans le texte . . . . 15 fr.

— H. Morestin. **Chirurgie générale des articulations.** 1 vol. de 600 pages, avec 59 figures. . . . . 7 fr.

TOUS LES AUTRES VOLUMES DE LA BIBLIOTHÈQUE SONT EN COURS
D'IMPRESSION OU DE RÉDACTION

CHIRURGIE GÉNÉRALE
DES ARTICULATIONS

L'étude des maladies articulaires n'est pas de celles qui passionnent tout d'abord. La monotonie des cas, la pauvreté des symptômes, la difficulté de l'anatomie pathologique, la lenteur de l'évolution, la longue patience nécessitée par le traitement sont même faites pour rebuter; mais cette aridité n'est qu'apparente, et peu de branches de la pathologie sont aussi intéressantes et variées. Aucune il est vrai ne demande au praticien plus d'attention et plus d'efforts, plus de soin dans le diagnostic. Les affections des jointures sont pour la plupart médico-chirurgicales, et nulle part l'association des deux ordres de connaissances n'est plus indispensable.

Nous nous occuperons surtout de la pathologie des diarthroses. laissant à peu près complètement de côté les synarthroses et amphiarthroses. La tâche restera encore assez complexe et ardue en nous bornant aux articulations des membres.

Il n'est guère en effet de livre plus difficile à écrire qu'une chirurgie générale des articulations. Un tel ouvrage suppose une pratique longue et une expérience étendue. Mon bon vouloir ne suffira sans doute pas à remplacer l'une et l'autre. Le lecteur me saura gré, j'en suis sûr. de cet aveu préalable, et s'apercevra cependant que ce travail n'est pas fait exclusivement avec les travaux d'autrui.

PREMIÈRE PARTIE
TRAUMATISMES ARTICULAIRES

Les traumatismes ont dans la pathologie articulaire une importance considérable.

Il nous suffira d'en examiner les principaux types, pour mieux faire comprendre leurs caractères généraux et les préceptes qui doivent guider dans la pratique. De ces notions primordiales les applications aux cas particuliers se déduiront pour ainsi dire d'elles-mêmes.

Nous allons dans un bref aperçu examiner successivement les *entorses*, les *luxations*, les *fractures articulaires*. Ce sont là les traumatismes *fermés*, dont il convient de séparer les traumatismes qui mettent les sacs synoviaux en communication avec l'extérieur. Nous nous occuperons ensuite de ces derniers c'est-à-dire des *plaies articulaires*. Même actuellement cette distinction reste fondamentale, et les traumatismes *exposés* deviennent des lésions bien différentes des blessures sous-cutanées.

LES ENTORSES

Les entorses. — Ce terme vague et ancien s'applique à l'ensemble des lésions que produisent brusquement dans une *région articulaire* les mouvements anormaux, quand toutefois la violence ne va pas jusqu'à briser les extrémités osseuses, ou à détruire leurs rapports.

Il exprime ainsi plus encore le mécanisme de l'accident que l'accident lui-même, et de fait des transitions insensibles relient l'entorse la plus légère aux luxations et aux fractures.

Le chapitre des entorses est donc sans limites précises ; des cas légers aux formes graves on trouve tous les intermédiaires. Il y a des entorses insignifiantes et d'autres qui sont des traumatismes sérieux.

Il s'agit d'ailleurs de lésions plus complexes qu'on ne pourrait le croire tout d'abord. Leur interprétation est d'autant plus délicate que d'une articulation à l'autre les différences sont considérables.

Aussi les entorses, en même temps qu'une des plus importantes questions de la pratique courante, sont-elles une partie très intéressante de la pathologie articulaire.

Étiologie. — Les entorses sont communes et même si fréquentes que chacun doit avoir, à un moment donné, l'occasion d'en étudier quelque variété sur soi-même.

Si toutes les articulations mobiles y sont exposées, elles ne le sont pas au même degré ; tant s'en faut. Il en est d'abord qui possèdent des mouvements étendus et très variés, ce qui diminue beaucoup pour elles les chances de distorsion, ainsi l'épaule, la hanche ; d'autres sont protégées par une disposition inverse, étant très serrées, gardées par de solides ligaments, comme celles des petites jointures du poignet ou du tarse.

Ailleurs les dispositions anatomiques favorisent au contraire la production de cet accident.

Le cou-de-pied est la région la plus exposée, c'est le siège habituel de l'entorse, dix-neuf fois sur vingt, pour le moins. Le rôle si important des jointures de cette région dans la station et dans la marche explique naturellement cette fréquence.

Il suffit d'un effort brusque, d'un mouvement disproportionné, d'une attitude défectueuse au moment où le pied s'appuie sur le sol, d'un obstacle au jeu d'une des articulations, pour qu'il en résulte une mauvaise répartition des forces. Or, il s'agit de forces relativement considérables, et ces erreurs de fonction ont de funestes conséquences pour les ligaments de l'articulation et les parties molles périarticulaires. Les exercices violents, les marches dans des terrains accidentés, les chutes sont des occasions favorables pour se donner des entorses, mais il suffit d'un simple faux pas.

La fatigue des muscles intervient fréquemment. Ainsi les marches prolongées, principalement chez les jeunes soldats, chez les citadins qui à longs intervalles, se livrent à des excursions de montagne ou à la chasse, déterminent de l'insuffisance des muscles, et un manque de précision dans leur jeu.

Les personnes imprudentes qui se juchent sur de hauts talons, changent les conditions mécaniques du pied et diminuent la puissance de ses muscles, la sûreté de leur action.

Beaucoup de malades doivent leurs entorses à des distractions des muscles, — ou à la surprise de ceux-ci, le sujet ayant ignoré tel détail du sol qui changeait brusquement la statique du pied.

Les circonstances prédisposantes ne sont pas négligeables.

On a noté depuis longtemps que les gens dont les membres inférieurs étaient déviés, les cagneux dont les genoux font saillie en dedans et dont les jambes sont écartées, ceux chez lesquels existe l'ankylose d'une jointure importante. sont des prédisposés.

D'autre part certains individus ont facilement des entorses parce que. dit-on, ils ont de la laxité articulaire, acquise ou congénitale.

A bien regarder, il s'agit le plus souvent beaucoup moins d'une fragilité particulière des moyens d'union que d'une insuffisance des moyens de défense constitués par les muscles.

En somme toutes les tares des membres, diminuant leur valeur fonctionnelle, favorisent ces sortes d'accidents. On remarquera qu'ils sont rares chez les enfants, en raison de l'élasticité de leurs ligaments et de leurs extrémités osseuses ou cartilagineuses, qu'ils sont de même peu ordinaires chez les vieux mais pour des raisons inverses. Leur vie calme les expose moins aux traumatismes, et quand surviennent néanmoins ceux-ci, ce sont les os devenus des lieux de moindre résistance qui cèdent et se brisent.

Anatomie pathologique. — Les désordres causés par les entorses passent pour être très imparfaitement connus, en raison de la rareté très grande des autopsies. C'est un exorde traditionnel chaque fois que l'on aborde cette question au point de vue anatomo-pathologique.

Mais la pénurie de documents est-elle véritablement aussi complète? Sans doute chaque entorse en particulier offre des points obscurs, mais si l'on ne veut pas aller dans les détails nous possédons toutes les notions essentielles ou simplement utiles. Il est bien vrai qu'un sujet entré à l'hôpital pour une vulgaire entorse du pied ou du genou ne succombe pas aux suites d'une telle lésion, et s'il fallait compter sur les éventualités des maladies intercurrentes pour favoriser les constatations nécropsiques. quelques siècles seraient un minimum nécessaire pour élucider ces points obscurs ou litigieux. Mais il n'est pas besoin d'une attente aussi prolongée. Pour nous renseigner sur l'état des jointures dans l'entorse nous disposons de plusieurs moyens : l'expérimentation sur le cadavre, les recherches sur les animaux, sont les seuls mentionnés par les auteurs, en y ajoutant les résultats de quelques autopsies rarissimes. Sans aucun doute, ce sont là les sources fondamentales de nos connaissances. Les expériences sur les animaux ont tenté peu de personnes, et ne fournissent d'ailleurs aucune donnée intéressante pour les entorses des articulations humaines considérées en particulier.

Pour les recherches cadavériques, on ne saurait trop les multiplier, mais si précieuses que soient les données qu'elles nous fournissent, leur valeur reste toujours très relative. Elles sont faites en général sur des sujets d'amphithéâtre conservés depuis longtemps, dont les aponévroses et ligaments ont perdu en partie leurs propriétés, devenant bien moins résistants et moins élastiques. En outre, l'action musculaire étant supprimée, les conclusions sont forcément entachées d'erreur.

Enfin comme il n'y a pas de sang, on ne peut déterminer ni la source, ni le siège des épanchements sanguins, ni reconnaître une foule de petites ruptures interstitielles qui, sur le vivant, auraient donné lieu à des hématomes.

Il convient donc de toujours faire quelques réserves sur ces sortes d'expériences, qui fixent presque exclusivement l'attention sur les ligaments, dont le rôle est important, mais qui sont loin d'être seuls en cause.

Pour contrôler et compléter ces notions, il faut principalement tenir compte de l'anatomie et de la physiologie normales, des attitudes et mouvements habituels.

L'exploration clinique fournit actuellement des indications très précises avec les ponctions exploratrices, l'examen du sang retiré des sacs synoviaux, la radiographie, la recherche des mouvements anormaux.

Mais les *pièces* elles-mêmes ne font pas défaut. A chaque instant nous amputons des membres écrasés, nous examinons les corps de sujets tombés d'une grande hauteur et ayant succombé à des fractures du bassin, du rachis ou du crâne.

Sur ces membres écrasés, outre les grosses lésions qui nécessitent l'exérèse, on trouve fréquemment des entorses des articulations voisines. Chez les sujets précipités, il est bien rare de ne pas relever à titre accessoire quelques entorses. Enfin dans beaucoup de fractures articulaires étudiées après la mort ou ayant appelé une intervention, on constate à côté des solutions de continuité du squelette, des lésions qui ici sont accessoires mais constituent proprement les désordres fondamentaux des entorses. Dans les fractures ils sont au second plan, dans l'entorse, ils sont toute la maladie.

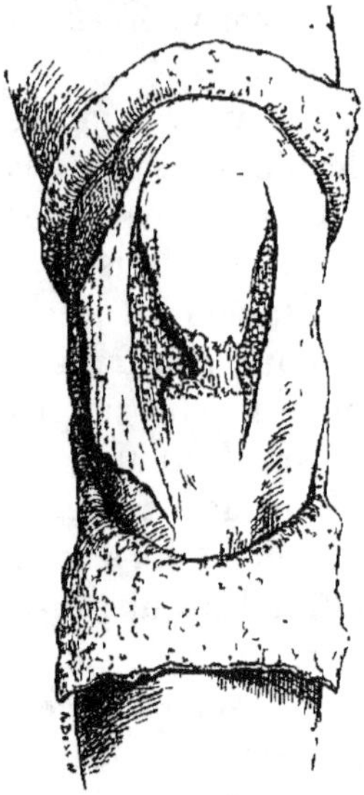

On peut enfin expérimenter sur les membres fraîchement amputés dans lesquels il est facile de retenir le sang.

Or, que résulte-t-il de ces multiples constatations ? C'est que les lésions sont souvent très complexes, et sont bien loin de se limiter aux seuls ligaments. Ceux-ci peuvent être déchirés à des distances variables de leurs extrémités, en totalité ou en partie. Il faut pour cela des ligaments minces et de résistance faible comme les dorsaux de l'articulation de Chopart, ou le péronéo-astragalien antérieur.

Quand ils sont forts cette rupture est difficile et le ligament arrache plus volontiers son insertion aux os. Il doit se produire aussi des déchirures interstitielles donnant lieu sur le vivant sans doute à de petits hématomes intra-ligamentaires.

Fig. 1. — Rupture partielle du ligament rotulien, sans ouverture de la synoviale du genou.

Les déchirures de la synoviale, sa désinsertion du pourtour des surfaces articulaires dans une certaine étendue sont fréquentes.

De même les petits arrachements partiels des anses fibreuses qui brident les tendons dans le voisinage de certaines jointures, et notamment au cou-de-pied, ligament fundiforme, coulisses des péroniers, des jambiers, des fléchisseurs des orteils, et des aponévroses elles-mêmes.

Les déchirures musculaires sont aussi sans aucun doute

des lésions très communes, elles sont toujours partielles, et se réduisent même ordinairement à l'arrachement de quelques faisceaux au niveau de leurs implantations sur les tendons et aponévroses.

Il existe enfin des cas où l'article n'est pas directement en cause, toutes les lésions étant seulement dans son voisinage. C'est ce que l'on peut désiguer du nom d'*entorse périarticulaire*.

Des élongations nerveuses peuvent être la conséquence de ces traumatismes, mais très rarement.

Toutes ces petites violences des divers tissus s'accompagnent de ruptures d'un certain nombre de capillaires, artérioles ou veinules ; il se produit ainsi des hématomes sous-synoviaux, péri-articulaires, dans le tissu conjonctif sous-cutané, entre les muscles et dans leur épaisseur, des épanchements dans les gaines tendineuses, dans les synoviales. Cet épanchement doit exister dans toutes les véritables entorses, mais il est peu abondant et masqué par le gonflement des parties molles dans la plupart des articulations. Au genou, tant en raison de l'ampleur de la synoviale, que de sa situation superficielle et de la facilité de l'explorer, il est très aisé de reconnaître cette hémarthrose. Mais elle doit exister dans toutes les entorses sérieuses des autres jointures ; les rapports intimes des synoviales avec les tendons et ligaments articulaires, ne permettent guère que les uns et les autres soient lésés, sans que se produisent en même temps une *effraction articulaire*, surtout quand ils arrachent leurs insertions. Au genou l'entorse est à l'intérieur de l'article. L'hémarthrose est à peu près tout. Ailleurs, et principalement au cou-de-pied, l'hématome péri-articulaire a plus d'importance que l'épanchement intra-synovial.

Des veines relativement volumineuses peuvent être rompues, surtout chez les variqueux et donner lieu à des hémorragies interstitielles notables. Ce fait s'observe avec une fréquence particulière au niveau des malléoles et du sinus du tarse, où se trouvent entre les veines profondes et les superficielles, des anastomoses, qui sont très exposées à céder dans les mouvements forcés.

1.

Il est probable qu'un certain nombre de vaisseaux lymphatiques sont aussi rompus, et qu'un épanchement de lymphe et de sérosité se fait dans l'épaisseur du tissu cellulaire concurremment à l'épanchement sanguin.

Au contact du sang épanché et promptement mortifié, les synoviales, les gaines séreuses, le tissu cellulaire, réagissent ; il se produit des arthrites ou des périarthrites traumatiques, des exsudats, des adhérences, des épaississements du tissu conjonctif, de véritables troubles trophiques de tous ces tissus, si l'on ne les débarrasse rapidement du corps étranger qui les encombre, et si on ne les ramène à leurs conditions normales de fonctionnement.

Physiologie pathologique. — Il est rigoureusement impossible de reproduire expérimentalement le mécanisme très complexe d'une entorse.

Il faut bien reconnaître que tous les exercices cadavériques n'autorisent jamais de conclusion ferme. L'anatomie normale fournit à cet égard des données plus précieuses, en nous renseignant sur les points faibles des jointures, sur la configuration, le mécanisme, les organes moteurs de chacune d'elles.

Les mécanismes des diverses entorses sont très variés, mais pour chaque jointure il en existe généralement que l'on peut considérer comme les mécanismes habituels, fondamentaux, à côté desquels un certain nombre se rencontrent par exception.

Des exemples nous feront mieux comprendre. Au cou-de-pied il existe une entorse commune résultant de la torsion du pied en dedans ; ou plutôt tout un groupe d'entorses ayant cette même pathogénie. Celles qui sont la conséquence d'une flexion excessive ou d'une extension anormale sont très rares. Sans l'être autant, celles qui dépendent d'un mouvement de valgus ou de rotation externe ne sont pas fréquentes. Ce fait n'a rien de surprenant. La tendance naturelle du pied est de tourner en dedans : dans l'attitude de repos, dans l'état de neutralité des muscles, une légère rotation en varus équin est la position normale. La configuration des surfaces articulaires. les dispositions ligamenteuses et l'action des muscles veulent qu'il en soit ainsi. La tendance au valgus est au contraire limitée par toute une série de dispositions anatomiques et particulièrement par la présence de la malléole externe. Dans le valgus forcé, dans l'hyperabduction, c'est surtout cet os qui cède, mais parfois il n'existe que des lésions des parties molles au côté interne du cou-de-pied.

Dans le cas plus fréquent où les lésions ont eu lieu par rotation et torsion du pied en dedans les lésions peuvent frapper une ou plusieurs articulations. On sait que ce mouvement du pied est très complexe et s'accomplit successivement ou simultanément dans la tibio-tarsienne, la sous-astragalienne et la médio-tarsienne.

Selon les circonstances une seule de ces articulations, ou deux, ou les trois seront intéressées, et cela à des degrés divers. On peut donc observer séparément des entorses tibio-tarsienne. sous-astragalienne, ou médio-tarsienne.

En général les lésions prédominent dans un des articles, mais il est probable qu'elles sont généralement multiples, et pluriarticulaires.

Il convient de faire jouer aux muscles un rôle considérable dans la pathogénie des entorses en général, mais surtout de celles du pied.

Non seulement il faut tenir compte de l'état des muscles. quand ils sont engourdis par la fatigue, ou amoindris par une dystrophie quelconque. circonstances prédisposantes dont nous avons plus haut souligné l'importance dans la préparation aux entorses, mais encore, les muscles interviennent au moment même de l'accident, et la lésion résulte en grande partie de la contraction musculaire inopportune. Ainsi le pied échappant un instant à l'équilibre commence à exécuter un mouvement de torsion. Brusquement les muscles se contractent pour essayer d'enrayer ce mouvement qui menace d'entraîner la chute du sujet; dès lors s'établit entre la force constituée par le poids du corps et la résistance du groupe musculaire qui tend à s'opposer à la torsion une lutte dont le

résultat est généralement préjudiciable aux gaines des tendons, aux aponévroses, aux fibres musculaires, aux petites
veines violemment étirées. Les lésions péri-articulaires dans
l'entorse du cou-de-pied sont principalement imputables aux
contractions violentes des muscles extenseurs et aux tiraillements qui en résultent du côté de la fronde qui les maintient,
des piliers accessoires de cette fronde, des aponévroses et des
fibres du pédieux, en rapport si intime avec cette anse
fibreuse.

Il est probable que ce curieux appareil fundiforme des
extenseurs joue un rôle fréquent dans l'entorse vulgaire du
cou-de-pied. Chez d'autres il est possible que les muscles
n'aient qu'un rôle tout à fait secondaire, ou même nul et que
tout résulte de l'élongation passive des parties molles et des
ligaments.

Presque toutes les entorses du genou s'accompagnent d'une
hémarthrose abondante qui leur donne une apparence clinique uniforme.

Il s'agit cependant de lésions diverses, dont le mécanisme pathogénique est lui-même probablement très variable. Quelle que
soit d'ailleurs l'ingéniosité déployée par les expérimentateurs,
il est à peu près impossible de reproduire les choses comme
elles doivent se passer, SEGOND dans un élégant mémoire bien
connu, a montré l'importance des mouvements de rotation
dans la production des entorses du genou. C'est par rotation
dans la flexion qu'elles se produisent, le talon étant placé
tantôt en dedans, tantôt en dehors du fémur. Les ligaments
croisés sont les véritables ligaments du genou, ce sont ceux
qui règlent le jeu des surfaces l'une sur l'autre, et on constate
fréquemment leur arrachement partiel. De même la bande du
fascia lata arrache son insertion dans les mouvements forcés
de rotation interne. Sur le vivant on retrouve bien rarement
un indice de cette dernière lésion. De même l'arrachement
d'un croisé doit être un accident peu commun. Quant à l'arrachement isolé des ligaments latéraux il est certainement plus
exceptionnel encore.

Les expériences sur le cadavre dans le domaine des entorses

dépassent presque toujours la mesure. Il s'agit le plus ordinairement dans la réalité de lésions peu importantes.

Les entorses communes du genou ne doivent pas être en rapport avec de gros désordres de l'articulation. On a pu, il est vrai, en constater de visu dans quelques circonstances, mais entre ces faits exceptionnels et ceux de la pratique journalière, quelles différences ne peut-on relever? Si l'on songe à la vascularité de la synoviale du genou, à la richesse de ses franges, de ses replis, à l'étendue de l'articulation, à la complexité des dispositions anatomiques, on admettra sans peine que des multitudes de mécanismes peuvent amener des lésions entrant dans le groupe des entorses. L'exagération de tous les mouvements, l'effort sur le genou dans toutes les attitudes, les mouvements anormaux dans leurs variétés infinies peuvent produire entorse et hémarthrose. Notamment il convient de faire une place importante aux actions musculaires intempestives. Il y a là plusieurs dispositions qui favorisent au premier chef ces sortes d'accidents : certains tendons, en rapport étroit avec l'article, — et y pénétrant même — peuvent, dans une contraction brusque du corps charnu correspondant, arracher quelque parcelle osseuse ou quelques liens fibreux, et déchirer la synoviale. Ainsi le demi-membraneux, dont le tendon antérieur glisse sur une poulie de renvoi immédiatement au-dessous du bord interne du cartilage articulaire, au voisinage immédiat de la synoviale; ainsi le poplité, les jumeaux; ainsi la bande du fascia lata. Que dire des ménisques dont la présence entre les surfaces articulaires est une cause permanente de désordres, si la moindre perturbation survient dans leur locomotion et leurs rapports. Cependant nous admettrons comme pour le pied qu'il existe un mécanisme d'élection et que l'on doit rapporter aux mouvements de rotation anormale soit en dedans, soit en dehors dans une légère flexion et pendant la marche, la plupart des entorses du genou.

Symptômes. — Une douleur subite, à l'occasion d'un effort, d'un mouvement forcé, d'un faux pas, est le premier signe de l'entorse. Certains malades perçoivent ou croient percevoir simultanément un craquement, une sensation de déchirure. Cette douleur aiguë amène une impotence immédiate, totale ou partielle de l'articulation en cause.

Si c'est le cou-de-pied, la marche devient ou tout à fait impossible, ou très difficile, et extrêmement douloureuse. Le malade « ne peut appuyer le pied par terre », et quand les circonstances le forcent à marcher quand même, il boite lamentablement, et souffre beaucoup.

A la douleur du début, après un court moment de répit, en fait suite une autre qui commence sourdement par une gêne croissante ; le membre devient lourd, pesant, encombrant, et cette sensation pénible augmente sans cesse, au point de devenir atroce, déchirante, et presque intolérable. En même temps se montre un gonflement plus ou moins considérable.

Au bout de quelques heures, les souffrances se calment pourvu que le membre soit dans l'immobilité. Elles reparaissent sous l'influence des mouvements, souvent même elles sont réveillées par un simple changement d'attitude.

La douleur du début est imputable aux ruptures sous-cutanées produites à l'occasion du traumatisme. Celle qui lui succède est due à l'hémorragie articulaire ou interstitielle, à la tension qui en résulte, à la compression des petits nerfs sensitifs, et à la réaction de tous ces tissus infiltrés et gênés dans leur vitalité et leur fonctionnement, encrassés pourrait-on dire par le sang et la lymphe extravasés. Le gonflement est parfois considérable. Au pied il envahit rapidement le tissu cellulaire lâche de la face dorsale et les régions malléolaires ; il n'est pas rare de le voir occuper tout le dos du pied depuis le bas de la jambe lui-même empâté, jusqu'aux orteils euxmêmes tuméfiés.

La pression sur ces tissus infiltrés montre une résistance élastique. Le doigt insistant la surmonte cependant et s'imprime en forme de godet. Dans les premières heures, les tissus donnent la sensation de fluctuation.

Sous la peau distendue, on voit transparaître la teinte bleuâtre indiquant l'épanchement. Au bout de vingt-quatre heures se dessinent les ecchymoses souvent très étendues. qui se foncent davantage pendant deux ou trois jours, puis pâlissent et s'effacent lentement.

Quand il s'agit de l'épaule, on les voit surgir à des distances énormes, jusqu'au coude, et sur les parties latérales du thorax.

Au genou elle sont peu abondantes. il n'y a guère d'épanchement périarticulaire, mais la synoviale distendue donne à la région un aspect globuleux, et l'on n'a aucune peine à retrouver tous les signes des épanchements articulaires.

Abandonnée à elle-même. l'entorse guérit généralement, mais avec lenteur. Il faut y veiller, autrement il arrive bien souvent que la résolution soit incomplète. La rétrocession de l'œdème et la disparition des infiltrations sanguines se font mal ; la région reste empâtée et l'on voit s'installer l'arthrite traumatique subaiguë aboutissant aux raideurs. à la subankylose, à l'atrophie musculaire d'origine arthropathique. Le blessé met alors des semaines à guérir. parfois bien davantage (surtout quand il s'agit de l'épaule ou du genou).

Le *diagnostic* repose tout entier sur une bonne exploration au besoin favorisée par un léger massage préliminaire quand le gonflement est très accusé.

Les circonstances dans lesquelles survient l'accident sont communes à tous les traumatismes articulaires ; l'infiltration séreuse de toute la région leur est aussi commune. Il faut s'assurer que les extrémités osseuses ont conservé leurs rapports normaux et sont elles-mêmes intactes. Après quoi la localisation précise de la douleur, soigneusement recherchée sur le trajet des ligaments, ou au niveau de leurs insertions renseigne sur le siège des lésions, et permet de mettre en cause tel ou tel faisceau ligamenteux plus ou moins important. Mais que de difficultés souvent dans la pratique ! Que de diagnostics incertains, douteux, ou erronés ! La radiographie appliquée aux traumatismes du cou-de-pied a révélé par exemple une quantité de fractures sans déplacement de l'astragale, du calcanéum, qui étaient prises pour des entorses ! Peu importe d'ailleurs, car ce qu'il est nécessaire de distinguer en clinique ce sont les cas qui comportent une réduction ou une surveillance attentive, de ceux qui, fondamentalement bénins, peuvent si ce ne sont pas des entorses, sans inconvénient et sans danger, subir le même traitement.

Pronostic. — Dans le public les entorses jouissent d'un mauvais renom.

Par contre beaucoup de médecins n'en redoutent pas suffisamment les conséquences, les considérant trop volontiers comme des accidents très simples. Il en est ainsi, en effet, le plus souvent, mais il n'est pas bon de traiter à la légère aucune lésion articulaire. Les entorses méritent attention; les suites peuvent en être très fâcheuses, et cela généralement par défaut de soin, retard ou négligence dans le traitement. Il en résulte souvent des raideurs persistantes entravant le jeu des articulations, des atrophies musculaires contribuant à limiter pour un temps l'étendue et la force des mouvements, des douleurs qui chez certains sujets sont particulièrement tenaces.

L'entorse du genou, par exemple, est d'un pronostic véritablement sérieux en raison de la rapide atrophie du triceps, des adhérences qui s'établissent très vite et disparaissent avec une grande lenteur quand on les a laissées se constituer. Celle de l'épaule est pire encore peut-être, laissant à sa suite, pour peu que l'on n'y prenne garde, la désolante affection dite périarthrite.

Au pied c'est généralement moins grave, les articulations elles-mêmes, sont fréquemment hors de cause, ou du moins leurs lésions sont souvent moins importantes que celles des parties molles périarticulaires. Un hématome dans le tissu cellulaire qui entoure la jointure est en pareil cas la lésion principale. Mais il existe aussi chez nombre de sujets en même temps des épanchements sanguins dans un des sacs synoviaux, ou même dans deux ou trois cavités articulaires, ou enfin dans les gaines tendineuses.

Ici encore il faut donc compter avec la lente régression de ces hémarthroses, les adhérences consécutives et tous les ennuis qu'elles comportent, s'attendre aussi à voir les douleurs contrarier le retour des fonctions. La souffrance des jointures occasionne chez certains sujets des contractures susceptibles de porter le pied en attitude vicieuse, en valgus par exemple. Ces troubles sont temporaires il est vrai.

Cependant on a noté qu'un accident de cette sorte pouvait être l'origine d'un pied plat valgus, d'une arthrite sèche, et même d'autres affections plus graves, synovites à grains, tumeurs blanches.

Ce n'est pas seulement là une idée du vulgaire, rapportant avec une uniforme naïveté au traumatisme tout ce qui peut par la suite survenir de fâcheux dans la région : beaucoup de chirurgiens, et des meilleurs, tiennent cette notion pour véritable.

En principe rien ne s'oppose à ce qu'un traumatisme agisse comme cause déterminante et provoque la localisation d'une maladie infectieuse, dont le sujet serait déjà porteur. Cette grande règle des lieux de moindre résistance créés par le traumatisme semble se vérifier journellement.

Cependant il ne faudrait pas abuser d'une telle interprétation. La plupart des malades atteints de tumeur blanche du cou-de-pied admettent sans hésitation, sans discussion, que l'affection est la conséquence d'une entorse.

Cette opinion est souvent partagée par le chirurgien qui examine le sujet, et qui voit là « une confirmation de l'expérience de Max Schuler ». Or, bien souvent, si l'on va au fond des choses, il faut retourner la proposition, et admettre tout au contraire que le sujet a fait un faux pas, subi une torsion douloureuse du pied, parce qu'il avait depuis quelque temps déjà une tuberculose de la jointure évoluant d'une façon plus ou moins torpide, ayant déterminé de l'atrophie musculaire et un peu de maladresse des mouvements. L'entorse, l'ébranlement douloureux résultant de l'accident, donne un coup de fouet à la lésion, la révèle, fait prendre date pour son début. mais ne la crée pas.

En tout cas la question ne se pose jamais chez des sujets qui ne sont pas déjà en puissance de tuberculose; il s'agit pour le moins de prédisposés ; très généralement l'invasion de l'organisme est déjà confirmée.

Il est clair que, mis à part les sujets déjà menacés d'une infection, les jeunes gens résistent mieux que les adultes et les gens âgés aux complications de tous les traumatismes articulaires. Ils guérissent plus vite; ils guérissent mieux; la période d'impotence et d'enraidissement est singulièrement abrégée.

Tous ne sont pas égaux d'ailleurs à ce point de vue; à traumatisme pareil deux individus du même âge réagissent différemment. Les rhumatisants gardent quelquefois des douleurs particulièrement tenaces à la suite du moindre traumatisme.

Mais ce qu'il importe de redire, c'est que des complications qui appartiennent en propre à l'entorse, la plupart sont imputables à un traitement mal compris.

Enraidissements, douleurs persistantes, épanchements articulaires, atrophie des muscles, adhérences tendineuses, empâtements périarticulaires, suites longues et pénibles, tout cela peut, doit être évité presque toujours, si le malade est bien soigné dès le début.

La précocité du traitement est un facteur de la plus haute importance dans le pronostic. Institué de bonne heure et bien compris il est presque toujours souverain, et en peu de jours ramène la jointure au *statu quo ante*, procurant si celle-ci était saine la guérison intégrale.

Traitement. — On a parfois l'occasion d'examiner le malade très peu de temps après l'accident, de lui fournir une assistance pour ainsi dire immédiate, circonstance particulièrement favorable pour prévenir toute conséquence fâcheuse. Plus souvent le traitement ne peut être commencé que le lendemain, le surlendemain ou les jours suivants. Le sang épanché a eu tout loisir de s'accumuler dans les synoviales, ou de s'infiltrer dans les mailles du tissu cellulaire et un travail de réaction inflammatoire plus ou moins accusé a commencé à se manifester dans le foyer de l'entorse et dans tout son voisinage. Enfin dans quelques circonstances on observe seulement les suites de l'accident, et c'est tardivement que commence la thérapeutique rationnelle. Or les indications ne sauraient être les mêmes dans ces circonstances différentes.

Au début il faut calmer la douleur et prévenir l'infiltration sanguine ou en arrêter les progrès. Un peu plus tard il est nécessaire d'amener la régression de ces épanchements ou d'en assurer l'évacuation, de restituer à la région sa forme, sa souplesse, et d'empêcher toute complication. Enfin quand on a affaire à des lésions relativement anciennes, c'est surtout à ces complications que l'on a affaire. Il s'agit de lutter contre les raideurs, les atrophies, les douleurs persistantes. Nous avons souligné déjà l'importance de cette notion, en montrant que le pronostic était bénin ou grave selon que le traitement était précoce ou retardé.

Théoriquement toutes les entorses sont justiciables des mêmes procédés thérapeutiques ; mais toutes les régions ne se prêtent pas également aux applications d'une méthode générale ; et dans la pratique des préceptes excellents pour une jointure, sont pour une autre d'une très médiocre valeur.

Nous allons donc examiner d'abord les diverses manières de comprendre le traitement des entorses, puis nous prendrons quelques exemples parmi celles des principales jointures pour mieux préciser les indications des moyens les plus répandus et les plus efficaces.

On a fait autrefois une large place aux *topiques* dans le traitement de l'entorse. Quelques-uns procuraient un certain soulagement, en tant qu'ils refroidissaient la région, ou au contraire élevaient sa température. En dehors de l'effet obtenu ainsi indirectement, leur action était strictement nulle. Ce sont là des pratiques tombées en désuétude et à juste titre.

Les agents physiques peuvent au contraire rendre de grands services. Le froid et le chaud ont été employés, et actuellement encore ne doivent pas être écartés du traitement des entorses. On conçoit d'ailleurs qu'il y ait bien des manières de soumettre une région à l'action du chaud ou du froid. L'immersion dans l'eau chaude ou froide est le moyen le plus simple quand la région le permet. Pour l'entorse commune du pied, le traitement par l'eau froide a été très vanté. BAUDENS a fait sienne cette méthode. Selon une formule toujours citée il conseillait de laisser le pied daus le bain froid aussi long-temps que « le malade s'y trouvait bien ». Dans sa pratique cette balnéation continue durait deux, trois jours et davan-tage. Il appliquait ensuite un appareil compressif et immobi-lisait. Il est inutile d'insister sur ces pratiques désuètes consis-tant à baigner ou irriguer pendant des jours entiers la région malade. Il y a de telles incommodités dans cette manière de faire, que personne ne songe plus à infliger aux malades ces longs ennuis, d'ailleurs partagés pas ceux qui les entourent. Il est certain que l'immersion dans l'eau froide procure un sou-lagement assez rapide, de l'intense douleur du début : mais les souffrances reparaissent quand le pied est retiré de l'eau. Si l'on peut prolonger la balnéation pendant plusieurs heures, c'est une ressource utile. Autrement c'est un expédient dont il faut user en attendant mieux, dans les pays chauds, ou ici pendant la saison chaude, un bon moyen provisoire, surtout si l'on peut tremper le membre endolori dans une eau cou-rante, qui fait en même temps un doux massage prolongé.

Mais il y a mieux et tout d'abord l'eau chaude, qui amène aussi une sédation très marquée, et dont l'efficacité paraît plus grande. Il n'y a qu'avantage à en retirer. C'est d'ailleurs à notre avis le meilleur préliminaire à toute manœuvre manuelle dirigée sur la région.

Si pour le pied et la main les bains chauds ou froids sont, question de propreté mise à part, des moyens lents dans leur action, et d'une application un peu pénible du moment qu'elle n'est pas très temporaire, leur indication se restreint singuliè-rement, se supprime même, pour les autres régions, sauf la possibilité des bains prolongés dans l'eau courante, merveil-leuse ressource de la médecine tropicale. Mais on peut créer partout une atmosphère froide ou chaude autour d'une région quelconque, à l'aide de vessies de glace par exemple, ou au contraire de sacs imperméables remplis d'eau chaude, ou de sable chaud, voir même de cataplasmes. Ce sont là pensons-nous des ressources excellentes dans les entorses du genou, de la hanche, surtout comme premiers soins avant l'institution d'un traitement définitif, dans les heures qui suivent l'accident.

Le traitement essentiel et vraiment curateur comprend les *moyens mécaniques destinés à exprimer les tissus*, a les débarrasser du sang et de la lymphe épanchés, des exudats et infiltrations consécutives. Les moyens précédemment énumérés n'ont en réalité qu'une faible action. Ils sont surtout analgésiques, palliatifs. A peine peut-on concevoir qu'ils modifient l'activité circulatoire, et, par là, favorisent la résorption des liquides épanchés. Mais l'organisme abandonné à lui-même, ou faiblement secondé par cette stimulation fonctionnelle des tissus, n'a à sa disposition que des procédés de lenteur, ne peut s'exonérer qu'à la longue. Les moyens mécaniques sont au contraire puissants, rapides et d'une efficacité telle qu'il faut les placer au premier plan dans le traitement des entorses.

Parmi ces moyens le plus ancien est la *compression*. Avant l'emploi de la ouate c'était un procédé détestable, douloureux, difficile à tolérer, dangereux même.

Avec l'appareil ouaté la compression devient une méthode de douceur, aisément supportée, sans être illusoire. La compression ouatée a donné de très beaux succès ; elle chasse du tissu cellulaire le sang mort devenu corps étranger, prévient l'œdème. Elle est donc efficace, plus ou moins selon les régions, selon qu'elle peut être appliquée rigoureusement ou non.

Le plus sérieux reproche qu'on puisse lui adresser aurait certes beaucoup surpris la plupart de ceux qui l'ont préconisée, c'est qu'elle condamne la partie malade à l'immobilité complète. C'était précisément là un de ses plus précieux mérites aux yeux de ses promoteurs. Or l'immobilité prolongée dans les traumatismes articulaires fermés est une des plus grandes erreurs de la chirurgie.

Comme procédé exclusif la compression ouatée est actuellement un traitement insuffisant ; il se justifierait seulement par l'impossibilité d'avoir recours au massage ou à la bande élastique, qui sont les principales ressources dont nous disposons, — Appliqué dans l'intervalle des bains, des séances de massage, l'appareil ouaté est un supplément thérapeutique qui n'est nullement à négliger. Il maintient efficacement le résultat obtenu et contribue même pour sa part à l'assouplissement des tissus, à la libération du tissu cellulaire et des sacs synoviaux. Avec la compression ainsi comprise, l'immobilité est discontinue et ces interruptions, même brèves, suffisent à en atténuer les mauvais effets.

La *bande élastique* est à notre avis le plus parfait moyen d'obtenir la résorption du sang et de la lymphe épanchés, de la sérosité et des exsudats.

MARC, SÉE qui nous l'a fait connaître, expliquait son action si heureusement efficace en admettant qu'elle agissait de la même manière que le massage tout en laissant le membre dans l'immobilité. Ce dernier point lui paraît aussi essentiel que l'autre.

Or précisément un des grands avantages de la bande élastique, c'est de ne pas créer une immobilité absolue, de laisser aux surfaces articulaires la possibilité de modifier leurs contacts, aux tendons celle de glisser dans leurs coulisses, de permettre en un mot quelques mouvements ou ébauches de mouvements. Il n'en faut pas davantage pour sauvegarder la fonction. D'ailleurs l'application de la bande n'est pas continue ; il est indispensable, quand elle est restée quelques heures en place de l'ôter pour la laver, et laver ou baigner la partie enveloppée : autrement la sueur s'accumulant sous la bande devient fétide, et les téguments s'irritent.

Il n'est pas mauvais de laisser le membre libre pendant quelques instants, et de permettre alors au malade d'exécuter les mouvements qui ne sont pas douloureux.

Quelques précautions sont nécessaires pour appliquer la bande. Il faut la placer bien régulièrement. sans serrer. La pression est facilement trop forte ; il convient d'y veiller, et de laisser au malade l'autorisation d'ôter lui-même sa bande, si elle est difficile à supporter. Dans ce cas elle n'aura pas été correctement appliquée ; le sujet ne doit pas souffrir ; il doit subir une sorte de massage insensible et continu. Toute différente est la pratique qui consiste à exprimer brusquement les tissus en ischémiant le membre. Cette pratique, conseillée par FOLET de Lille, nous paraît mériter la plus complète réprobation. Le massage ischémique de LARGER nous semble aussi une mesure trop violente. La bande élastique doit rester un procédé de douceur, le moyen de douceur par excellence. On doit par propreté, sinon par conviction, l'associer toujours à la balnéation intermittente chaude ou froide, ou encore aux bains chauds et au massage, comme l'enseigne M. RECLUS pour les entorses du pied.

Le *massage*, contrairement au précédent moyen, auquel il faut renoncer pour les articulations de la racine des membres est d'une application très générale. D'un emploi bien ancien entre les mains des empiriques, le massage a été longtemps méconnu par les chirurgiens de profession. Cette ignorance voulue de ses résultats merveilleux dans les traumatismes a pris fin vers le milieu du siècle dernier, grâce aux efforts de BONNET, GIRARD, LEBATARD, ESTRADERE, ELLEAUME, etc. Actuellement personne n'en veut plus contester les bons effets, et peut-être même a t-on quelque tendance à tomber dans l'exagération inverse.

Le traitement manuel de l'entorse est beaucoup plus simple que ne le laisseraient supposer certaines publications. En aucune branche de l'art il n'est plus facile d'arriver promptement à la maîtrise. Le massage comprend une série de manœuvres destinées à assouplir les tissus engorgés, à en chasser les liquides stagnants, les éléments anatomiques nécrosés, tout particulièrement le sang mort, et aussi à réveiller la vitalité plus ou moins engourdie des muscles, tendons et ligaments, à stimuler les fonctions de la peau, et à augmenter l'activité circulatoire. Ces manœuvres ne doivent pas être conduites au hasard, mais il est complètement inutile d'en multiplier les règles, et d'en rendre la théorie plus compliquée que la pratique.

Les manœuvres consistent en pressions plus ou moins localisées, plus ou moins prolongées et faites pendant un temps variable. Pour les exécuter on utilise tantôt toute la main, tantôt le pouce, tantôt la paume, tantôt les quatre doigts. Certains masseurs utilisent plus volontiers le bord cubital, ou le pouce. C'est le droit de chacun de choisir sa manière et de masser selon son goût, mais on va trop loin si l'on veut considérer ces variantes individuelles comme des procédés originaux. Il en est de même des attitudes qu'il convient d'imposer au patient et des substances destinées à faciliter le glissement des mains. Il y a là des choses que chacun peut modifier et comprendre à sa manière sans rien changer à la méthode elle-même.

Les pressions doivent être *graduelles*, toujours *centripètes*, et *jamais douloureuses*. Au début d'une séance de massage elles doivent être très légères et très superficielles; il faut habituer peu à peu la peau et les tissus au contact des mains, et augmenter peu à peu la durée des contacts, l'insistance dans la pression. Il importe aussi d'exercer une pression large, et de commencer sur les limites du gonflement, de se rapprocher progressivement du siège des lésions, des parties tuméfiées, meurtries et douloureuses. La douceur dans les mouvements doit être extrême : Ces frictions douces, patientes, superficielles, rassurent le malade, lui donnent confiance, et le préparent aux temps suivants plus importants. Elles ont une action analgésique très nette, engourdissent la sensibilité, rendent la peau tolérante, et permettent d'accentuer les pressions. C'est une période *préparante* en quelque sorte, pendant laquelle le massage très superficiel a surtout une action sédative.

Graduellement les mains pèsent un peu plus, passant, repassant, ensemble ou l'une après l'autre, toujours de l'extrémité vers la racine du membre, comme pour refouler dans une direction centripète les liquides extravasés. Plus on va, plus les mouvements doivent se particulariser; on s'occupe successivement de certaines gouttières où le gonflement est plus considérable, on s'efforce d'obtenir l'évacuation des gaines tendineuses, des synoviales, ou encore de suivre le trajet des principaux muscles, saisissant, palpant les corps charnus. Les hématomes sont peu à peu écrasés, les infiltrations séreuses ou séro-sanguines chassées vers d'autres territoires, épandues dans les mailles du tissu cellulaire loin du foyer traumatique. Le massage a été *évacuateur*.

Plus tard il sera utile encore et aidera à la restauration fonctionnelle contribuant à rendre aux parties molles leur souplesse, leur vitalité, leur tonicité. Il agira alors comme *stimulant physiologique*.

Le massage ne comporte en rien l'emploi de la force. *C'est une serie d'actes de douceur, agissant par leur répétition prolongée*. Sous aucun prétexte on ne saurait admettre qu'il soit permis par exemple de faire éclater les synoviales sous la pression des mains, de réduire brusquement des bosses sanguines, de passer outre aux cris du patient, etc. Ce sont là des formes barbares du massage, réprouvées par la chirurgie.

Prenons comme exemple l'entorse du pied. L'accident est tout récent, la douleur est encore très vive mais le gonflement modéré. A la partie dorsale et externe du cou-de-pied commence à se dessiner une large voussure au niveau de laquelle les téguments offrent une teinte sombre ou bleuâtre sans que l'ecchymose ait eu le temps de se montrer. Le massage pratiqué à ce moment donne des résultats presque merveilleux; l'infiltration étant limitée, le sang extravasé encore liquide est facile à refouler, les tissus environnant le foyer encore sains. Voici comment il fauts'y prendre. Le pied, préalablement baigné, étant placé commodément tant par rapport à l'opérateur qu'au point de vue du malade, oindre abondamment de vaseline (sans mélange d'aucun ingrédient d'aucune sorte) d'abord les mains du masseur, puis la partie malade, et toutes les régions voisines. Commencer par des frictions superficielles sur la jambe, de bas en haut, en avant, en dehors, en arrière, puis sur les bords du pied, la face dorsale, finalement et plus doucement encore glisser sur la partie tuméfiée où la douleur est maxima. On augmente lentement, très lentement les pressions, passant, repassant la main droite appliquée de toute sa surface, allant du dos du pied, vers le cou-de-pied et la jambe, tandis que la main gauche maintient le talon.

Dans la région endolorie la sédation survient graduellement sous l'influence de ces douces frictions. Insensiblement on augmente la pesée des doigts sur les tissus engorgés. Tantôt le pouce, tantôt les autres doigts rapprochés suivent les gouttières rétro-malléolaires, comme pour les évacuer, faire cheminer de bas en haut leur contenu.

En dedans et en dehors du paquet des tendons extenseurs on tâche, surtout avec le pouce, de déprimer les parties infiltrées, comme pour retrouver et faire réapparaître les creux qui y sont normalement.

C'est ce qui arrive; peu à peu on voit diminuer la tension des parties. Elles étaient dures et tendues: elles s'assouplissent, se relâchent, semblent se modeler sous les doigts. Les saillies des malléoles redeviennent d'abord tangibles, puis visibles, si elles étaient complètement noyées déjà dans la tuméfaction, se précisent et se détachent nettement, si elles n'étaient qu'incomplètement voilées. Le patient de son côté sent diminuer la gêne atroce qui paralysait ses mouvements. Spontanément ou sur votre ordre il fléchit et étend les orteils, puis le pied sur la jambe. Il éprouve une détente, et c'est dans le calme le plus complet qu'il laisse s'achever la séance.

Les mains, les doigts, repassent toujours de bas en haut, vidant, exprimant le tissu cellulaire, poursuivant dans les creux, les interstices tendineux et musculaires, les anfractuosités périarticulaires, les restes de l'épanchement séro-sanguin.

Au bout de dix, quinze, vingt minutes, le cou-de-pied a repris l'aspect normal, il ne présente plus qu'une légère sensibilité au niveau du foyer d'attrition. Les mouvements sont possibles dans une étendue presque normale. Le malade constate avec surprise qu'il peut se tenir debout, marcher même. Dans les cas peu graves la guérison peut être dès ce moment complète et définitive. Des succès de ce genre ont fait la réputation de nombreux rebouteurs, et comment ne serait pas favorablement impressionné le malade qui arrive impotent et douloureusement estropié, et en peu d'instants cesse de souffrir, s'en retourne valide, ayant retrouvé tous ses mouvements. C'est là un miracle à la portée de chacun.

Le même moyen, toujours très efficace, l'est moins et surtout moins promptement s'il n'est appliqué que le lendemain, ou le surlendemain, et d'autant moins qu'il est plus tardif, mais la technique demeure la même.

On le voit nous n'avons fait aucune place à *l'immobilisation* dans le traitement des entorses. La doctrine de l'immobilisation fut longtemps officielle. En ce qui concerne les traumatismes articulaires, elle a été une erreur funeste et particulièrement tenace. Pour les entorses, il faut le reconnaître, l'immobilisation, toujours inutile, est presque toujours nuisible. Il ne faut pas, il ne faut plus jamais enraidir les jointures à propos des entorses, en les fixant dans des appareils.

D'autre part le traitement des entorses par les *mouvements communiqués*, employé autrefois par de rares chirurgiens, n'offre aucun intérêt si la thérapeutique doit se borner là. Sauf quelques rares circonstances où l'on suppose le déplacement d'un ménisque, l'interposition d'un débris ligamentaire, ces mouvements n'ont d'autre résultat que de faire souffrir le blessé.

Toute différente est la pratique qui consiste à faire exécuter des mouvements d'ailleurs modérés et graduels, au cours d'une séance de massage, ou comme complément de celle-ci, ou encore pour juger de son efficacité.

Il résulte de cet examen critique des méthodes applicables au traitement des entorses que les *topiques* sont à peu près complètement inutiles, que les *agents physiques* employés seuls ont une valeur très médiocre, et que les uns et les autres doivent être dans l'état actuel considérés comme de simples adjuvants des *moyens mécaniques*. On peut les combiner comme l'indique M. RECLUS pour l'entorse du pied, bains d'eau chaude, massage, bande élastique. Cette heureuse association est encore possible pour le coude, le poignet. Si l'on croit à l'action bienfaisante du chaud ou du froid il est encore assez facile de joindre leur action à celle du massage pour le genou, l'épaule, la hanche, en couvrant la région de vessies remplies de glace ou d'eau chaude, selon son goût, ou encore s'il ne répugne point d'utiliser les choses surannées, de cataplasmes froids ou chauds.

Nous avons rapproché à dessein le massage et la bande élastique. Ils agissent à peu près de même dans le cas particulier que nous visons de traumatisme récent d'une articulation.

L'indication fondamentale est pareillement remplie, c'est-à-dire l'évacuation du tissu cellulaire, la diffusion, l'épandage du sang mort, de la lymphe et de la sérosité extravasées. Or ce résultat est obtenu tout aussi bien par la bande. Dans les traumatismes récents nous la préférons quand la région s'y prête. et cela à cause de la simplicité de son application, et de l'économie de temps qu'elle représente. La bande produit en réalité une sorte de *massage automatique*, d'une puissance extrême à cause de sa continuité. C'est le massage sans masseur : dans nos services encombrés, dans la clientèle pauvre, ce mérite au moins est indéniable. Donc les tissus emprisonnés sous la bande, et soumis à sa pression constante se dégagent, s'affaissent, se vident des produits qui les encombrent, et cela lentement, graduellement.

Comme d'une articulation à l'autre les conditions thérapeutiques diffèrent notablement, nous allons pour finir indiquer sommairement comment dans notre pratique nous appliquons à chaque jointure les méthodes précitées.

Pour le pied, dont les entorses variées sont si fréquentes. nous nous bornons généralement aux bains chauds et à l'application d'une bande élastique enveloppant le membre depuis les orteils laissés libres, jusqu'à mi-jambe. La bande *n'est pas serrée ;* il suffit de tendre légèrement le ruban élastique en l'enroulant. En deux ou trois jours le malade est guéri. Il s'agit des entorses sérieuses que nous voyons à l'hôpital, en général, au plus tôt, plusieurs heures après l'accident. Dans le cas exceptionnel où l'entorse est toute récente le massage immédiatement pratiqué guérit le malade immédiatement. C'est le massage d'urgence, devant lequel ne doit pas reculer l'interne de garde zélé et aimant les malades. Quand nous avons affaire à une entorse restée sans traitement pendant huit ou dix jours. nous associons le massage, en séances courtes et répétées, à l'action de la bande, et aux bains, mesure de propreté. à laquelle l'emploi de la bande commande de veiller plus encore que dans l'hygiène ordinaire.

Le même traitement est applicable sans modification au

poignet et au coude, à cela près que la balnéation est moins importante.

L'entorse du genou offre cette particularité que l'épanchement articulaire est presque toujours considérable, tandis que les épanchements périarticulaires sont insignifiants. Le massage nous paraît ici presque toujours contre-indiqué, bien qu'on en ait dit. Si la lésion est récente, il convient d'évacuer sans délai l'hémarthrose. Au lieu de tourmenter la synoviale par de violentes pressions, il faut tout simplement vider sa cavité par une ponction. C'est une opération inoffensive qui ne doit jamais être retardée. Un trocart ordinaire est pour cet usage le meilleur de tous les instruments.

L'article vidé, un pansement ouaté compressif est appliqué pendant quarante-huit heures; puis on met la bande élastique. Le malade est laissé au lit pendant huit jours, mais loin d'immobiliser le membre, on lui recommande de faire sans crainte tous les mouvements qu'il voudra. Quand l'épanchement est très modéré, la bande est appliquée immédiatement.

Si la lésion n'est pas récente, on combine la compression élastique du genou, avec la faradisation ou la galvanisation du triceps et le massage de la cuisse. Le massage du genou lui-même nous paraît en général inopportun.

A la hanche et à l'épaule le massage est le seul bon traitement des entorses récentes. Pour la hanche, le cas est vraiment bien rare. L'épaule est, au contraire, assez fréquemment le siège de lésions considérées comme entorses. Eh bien, le massage précoce prévient les conséquences trop souvent désastreuses de ces traumatismes. La bande élastique est inapplicable. Quand le traitement par le massage n'a pas été appliqué dès le début il est beaucoup moins efficace et cette différence est bien plus marquée que pour toutes les autres grandes articulations. La tendance aux raideurs est telle, que si les malades ont laissé passer huit ou dix jours avant de se faire traiter, je n'hésite pas à établir un appareil à traction continue pour lutter contre cette tendance, appareil qui est laissé en place quelques heures dans la journée, et à faradiser le deltoïde dont on sait la déplorable tendance à s'atrophier.

2.

LUXATIONS

Les luxations sont des états anormaux des jointures, dans lesquels les surfaces articulaires ne se correspondent plus. Quand elles demeurent partiellement en contact, il y a luxation incomplète ou subluxation.

Les luxations peuvent résulter de malformations congénitales, ou de processus pathologiques, mais bien plus souvent elles sont d'origine traumatique.

Les luxations traumatiques auxquelles il convient d'adjoindre les luxations par contraction musculaire, constituent les luxations proprement dites. C'est d'elles que nous voulons nous occuper ici.

Les luxations des diverses articulations offrent sans doute de grandes différences, mais se laissent toutefois assez aisément rapprocher dans une étude générale. Il nous est impossible de comprendre pourquoi certains auteurs se refusent à écrire ce chapitre, les luxations offrant entre elles de très nombreux points de comparaison, que les lésions soient *récentes* ou *anciennes*. Nous devons envisager successivement le rôle du chirurgien dans ces deux conditions bien distinctes et aussi dire un mot des luxations récidivantes.

LUXATIONS RÉCENTES

Ce sont celles que nous avons le plus ordinairement à traiter. L'occasion s'en présente très souvent dans les hôpitaux, car il s'agit d'accidents relativement communs. du moins en ce qui concerne les luxations de l'épaule et du coude.

Étiologie. — Les luxations traumatiques sont rares dans l'enfance. non seulement dans la première enfance, peu exposée aux traumatismes, mais même dans la période ingrate et turbulente. La souplesse des ligaments, l'élasticité des extrémités squelettiques, en partie cartilagineuses, expliquent cette immunité. Un grand nombre des faits rapportés comme exemples de luxations chez les enfants, doivent être interprétés comme des décollements épiphysaires avec déplacements plus ou moins étendus. Ces décollements épiphysaires constituent des lésions extrêmement intéressantes. dont l'étude est d'actualité, maintenant que la radiographie permet un contrôle précis et facile des traumatismes articulaires, principalement chez les enfants. L'épiphyse supérieure de l'humérus est une de celles qui se décollent assez volontiers, et ces disjonctions de l'épiphyse d'avec la diaphyse peuvent très bien induire en erreur l'observateur non averti.

Chez les vieillards on ne voit pour ainsi dire jamais de luxations que celle de l'épaule.

C'est dans l'âge adulte que les luxations sont fréquentes. Au membre supérieur la proportion est à peu près la même pour les deux sexes, mais pour l'inférieur, la plupart des cas se rapportent à des sujets du sexe masculin.

On en saisit aisément la raison. Des traumatismes considérables sont nécessaires pour luxer la hanche, le genou, le pied, et l'homme est surtout exposé.

Il n'en va pas de même des dislocations de l'épaule et du coude ; pour les déterminer, il suffit de causes relativement légères à la portée du sexe faible.

La luxation est à l'ordinaire une lésion isolée, mais pas toujours. D'abord il peut exister simultanément une ou plusieurs fractures importantes. Cette coïncidence s'observe dans les chutes d'un lieu élevé et d'une manière générale dans les grands traumatismes. Un de nos malades avait simultanément une fracture de la jambe gauche et une luxation de l'épaule droite, un autre une fracture de la cuisse droite et une luxation de l'épaule gauche, un troisième une fracture du fémur droit et une luxation de la hanche gauche, un autre une luxation de la hanche gauche et une fracture de la jambe droite, un autre une luxation du coude droit, en même temps qu'une fracture de l'humérus, et une autre des os de l'avant-bras. Les fractures de l'extrémité supérieure de l'humérus coïncidant avec une luxation du même os ne sont pas rares, j'en ai, comme tout chirurgien, rencontré divers exemples.

L'association de deux luxations produites simultanément sur le même sujet est beaucoup plus exceptionnelle. On en cite toutefois un certain nombre de cas, sans parler des luxations de la mâchoire qui sont volontiers bilatérales. Pour ma part j'ai eu l'occasion d'examiner à Necker un malade qui s'était luxé en même temps les deux épaules (luxation-sous-coracoïdienne des deux côtés) et à Saint-Louis un autre individu qui tombé dans la cale d'un bateau, présentait une luxation de l'épaule gauche et une luxation de la hanche droite.

Les luxations compliquées de plaie sont absolument rares si l'on envisage les grandes jointures.

Elles s'observent parfois au coude (j'en ai relaté un cas intéressant dans les *Bulletins de la Société Anatomique*[1]), au coude-pied. Par contre les luxations des orteils, des phalanges des doigts s'accompagnent fréquemment de déchirure des parties molles, mettant le foyer en communication avec l'extérieur.

Parmi les luxations il en est un certain nombre qui se produisent sans l'intervention d'aucune cause traumatique. Le sujet fait lui-même sa luxation. Pour la mâchoire, c'est là une vérité bien connue; mais les articulations des membres n'offrent que par exception ce genre de déplacement, qui en dehors des lésions pathologiques, ne saurait être attribué qu'à une violente contraction des muscles.

Cet accident se rencontre pour ainsi dire exclusivement à l'épaule. Des exemples en ont été fournis depuis très longtemps par A. Cooper, Malgaigne, Vincent, Hamilton, Geyer.

Plusieurs de ces cas se rapportent à des épileptiques, la lésion ayant été constatée immédiatement après une violente

[1] *Soc. anat.*, 1899.

crise convulsive. Mais chez d'autres, la luxation s'est produite
en soulevant un fardeau. en exécutant un mouvement brusque.
De Hints vient de consacrer à ces brusques déplacements par
action musculaire une importante étude [1].

Anatomie pathologique. — Les désordres sont considérables dans la luxation la plus simple. Deux os en contact
étroit, intime, solidement unis pas des liens fibreux résistants et des muscles, ne peuvent s'écarter soudainement, se
déplacer dans des limites étendues, changer de rapports,
pénétrer dans les régions voisines, sans qu'il en résulte des
dégâts très importants.

C'est à peine si l'expérimentation cadavérique en donne une
pauvre idée. Quelques autopsies, et un certain nombre d'opérations sur le vivant nous fournissent à cet égard des données
plus utiles auxquelles s'ajoutent avantageusement celles qui
découlent des examens radioscopiques ou radiographiques. En
ce qui concerne les documents nécroscopiques nous devrions
en avoir ample provision, sans les difficultés chaque jour plus
grandes que les formalités judiciaires apportent aux recherches
sur les cadavres des sujets morts accidentellement.

Toutefois si nos connaissances ont encore besoin d'être précisées sur beaucoup de points particuliers, nous sommes en
possession des éléments nécessaires pour apprécier d'une façon
générale la nature des lésions et les principaux facteurs qui
ici sont en cause.

Tout d'abord le déplacement n'est possible qu'à la faveur
d'une solution de continuité dans l'appareil ligamentaire.

Les ligaments sont donc rompus, désinsérés ou arrachés, en
totalité ou en partie. Or, ces déchirures ne se font pas au
hasard, mais selon des lois assez fixes. en rapport avec les dispositions anatomiques de l'article et le mode d'action de traumatisme.

Ainsi dans la luxation de l'épaule, la capsule est habituellement rompue à sa partie antéro-inférieure, et la tête humérale

[1] DE HINTS, *Revue de Chirurgie*, décembre 1902.

s'échappe en avant et en dedans se portant vers l'aisselle. Les parties postérieures et supérieures du manchon ligamenteux sont donc ordinairement conservées.

A la hanche, c'est au niveau de sa partie inférieure que la capsule cède, et la tête fémorale se place d'abord au-dessous du cotyle, pour se transporter secondairement soit en avant, soit en arrière. Pour chaque articulation, on peut trouver dans la configuration des surfaces, le plus ou moins d'épaisseur et de résistance des bandes ligamenteuses, les conditions qui favorisent les déplacements communément observés au niveau de cette jointure, en établir les points faibles. D'autre part les parties de l'appareil ligamentaire qui résistent et persistent jouent un rôle des plus importants dans le degré de déplacement et la variété de la luxation.

Le fait a été mis admirablement en lumière pour la hanche dans le remarquable ouvrage de BIGELOW : l'enseignement de FARABEUF a vulgarisé chez nous ces recherches, qui ont apporté une clarté définitive dans l'histoire des luxations de la hanche. Tout dépend de la conservation du ligament antérieur en Y. Tant qu'il persiste, il régit tyranniquement les attitudes du membre inférieur, et limite les excursions de la tête. Pour le rompre, il faut des forces énormes et alors la luxation est atypique.

Il arrive que les parties ligamenteuses ou capsulaires soient seulement désinsérées, qu'il se fasse un décollement capsulopériostique. C'est un fait qui peut se produire à l'épaule, sans perforation de la membrane capsulo-périostique, il en résulte une variété de luxation dite extracoracoïdienne, luxation incomplète. Il est assez commun par ailleurs de voir des décollements périostiques plus ou moins étendus accompagner la luxation du coude. ce qui entraîne chez les sujets encore jeunes le développement de coulées osseuses anormales.

La synoviale dans une proportion correspondante est déchirée irrégulièrement, désinsérée, présente une plaie contuse, avec dilacération véritable.

Enfin les extrémités osseuses offrent très fréquemment des arrachements de fragments osseux plus ou moins importants, plus ou moins complètement détachés. C'est là une circonstance sur laquelle on ne saurait trop insister, l'existence de ces fractures intra-articulaires constituant sans aucun doute un facteur d'aggravation, une cause habituelle des difficultés de réduction.

La figure 2 montre l'extrémité inférieure de l'humérus

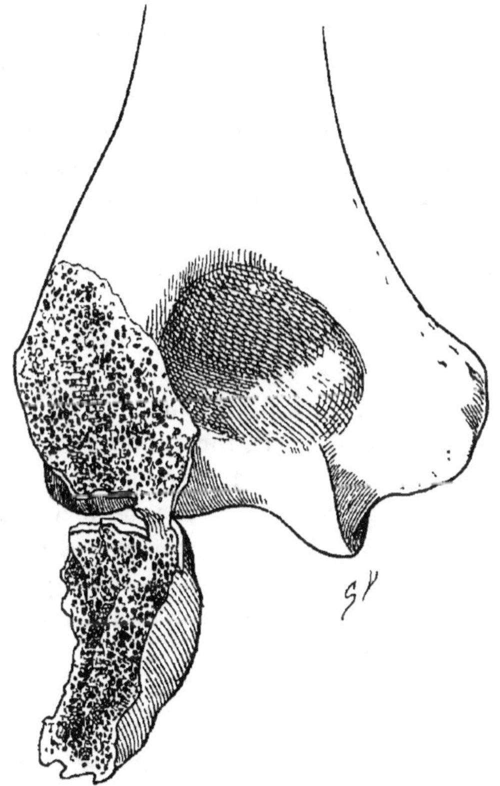

Fig. 2.

retranchée au cours de la résection pratiquée chez le malade dont j'ai communiqué l'observation à la Société anatomique.

On voit qu'un fragment assez important de la surface articulaire était détaché presque complètement, n'étant retenu que par une mince charnière formée par le cartilage. Sur le même sujet, j'ai pu constater que tous les ligaments avaient été désinsérés de leur attache humérale. L'extrémité inférieure de l'os du bras était ainsi nue, dépouillée de ligaments, d'insertions musculaires et de périoste.

Des fractures analogues sont communes dans les luxations. Elles étaient très évidentes sur deux sujets que j'ai opérés pour des luxations du coude non réduites. — La radiographie montre une quantité de faits semblables ; l'on peut admettre que ces petites fractures sont extrêmement fréquentes et d'autre part qu'elle échappent le plus souvent à nos moyens ordinaires d'exploration. Il s'agit bien entendu de *fracturettes* qui n'apportent pas de changement grossier à la configuration des extrémités osseuses. — Les fragments détachés complètement constituent une variété intéressante de corps étrangers.

Ce n'est pas tout, des muscles importants peuvent être rompus partiellement ou complètement. Les grandes luxations de la hanche s'accompagnent toujours d'énormes arrachements musculaires. Une mort par le chloroforme a permis à TILLAUX d'examiner une luxation qui datait de la veille. C'était à peine une luxation, l'auteur la dit incomplète, la tête était en contact avec le bourrelet cotyloïdien, et la réduction avait été obtenue très facilement. Or il y avait une déchirure complète de l'obturateur externe, une déchirure des jumeaux et du carré crural. Quels ne doivent pas être les dégâts quand la tête fémorale remonte, comme dans un cas dont j'ai été témoin, jusque dans la fosse iliaque interne.

La luxation postérieure iliaque doit elle-même s'accompagner de la rupture de la plupart des pelvi-trochantériens. On conçoit difficilement que MALGAIGNE ait pu dire qu'une luxation se produisant au-dessous de l'obturateur interne ne pouvait, d'ischiatique devenir iliaque, la tête étant arrêtée par le tendon de ce muscle. Ce serait un jeu pour la tête fémorale, d'arracher ce faible muscle, une force quelconque étant appliquée à l'autre bout du levier fémoral s'il était seul en cause.

Il suffit de jeter les yeux sur la région dont chaque articulation est le centre pour voir quels dangers menacent les gros vaisseaux et les troncs nerveux. C'est même un objet d'étonnement de voir qu'ils sont en somme rarement lésés.

Pourtant les ruptures de l'axillaire et les élongations du plexus brachial dans les luxations de l'épaule, ont une histoire déjà longue, et les luxations du genou mettent toujours en cause d'une façon très grave le paquet vasculo-nerveux poplité.

On sait l'abondance des vaisseaux autour des extrémités articulaires, dans l'épaisseur de la synoviale, de la capsule, du tissu cellulaire sous-synovial et des parties environnantes. Un certain nombre de ces vaisseaux sont forcément rompus, et il en résulte un épanchement sanguin toujours notable, souvent abondant, parfois considérable. Une partie de ce sang demeure entre les restes de la capsule, mais la plus grande partie se répand dans les régions environnantes, infiltrant le tissu cellulaire et les muscles.

Si les idées que soutiennent la plupart des auteurs sur l'importance du traumatisme comme cause de localisations articulaires était exactes, les luxations devraient être fréquemment le point de départ de tumeurs blanches et autres maladies d'origine parasitaire. Mais il n'en est rien, ces foyers qui semblent réaliser toutes les conditions favorables aux infections, ne s'infectent au contraire jamais par la voie interne. Les lésions fermées sont presque toujours susceptibles d'une restitution complète, ou peu s'en faut de l'état normal.

Par contre les luxations avec plaie sont des lésions redoutables, en raison des facilités merveilleuses que trouvent les germes septiques à pulluler dans des tissus meurtris, contus, imbibés du mélange de sang et de synovie qui semble constituer un milieu de culture idéal.

Mécanisme. — Nous ne saurions entrer dans le détail du mécanisme très varié des diverses luxations. Tantôt elles se produisent par l'exagération d'un mouvement normal, tantôt par propulsion d'un os sous l'influence d'un choc, tantôt par torsion ou inflexion. Il faut d'une part une brusque violence, en second lieu une attitude favorable. C'est ainsi qu'une chute sur le coude le bras étant en abduction amène la luxation antéro-interne de l'épaule, la tête venant presser avec violence contre une partie peu résistante de la capsule. C'est ainsi qu'une chute sur la paume de la main, l'avant-bras étendu détermine une rupture du ligament latéral interne du coude, et consécutivement une luxation du coude en arrière. Mais une circonstance qu'il importe de bien mettre en lumière, c'est la part qui revient aux muscles dans le mécanisme des luxations. Sur le vivant une luxation du coude, du cou-de-pied ou du genou est strictement impossible, sans la contraction des muscles. Même pour celles de l'épaule ou de la hanche il faut faire intervenir le jeu des muscles. Tantôt ceux-ci se contractant avec énergie favorisent l'action de la cause vulnérante, tantôt les muscles dont la contraction eût été une défense suffisante sont surpris en état de relâchement, ce qui permet le déplacement.

La permanence du déplacement est elle-même due en grande partie à l'action des muscles. Cela est si vrai qu'il suffit souvent d'obtenir la résolution musculaire pour que la réduction devienne très facile, c'est là une remarque que chacun a pu faire à propos des luxations communes de l'épaule et du coude.

Mais il n'y a pas que les muscles : les os sont encore retenus dans leur situation anormale par la présence des débris de ligaments ou de capsule, enserrant plus ou moins l'un d'eux, ou s'interposant entre les deux. Pendant quelque temps on a voulu faire prévaloir l'importance de ces obstacles fibreux sur la résistance offerte par la contraction des muscles. En réalité il n'y a aucune opposition à établir entre ces deux manières de voir. Loin de s'exclure, elles se complètent l'une l'autre

Certaines interpositions de ligaments, de tendons, de fragments osseux plus ou moins détachés font les luxations irréductibles d'emblée. L'irréductibilité primitive ne peut être imputée qu'à un obstacle mécanique. Elle est assez rare à l'épaule, à la hanche, au genou, moins rare au coude, fréquente au cou-de-pied. Dans un cas de fracture de l'astragale (fig. 3) avec luxation du pied, dont j'ai communiqué les détails à la Société Anatomique (8 déc. 1899) la fronde des extenseurs s'était interposée entre les deux fragments de l'astragale. La présence de cet appareil ligamenteux rendait impossible le refoulement du pied en arrière et la réduction de l'attitude vicieuse. La résolution obtenue par l'anesthésie générale ne pouvait modifier en rien la situation, étant donnée la nature de l'obstacle.

La valeur du terme irréductible est d'ailleurs variable. Avant que FARABEUF n'eût étudié d'une façon si remarquable les luxations du pouce, elles passaient pour être souvent irréductibles. Mais une fois bien connu le rôle des sésamoïdes, il a suffi d'une simple modification dans les manœuvres de réduction pour que s'évanouissent des difficultés jusque-là constantes.

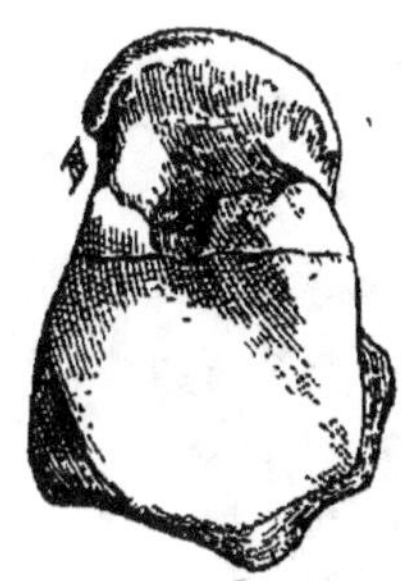

Fig. 3.

Diagnostic. — Reconnaître une luxation serait toujours très facile, sans le gonflement considérable qui dans un grand nombre de cas envahit toute la région articulaire, masquant les saillies et dépressions, points de repère habituels. Quoi qu'on fasse, il y aura toujours des situations cliniques délicates, même pour les chirurgiens qui joignent une expérience déjà longue à des connaissances anatomiques précises. Le *gonflement, accompagné d'ecchymoses*, commun à tous les traumatismes frappant la région, n'est donc pas un signe de diagnostic, mais une source de confusions.

Les *attitudes anormales* ont une bien autre importance. Elles sont souvent très caractéristiques et permettent dès l'abord de reconnaître une luxation de l'épaule (fig. 4) ou de la hanche.

De même la présence de certaines *saillies anormales* est parfois suffisante pour deviner certaines luxations ; telle par exemple celle de l'extrémité externe de la clavicule (fig. 5), l'examen des changements apportés dans la morphologie de la région offre donc le plus grand intérêt, et il convient de les rechercher avec soin.

Suivant les circonstances l'*attitude vicieuse* est *fixe* ou *variable*.

Les membres luxés sont selon les circonstances *allongés* ou

raccourcis. L'allongement du fait d'un traumatisme n'appartient qu'aux luxations.

Il convient d'ajouter à ces signes les *mouvements anormaux*

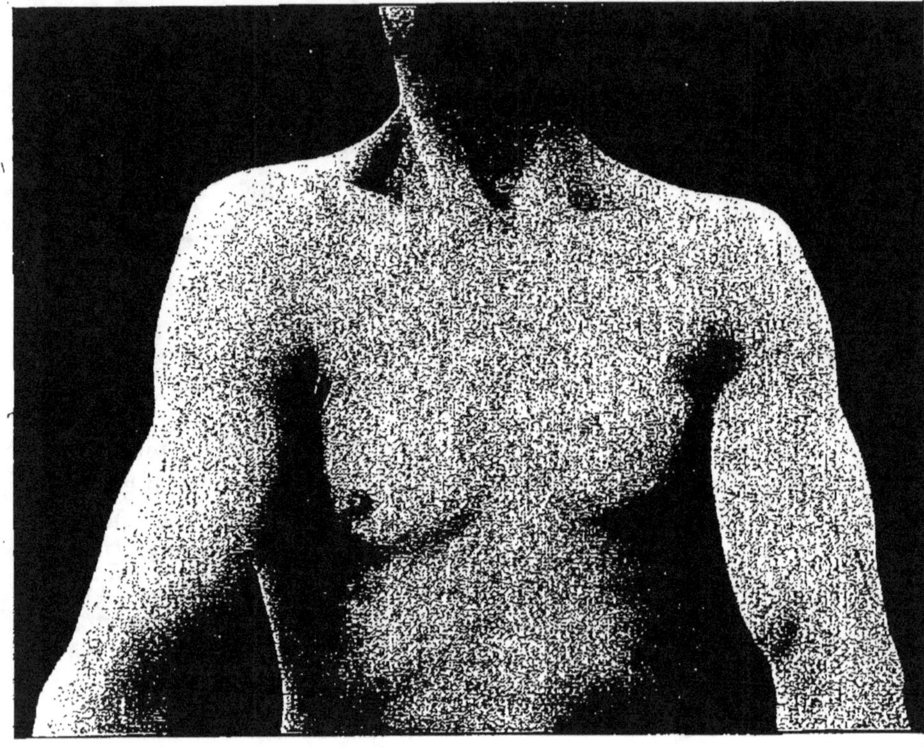

Fig. 4.
Luxation sous-coracoïdienne de l'épaule droite.

coïncidant avec la *limitation* ou l'*abolition* des *mouvements physiologiques*.

La *crépitation* fait défaut quand la luxation n'est pas compliquée de fracture, mais on constate parfois des frottements particuliers, tantôt, sourds, tantôt rudes, fort distincts de la
crépitation fine, nette et brève que provoque le contact des
surfaces osseuses dénudées.

Les *changements survenus dans les rapports*, la hauteur, la

distance des saillies osseuses, fournissent des indications
péremptoires sur les déplacements osseux. Ainsi pour le coude

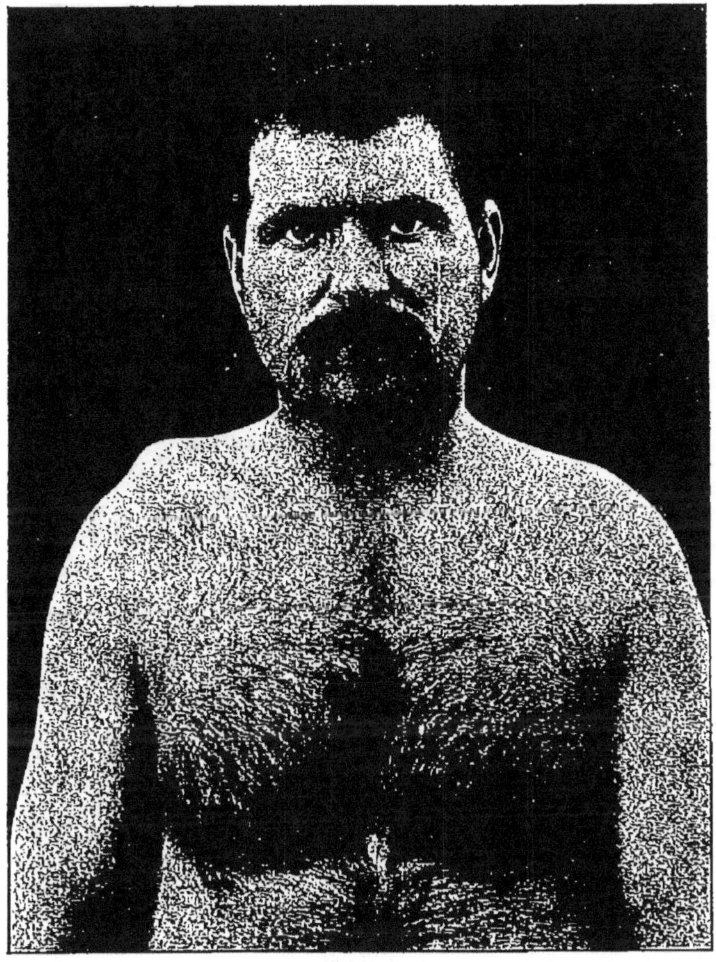

Fig 5.

Luxation de l'extrémité externe de la clavicule.

la hauteur de l'olécrâne comparée à celle de l'épicondyle et de
l'épitrochlée.

Dans les cas douteux, il est bon de préluder au diagnostic pas un massage conduit avec prudence. Bientôt on aura assou-

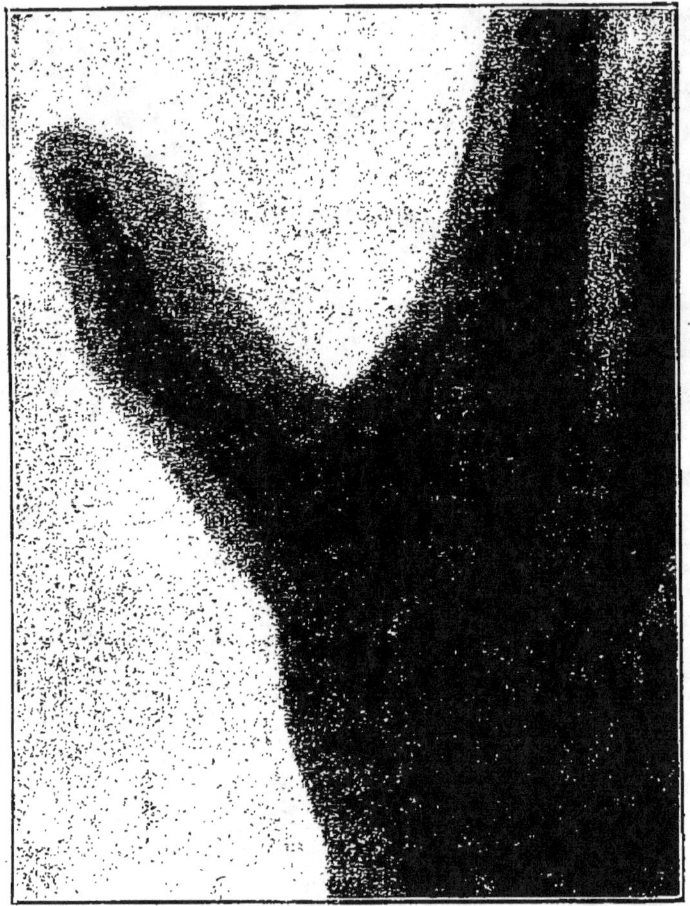

Fig. 6.

pli les parties molles, diminué leur épaisseur, engourdi la souf-france, et l'on pourra reprendre dans des conditions meilleures la recherche des saillies osseuses et la détermination de leurs rapports respectifs.

Le même résultat peut être obtenu par l'application d'une

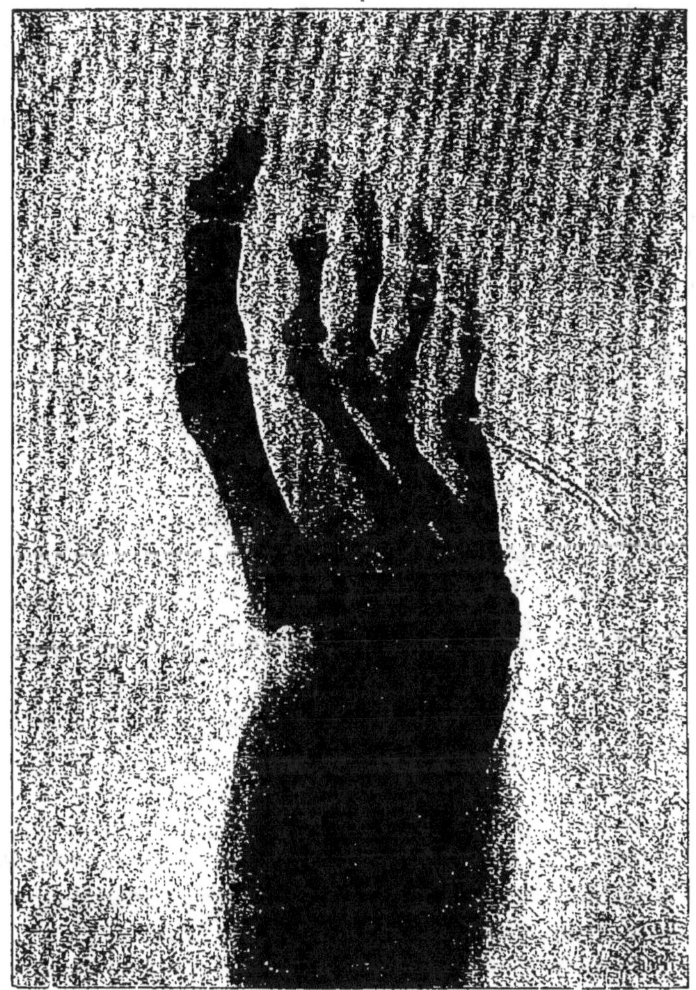

Fig. 7.

bande élastique enroulée avec une attention extrême autour de la région traumatisée, coude, cou-de-pied.

Enfin la radiographie peut nous rendre aujourd'hui de grands services dans les cas obscurs où l'on peut craindre une lésion complexe, c'est dans l'histoire des luxations un élément nouveau du plus haut intérêt.

La possibilité de conserver et de reproduire ces photographies des luxations constitue d'autre part au point de vue de l'enseignement un progrès des plus utiles.

Les radiogrammes restent comme témoins de la variété et de l'étendue du déplacement. Voici comme exemples la radiographie d'une luxation du pouce chez un enfant[1] (fig. 6) et celle d'une luxation en dedans du premier métatarsien[2] (fig. 7).

Traitement. — La reposition des luxations récentes est ordinairement facile. Elle est obtenue par des manœuvres qui se retrouvent à peu près les mêmes — *mutatis mutandis* — pour toutes les articulations.

Ces manœuvres consistent à exécuter des mouvements de libération destinés à dégager l'extrémité déplacée, des tractions ayant pour but de ramener en place l'os luxé, des pressions directes sur cet os pour en faciliter la rentrée dans son lieu normal. On a soin de combiner les mouvements de manière à faire suivre à l'os en sens inverse le même chemin qui l'avait porté dans sa situation ectopique. C'est dire que pour chaque articulation, et même pour chaque variété importante il y aura des détails spéciaux à introduire dans l'application des principes ci-dessus énoncés. Ainsi la réduction d'une luxation de la hanche, aléatoire ou très difficile si l'on ignore le mécanisme de ces lésions, devient relativement aisée, quelle que soit la variété de luxation, si l'on a soin de ramener d'abord la tête fémorale au-dessus du cotyle en portant la cuisse en flexion, puis de lui faire repasser la déchirure capsulaire et franchir le cotyle, en mettant le membre dans l'abduction, sans diminuer la flexion.

La résistance des muscles constitue l'obstacle le plus ordinaire aux manœuvres de réduction. Divers artifices permettent

[1] Morestin. *Soc. anat.*, 1899.
[2] *Ibid.*, *Soc. anat.*, 17 janvier 1902.

d'en triompher, lenteur et douceur extrême (réduction par persuasion , Trélat) traction prolongée, traction continue avec des poids, ou les bandes élastiques (Th. Anger) ; massage sédatif, enfin anesthésie générale. Celle-ci donne de telles commodités qu'on y a généralement recours, lorsque les procédés simples ont échoué. Le malade ne souffre point et les muscles complètement et absolument relâchés laissent toute latitude au chirurgien. Ce sont là de trop grands avantages pour qu'on n'ait pas recours facilement à la narcose dès que les choses traînent, que le malade s'énerve. Il est humain d'endormir le sujet avant même toute tentative s'il s'agit de la hanche.

Le chloroforme et l'éther ne sont pas indispensables et l'on peut généralement se borner à faire respirer au sujet quelques bouffées de chlorure d'éthyle, ou de bromure d'éthyle. Le sommeil très passager ainsi obtenu ne laisse aucun malaise et suffit presque toujours.

Il ne saurait plus être question à l'heure actuelle des procédés violents, des tractions par les moufles ou les machines, dont la description encombrait les livres de nos devanciers. Ces formes thérapeutiques de la torture seraient aujourd'hui sans excuse, et doivent être proscrites d'une manière définitive. Une luxation récente qui, sous l'anesthésie générale, ne cède pas aux moyens simplement manuels, mais employés méthodiquement avec patience et en tenant compte des données anatomiques et anatomo-pathologiques spéciales à la variété considérée, est une anomalie en rapport avec un obstacle qu'il convient de lever chirurgicalement.

Une luxation *primitivement irréductible* comporte donc comme traitement régulier la *reposition sanglante* immédiatement pratiquée. La nécessité de l'intervention précoce est admise depuis longtemps pour les luxations de l'astragale, des doigts.

Dans l'état de la question les mêmes préceptes sont applicables aux articulations de l'épaule (Tillaux, Civel, Launay) du coude et de la hanche. L'action chirurgicale directe est encore plus urgente quand la luxation est ouverte ; on est amené selon l'état des parties à faire simplement la réduction ou à pratiquer une résection. J'ai pris ce dernier parti chez

3.

deux hommes atteints de luxations compliquées, l'un du coude droit[1], l'autre du gros orteil[2].

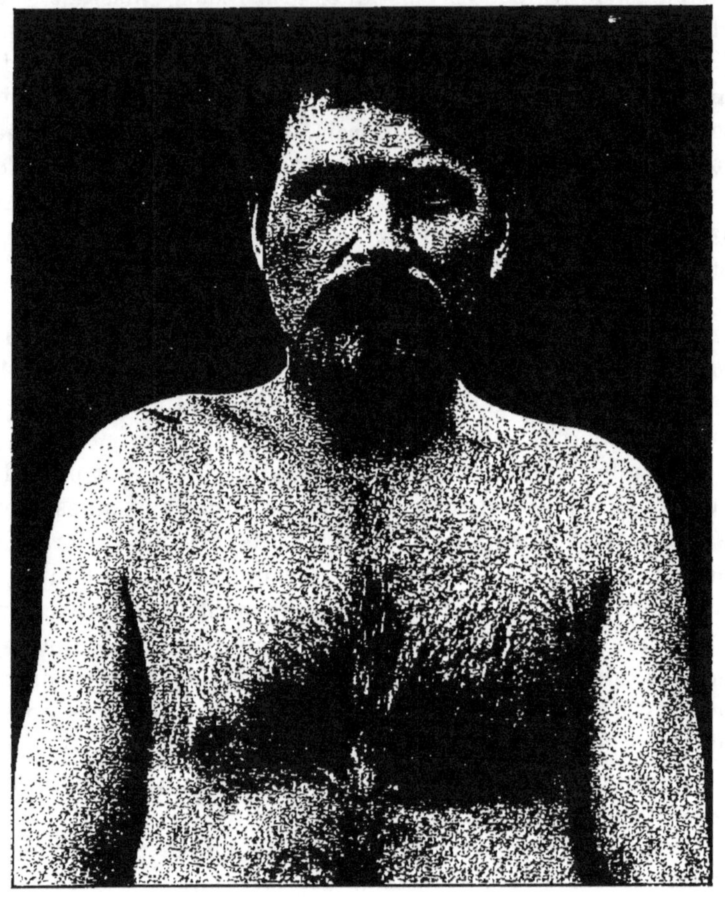

Fig. 8.

Luxation de l'extrémité externe de la clavicule,
traitée par la résection de la partie saillante.

D'autres luxations aisément réductibles sont par contre

[1] *Soc. anat.*, 1899.
[2] *Ibid.*, février 1894.

impossibles à maintenir réduites. Ici encore il y a lieu parfois d'intervenir.

C'est une indication qui a été saisie bien des fois pour les luxations de l'extrémité externe de la clavicule. La suture de la clavicule à l'acromion donne en pareil cas de fort bons résultats. Chez un malade je me suis borné à réséquer l'extrémité saillante, opération infiniment plus simple et qui ne donne que des succès (fig. 8).

LUXATIONS ANCIENNES

Entre les luxations *irréductibles* et les luxations *anciennes* s'établit trop souvent une confusion inexplicable.

Les luxations anciennes sont, il est vrai, habituellement irréductibles : mais d'une part une luxation récente peut se montrer d'emblée rebelle à toute tentative de réduction, et d'autre part parmi les luxations déjà vieilles, il en est qui n'offrent à la reposition aucune difficulté particulière.

Il convient donc ici de laisser aux mots leur signification naturelle, qui par une exception fort rare dans le langage médical, se trouve répondre très exactement à la réalité des faits. Il suffit donc de penser comme l'on parle pour ne jamais hésiter sur la valeur des termes : luxation *irréductible*, luxation *ancienne*, luxation *habituelle*, luxation *récidivante*.

L'ancienneté est acquise *graduellement* au bout d'un temps *variable*. Il n'est donc pas possible de dire avec précision à partir de quel moment une luxation devient ancienne.

Ce n'est là d'ailleurs qu'une simple affaire de jours, de semaines, ou de mois. L'ancienneté s'apprécie, plus qu'elle ne se mesure.

En pratique une luxation de l'épaule datant de deux mois est vieille, une luxation du coude est ancienne avant même qu'un mois soit écoulé. En leur attribuant cette épithète on admet implicitement que des modifications notables se sont produites dans le foyer de la lésion, et que ces transformations sont assez avancées, pour changer beaucoup le mode d'application, la forme et la portée des moyens chirurgicaux.

Il suffirait que les médecins ne fussent pas ignares, les malades négligents ou poltrons, et que l'assistance fût rapidement fournie à tous les blessés pour que l'on n'ait plus à s'occuper de pareilles lésions. Mais le moment n'est pas encore venu d'effacer ce chapitre de la chirurgie.

A la vérité ce ne sont pas là des faits d'observation courante, malheureusement ils ont trop communs encore, et il n'est pas de chirurgien qui n'ait eu à se préoccuper des questions de thérapeutique toujours délicates qui se posent à leur propos. Il n'est point de sujet plus fréquemment traité par les cliniciens dont les leçons s'impriment, plus souvent mis à l'ordre du jour des sociétés savantes. En dépit de la multitude de travaux et de discussions suscitées par les luxations anciennes, la matière est loin d'être épuisée.

Anatomie pathologique. — Les luxations invétérées des diverses jointures offrent dans leurs lésions de remarquables analogies. Pour les faire mieux saisir, nous examinerons successivement des exemples particuliers, et pour envisager le cas de beaucoup le plus commun nous commencerons par l'épaule. C'est surtout à propos de cette articulation que l'on a pu étudier comment se fait l'évolution d'une luxation récente à une luxation ancienne. Parmi les travaux concernant cette période de transformation le plus connu et le plus séduisant est celui que Ch. Nélaton a publié en 1888[1]. D'après ses recherches, visant le mécanisme de l'irréductibilité dans les luxations vulgaires, antéro-internes, les choses se passeraient de la manière suivante : la tête fait issue à travers la capsule par une déchirure portant sur sa partie antéro-inférieure.

La partie postérieure de la capsule demeurée intacte et passivement attirée par l'extrémité humérale, vient s'appliquer contre la dépression glénoïdienne, la couvrir comme d'un voile, se drapant autour de l'angle externe de l'omoplate. La déchirure du manchon fibreux est assez étendue pour permettre à l'état frais la facile rétrocession de la tête humérale.

---

[1] Nelaton. *Arch. gén. méd.*, 1888.

Mais bientôt les bords de cette perforation s'épaississent, se rétractent, enserrent le col huméral d'un anneau induré que la tête ne peut plus franchir s'il n'est élargi ou brisé par artifice. C'est là une circonstance rendant déjà très difficile la réduction. Mais bientôt la partie postérieure de la capsule se rétrécit, se ratatine, s'applique de plus en plus à la dépression glénoïdienne à laquelle elle finit par adhérer. Il résulte de ce processus que la tête exclue de sa loge, ne peut plus être réintégrée, la capsule déshabitée s'interposant toujours entre les surfaces articulaires.

C'est là un schéma fort élégant qui contient sans aucun doute une grande part de vérité. La rétraction, l'épaississement, la rigidité de la capsule jouent bien sûr un rôle important, et le mécanisme indiqué par NÉLATON paraît très satisfaisant, si l'on envisage ces transformations comme les phénomènes dominants dans la période où commence à s'organiser et s'installer l'irréductibilité. Mais ce n'est là qu'un stade transitoire des lésions. Comme l'a indiqué DELBET[1]; comme ont pu s'en assurer la plupart des chirurgiens qui sont intervenus pour des luxations anciennes de l'épaule, il s'en faut que les altérations soient bornées à l'appareil ligamenteux. Presque toujours on se trouve en présence d'un processus fibreux, diffus, occupant toute la région, créant de solides et multiples adhérences entre tous les organes, unissant le deltoïde aux débris de la capsule, ceux-ci à la glène. comblant tout l'espace laissé par le déplacement de la tête. Celle-ci est elle-même promptement entourée de tissus fibreux de formation nouvelle. La loge déshabitée devient donc rapidement inhabitable, et d'autre part des liens solides fixent l'os déplacé dans sa position nouvelle. Tout dans le voisinage du foyer traumatique est modifié et presque méconnaissable. Parmi ces changements il convient de noter particulièrement ceux qui se produisent du côté des muscles. Ils s'atrophient promptement, se rétractent, perdent de leur souplesse et deviennent ainsi un des principaux obstacles à la réduction.

[1] *Arch. gén. méd..* 1893.

Plus tardivement encore les surfaces articulaires se modifient. La cavité glénoïde abandonnée se rétrécit, s'efface. La tête s'aplatit, subit une réduction légère, s'accommode aux conditions où elle est placée.

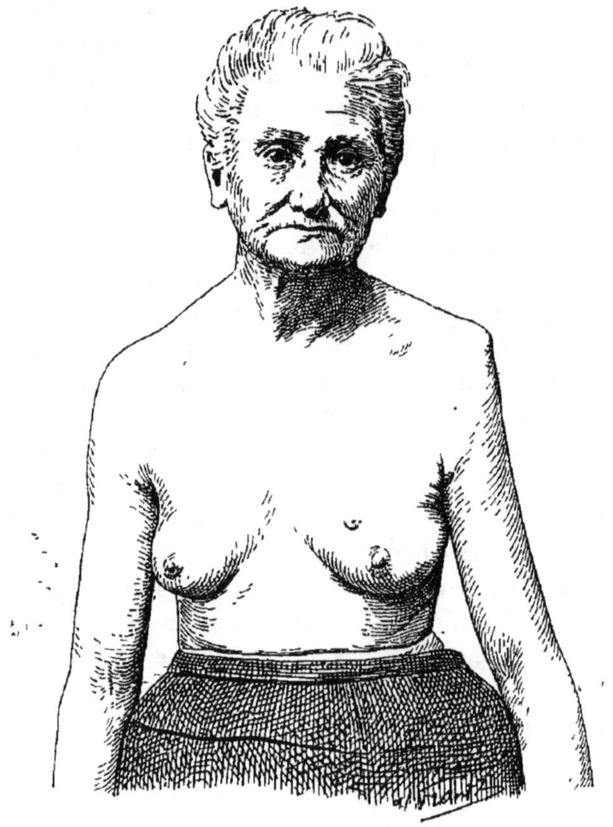

Fig. 9.
Luxation ancienne de l'épaule gauche. Cancer du sein.

La fonction créant l'organe on voit chez nombre de sujets se reconstituer une articulation. Sur l'omoplate, au-devant et en dedans de la glénoïde se montre une surface de glissement légèrement déprimée où se meut la tête humérale environnée d'une capsule fibreuse. Bref une néarthrose plus ou moins parfaite s'organise peu à peu dans le voisinage de l'articulation perdue. C'est là d'ailleurs un fait connu depuis fort longtemps, l'occasion de recueillir des pièces concernant ces vielles luxations s'étant offerte bien des fois aux anatomistes. On remarquera que dans le processus de sclérose diffuse plus haut signalé, dans l'atrophie et la rétraction des muscles, il faut faire une part à l'immobilisation et à la stagnation du sang mortifié dans l'épaisseur des tissus périarticulaires. La durée et la rigueur de l'immobilisation, la dilacération plus ou moins étendue des parties molles, les manœuvres subies par le blessé sont des facteurs qui influent singulièrement sur la valeur de l'articulation secondaire et l'étendue de ses mouvements. Naturellement le pronostic dépend aussi de la variété de luxation, des lésions osseuses concomitantes, fracture du col chirurgical, arrachement de la grosse tubérosité, lésions du plexus brachial, ou d'une de ses branches. La malade de la figure 9 ci-contre n'avait jamais subi aucun traitement; elle était atteinte d'une luxation de l'épaule gauche arrivée à la période d'organisation définitive. De fait elle avait récupéré des mouvements très étendus, et n'était aucunement gênée. Chez elle cependant la permanence du déplacement avait une conséquence inattendue. Ainsi qu'on peut le voir sur la figure cette femme portait une tumeur du sein gauche, du côté de la luxation. Il s'agissait d'un carcinome avec adénopathie axillaire.

Or le déplacement de la tête et l'organisation de la nouvelle articulation scapulo-humérale ayant notablement diminué la capacité de l'aisselle et modifié les rapports des organes y contenus, la partie ganglionnaire de l'intervention demanda beaucoup de soin et d'attention.

Ce que nous avons dit pour l'épaule, de l'interposition capsulaire, de l'oblitération de la cavité articulaire, de la sclérose diffuse envahissant toute la région traumatisée, de la rétraction, du raccourcissement, de l'atrophie des muscles, de la rigidité de toutes les parties molles, s'applique de tous points à la hanche. L'irréductibilité s'établit de la même manière, et des métamorphoses analogues conduisent d'une part à la régression du cotyle abandonné, d'autre part à la formation d'une néarthrose plus ou moins complètement organisée. Il suffit de songer au nombre des muscles périarticulaires, à leur importance. à leur volume, à l'espace qu'ils occupent pour comprendre les difficultés énormes qui en résulteront pour la réduction, quand ces muscles après avoir été violemment ébranlés, plus ou moins déchirés, au moment de l'accident. seront revenus sur eux-mêmes, rétractés, raccourcis, et offriront dans leur épaisseur des bandes cicatricielles rigides.

Parmi les obstacles à la reposition il nous faut signaler les productions osseuses susceptibles de se développer dans la zone traumatisée et notamment dans l'épaisseur des muscles. Ainsi dans un cas de luxation ischiatique ancienne publié par Delorme[1] il existait une jetée osseuse d'une épaisseur considérable, unissant le bassin au fémur au-devant de l'articulation luxée. Cet ostéome irrégulier et d'une solidité extrême créa au chirurgien de sérieux embarras. Il fallut le briser et en pratiquer une résection partielle pour pouvoir obtenir la rentrée dans le cotyle du col fémoral préalablement décapité.

La production de ces ostéomes se trouve être un fait commun dans les luxations du coude. On note en effet très fréquemment la présence de masses osseuses développées dans le voisinage de l'articulation luxée. De ces productions, les unes développées dans l'épaisseur des muscles, ont pour siège d'élection les couches profondes du brachial antérieur, d'autres. d'une interprétation plus facile, sont plaquées contre la face postérieure, ou les bords de l'humérus. Il s'agit manifestement dans ce dernier cas de coulées osseuses formées sous le périoste décollé. Pour le dire immédiatement, la présence de ces masses osseuses néoformées ne contribue pas peu à obscurcir le diagnostic des traumatismes anciens du coude. Il est impossible en effet, en dehors des secours de la radiographie, de déterminer s'il s'agit d'un cal ou d'un ostéome souspériosté.

Les luxations du coude non réduites deviennent promptement irréductibles et cela principalement du fait de la rétrac-

---

[1] Delorme. *Soc. de chir.*, 6 mai 1896,

tion des parties molles, de la myosite du brachial antérieur,
de la réaction et de l'épaississement du périoste huméral. On
ne saurait ici incriminer l'appareil ligamenteux comme pour
l'épaule ou la hanche. L'ancienneté est obtenue plus tôt qu'aux
deux articulations précitées. On voit d'ailleurs se succéder
deux séries de phénomènes comparables dans l'ensemble à
ceux que nous avons étudiés précédem-
ment.

Dans une première phase dominent des
phénomènes sourdement inflammatoires
imputables au traumatisme, à l'attrition
subie par les tissus, aux déchirures des
muscles, à l'infiltration sanguine. A cette
phase en fait suite une autre où s'organise
un processus de sclérose générale périarticulaire consacrant le divorce des extrémités articulaires. Enfin le calme revenu se réorganise dans les conditions per-
mises par la situation faite aux os par le
traumatisme, une articulation nouvelle,
récupérant dans une étendue plus ou
moins restreinte une partie des fonctions
de l'ancienne. Comme exemple de ces
néarthroses tardivement reconstituées je
citerai entre bien d'autres le cas suivant
(fig. 10) dont j'ai fait une dissection soigneuse, et dont j'ai présenté les pièces à
la Société anatomique [1].

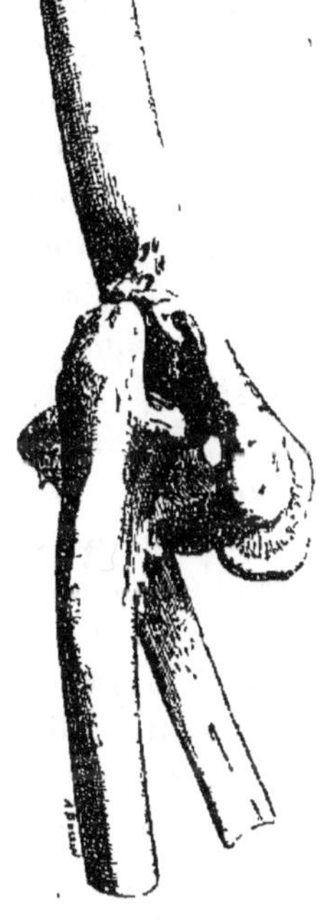

Fig. 10.

L'extrémité inférieure de l'humérus
paraissait très superficielle et pour ainsi
dire sous-cutanée. Elle est pourtant enveloppée par les muscles
épitrochléens amincis qui la couvrent complètement, sauf bien
entendu la pointe de l'épitrochlée. Il en est de même de la tête
radiale, engainée par les muscles épicondyliens refoulés en
masse et dont l'insertion est reportée plus haut sur l'humérus.

[1] MORESTIN. *Soc. anat.*, 29 novembre 1901.

Le biceps et le brachial antérieur décrivent un trajet très fortement curviligne pour gagner leurs points d'attache respectifs sur les os de l'avant-bras. Dans l'épaisseur du brachial antérieur est un ostéome long de 5 centimètres, large de 6 millimètres, courbé comme le muscle lui-même étant logé dans l'épaisseur de son tendon et de ses fibres musculaires: il n'est pas rattaché au cubitus par un pédicule osseux, il est mobile.

Une énorme bourse séreuse sépare l'extrémité humérale, cachée par des tissus fibreux du brachial antérieur et des muscles épitrochléens. Le médian et l'artère humérale décrivent une courbe de court rayon autour de cette extrémité. En dedans du brachial ils entrent en contact avec la bourse séreuse précitée, dont la paroi leur fournit une demi-gaine.

Le nerf cubital se dévie pour se porter presque transversalement en dehors vers le cubitus qu'il rejoint au-dessus de l'apophyse coronoïde. Le muscle cubital antérieur paraît avoir conservé son insertion épitrochléenne, s'étant simplement étalé et élargi.

Au sujet des os, il faut remarquer tout d'abord que le radius n'a plus aucun contact avec l'humérus. Les surfaces articulaires normales n'ont pas perdu leur configuration, mais elles se sont presque complètement dépouillées de leur cartilage, ou tout au moins ce cartilage est méconnaissable sur la plus grande partie de leur étendue. Celle de l'humérus est couverte d'une épaisse toile fibreuse qui lui adhère d'une façon très intime, sauf au niveau de la lèvre interne de la trochlée où persiste un vestige minuscule de la séreuse articulaire.

La cavité sigmoïde du cubitus est absolument comblée par une grosse masse du tissu fibreux très dense. Pour le radius, la gaine synoviale qui entoure circulairement sa tête et son col leur permettant d'exécuter leurs mouvements de rotation dans l'anneau ostéoligamenteux, est très exactement conservée. La partie déprimée en cupule, jadis en rapport avec le condyle est couverte d'insertions de brides fibreuses qui s'étendent jusqu'au voisinage de son bord circonférentiel. Des liens fibreux très irréguliers, échappant à toute description, très résistants, fort épais, et assez longs pour laisser aux os une grande mobilité, se portent obliquement de la face antérieure, de la face postérieure et du bord externe de l'humérus, vers le radius et le cubitus. Ils sont d'une solidité à toute épreuve. Le cubitus et l'humérus entrent en contact sur une très faible étendue. C'est l'apophyse coronoïde, qui par la partie externe de son bord antérieur s'articule avec la face postérieure de l'humérus. Sur cette face et plus près du bord interne que de l'externe est une production osseuse de nouvelle formation, produite par excitation du périoste — et formant une sorte de cavité irrégulière quant à l'élévation des bords, avec quelques petits noyaux osseux marginaux indépendants, fort lisse quant à sa surface, dépourvue de cartilage, éburnée. Une petite synoviale s'est formée à l'endroit de cette néarthrose, qui permet des glissements relativement étendus. Le bord externe de l'humérus est rongé, effacé, creusé même, et si l'on examine la façon dont il est creusé, on voit qu'il porte un large sillon curviligne d'arrière en avant et de haut en bas. C'est dans ce sillon que se meut le pied de l'apophyse coronoïde, et que dans les déplacements du cubitus, viennent frotter deux gros tubercules, placés l'un devant l'autre où vient prendre attache le tendon du cubital antérieur. Mais les os ne sont pas en contact, ils sont séparés par des parties molles, tendon du cubital, et tissu fibreux, dont un prolongement de la grande bourse déjà mentionnée facilite les glissements.

Ainsi chez ce sujet s'était constituée une néarthrose extrêmement solide, puissante et mobile, résultat obtenu à la longue par la prise d'un point d'appui du cubitus sur l'humérus, le modelage du bord externe de ce dernier os, l'assouplissement et l'organisation en pseudo-ligaments des tissus fibreux développés autour des extrémités osseuses déplacées. De fait les mouvements s'exécutaient dans une étendue remarquable. Il est certain qu'une luxation directe en arrière n'eût jamais permis une restauration fonctionnelle spontanée aussi parfaite. A ce point de vue, les luxations en dehors et en arrière comportent donc un pronostic moins défavorable, quand le malheur veut que le malade soit abandonné à lui-même.

Ces données suffisent pour nous permettre d'établir les propositions suivantes applicables d'une façon générale à toutes les articulations.

Quand une luxation n'est pas réduite, toute la région articulaire devient le siège d'un remaniement très complexe.

Le foyer traumatisé est tout d'abord le siège d'un travail de réaction intense et diffuse qui conduit à la transformation, à la sclérose de toutes les parties environnantes.

Très rapidement en général la séparation des extrémités articulaires est consacrée; des obstacles multiples s'opposent à la restitution des rapports normaux, amoindrissement des capsules ou des cavités de réception, raccourcissement des bandes ligamenteuses, rétraction, atrophie et sclérose des muscles, induration du tissu cellulaire, formation d'adhérences.

Plus tard s'ébauche une nouvelle articulation plus ou moins complète, tandis que les parties non utilisées de l'ancienne tendent à s'atrophier et à disparaître. Cette articulation nouvelle, étant toujours très inférieure à l'ancienne, est souvent fort défectueuse.

Le chirurgien aura donc à lutter contre la résistance des débris de ligaments ou de capsule, contre les adhérences et la sclérose générale du tissu cellulaire, contre la rétraction des muscles. Ce n'est pas tout, il faut s'attendre à rencontrer encore des obstacles osseux, dépendant soit des changements de configuration des extrémités articulaires. soit d'ostéomes traumatiques périarticulaires, intramusculaires ou sous-périostiques, mais en pratique la difficulté réside surtout dans l'état des parties molles.

Traitement. — Il importe dans la discussion du traitement des luxations anciennes de tenir compte de l'amélioration fonctionnelle qui se produit spontanément en raison de l'adaptation graduelle des os et des muscles à la situation nouvelle créée par le traumatisme.

Les signes fonctionnels de la luxation ancienne ne sont donc pas rigoureusement ceux de la luxation récente, les mouvements sont en général amplifiés.

Remarquons à ce propos que la diminution de la valeur du membre dépend non seulement du déplacement osseux, mais aussi, et parfois principalement, de toutes les lésions surajoutées et que celles-ci, atrophie musculaire, adhérences, sont susceptibles de rétrocéder.

Or donc, la sagesse est souvent de s'abstenir, quand le membre est utile et la situation tolérable. Les vieilles luxations de l'épaule sont assez fréquemment dans ce cas.

Il n'en n'est pas moins vrai qu'il faut tout tenter pour remettre les choses en place, lorsque l'âge du sujet, celui de la luxation, et l'état des parties l'autorisent.

Les luxations de l'épaule étant celles qui réclament fréquemment nos soins, nous serviront d'abord à exposer les principales indications et à signaler les méthodes thérapeutiques applicables en pareil cas.

Il va sans dire qu'avant de procéder à aucune tentative de réduction il est nécessaire de procéder à un examen très soigneux, de s'assurer de la variété de luxation, s'efforcer d'établir s'il s'agit d'une luxation simple ou compliquée de fracture. En cas de doute il est bon de faire prendre des images radiographiques. On ne saurait en effet oublier qu'il existe des fractures avec déplacement de la tête, des déplacements pathologiques consécutifs aux traumatismes, qui peuvent faire hésiter même des chirurgiens très expérimentés.

Les luxations sous-coracoïdiennes sont plus longtemps réductibles que les sous-claviculaires ou les intra-coracoïdiennes, les luxations postérieures seraient les plus longtemps réductibles.

Quoi qu'il en soit la réduction peut être obtenue parfois avec une facilité inespérée dans des sous-coracoïdiennes datant de trente, cinquante, soixante jours et davantage.

Les procédés que l'on doit d'abord sont les procédés courants, celui de la traction simple avec refoulement de la tête, celui de MOTHE, ou traction dans l'élévation, celui de KOCHER.

Avant de faire aucune tentative de réduction, je commence pour ma part par préparer le terrain, en appliquant pendant deux ou trois jours le massage, et l'extension continue par les poids, après quoi sous le chloroforme le membre est longuement, lentement et graduellement mobilisé, par des mouvements de circumduction de plus en plus étendus, comme l'enseignait RICHET. Alors seulement ont lieu les tentatives de reposition par le procédé de MOTHE ou celui de KOCHER.

Il n'y a pas encore bien longtemps les tractions manuelles ou à l'aide de machines étaient pratiquées avec une violence, une brutalité incroyables, et l'on frémit en lisant certaines observations. La chirurgie actuelle est plus douce. La traction mécanique est dosée, réglée et infiniment plus modérée. On ne verra donc jamais plus il faut l'espérer ni rupture de l'axillaire ni arrachement ou élongation du plexus brachial, ni arrachement de l'avant-bras, ni déchirure des téguments — et l'opportunité d'une thèse sur les accidents qui accompagnent les réductions des luxations[1] ne se fera sans doute plus sentir. — Les chirurgiens qui emploient encore des tractions le font avec modération, ne dépassent jamais 80 ou 100 kilogrammes, le dynamomètre indiquant toujours la force déployée. La plupart d'ailleurs n'ont plus la foi et semblent avoir recours à une sorte de formalité nécessaire pour déclarer la luxation irréductible. J'ai été témoin pour ma part de plusieurs séances de ce genre dont aucune ne fut suivie de succès et qui toutes m'ont laissé l'impression d'une pratique barbare et surannée.

Cependant lors de la discussion de 1898 à la Société de chirurgie, M. HENNEQUIN défendit avec autorité la traction à l'aide de machines. Il est bien vrai qu'entre ses mains prudentes et si merveilleusement expérimentées il n'y a rien à craindre et souvent bénéfice, qu'il emploie un appareil ingénieux et précis, qu'il fait une traction méthodique et scientifique.

Mais il ne faut rien moins pour réussir. L'ancienne traction effroyablement brutale, arrachait l'os de sa position acquise, pour le ramener en place normale, mais au prix de quels dégâts. Sous sa forme moderne, la traction échoue très souvent. On s'explique fort bien ces insuccès en se reportant à ce que nous avons dit plus haut de l'anatomie pathologique.

[1] Th. agrég., 1875. MARCHAND.

Est-ce là le bon moyen de triompher d'obstacles aussi complexes que l'application, aveugle et violente d'une force, tirant dans un seul sens.

Ces liens fibreux, ces adhérences, ces muscles rétractés, céderont plus simplement, s'ils doivent céder, soit à l'*extension continue*, soit à la *mobilisation méthodique*. L'extension continue par les bandes élastiques ou les poids est une force sans limites, ses effets passent de beaucoup ceux que l'on peut attendre des manœuvres de force : « Plus fait douceur... » Après une période d'extension de quelques jours les conditions sont absolument modifiées en ce qui concerne les parties molles périarticulaires, et l'on peut tenter fructueusement une réduction jusquelà impossible.

La mobilisation méthodique permet d'agir successivement sur les divers obstacles, les brisant pour ainsi dire un à un, en se servant du membre comme d'un levier.

Mais si l'on n'arrive pas à obtenir la reposition, s'il s'agit d'une luxation gênante, limitant beaucoup l'étendue des mouvements chez un sujet jeune et actif, on peut, on doit même tenter d'améliorer cette situation au prix d'une intervention sanglante. Le but poursuivi c'est de remettre en place la tête humérale, opération désignée par les auteurs du nom d'arthrotomie. Ce terme ne saurait être conservé. car il ne répond en rien à la complexité de l'opération, laquelle s'effectue d'ailleurs dans une région, dont l'anatomie est bouleversée, et sur une articulation souvent méconnaissable. Loin d'ouvrir une articulation, on essaie d'en reconstituer une. Le chirurgien tente une *reposition sanglante*, une réduction par manœuvres directes.

Il n'est point d'opération plus séduisanteet plus logique. Elle est même si satisfaisante en théorie, qu'on a pu raisonnablement fonder sur elle les plus grandes espérances. Mais les résultats si parfaits dans les luxations irréductibles récentes (TILLAUX, LAUNAY, CIVEL,...) sont souvent médiocres dans les luxations anciennes. L'opération a toujours été laborieuse, pénible même, la libération de la tête et sa réintégration n'ont pu être obtenues qu'au prix de grands efforts, et pour

·tout dire, les suites éloignées en supposant l'évolution aseptique de la plaie opératoire. ont laissé beaucoup à désirer. En effet plusieurs de ces malades, la plupart même ont gardé des raideurs tenaces réduisant à bien peu de chose le bénéfice d'une intervention aussi sérieuse.

Et il s'agit là des faits où la reposition a pu être obtenue. Dans des cas plus nombreux, il a fallu renoncer à réduire et la résection de la tête humérale s'est imposée. La résection, acceptée comme pis aller par les uns dans l'impossibilité d'obtenir la reposition, constitue pour d'autres la méthode de choix. Parmi les partisans exclusifs de la résection, comme opération applicable aux luxations anciennes, on peut citer Lucas-Championnière, qui a pris très nettement position sur ce point à la Société de Chirurgie.

Il est certain que dans un cas invétéré, avec déformations osseuses le raccourcissement rigide des parties molles périarticulaires, sclérose très diffuse s'étendant au loin et notamment dans le voisinage des gros vaisseaux, la résection est une intervention beaucoup plus facile, moins traumatisante, et plus efficace.

Par opposition à la remise par force de la tête, sculptée dans les tissus fibreux, dans une glénoïde, péniblement retrouvée et excavée, c'est l'opération de douceur et la seule bonne opération. Il n'y a pas de doute sur ce point, et conformément aux conclusions des rapports de Picqué (*Soc. chir.* 1896) et de Nélaton (*Soc. chir.* 1898) ; c'est à la résection d'emblée que la plupart des membres de la Société de chirurgie ont fixé leur pratique.

Mais si l'on ne peut guère discuter qu'entre l'abstention d'une part et la résection de l'autre pour les cas avec déformations osseuses et processus fibreux énormes, l'arthrotomie ne doit-elle pas rester pour les cas plus précoces. Certainement, elle garde toujours ses indications, d'autant mieux justifiées, que l'irréductibilité est constatée à une époque plus voisine de l'accident.

---

¹ André. Th. P., 1902. Goudin. Th. P., 1901.

Il faut remarquer en effet que parmi les mauvais résultats fournis par l'*arthrotomie*, il s'en trouve qui sont dus à des accidents infectieux, d'autres qui tiennent à une négligence totale des soins pré- ou post-opératoires, ou à une technique défectueuse, d'autres encore à ce que l'on a trop demandé à l'opération, en l'appliquant à des cas où elle ne pouvait très bien réussir. Beaucoup de ces interventions sont du reste déjà anciennes, et justement les faits qui datent de ces dernières années fournissent une plus grande proportion de résultats favorables.

La question de la reposition sanglante n'est donc pas définitivement jugée et ne peut l'être tant que dans les observations on n'aura pas mentionné, non seulement les détails même de l'intervention, mais encore la manière dont auront été compris tous les soins post-opératoires si importants. Nombre de chirurgiens ont paru considérer que l'acte opératoire, résection ou reposition sanglante était tout. En réalité c'est une des parties du traitement.

Pour donner satisfaction, l'arthrotomie demande : une *libération* complète des os, l'éradication des débris capsulaires transformés, retractés et devenus définitivement impropres à leur fonction, l'extirpation de la cicatrice irrégulière qui entoure les extrémités articulaires ; autrement des adhérences se reformeront tout aussitôt. Il faut pour cela des incisions étendues et bien placées, découvrant tout l'espace où doit avoir lieu cette dissection minutieuse. La section de l'acromion peut être très utile à cet égard. Si le tendon de la longue portion du biceps contrarie ce travail, il me paraît loisible de sectionner ce tendon, et de le reporter immédiatement sur celui de la courte portion, en l'y fixant par quelques points de suture.

Mais l'opération faite et la plaie cicatrisée, un long traitement commence, d'où dépendent principalement les résultats : massage, faradisation, extension continue. Il est bon de remarquer aussi que des soins analogues ne sont pas moins nécessaires quand on a obtenu la réduction par traction, ou quand on s'est décidé à la résection. Autrement leurs suites laissent aussi à désirer et beaucoup.

Les luxations du coude soulèvent la même discussion entre

les divers modes de traitement. Ici encore nous retrouvons les manœuvres manuelles, les tractions à l'aide de machines, la reposition sanglante, la résection, sans parler des sections sous-cutanées qui ne sont plus de mise nulle part dans aucun de ces anciens déplacements articulaires. Les tractions s'exécutent dans des conditions moins bonnes qu'à l'épaule. On y renonce d'ailleurs de plus en plus, ainsi qu'aux appareils divers imaginés dans le but de réduire la luxation par la force, tels ceux de DOLBEAU, de JARVIS, de COLLIN.

Les mouvements pratiqués méthodiquement dans le but de briser les adhérences successivement sont susceptibles de fournir des succès. FARABEUF a étudié d'une façon remarquable les manœuvres utiles pour arriver à ce but[1]. Il combine l'emploi des mouvements forcés avec celui de la traction régulièrement appliquée, fléchit d'abord le membre pour rompre -les adhérences postérieures, puis établit une traction sur l'avant-bras. à angle droit en veillant à bien fixer le bras. Sous la traction, des pesées faites en dedans et en dehors brisent les obstacles latéraux. Après ces inflexions en dedans et en dehors, accompagnées de mouvements de rotation, la réduction est obtenue par la flexion exagérée. Cette méthode ne s'est pas répandue, pour raisonnable qu'elle fût et malgré l'incontestable autorité de FARABEUF. Elle n'a été appliquée que par l'auteur et quelques-uns de ses élèves, lesquels paraissent l'avoir abandonnée.

Plus souvent on a appliqué, sans complication d'appareils, la mobilisation brusque avec ou sans fracture de l'olécrâne. La rupture de cette apophyse. n'est ni un accident grave, ni un événement fâcheux. Il favorise même la réduction. La bénignité de ses suites et ses conséquences heureuses au point de vue de la correction du déplacement ont même décidé TRENDELENBERG et VOLKER à pratiquer directement l'ostéotomie de l'olécrâne, ce qui à vrai dire est défendable si l'on veut voir là une manœuvre préliminaire, permettant de libérer les extrémités osseuses et de faire la reposition sanglante.

[1] FARABEUF. *Soc. de chir.*, 1886.

Celle-ci est une opération déjà ancienne, puisqu'elle avait été tentée avec succès par BLUMHARDT en 1847. Elle a été étudiée avec soin entre autres par DECÈS et DOYEN (*Congrès chir.*, 1886), NICOLADONI, VAMOSSY. Elle a fait l'objet d'un important mémoire de BUNGE (*Arch. f. Kl. Ch.*, 1899).

Malheureusement les conditions sont encore moins favorables qu'à l'épaule, en raison de l'étendue de la sclérose, des coulées osseuses sous-périostiques, de la fréquence des fractures des extrémités articulaires, et des ostéomes du brachial antérieur. De telles lésions nécessitent donc très souvent la résection, opération que tous les chirurgiens ont eu sans doute l'occasion de pratiquer pour des luxations anciennes. On peut souvent se borner à la suppression soit de l'extrémité inférieure de l'humérus. soit à celle de l'extrémité supérieure des os de l'avant-bras, c'est-à-dire à une résection semi-articulaire. C'est ce que j'ai fait en 1903 à la Maison Dubois chez un homme de trente-cinq ans pour une luxation du coude en arrière datant de quatre mois. J'ai réséqué les extrémités du radius et du cubitus, et débarrassé l'humérus d'une masse ostéophytique occupant la partie postérieure au-dessus du condyle. Le résultat est irréprochable.

Plus souvent on sera conduit à une résection totale. Un jeune homme chez lequel j'ai dû intervenir présentait une grande plaque osseuse pré-articulaire. Il eût été très difficile d'en faire autrement l'extirpation.

La résection a généralement donné de bons résultats, et quand une luxation du coude, quelle que soit sa variété est vieille de deux ou trois mois c'est prendre un sage parti que de se décider à cette opération. Si l'on en juge d'ailleurs par les diverses discussions qui ont eu lieu à la Société de chirurgie [1]. c'est là le sentiment de la plupart des chirurgiens. — La résection du coude donne, chacun le sait, des résultats bien meilleurs que celles de toutes les autres articulations,

---

[1] TILLAUX. *Soc. ch.*, 1892. Rapp. sur Lejars. — PICQUÉ. Rapp. sur Obs. de Civel, *Soc. chir.*, 1896. — LEJARS. Obs. de Launay. *Soc. chir.*, 1903.

qu'il s'agisse de lésions traumatiques ou non. — Les succès à peu près constants que l'on doit obtenir dans les luxations anciennes ne doivent pas cependant faire oublier les méthodes non sanglantes [1].

D'autre part la reposition opératoire sans résection, n'est pas plus qu'à l'épaule définitivement jugée. Il importe en effet de remarquer que dans la plupart des interventions pratiquées, on s'est borné à une libération très incomplète des extrémités osseuses. — On ne peut espérer une restitution fonctionnelle que si ces extrémités sont convenablement débarrassées des masses scléreuses, des brides fibreuses qui les entourent, et des débris de synoviale, des productions osseuses périarticulaires. Il s'agit donc d'une intervention complexe et difficile, plus difficile qu'une résection, et que doivent compléter des soins consécutifs très minutieux et très attentifs.

Cette reposition sanglante, différente de la manière primitive, est appelée peut-être à quelque avenir et il convient de l'essayer [2].

Des espérances analogues peuvent être formulées pour un certain nombre de vieilles luxations de la hanche. Il y a quelques années d'intéressantes observations de RICARD (*Soc. chir.*, 1890), de KIRMISSON (*Soc. chir.*, 1892), de LAGRANGE (*Soc. chir.*, 1892) permirent d'envisager sous un jour nouveau le traitement de ces lésions. On avait pu replacer dans le cotyle, sinon la tête entière, du moins le col, ou même une partie de la tête. C'étaient des résections très économiques, permettant une sorte de réduction. — De là à la reposition proprement dite déjà conseillée par NÉLATON (*Arch. méd.*, 89) et même pratiquée antériureement par POLAILLON (*Soc. chir.*, 83), il n'y a qu'un pas. — Des tentatives nouvelles ont été faites dans ce sens, et dans des travaux récents GAYET (*Revue chir.*, 1902) et DENIS (*Revue d'Orthopédie*, 1903) la recommandent énergiquement.

Théoriquement c'est là une opération beaucoup plus sédui-

---

[1] PASTEUR. Th. Lyon 1901, T. non sanglant des luxat. anc. du coude.
[2] V.-J. WOLFF. *Arch. f. Klin chir.*, 1901.

sante que la résection de la hanche. Même suivie de succès, celle-ci laisse une claudication très accentuée ; au lieu que la reposition laissant au membre sa longueur normale, et ne touchant pas au col permet d'espérer un résultat fonctionnel excellent. C'est là pourtant une opération difficile, bien plus que l'intervention similaire pratiquée à l'épaule, déjà elle-même délicate et laborieuse, et une opération grave. On ne saurait dire d'ailleurs qu'elle est toujours possible, en dépit des perfectionnements techniques susceptibles d'en alléger le pronostic et d'en élargir les limites. Par nécessité on reviendra alors quand même à la résection.

Mais une détermination plus sage est souvent de laisser les choses en l'état quand la luxation est ancienne, la néarthrose indolente et le membre en extension ou en légère flexion.

Chez un homme jeune encore atteint de luxation postérieure iliaque datant de deux ans que j'ai eu à soigner en 1898 à Necker, j'ai pu constater combien la marche peut être facile et indolente malgré la situation anormale de la tête du fémur. Enfin dans un cas invétéré où persistait de la flexion avec abduction ou adduction, pourquoi n'aurait-on pas recours à une ostéotomie intra, ou sous-trochantérienne. C'eût été l'indication véritable chez des malades comme celui de Delorme, où existait au-devant de l'articulation des masses ostéophytiques énormes fixant le fémur au bassin. Cette circonstance eût été actuellement révélée avant l'intervention par la radiographie. Et l'ostéotomie, opération simple, courte, bénigne eût été particulièrement de mise dans ce cas spécial d'un sujet sans résistance, miné par le paludisme.

Au pied, une luxation ancienne (l'astragale étant presque toujours en cause) apporte dans la marche de telles perturbations, que la lésion ne peut être abandonnée. Une intervention s'impose donc habituellement, et l'on doit d'autant moins s'y refuser que toutes les manœuvres extérieures sont très généralement illusoires.

Les résections, résections orthopédiques des mieux justifiées, donnent ici toute satisfaction. Pour n'en citer qu'un exemple, je citerai celui d'un jeune soldat qui étant en garnison à

Cayenne, tomba de plusieurs mètres de hauteur, en voulant franchir nuitamment le mur de la caserne. Il conserva de sa chute une attitude vicieuse permanente du pied droit, entraînant une impotence presque complète qui le fit réformer. Quatre mois après, à Saint-Louis, je dus pratiquer l'extirpation de l'astragale [1]. Cet os avait subi une énucléation incomplète, avec rotation de dehors en dedans autour de son axe vertical. Il y avait en outre une fracture partielle du calcanéum. L'ablation de l'astragale a corrigé l'attitude vicieuse. et rendu à ce malheureux un pied très utile.

Nous voyons en définitive qu'un grand nombre de changements fondamentaux se sont produits dans la thérapeutique des luxations anciennes, au cours d'une période qui ne remonte guère au delà des vingt-cinq dernières années. On renonce de plus en plus à l'emploi des manœuvres de force, et les tractions violentes sont bannies. Or, c'était là à proprement parler toute la thérapeutique avant l'antisepsie, et même quelque temps encore après.

De même les sections sous-cutanées sont aujourd'hui sans intérêt, ainsi que les ostéoclasies manuelles ou instrumentales, alors qu'elles étaient vantées comme une précieuse méthode en 1886 par D. MOLLIÈRE.

La médecine opératoire et l'anatomie pathologique s'éclairant mutuellement, il est possible de mieux comprendre ce que doit être une bonne intervention, restituant à l'articulation non seulement ses rapports, mais le pouvoir de fonctionner. Si les premières repositions ont été si pénibles et si souvent infructueuses, c'est à n'en pas douter dans l'insuffisance de la libération opératoire des extrémités, d'assouplissement, d'entraînement avant et après, qu'il convient d'attribuer pour une large part ces résultats fâcheux ou insuffisants. L'avenir laisse espérer mieux, et la résection est sans doute destinée à perdre du terrain. Quelle que soit d'ailleurs l'intervention imposée par les lésions, il convient de bien mettre en relief cette vérité chaque jour mieux démontrée,

[1] MORESTIN. *Soc. anal.*, janvier 1902.

que le chirurgien doit régler promptement le sort des luxations observées avant les déformations incurables, que son action dans la mesure où il pourra l'employer devra être précoce, et cette autre que l'opération n'est rien sans le reste du traitement, que les soins pré- ou post-opératoires n'ont pas moins d'importance que l'intervention. Il faut absolument tenir le plus grand compte de ces facteurs, si l'on veut obtenir de la *chirurgie reparatrice* tout ce qu'elle doit donner dans le domaine des difformités articulaires.

LUXATIONS RÉCIDIVANTES

Les luxations récidivantes ont également donné lieu depuis quelques années à d'intéressantes opérations réparatrices.

Les luxations qui récidivent souvent sont liées manifestement à des dispositions anatomiques presque toujours acquises et résultant du premier ou des premiers accidents du même genre. Cette question a été l'objet de travaux nombreux, parmi lesquels je citerai seulement ceux de POPKE[1]. PERIER[2], BROCA et HARTMANN[3], RICARD[4], FONTOYMONT (Th. Paris, 1898), SAMTER (*Arch. f. Klin. Chir.* 1900).

La très grande majorité des faits de ce genre se rapportent soit à l'articulation de l'épaule, soit à la temporo-maxillaire. En ce qui concerne l'épaule on peut admettre que les déplacements soient facilités par une fracture ayant intéressé le rebord antérieur de la glène, ou par la persistance d'un décollement capsulo-périostique prolongeant, agrandissant la cavité articulaire et formant un récessus où la tête peut engager sa plus grande partie sinon y pénétrer tout à fait. Ce prolongement de la cavité articulaire peut encore être interprété comme résultant d'une formation capsulaire annexe aux dépens du tissu cellullaire, la déchirure du manchon capsu-

---

[1] POPKE. Th. Halle, 1882.

[2] PERRIER. *Soc. chir.*, 1878.

[3] BROCA et HARTMANN, *Soc. anat.*, 1890.

[4] RICARD. *Acad. méd.* 1892, rapp. Verneuil, 1894.

laire ne s'étant pas cicatrisée. L'explication qui invoque une désinsertion de la capsule avec décollement du périoste adjacent paraît bien séduisante dans un assez grand nombre de cas.

La tête humérale offre fréquemment une disposition spéciale, une encoche à sa partie postérieure, une perte de substance analogue à celle que l'on produirait en enlevant de cette tête une tranche cunéiforme selon un de ses méridiens. La déformation que présente fréquemment la tête ne peut être attribuée à une fracture ; sans aucun doute cette dépression se forme par modelage sur le rebord antérieur de la glène.

Quelles ressources offrait autrefois la chirurgie à ces malades? Rien en dehors d'appareils, comme celui de Le Fort, (*Soc. chir.*, 1886) plus gênants que la maladie elle-même, l'immobilisation, la limitation volontaire, raisonnée des mouvements ; les injections iodées (Genzmer) ; les scarifications capsulaires au ténotome (Malgaigne). Evidemment le plus simple était alors d'abandonner le malade à lui-même, d'autant plus que ces luxations si elles se reproduisent avec une facilité déplorable, se laissent presque toujours réduire avec une simplicité extrême.

La situation du malade est parfois grandement améliorée par la résection de la tête que la laxité même de l'articulation rend des plus aisées. C'est en particulier la conduite adoptée par Chaput chez le malade dont l'histoire a servi de noyau à la thèse de Fontoymont.

Les arthroplasties par rétrécissement de la capsule méritent surtout de retenir l'attention, et trouveront vraisemblablement des indications de plus en plus larges dans toutes les laxités articulaires. — La capsulorraphie a été pratiquée à l'épaule par Bardenheuer, Ricard, Wiesinger, Mickulicz Steinthal, Muller, Samter.

Il y a deux bonnes manières de diminuer l'ampleur de la capsule, préalablement mise à nu par une incision appropriée. La première consiste à l'ouvrir, à faire chevaucher les deux lèvres de l'incision et à suturer l'un à l'autre les deux plans fibreux superposés. L'autre plisse la capsule par une série de surjets ou de points séparés. Ce dernier mode est le plus simple et paraît suffire généralement. Le chirurgien qui l'emploie est d'ailleurs, est-il besoin de le dire, prêt à ouvrir l'article, s'il se présente la moindre indication à inspecter sa cavité. — La consolidation de la capsule sera assurée encore par le rapprochement des parties molles circonvoisines au moyen de sutures perdues convenablement disposées à cet effet.

LUXATIONS HABITUELLES

Des considérations très analogues s'appliquent aux luxations habituelles. — Ici la luxation n'est pas irréductible ; elle se réduit au contraire aisément, mais le déplacement se reproduit sans cesse et constitue *l'état habituel*, l'articulation ayant été privée d'une partie essentielle de son appareil ligamenteux, soit par l'accident initial, soit par la répétition successive de plusieurs accidents. Cette situation se présente notamment pour les articulations acromio-claviculaires, ou sterno-claviculaires, pour la trapézo-métacarpienne. Elle est relativement fréquente dans les luxations de la rotule en dehors[1]. On y peut remédier soit par des résections, soit par des artrorraphies, soit par des arthrodèses ou des sutures osseuses. La suture acromio-claviculaire a été souvent pratiquée pour des luxations de l'extrémité externe de la clavicule, mais presque toujours dans des cas récents.

La résection pure et simple de la partie saillante de la clavicule est susceptible de fournir plus simplement encore un résultat excellent.

La luxation habituelle de l'extrémité interne du même os n'est possible que par l'arrachement, la rupture, la perte définitive du puissant ligament costo-claviculaire. — Chez une jeune femme qui, outre la saillie formée par l'extrémité luxée, en présentait une seconde résultant d'un cal ancien occupant

[1] BEREAUX. Th. Paris, 1894 ; GALLET. Th. Lyon, 1899 ; RICOULLEAUX Th. P. 1901 ; AGNESI. Th. P. 1901 ; FRIEDLANDER. *Arch. f. Klin chir.* 1901 : ZESAS. *Revue de chirurgie* 1902.

la partie moyenne de la clavicule, j'ai supprimé les deux tiers internes de l'os, en emportant du même coup l'une et l'autre, me bornant pour pratiquer la résection à une petite boutonnière reportée très en dehors vers l'épaule [1].

Pour la rotule la conduite à tenir est beaucoup mieux réglée; que la luxation habituelle, soit acquise ou d'origine congénitale, son traitement normal doit être aujourd'hui le froncement capsulaire pratiqué sur la partie interne de l'articulation. — Conformément à l'opinion de LE DENTU (Th. de BEREAUX, 1894), de LEGUEU (Clin. Hôtel-Dieu, 1901) et de bien d'autres, ce traitement me paraît remplir d'une façon très satisfaisante toutes les indications [2]. L'arthrorraphie aussi bien dans les luxations récidivantes que dans les luxations habituelles fourni une solution extrêmement élégante à des difficultés jusque-là insurmontables.

[1] MORESTIN. *Soc. chir.*, 1898.
[2] *Ibid*, *Soc. anat*. 5 décembre 1902.

DES FRACTURES ARTICULAIRES

Un très grand nombre de fractures intéressent les articulations à des degrés variables. Tantôt pour une jointure, tantôt pour une autre, cette éventualité se rencontre à chaque instant dans la pratique courante. Or la pénétration articulaire est un fait d'une grande importance, qui modifie la marche et le pronostic des solutions de continuité osseuse, et apporte dans leur traitement des difficultés particulières.

Mais il est nécessaire de s'entendre immédiatement sur la valeur de ce terme : fractures articulaires.

Au premier abord il semble que sa signification soit évidente ; en réalité toute une série de faits assez difficiles à classer viennent embarrasser un peu la question.

La fracture peut atteindre une extrémité osseuse dans l'étendue de l'appareil ligamentaire sans intéresser la synoviale. Est-ce là une lésion articulaire ? Non, ce qui donne un caractère spécial c'est la communication avec la cavité de l'article.

Or des solutions de continuité simplement voisines de l'articulation peuvent amener des troubles graves du côté de cette jointure. Aussi quelques auteurs les font-ils rentrer dans les fractures articulaires. Mais à parler rigoureusement, elles sont extra, juxta, para-articulaires. En principe il faut les écarter de ce chapitre. Cependant ce sont des cas de transition entre les fractures proprement dites et les fractures articulaires. Cliniquement il est souvent impossible de les distinguer. Parfois la radiographie seule permet souvent de reconnaître la pénétration articulaire, insaissisable par nos moyens ordinaires.

Les traits de fracture traversent fréquemment les sutures, et entraînent quelquefois leur disjonction. Ces faits ne rentrent point dans les fractures articulaires ; la fracture n'est en rien modifiée, ou l'est fort peu par cette circonstance. De même les lésions des amphiarthroses ou des symphyses, d'ailleurs très rares, ne rappellent que de loin celles dont nous nous occupons ici.

Pour ne pas compliquer l'exposé d'une question déjà très touffue, nous aurons principalement en vue les grandes articulations des membres. Encore est-il nécessaire d'éliminer de suite, les fractures des articulations ankylosées, lesquelles se rapprochent bien plus des fractures ordinaires que des articulaires, et celles qui peuvent survenir dans des articulations pathologiques. Nous laisserons encore de côté les fractures compliquées et les fractures par coup de feu, qui sont des blessures d'un tout autre caractère.

Étiologie. — Malgré ces restrictions, les fractures articulaires constituent encore un groupe considérable et leur fréquence est extrême. Ainsi les fractures malléolaires, les fractures de l'astragale sont articulaires, celles de l'extrémité inférieure du radius intéressent souvent l'articulation du poignet, les fractures du col du fémur et de l'extrémité supérieure de l'humérus sont très fréquemment articulaires. On sait que l'on divise les fractures du col fémoral en deux grandes catégories, intra- et extra-capsulaires : Les premières sont comprises dans l'articulation et constituent un type très parfait de fracture articulaire ; les autres, quoique extra-capsulaires, ont très souvent quelque prolongement, quelque fissure pénétrant dans la jointure.

Les fractures du coude intéressent presque constamment l'articulation. Cette complication survient nécessairement quand il s'agit d'une fracture de l'olécrâne. Il en est de même dans le cas de fracture de la rotule.

Avec l'âge, la répartition de ces fractures varie beaucoup,

telle articulation, rarement atteinte dans l'enfance, l'est communément dans la vieillesse et vice versa. A cet égard la manière dont s'effectuent les chutes est très intéressante à considérer. Le tout jeune enfant tombe lourdement et heurte le sol du front ou du menton.

Dans la deuxième enfance, les mouvements de défense sont mieux coordonnés, mais insuffisants, les coudes viennent porter contre le sol et dans cette période de la vie les traumatismes du coude s'observent communément.

Plus tard les chutes s'effectuent volontiers sur la paume de la main et l'on voit plutôt des fractures du radius.

Dans l'âge adulte, on observe, avec une fréquence inégale, toutes les fractures articulaires. Celles des malléoles sont particulièrement communes : mais toutes n'ont pas de retentissement articulaire ; beaucoup d'entre elles sont sans déplacement, sous-périostées, et ne s'accompagnent pas d'épanchement dans le cou-de-pied, complication qui ne fait jamais défaut dans les bimalléolaires.

Les fractures articulaires de l'épaule et de la hanche sont l'apanage des vieillards, celle de la hanche surtout. Les mécanismes les plus divers président à la production de ces lésions.

Dans un grand nombre de cas il s'agit d'un choc direct. Dans d'autres le traumatisme agit à distance.

Anatomie pathologique. — Pour un certain nombre de ces fractures, il y a pénétration de la diaphyse dans l'épiphyse. Ce mécanisme s'observe au niveau de la tête humérale chez les gens âgés, et de l'extrémité inférieure du radius. On conçoit que la raréfaction sénile du tissu osseux en facilite la production. La tête humérale est chez les vieillards d'une fragilité extrême, les aréoles s'agrandissent, les trabécules osseux diminuent d'épaisseur, perdent de leur résistance, la coque compacte s'amincit et devient cassante. Un choc, même léger, sur le moignon de l'épaule, peut dès lors en amener l'écrasement, une chute sur le coude détermine la pénétration de la diaphyse dans l'épiphyse, l'éclatement de celle-ci.

Ailleurs c'est par arrachement que se produit la fracture. Ce mécanisme n'est pas spécial aux fractures articulaires, puisqu'on peut l'invoquer pour le calcanéum, la crête iliaque, le grand trochanter. Mais cependant la plupart des fractures par arrachement sont articulaires, que l'arrachement soit imputable aux muscles ou aux ligaments. Les fractures de l'olécrâne et surtout de la rotule reconnaissent ainsi pour cause fréquente la contraction violente du muscle qui s'y insère. En d'autres points ce sont les ligaments qui emportent une portion plus ou moins étendue d'une des extrémités osseuses. Les malléoles en offrent des exemples trop connus pour qu'il soit nécessaire d'insister.

Comme élément principal ou secondaire ce mécanisme intervient dans une foule d'autres fractures articulaires, celles du radius, ou du coude, etc.

Dans d'autres circonstances interviennent la torsion, la rotation, la divulsion.

On peut voir s'associer ces divers mécanismes dans certains cas où les lésions sont multiples. Chez un homme auquel j'ai dû amputer la jambe (*Soc. Anat.* 1900) pour un violent traumatisme du cou-de-pied (gros morceau de bois frappant la malléole externe); il existait un grand nombre de fractures des malléoles et des os du tarse; pour les unes il fallait invoquer le choc direct, pour d'autres l'arrachement, ailleurs faire intervenir l'attitude du pied.

Les traumatismes agissant sur les articulations amènent fréquemment des luxations, des changements de rapports permanents entre les extrémités osseuses. Il est intéressant d'étudier comparativement les conditions dans lesquelles se produisent plus volontiers les luxations ou les fractures. Le plus ou moins de fréquence de ces lésions dépend de facteurs nombreux, mais principalement de l'âge du sujet et de l'articulation considérée.

Les luxations s'accompagnent du reste très souvent de fractures. Quelquefois la fracture siège hors de la jointure; ainsi certaines luxations de l'épaule se compliquent d'une fracture du col chirurgical. Dans d'autres il y a en même temps fracture articulaire et déplacement d'une extrémité détachée en entier ou presque en entier. Le plus ordinairement c'est un petit fragment qui est détaché, une apophyse qui est lésée, un ligament qui arrache son insertion. Dans ces proportions la lésion osseuse est très secondaire. Mais il est telle circonstance ou les deux choses s'associent si étroitement qu'il est difficile de les faire rentrer dans le cadre des fractures ou des luxations. J'en citerai comme exemple les fractures de l'astragale, souvent accompagnées de déplacement de cet os, en totalité ou en partie ; tel le cas curieux que j'ai présenté à la *Société Anatomique* en 1899.

Les fragments d'une fracture articulaire subissent des déplacements variés, sous l'influence de la direction du traumatisme des mouvements imprimés au membre après l'accident, ou par l'action des muscles. En ce qui concerne l'action des muscles péri-articulaires, les exemples de l'olécrâne et de la rotule viennent immédiatement à l'esprit. Il y a alors écartement plus ou moins considérable, mais simple écartement des deux fragments. Certains muscles déterminent un déplacement par rotation, ou renversement. Ainsi les jumeaux attirent en arrière et en bas les condyles brisés du fémur ; les muscles de la jambe portant le pied en dehors et en arrière dans certaines fractures des malléoles. Ces déplacements sont importants à connaître ; car ils sont gros de conséquences.

Les modifications immédiatement apportées par le traumatisme dans les extrémités osseuses n'offrent pas un moindre intérêt. Les traits de fracture sont parfois simples, souvent multiples, isolent deux, trois, quatre, dix fragments. Les fractures articulaires comminutives sont en effet loin d'être rares, Les fragments sont alors complètement isolés ou demeurent reliés à la diaphyse par le périoste, par une lamelle osseuse incomplètement brisée, restent appendus à un ligament, ou enclavés. Une extrémité fissurée, brisée en plusieurs morceaux peut à la rigueur conserver sa forme. C'est l'exception ; plus ordinairement les fragments s'écartent, basculent, se retournent, s'enfoncent, et l'aspect général de l'os est profondément modifié.

Il arrive que la cavité articulaire soit remplie de débris presque informes, mobiles les uns sur les autres, comme si l'os avait été concassé. En général il y a engrènement, tant que n'interviennent pas les mouvements du blessé ou les mouvements d'exploration, seulement les fragments ou du moins quelques-uns ont subi divers changements d'orientation et ne se correspondent plus.

Inversement il est tel cas où il n'existe point de fragments à proprement parler, comme dans ces fractures par tassement, par compression ; tout pour ainsi dire se passe dans l'intérieur de la substance osseuse, et c'est à peine si une ou plusieurs fissures viennent traduire à la surface cette modification plus ou moins profonde. Cela se voit par exemple au niveau du plateau tibial, à la suite de certaines chutes sur le pied ; la substance spongieuse est tassée, la croûte compacte fissurée, mais il n'y a pas de fragments isolés.

Ailleurs il n'y a même aucun changement dans la conformation de l'os, les fragments restant parfaitement juxtaposés. Ainsi dans certaines fractures de la rotule par choc direct. Le plan fibreux pré-rotulien est conservé et maintient en contact les morceaux de la rotule.

Les cartilages sont presque toujours intéressés ; on conçoit cependant qu'une fracture puisse être articulaire et laisser intacte la surface chondrale.

Des morceaux de cartilage sont parfois complètement libres. La parcelle détachée flotte dans la jointure, véritable corps étranger traumatique. J'ai observé et opéré un cas de ce genre. Il a fait l'objet de la thèse de M. DEJEAN 1899. Ces faits ne sont pas très rares, mais souvent méconnus.

La synoviale est habituellement déchirée dans une certaine étendue, embrochée par des esquilles, dilacérée ; parfois cependant sa continuité n'est détruite en aucun point. Toujours il se fait dans sa cavité un épanchement de sang, plus ou moins abondant, déterminant la réplétion et la distension de la séreuse. Quand celle-ci est déchirée, le sang reflue par la perforation, infiltre les tissus péri-articulaires. La source principale de l'hémorragie est dans la brisure des aréoles du tissu spongieux. Non seulement ce tissu est très vasculaire, mais les capillaires, fort larges, sont maintenus béants par la rigidité des conduits osseux où ils sont logés. L'hémostase spontanée y est lente, et le sang s'épanche avec une facilité d'autant plus grande, qu'il coule dans un espace tout préparé. La synoviale elle-même et ses franges sont des sources importantes d'hémorragie, de même que certaines artères para-articulaires, ou intra-articulaires, comme celle qui chemine entre les ligaments croisés du genou. L'hémarthrose est une des principales causes du fâcheux pronostic des traumatismes articulaires, et très souvent la seule.

Physiologie pathologique. — Dans quelle mesure la communication du foyer de la fracture avec une articulation influe-t-elle sur la marche et la réparation de cette fracture, et d'autre part quelles sont les conséquences de cet accident pour l'avenir de la jointure elle-même ?

On a accusé la synovie de contrarier la formation du cal, dont les matériaux seraient déversés dans l'articulation et entraînés par le liquide qu'elle contient. C'est une idée d'autrefois reposant sur ce fait qu'un certain nombre de fractures articulaires n'arrivent jamais à la consolidation par les traitements ordinaires, ainsi celles de la rotule, de l'olécrâne, du col du fémur. Mais il faut tenir compte de bien d'autres facteurs ; pour la rotule et l'olécrâne, de l'action des muscles, des interpositions fibreuses ; pour le col du fémur, de l'état de dystrophie sénile qui fait de cet accident une véritable fracture pathologique.

La synovie n'entrave point le processus d'ossification. Les cals exubérants en ont fourni trop souvent la preuve. Le travail de réparation, travail de prolifération cellulaire, n'est pas troublé par la balnéation continue des fragments, dans le liquide articulaire qui se comporte comme une sorte de plasma peu gênant en somme.

Le retard vient surtout de l'état des fragments. Ils sont nombreux, petits, sans liens, détachés parfois complètement, mal coaptés, et échappant aux manœuvres de réduction. Le périoste ne leur adhère plus que par des languettes fixées sur une seule de leurs faces. Quoi d'étonnant dès lors à ce qu'il y ait parfois du retard dans la consolidation. C'est la faute des extrémités osseuses, c'est celle de la fracture elle-même. Et même c'est merveille de voir, avec des lésions osseuses aussi complexes, la consolidation s'obtenir en somme dans la grande majorité des cas. Donc la communication avec la jointure est ici pour peu de chose dans les retards ou les absences de consolidation ; quand on les observe, il faut les attribuer à l'état des os, à la sénilité, à l'action des muscles.

Les cals vicieux ou difformes ne tiennent pas non plus au contact de la synovie, mais bien à la disposition des fragments et à leurs changements d'orientation, il faut noter que ceux-ci sont particulièrement fréquent au niveau des articulations en raison des mouvements qui s'y produisent.

Que devient le sang épanché dans la cavité articulaire. Se coagule-t-il? demeure-t-il liquide? Il existe à cet égard des différences, dépendant de l'état antérieur de la jointure, de l'attrition de la synoviale, et de la complexité de la fracture. La coagulation doit être d'autant plus rapide que le sang rencontre des surfaces plus inégales, des arêtes plus nombreuses, des surfaces plus altérées. Il se produit toujours des caillots formés principalement dans les parties anfractueuses de l'articulation aux points déclives, et au niveau des culs-de-sac synoviaux et surtout au voisinage des traits de fracture. Pourtant si l'on ouvre une de ces articulations, un, deux ou plusieurs jours après le traumatisme, on donne issue non seulement à des caillots mais à un liquide qui ressemble à du sang presque pur, tant il contient une forte proportion de globules ou de matière colorante du sang.

Si la lésion demeure aseptique, le liquide se résorbe en général, peu à peu, spontanément ou sous l'influence du traitement mis en œuvre.

Cependant des modifications profondes surviennent du côté de la synoviale. Elle perd sa souplesse et son aspect lisse, s'épaissit, s'infiltre de cellules embryonnaires. Les altérations s'étendent jusqu'au tissu cellulaire sous-synovial, et d'autant plus que ce tissu est normalement plus abondant et plus lâche.

La surface interne de la séreuse, rougeâtre, villeuse, hyper-
vascularisée reste couverte d'exsudats fibrineux, et de caillots
plus ou moins transformés. Des adhérences se créent entre
les surfaces adossées. C'est au niveau des culs-de-sac que
s'effectue cette coalescence des feuillets, aux endroits où le
séjour des caillots a entraîné dès le début un travail sourdement inflammatoire, compromis ou détruit l'endothélium.

CONSÉQUENCES. — De ces altérations résulte l'enraidissement,
la tendance à l'ankylose.

Les bouleversements immédiatement consécutifs à la fracture ont une grosse influence sur la marche des lésions. Certaines parties ont perdu leur revêtement cartilagineux, d'autres
dirigent vers la cavité une surface hérissée d'aspérités osseuses,
de profondes rigoles séparent des morceaux d'épiphyse. La
réparation se fait donc irrégulièrement ; des contacts anormaux
s'établissent, des productions fibreuses réunissent les fragments
dissociés ; ceux-ci se résorbent partiellement, s'émoussent,
mais, il reste finalement des déformations permanentes.

On s'est demandé si les solutions de continuité cartilagineuses pouvaient se réunir. Cette réunion n'est point douteuse,
mais elle s'effectue par l'intermédiaire d'un tissu fibreux, d'une
cicatrice unissant les deux tranches de la plaie cartilagineuse.
Au pourtour des surfaces articulaires se produisent des proliférations cartilagineuses, des ecchondroses, ou des ostéophytes.
dans les points où le périoste a été contus, décollé, irrité. La
surface cartilagineuse peut encore être envahie par des productions conjonctives, sortes de néo-membranes vasculaires
qui la couvrent à la manière d'un *pannus* s'étendant sur la
cornée.

Ces lésions aboutissent en somme à la production d'adhérences, à des déformations articulaires dont les unes sont
primitives et les autres secondaires, produites par l'arthrite
traumatique évoluant vers l'arthrite sèche.

Chez les enfants, outre les déformations causées par l'hypertrophie du cal, l'hyperostose de l'extrémité fracturée, on note
parfois certains troubles dans l'activité du cartilage de conjugai-

son ; un ralentissement dans le développement, ou un développement inégal du cartilage de conjugaison, ce qui entraîne des inflexions et des attitudes vicieuses.

Chez l'adulte même les attitudes vicieuses sont malheureusement fréquentes après ces traumatismes. Le fait est bien connu pour les fractures des malléoles. Sans doute un traitement bien compris peut dans la grande majorité des cas prévenir ces suites fâcheuses, mais il n'est pas moins vrai que nous les observons encore trop souvent. Les changements de direction sont à la rigueur tolérables quand ils siègent au membre supérieur, et ne sont point excessifs, mais ils sont absolument déplorables au membre inférieur.

Les modifications des surfaces articulaires amènent souvent l'abolition ou la limitation de certains mouvements. Il peut y avoir *ankylose* complète, fusion des extrémités osseuses. On conçoit sans peine l'importance d'une pareille tare, les entraves qui en résultent pour le blessé dans l'exercice de sa profession.

D'autres conservent de leur traumatisme articulaire une *arthrite sèche* incurable, et sont de véritables infirmes.

Il en est chez lesquels la consolidation ne s'effectue point. Ils gardent une *pseudarthrose* articulaire, ou intra-articulaire.

Beaucoup de *corps étrangers* résultent de la mise en liberté d'un fragment ostéo-cartilagineux par un traumatisme ayant déterminé une petite fracture partielle.

L'*atrophie musculaire* est commune même dans les cas bénins, et cette seule complication nécessite un temps notable pour la réparation.

Le tempérament du blessé influe sur les suites de l'accident; les arthritiques sont particulièrement prédisposés à faire de l'arthrite sèche, à conserver des raideurs et des douleurs.

L'âge est une circonstance importante dans le pronostic, chez les enfants, les sujets jeunes, la guérison s'obtient mieux et plus vite.

La tendance à l'arthrite sèche est d'autant plus accentuée que le blessé est plus près de la vieillesse.

Les hyperostoses, les soudures articulaires s'observent plus fréquemment chez les individus adolescents ou peu avancés dans l'âge adulte.

Le pronostic n'est donc pas rigoureusement proportionnel à la violence du traumatisme, ni à la complexité des lésions. L'âge, la santé générale, les prédispositions morbides du sujet, sont, après le traitement mis en œuvre, les facteurs qui influent sur la durée des suites, et leur gravité.

Diagnostic. — Il serait donc bien désirable que des lésions

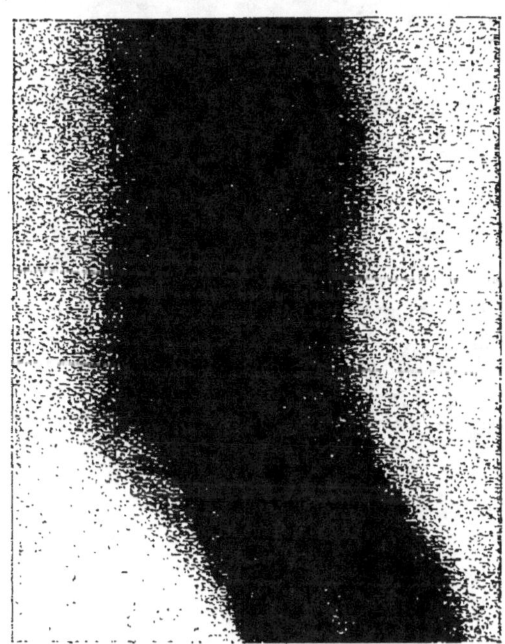

Fig. 11.
Fracture sus-condylienne du fémur.

si sérieuses ne fussent jamais méconnues ; mais le diagnostic, habituellement assez simple, est loin de l'être toujours, tant s'en faut. Les traumatismes articulaires s'accompagnent souvent d'un gonflement considérable. Cette tuméfaction tient à l'épanchement synovial, aux hématomes péri-articulaires, aux

-infiltrations sanguines et à l'œdème du tissu cellulaire. Elle survient très vite, en quelques heures, et augmente pendant deux ou trois jours. Même dans les cas grossiers il faut de l'attention pour ne pas méconnaître une luxation ou une fracture juxta-articulaire.

Le diagnostic ne doit donc être formulé qu'après un examen

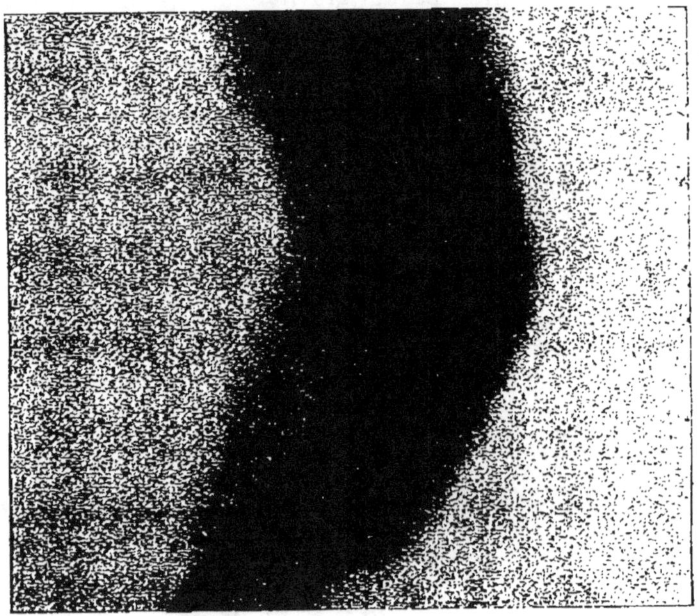

Fig. 12.
Fracture de l'extrémité inférieure de l'humérus.

complet. Il faut examiner lentement, doucement, avec méthode, s'assurer de l'intégrité du membre au-dessus et au-dessous de la jointure lésée, se rapprocher graduellement de celle-ci notant avec grand soin toute saillie anormale, toute différence avec le côté sain, toute attitude vicieuse.

L'inspection ne donne souvent pas d'indication bien péremptoire ; c'est la palpation qui fournit généralement les plus sûrs renseignements, elle permet de saisir les changements de rapports des diverses saillies ou apophyses, de sentir la crépitation, la mobilité anormale, l'écartement des fragments, de déceler l'épanchement articulaire. Il ne faut négliger aucun moyen, faire des mensurations, endormir au besoin son

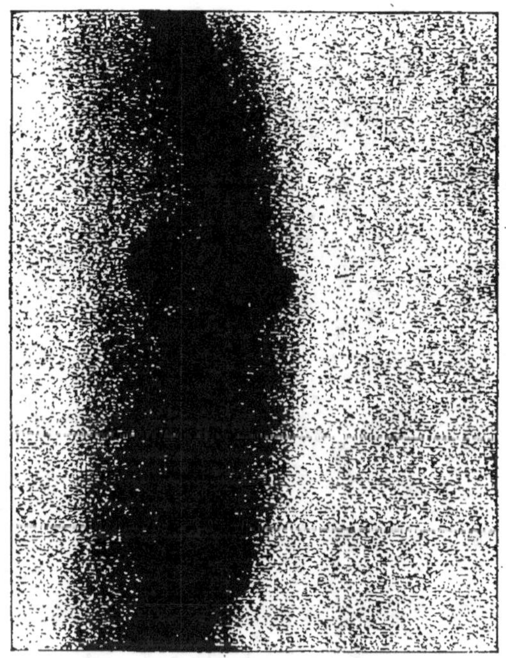

Fig. 13.

Fracture comminutive de l'extrémité inférieure de l'humérus.

malade, et quand on le peut, le soumettre à un examen radiographique ou radioscopique.

Ces derniers procédés ont grandement simplifié ce problème ardu, il n'en faut point négliger l'emploi (fig. 11, 12, 13, 14). C'est une façon de devenir modeste que de contrôler à l'aide des rayons X les diagnostics que nous faisons par nos propres moyens. Tel os paraissait intact; il est fissuré ou brisé, la saillie où l'on croyait reconnaître une apophyse est un fragment basculé, ce qu'on attribuait à un os appartient à un aure.

Au milieu d'une hémarthrose, on aperçoit un fragment osseux détaché par le traumatisme.

De toutes les lésions traumatiques, les fractures articulaires sont celles où la découverte de Rœntgen peut nous être le plus

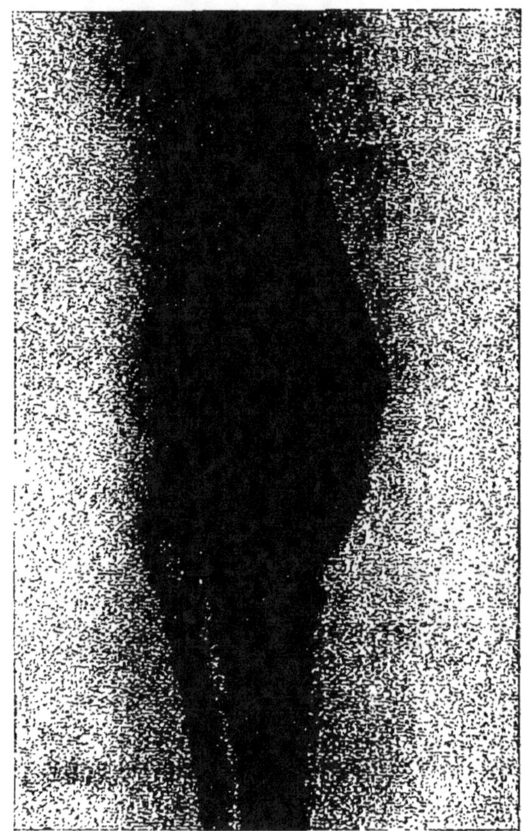

Fig. 14.

Fracture du condyle externe du fémur.

utile. Le travail de Mouchet [1] sur les fractures de l'extrémité inférieure de l'humérus chez l'enfant montre bien tout

[1] Mouchet. — Thèse de Paris.

le parti qu'on en doit tirer. Quoi qu'il en soit si dans beaucoup de cas le diagnostic est très facile comme pour les fractures de la rotule et de l'olécrâne, dans un grand nombre de cas, il est presque impossible d'analyser le détail des lésions.

La précision absolue n'est du reste pas toujours absolument nécessaire. Qu'importe par exemple que le col du fémur soit cassé en trois, quatre ou six morceaux! du moment qu'il s'agit d'une fracture du col, et qu'on la suppose intracapsulaire, on en connaît assez pour le pronostic et les indications.

Il sera plus important de savoir au juste si par exemple un condyle du fémur s'est déplacé en arrière, si l'astragale est demeuré dans sa mortaise tibio-péronière, si les malléoles sont intactes. Ici il faut dès le début être renseigné sur ces points essentiels; les fonctions de l'articulation, l'avenir même du membre eu dépendent.

Par contre la sagesse consiste quelquefois à ne pas se prononcer résolument et sans retard. Attendre quelques jours, laisser décroître la tuméfaction, en favoriser la disparition, procéder par explorations successives, c'est se mettre en mesure de mieux saisir ce que la jointure malade présente d'anormal, de localiser plus exactement la douleur, de retrouver certains points de repère d'abord perdus dans le gonflement général, de mieux apprécier les dépressions et les reliefs. Bref tout se simplifie, et l'on sort plus aisément de l'incertitude.

Il faut cependant que cette période ne passe point quelques jours car tout redevient plus confus encore quand commence le travail d'adhérences et de réparation qui efface encore saillies et dépressions. La formation du cal modifie l'aspect de l'extrémité, la douleur, la mobilité, la crépitation disparaissent. Mais l'hyperostose peut elle-même devenir un signe posthume pour ainsi dire de la fracture, et dans certains cas douteux permettre le diagnostic rétrospectif.

Si dès le début il peut être à ce point délicat de se prononcer, combien la tâche sera malaisée quand le malade vient réclamer les soins du chirurgien pour les suites éloignées de l'accident, pour des douleurs persistantes, une ankylose ou une attitude vicieuse.

Certaines déformations rapprochées des commémoratifs suffisent quelquefois à imposer le diagnostic. Ce n'est point la règle. Combien de fois pour les anciens traumatismes du coude, n'a-t-on pas dû renoncer à connaître le détail des lésions. J'ai vu à Necker un jeune homme qui devait faire l'objet d'une épreuve de Bureau Central : le jury ne put s'entendre sur le diagnostic ; sur six chirurgiens, il y eut cinq opinions différentes et l'intervention montra qu'aucune d'elles ne répondait à la réalité.

A cette période l'exacte connaissance de la variété de fracture passe au second plan. Le mal est fait, et c'est la complication, l'ankylose, qu'il s'agit de traiter ; celle-ci dessine suffisamment l'indication, il convient donc de remédier, à l'attitude vicieuse sans trop perdre son temps à discuter sur l'histoire ancienne.

Traitement. — Éclairé autant que possible par l'examen méthodique de la jointure malade, il appartient au chirurgien d'écarter la plupart des suites fâcheuses que nous venons d'envisager, de réduire au minimum la tare du blessé.

Le traitement est souvent simple, mais les cas embarrassants ne sont pas rares, et le bon chirurgien a là de nombreuses occasions de montrer son sens clinique et son habileté Nous allons successivement envisager en revue les cas récents et les cas anciens.

Pour la plupart des chirurgiens il y a encore peu d'années le repos complet, l'immobilisation, de la jointure constituait un dogme fondamental de la thérapeutique articulaire en général et des fractures articulaires en particulier. C'est mesurer le chemin parcouru que de songer au rôle que peuvent jouer maintenant dans le traitement de ces lésions le massage, l'évacuation des épanchements articulaires, les sutures osseuses, ou autres interventions.

Le *massage* principalement a changé notablement le pronostic des fractures articulaires. Personne aujourd'hui ne voudrait s'en passer. Ce n'est pas cependant la médication à tout faire et il est bon de savoir s'arrêter pour les meilleures choses à la juste mesure. Il convient notamment d'appliquer chez l'enfant le massage avec beaucoup de réserve et de prudence.

L'application primitive du massage, dès le lendemain, ou dans les premiers jours qui suivent l'accident est un progrès incontestable pour certains cas, discutable pour d'autres. Pour les fractures sans déplacement il n'y a pas de doute, il faut masser sans retard, dégager, exprimer le tissu cellulaire du sang et de la sérosité qui l'infiltrent, conserver à l'articulation sa souplesse. Il convient en outre d'éviter toute immobilisation rigoureuse; l'enveloppement dans la ouate, un bandage légèrement compressif, c'est tout l'appareil nécessaire en pareil cas.

L'indication du massage est moins nette dans les fractures avec écartement ou complexes. Cependant ce peut être un bon traitement. Pour les fractures de la rotule, avant que la suture n'eût fait ses preuves et fût aussi répandue, le massage du genou et de la cuisse préconisé par TILANUS, TRIPIER, etc., a donné d'excellents résultats par comparaison avec les méthodes antérieures qui laissaient les muscles s'atrophier, l'articulation s'enraidir, sans pour cela procurer ni l'exacte coaptation ni la réunion osseuse des fragments : mais aujourd'hui les choses ont changé de face. le traitement opératoire est devenu la règle ; nous pouvons être plus ambitieux, rechercher le retour à l'état normal, ou une situation voisine de l'état normal. Le massage intervient secondairement pour parachever la cure. Cependant parfois encore il revient au premier plan, pour certaines fractures de l'olécrâne, sans grand déplacement. pour quelques fractures de la rotule par choc direct, dont les fragments, adhérents au plan fibreux à peu près intact, demeurent dans une étroite juxtaposition, et chez les individus que leur état général, leur âge, mettent pour ainsi dire hors de la chirurgie opératoire.

Pour d'autres lésions, le traitement opératoire n'est pas de mise, et le massage devient vraiment la seule méthode thérapeutique. Ainsi pour ces fractures de l'extrémité supérieure de l'humérus chez des vieillards. que faire de mieux, sinon par des manœuvres de massage, obtenir le dégonflement et l'assouplissement des tissus qui entourent l'article. Les procédés d'immobilisation, les appareils sont ici dangereux ; leur résultat certain est la raideur, l'ankylose et l'atrophie des muscles ; au point de vue de la fracture elle-même, leur action est en outre complètement inutile. Le massage conserve au blessé la plus grande quantité de mouvement compatible avec l'état de la jointure.

On en peut dire autant de beaucoup de fractures du radius, dont la déformation une fois réduite ne tend plus à se reproduire, de ces fractures de l'astragale, que nous connaissions mal avant que la radiographie nous en ait montré la fréquence et qui ont été traitées certainement par le massage avant qu'on ne les connût, car elles étaient prises pour des entorses et soignées comme telles.

La question est plus délicate quand il s'agit de fractures avec déplacement, ou avec mobilité anormale prononcée, ou avec fragments multiples, mal engrenés, ou libres.

Le massage, bien fait, par des mains soigneuses est sans danger. Il calme la douleur, rend plus facile l'application d'un appareil, augmente les chances de coaptation des fragments, en diminuant l'épaisseur des parties molles qui les séparent de nos doigts, enfin ici encore il contribue à sauvegarder la fonction. Nous croyons à l'utilité du massage précoce, même dans le cas de fractures complexes et graves, par exemple du cou-de-pied et du coude, à condition qu'il soit pratiqué avec infiniment de soin, de douceur, de patience, que l'on puisse agir avant l'éclosion des phyctènes, que la peau ne soit pas abîmée par le traumatisme, auquel cas elle aurait à souffrir des frictions longtemps répétées, à condition que le malade soit assez docile pour aider le masseur et qu'enfin les souffrances ne soient pas trop vives. Et encore n'est-ce là qu'un traitement préliminaire qui devra être complété sans retard par l'application d'un appareil.

La bande élastique est aussi un très bon moyen pour obtenir au début la disparition des œdèmes, de la tuméfaction, des épanchements articulaires. Son action est rapide, elle agit comme le massage, en exprimant les tissus ; c'est comme nous l'avons déjà dit le *massage sans masseur, automatique et permanent*. Ce moyen puissant nécessite quelques précautions pour ne pas être douloureux ou nuisible. Ne serrer ni trop ni trop peu est un juste milieu, réalisé moins aisément qu'on ne pourrait le croire.

L'*immobilisation* est encore en effet un précieux moyen de lutter contre les douleurs et souffrances du début, dans les fractures avec déplacements. Il suffit d'ailleurs de mettre le membre dans une position invariable pour que le gonflement rétrocède. Rien ne vaut pour cela un bon appareil plâtré, quand l'application en est facile au cou-de-pied par exemple. Pour le genou et même pour le cou-de-pied, on peut utiliser l'attelle de Boeckel, sur laquelle il suffit de poser le membre, pour qu'il y soit à l'aise, et devienne maniable. Son exploration est aisée et indolente ; on peut l'inspecter quotidiennement sans aucune peine, attendre et surveiller le dégonflement.

Il est bien entendu que le principe une fois posé, on peut réaliser l'indication avec une foule d'appareils, d'attelles ! L'ingéniosité du chirurgien saura tirer parti de tout, quand. pris à l'improviste, il devra extemporanément secourir un blessé dans des conditions défectueuses ou primitives d'assistance et de milieu.

En pratique l'application des appareils inamovibles soulève des questions secondaires, que l'expérience, mieux que les conseils, apprend à résoudre. Quand faut-il appliquer l'appareil ? combien de temps faut-il le laisser ? Faut-il attendre le dégonflement, ou en faire l'application immédiate. S'il y a de la douleur, il faut dans les fractures articulaires appliquer sans retard un appareil immobilisant la jointure aussi parfaitement que possible.

L'application de tout appareil doit être précédée de la *réduction des déplacements* : parfois ces tentatives sont illusoires, et l'on n'a guère d'action sur les fragments dans certaines fractures.

Si l'on ne peut faire cette correction idéale, il faut du moins obtenir une attitude satisfaisante, ne laisser persister ni raccourcissement, ni déviation, ni rotation anormale. Ce résultat doit être acquis d'emblée; on ne peut remettre à plus tard. Attendre c'est laisser la difformité se fixer, réduire les chances de bonne guérison par les moyens simples.

L'*attitude* à donner au membre a beaucoup préoccupé les anciens chirurgiens; c'est un point à discuter pour chaque articulation, et qui d'ailleurs n'est pas spécial aux fractures articulaires.

En général pour le coude on adopte la flexion à angle droit, pour le genou l'extension, pour le cou-de-pied la position en équerre.

Aujourd'hui l'attitude est encore un facteur dont il faut tenir compte, et pour le cou-de-pied notamment il faut y veiller constamment si l'on ne veut laisser à son malade un pied équin ou valgus équin, en souvenir des soins qu'on lui a donnés.

D'une manière très générale, on s'accorde à réduire au minimum la durée de l'immobilisation.

Aussitôt que les douleurs ont cessé, que le dégonflement survient, que le déplacement n'a plus tendance à se reproduire, on peut supprimer l'appareil immobilisateur dont le rôle n'est bienfaisant qu'à condition d'être temporaire. Le temps que durera cette immobilisation ne saurait être ici indiqué rigoureusement; il doit varier avec l'articulation considérée, l'âge du sujet, la gravité du traumatisme et les signes révélés par l'exploration quotidienne.

Mais il n'est pas exagéré de dire que cette question est bien moins importante qu'autrefois. Élève de VERNEUIL, je l'ai souvent entendu discuter sur l'ankylophobie et railler les ankylophobes. Depuis cette époque les partisans de l'immobilisation à outrance se sont raréfiés; la crainte de l'ankylose paraît au contraire avoir gagné la presque totalité des chirurgiens. Le repos prolongé d'une jointure traumatisée compromet son fonctionnement ultérieur, surtout si l'articulation est serrée et compliquée.

Nous avons réservé les cas où la *réduction était impossible à obtenir ou impossible à maintenir.* Ces cas sont rares; sauf contre-indication tirée de l'âge ou de toute autre circonstance, ils *légitiment une intervention.*

Avant de prendre une pareille détermination, il faut avoir renouvelé sous l'anesthésie les tentatives de réduction. En cas d'échec, une opération immédiate est actuellement justifiée mais il faut toujours se souvenir que ces opérations *doivent* réussir, qu'un échec est un désastre, que la fonction et même la vie sont en jeu, que par conséquent on n'a pas le droit de les entreprendre dans des conditions défavorables.

Quand il y a une vingtaine d'années on commença à parler en France de suturer la rotule, cette proposition parut bien hasardeuse. Cet acte alors subversif est devenu en peu d'années une règle classique, et cela surtout grâce aux efforts persévérants de Lucas-Championnière. La vulgarisation en France de la suture de la rotule fait partie de son œuvre et lui appartient tout entière. Il n'est pas d'opération plus logique. Elle est justifiée par ses résultats incomparablement supérieurs à ceux de toutes les méthodes antérieures.

Pour bien faire il faut ouvrir la jointure. On la vide du sang liquide et des caillots qu'elle contient, on ôte les tissus fibreux rabattus sur les tranches osseuses, qui s'interposant aux fragments empêchent en dépit de leur rapprochement leur coaptation exacte; enfin on assure très complètement le contact des fragments en les unissant de la manière la plus solide à l'aide d'une bonne suture. On rétablit par cette dernière manœuvre non seulement la continuité de l'os, mais la fonction d'un muscle. Il n'est point d'opération réparatrice mieux comprise et plus parfaite.

Ce qui est vrai de la rotule, l'est aussi de l'olécrâne. Cette opération des plus bénignes, donne un résultat constamment favorable, sauve l'extension de l'avant-bras en gardant au triceps toute sa puissance et en laissant à l'article sa mobilité.

Pour l'olécrâne et la rotule, l'intervention chirurgicale s'exerce dans des conditions régulières et prévues, d'après une technique méthodique, précise.

Les autres fractures articulaires ne comportent point des

indications aussi formelles, ni des interventions dont le programme puisse être à l'avance nettement tracé. La fracture de l'astragale avec déplacement des fragments nécessite cependant presque toujours l'extirpation de l'astragale brisé. Il suffit habituellement d'une incision dorsale externe pour aborder cet os et en faire l'extraction sans difficulté notable, car les ligaments sont pour la plupart arrachés ou rompus. A cet égard l'opération est un jeu, comparée à l'ablation de l'astragale, entier, et resté à sa place. J'ai dû pratiquer cette opération chez une malade victime de la catastrophe de Juvisy. L'astragale était brisée en deux morceaux, entre lesquels s'interposait la fronde des extenseurs, rendant absolument impossible la réduction du fragment antérieur. L'autre avait lui-même subi un mouvement de rotation autour de son axe antéro-postérieur et son apophyse externe venait s'arc-bouter sur le bord antérieur de la malléole péronière (*Soc. Anat.*, 1899).

On peut être amené à intervenir dans des cas très divers, pour des fractures du coude par exemple, comme l'ont fait TUFFIER, BROCA, MOUCHET, etc., pour une fracture condylienne du fémur, comme WALTHER. Jusqu'à présent ces opérations pour fractures récentes sont en petit nombre, et l'on ne peut les conseiller formellement que pour des cas exceptionnels. Il nous semble cependant que dans de bonnes conditions, dans un de nos services des hôpitaux, on peut être autorisé à opérer sans trop d'hésitation un certain nombre de fractures des grandes articulations, principalement du genou et du coude chez l'adulte. Le tracé des incisions, la manière de traiter les fragments, les soins consécutifs sont naturellement subordonnés aux dispositions anatomiques de la région, aux modifications apportées dans celles-ci par la lésion, aux circonstances en un mot, aussi bien qu'aux habitudes de l'opérateur. La connaissance des divers procédés de résection et l'expérience de la chirurgie articulaire rendront ces choses sinon faciles, du moins assez simples. Pour réunir les fragments, il me semble qu'il n'y a rien de mieux que de les traverser avec les gros fils d'argent dont on se sert pour la rotule, et d'abandonner toutes les chevilles d'os, de nacre, d'ivoire, etc.

Il y a évidemment des tentatives nouvelles à faire dans cette voie et le traitement des fractures articulaires bénéficiera sans doute des interventions précoces [1].

Il est incontestable en effet qu'un certain nombre de malades chez lesquels on est obligé de pratiquer des opérations tardives auraient gagné à avoir subi une intervention immédiate, gagné du temps, et conservé aussi des fonctions moins compromises. Ils auraient guéri plus tôt, à moins de frais et mieux guéri. Cela est surtout vrai de l'adulte : chez l'enfant tout s'arrange le plus souvent fort bien.

Les opérations *tardives* sont relativement fréquentes. Au cou-de-pied, les attitudes vicieuses, liées à d'anciennes fractures ne sont pas rares : au coude c'est l'ankylose qui est la complication la plus fréquente, de même qu'à l'épaule. Les cas vicieux s'accompagnent de rotation, de torsion, d'impotence, de douleurs, parfois de lésions des nerfs du voisinage. Bref une foule de circonstances peuvent exiger l'action chirurgicale. Dans quelques cas où l'attitude vicieuse est tout, négligeant d'ouvrir la jointure on peut se borner à une ostéotomie. Les exemples en sont assez fréquents pour le cou-de-pied.

Dans un cas de fracture de l'extrémité supérieure du radius, observé dans le service de LE DENTU en 1897, l'ostéotomie oblique du col du radius nous a permis de ramener l'avant-bras de la pronation permanente à la supination et de rendre ensuite à la main les mouvements de rotation qu'elle avait perdus.

On conçoit que la fracture pratiquée dans un but thérapeutique ait pu autrefois trouver dans les ankyloses ou attitudes vicieuses de nombreuses applications, soit qu'on fît l'ostéoclasie dans le voisinage de l'articulation, ou l'arthroclasie, cette dernière opération avait pour principal but de changer une attitude mauvaise en une attitude favorable, par exemple faire passer le coude de l'ankylose en extension ou de la flexion à angle obtus à la flexion à angle droit ou aigu, en brisant l'olécrâne. Aujourd'hui cette méthode paraît un peu aveugle et nous

---

[1] Voir Congrès Soc. belge Chir. 1902. Congr. Soc. *All. Chir.* 1902.

avons l'ambition d'obtenir mieux par d'autres moyens. Aussi l'arthroclasie tombe-t-elle de plus en plus en désuétude et ne trouve-t-elle aujourd'hui que de rares applications.

Les *résections* sont les opérations dont l'indication est la plus générale dans les suites mauvaises des fractures articulaires. Il est à remarquer que les ostéotomies. arthoclasies, remédient surtout aux attitudes, mais laissent l'article tel qu'il était. Or, il s'agit d'une articulation pathologique, qui est par elle-même la source de douleurs. le siège des mouvements anormaux, qui est déformée, ou ankylosée.

Ou bien elle est incapable de retrouver des mouvements, ou bien les mouvements limités qu'elle a récupérés sont une cause de souffrances, ou s'exécutent dans des conditions si défectueuses qu'ils ne peuvent être employés utilement. Nous pouvons beaucoup pour quelques-uns de ces malades. Au membre supérieur une résection peut fournir un résultat idéal. L'opération supprime la jointure devenue impropre à ses fonctions A sa place une articulation nouvelle se crée de toutes pièces. et le membre jadis infirme retrouve des mouvements presque normaux.

J'ai ainsi pratiqué plusieurs fois la résection du coude. Un de ces cas déjà anciens a été publié dans la *Th. de Gay.*, 1895. c'est celui de Catherine D. à laquelle j'ai réséqué le coude pour une ankylose consécutive à une fracture de l'olécrane et de l'extrémité inférieure de l'humérus. Revue plusieurs années après, elle avait tous ses mouvements. avec l'étendue. la force, l'aisance, la régularité, de ceux que pourrait exécuter un coude normal.

Un autre malade tira un remarquable bénéfice d'une résection de l'extrémité inférieure du radius, pour cal vicieux. ankylose, et déviation du poignet.

Au cou-de-pied j'ai eu deux succès par la résection tarsienne dans un cas, tibiotarsienne dans l'autre, chez deux malades de Saint-Louis, dont l'histoire est relatée dans la thèse de MÉNIER (*Th. P.* 1900).

Au genou, il serait mauvais de rechercher la mobilité, la résection supprime la jointure et l'on reste sur cette suppression. Non seulement certains mouvements sont abolis d'une manière permanente, mais le sacrifice osseux, quelque parcimonie qu'on y apporte, entraîne un raccourcissement définitif et comme conséquence une claudication. L'opéré est donc toujours un peu infirme, et nous sommes loin du résultat idéal que peut fournir une résection du coude. Toutefois entre une infirmité légère et une infirmité intolérable, entre un membre raccourci en ligne droite, et un membre douloureux et impotent il n'y a pas lieu d'hésiter; l'intervention est bonne et utile. J'ai eu l'occasion d'opérer un malade dans ces conditions. (*Soc. Anat.* Juin, 1900). Le plateau tibial fracturé s'était subluxé en dehors sur les condyles fémoraux. La diaphyse tibiale formait avec lui un angle obtus ouvert en dedans, et le fonctionnement de la jointure était irrémédiablement compromis tant du fait de cette attitude que de la subluxation du plateau et de l'arthrite sèche qui consécutivement avait

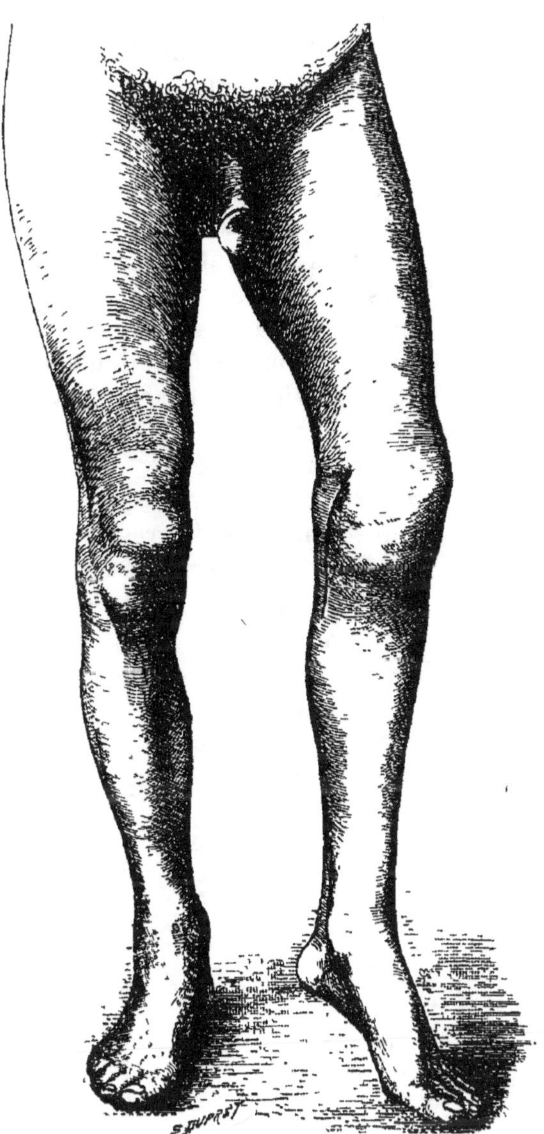

Fig. 15.

envahi la jointure. La résection du genou, a donné au malade un membre indolent et solide, dont par comparaison il se déclare satisfait.

J'ai failli intervenir aussi chez un homme dont le membre est figuré ci-contre (fig. 15).

Il avait eu l'extrémité inférieure du fémur broyée par le passage d'une roue de charrette. La cicatrice visible à la partie interne est celle d'une longue déchirure des téguments ; suturée immédiatement par le médecin du village où s'était produit l'accident, elle s'était réunie par première intention. Le blessé guérit de sa fracture très comminutive, mais conserva un genu varum assez prononcé, une demi-ankylose du genou, des craquements et des douleurs qui l'empêchaient de reprendre sa profession de charretier. J'allais l'opérer quand il fut pris d'influenza. On dut ajourner l'intervention et il retourna à la campagne.

Il est bien entendu que ces résections trouvent des indications beaucoup plus restreintes dans l'enfance.

La hanche fournit de bien rares occasions d'intervenir. Les fractures articulaires de la hanche sont communes chez les vieillards, mais en principe il faut toucher le moins possible à ces malades fragiles. Par exception chez des sujets relativement jeunes, on peut comme RÉYNIER et LEJARS, être amené à pratiquer la résection de la hanche ou l'ostéotomie sous-trochantérienne.

DES PLAIES ARTICULAIRES

Il est fort difficile d'étudier les plaies articulaires sans parler de celles qui n'intéressent que les parties molles périarticulaires. Il existe de si nombreux faits de transition que c'est là véritablement un seul et même sujet. Aussi aurons-nous soin d'appeler chemin faisant l'attention sur les signes qui peuvent aider au diagnostic et sur les indications spéciales dans les cas douteux, sans consacrer d'ailleurs, comme font nombre d'auteurs, un chapitre particulier aux plaies voisines des articulations, désignées par eux sous le nom de plaies non pénétrantes.

Les plaies des articulations comptent encore parmi les traumatismes graves; le retard dans le traitement, les soins mal compris, la négligence ou l'oubli des précautions propres à assurer leur évolution aseptique, nous ramèneraient bien vite au désolant pronostic que comportait autrefois ce genre de lésions. Les enseignements du passé ne doivent donc pas être perdus, et l'histoire des blessures de guerre est à cet égard particulièrement instructive. Cette question de chirurgie de guerre ne peut rentrer purement et simplement dans l'exposé général des plaies articulaires ; il convient d'en traiter à part.

Nous étudierons donc en premier lieu les plaies des jointures, telles que nous avons l'occasion de les observer de temps à autre dans nos services, les plaies ordinaires, puis nous examinerons les points spéciaux aux blessures de guerre par armes de feu.

Étiologie. — Dans la pratique civile les plaies articulaires

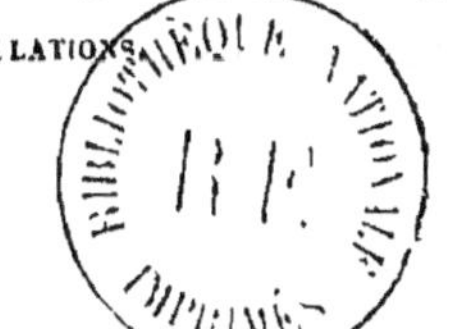

ne sont par très fréquentes, à part celles des petites jointures des doigts qui sont communes.

Les fractures et luxations s'accompagnent parfois de déchirure plus ou moins étendue des téguments : telles la fracture de Dupuytren avec déchirure de la peau par l'arête tranchante de la malléole interne, la fracture du coude avec issue d'un fragment huméral, celle du poignet avec perforation tégumentaire par l'extrémité inférieure du cubitus; celle de la rotule par choc direct s'accompagnant d'une plaie cutanée contuse.

Ailleurs intervient un instrument tranchant; coup de couteau, de tranchet, de faux; ou un corps contondant, quand la blessure résulte du choc d'un pieu, d'une pointe plus ou moins mousse, d'un coup de corne. Chez d'autres un clou, une aiguille a pénétré dans la cavité articulaire.

Enfin dans quelques cas en somme rares, nous voyons des jointures atteintes par des grains de plomb, ou des balles lancées par les revolvers du commerce. Ainsi tantôt la plaie s'est faite de dehors en dedans, tantôt de dedans en dehors, et l'on conçoit la multitude de variétés que peuvent présenter de telles lésions dans leur mode de production.

Les cas que nous observons sont d'ailleurs répartis d'une façon bien différente entre les diverses jointures; la plupart ont trait au genou et au cou-de-pied, puis viennent le coude et le poignet. L'articulation du genou est de toutes la plus exposée aux blessures en raison de son étendue et de sa situation superficielle. Comme ses plaies sont en outre particulièrement redoutables à cause de l'ampleur et de la complexité de la synoviale, et qu'il s'agit d'un article de toute première importance, on ne peut s'empêcher de songer principalement aux plaies du genou en parlant des plaies articulaires en général.

En dehors des fractures articulaires compliquées, dans la pratique civile, les plaies observées sont presque toujours des plaies simples, non compliquées de lésions osseuses. Ce sont celles que produisent par exemple un coup de couteau, de serpe, de hache, la pointe d'un clou, d'une alène, d'une aiguille.

Anatomie pathologique. — Ces blessures sont divisées

communément en deux catégories : les plaies *étroites* et les plaies *larges*, distinction qui n'est pas sans utilité, ainsi que nous le verrons plus loin.

Ce n'est pas le lieu d'examiner par le menu les lésions produites dans ces blessures. Cette étude nous conduirait à entrer dans d'infinis détails, sans valeur au point de vue de la question générale. On conçoit sans peine quelle peut être leur variété et leur complexité, étant données les diverses jointures et la multiplicité des circonstances qui peuvent imprimer à la blessure des caractères spéciaux.

Le fait dominant c'est l'ouverture de la synoviale. La communication établie entre elle et le milieu extérieur peut avoir pour conséquence l'arrivée dans l'intérieur de la jointure, de germes pathogènes qui y trouvent des conditions extraordinairement favorables à leur développement. Le traumatisme crée la porte d'entrée, petite ou grande, livrant passage à l'infection, bénigne ou terrible, selon les circonstances de la blessure, les conditions du blessé, et le traitement institué.

C'est bien là la raison de l'importance historique des blessures articulaires, celles-ci forçant l'attention du chirurgien en raison de l'arthrite aiguë traumatique qui en était la conséquence presque nécessaire et entraînait un si fâcheux pronostic. C'est aussi le lien commun entre les si nombreuses variétés de plaies articulaires ; c'est surtout par leurs dangers communs que ces traumatismes doivent être rapprochés. La synoviale est ici, comme dans toute la pathologie des arthrites l'organe essentiel et les blessures des articulations sont d'abord et avant tout des blessures de la synoviale. En dehors des lésions de cette séreuse elles seraient sans individualité et même sans intérêt. Cela est si vrai que personne ne songerait à faire entrer dans l'étude des plaies articulaires, celles des amphiarthoses et des synarthroses.

Les sacs synoviaux, présentant des diverticules, communiquent avec les gaines tendineuses, les bourses séreuses voisines. Une plaie intéressant celles-ci peut donc se comporter comme une plaie articulaire proprement dite, et déterminer les mêmes accidents. Des cas de ce genre rendent ind écise les limites des plaies articulaires et des plaies périarticulaires.

Dans certaines circonstances la plaie devient pénétrante par des voies plus détournées encore. Ainsi voit-on dans une fracture compliquée de la jambe, l'articulation tibio-tarsienne s'infecter bien au-dessous par les fissures divisant le tibia jusqu'à son extrémité inférieure.

L'ouverture de la synoviale passe avant tout, mais il ne faut aller jusqu'à oublier les autres parties constitutives de l'article : pièces osseuses, cartilages, ligaments, ménisques, sans parler des organes voisins qui jouent un rôle dans la mécanique articulaire ou contribuent à assurer la protection de la jointure. Les lésions naturellement fort variées, peuvent être divisées en deux groupes, celles qui résultent immédiatement du traumatisme, celles qui reconnaissent pour cause les complications. Les premières suffisent à provoquer des troubles importants dans le fonctionnement de la jointure, ainsi les sections ligamenteuses, aponévrotiques ou tendineuses, les fractures des extrémités articulaires, ou d'apophyses, voisines.

Pathogénie des accidents. — A des degrés divers la contusion, la rupture, la perforation des séreuses articulaires s'observent très communément dans les traumatismes fermés des jointures, dans les luxations, notamment. La communication avec l'extérieur rend ces lésions graves. Avant les microbes, on ne pouvait attribuer les phénomènes d'arthrite qu'à la pénétration de l'air, mais cette action de l'air n'en demeurait pas moins très énigmatique.

L'air ne suffit pas comme en témoignent les ouvertures chirurgicales des articulations, largement pratiquées, sans souci de l'air ambiant. L'air, on le sait aujourd'hui, n'a qu'un rôle insignifiant dans l'évolution des blessures ; le danger vient des téguments, des corps vulnérants, des vêtements, des mains impures portées au contact de la plaie.

La manière dont s'infectent ces plaies, les agents de l'infection, sont ceux de toutes les plaies ; le milieu de culture fait toute la différence.

Au point de vue de l'infection directe les synoviales sont

d'une vulnérabilité extraordinaire; elles s'infectent avec une facilité désolante, au plus léger prétexte, ne se défendent point, sont en état constant de réceptivité, et se débarrassent avec une lenteur extrême de toute infection.

Or, une plaie lésant la synoviale réalise l'apport, à dose souvent massive des germes les plus nocifs, aérobies et anaérobies. Ces derniers surtout paraissent devoir être mis en cause dans certaines formes dont l'évolution est terrible, qui terrassent en peu de jours des organismes jeunes, sains et admirablement robustes.

Diagnostic. — La plaie est-elle ou non pénétrante, telle est donc la question que se pose avec inquiétude le chirurgien en présence de toute plaie voisine d'une articulation? On conçoit avec quelle sollicitude les éléments de ce diagnostic souvent délicat doivent être rassemblés.

Les signes physiques sont tirés naturellement du siège et des caractères de la blessure et des modifications notées du côté de l'article. A cet égard la situation diffère notablement selon que la plaie est étroite ou large.

Quand elle est très large, l'articulation est béante, et les surfaces cartilagineuses, ou synoviales, se montrent avec leur aspect caractéristique.

Parfois il suffit d'écarter les bords de la plaie, de la nettoyer, d'en ôter les caillots pour découvrir la solution de continuité faite à la synoviale.

L'écoulement de synovie, noté fréquemment, est presque pathognomonique. En pressant sur l'articulation, ou bien au cours d'un changement de position imprimé au membre, on voit se produire cet écoulement. Le liquide visqueux, filant, onctueux, contenu dans les synoviales, est très caractéristique; mais, comme il est facile de le prévoir, sa quantité varie énormément selon l'importance, l'étendue et l'état de l'articulation. L'inflammation commençante, ou un état pathologique antérieur, amènent une hypersécrétion du liquide, et modifient en même temps sa consistance et son aspect. D'autre part les gaines tendineuses ou bourses muqueuses périarticulaires contiennent une synovie toute pareille. Du sang ou de la sérosité peuvent en outre se mélanger à l'écoulement que l'on suppose provenir d'une blessure articulaire. Il convient donc d'apporter quelque attention à l'appréciation de ce symptôme, qui manque d'ailleurs totalement dans les plaies très étroites.

Par contre dans les plaies étroites on observe la distension de la synoviale, soit par le sang épanché dans sa cavité, soit par l'exsudat séreux qui vient s'y ajouter. On conçoit qu'avec une solution de continuité tant soit peu étendue, le sang, mélangé ou non de sérosité, trouvant une issue vers l'extérieur, ne s'accumule pas dans la jointure au point de la distendre. La valeur de ce symptôme est indiscutable quand on observe le blessé quelques heures, ou tout de suite après l'accident. La *brusque réplétion* de l'article est un précieux indice de lésion pénétrante. Une réserve doit être faite si le blessé est examiné plusieurs jours après l'accident. car il est fréquent de voir survenir un épanchement articulaire consécutivement à des lésions de_voisinage. D'ailleurs pour une petite jointure ou une jointure située profondément (hanche) ce signe ne peut être constaté.

La direction, le siège de la plaie suffisent très généralement pour appeler l'attention sur une articulation, et rapprochés, d'autres symptômes, apportent au diagnostic un appoint considérable.

Quant aux troubles fonctionnels, leur intensité est extrêmement variable; ils dépendent moins de la pénétration que des lésions des extrémités osseuses ou des parties molles péri-articulaires. Cela s'entend du moins des phénomènes observés avant l'éclosion des complications septiques.

Quand la plaie n'intéresse ni les os. ni les tendons ou les nerfs voisins (supposons, par exemple, un coup de serpe ou de couteau ouvrant le genou par devant une plaie articulaire pure et simple) la douleur est légère et promptement calmée, les mouvements sont à peine entravés ou ne le sont même pas du tout.

Devant une lésion en apparence si bénigne on se laisserait

aller volontiers aux plus consolantes illusions. Pour le blessé lui-même il est souvent très difficile de lui faire comprendre qu'il s'agit d'un accident sérieux. On en a vu continuer à marcher pendant plusieurs jours avec une plaie du genou.

Cette période de tolérance répond à la durée d'incubation des germes infectieux.

Dans d'autres circonstances les douleurs du début sont assez vives, imputables alors à la distension de l'article par le sang épanché.

A propos de ces hémarthroses, il est bon de signaler que la seule présence d'un épanchement sanguin dans une grande articulation suffit à déterminer une élévation de température. Le fait a été noté particulièrement chez les enfants par BROCA (*Presse médicale* 1900). Il est bon d'en être prévenu pour ne pas toujours admettre une infection dès que l'on constate de l'hyperthermie.

On voit déjà que le diagnostic de la pénétration, généralement facile et souvent grossier, offre dans certains cas de sérieuses difficultés. Le siège de la blessure peut ne pas correspondre exactement à la région occupée par l'articulation. La concordance entre l'ouverture faite à l'article et à la solution de continuité des téguments peut avoir été détruite par un simple changement d'attitude. On peut quelquefois ramener la plaie superficielle en regard de la plaie profonde, utilisant la mobilité de la peau, qui précisément avait permis la discordance des deux orifices.

C'est avec une prudence extrême qu'il convient d'imprimer dans un but d'exploration des mouvements à une articulation que l'on suppose blessée. Ces mouvements provoquent quelquefois l'écoulement d'une synovie plus abondante, parfois aussi font constater de la crépitation, due au froissement de caillots sanguins, au déplacement de fragments d'os.

Les mouvements communiqués ou les pressions sur la jointure déterminent encore l'issue par la plaie de sang et de gaz. Le sang accumulé dans la synoviale et que l'on fait refluer, modifié dans sa couleur, sa consistance, son aspect, est un signe de valeur. Il en est de même des bulles d'air chassées avec le sang, pourvu toutefois que ce soit avant le développement des phénomènes septiques. Dans certains mouvements, il arrive même que l'on constate l'entrée et la sortie bruyantes de l'air. Quand il s'agit d'une plaie étroite, l'air entré dans la jointure, peut y être retenu et distendre la synoviale. Il y a alors *pneumarthrose* reconnaisable à la sonorité que révèle la percussion. Un de ces faits exceptionnels a été observé au genou récemment par BESTA [1].

Ce symptôme permet d'ailleurs d'affirmer immédiatement que la blessure est pénétrante.

L'exploration à l'aide du stylet était autrefois libéralement pratiquée, s'imposait presque dans l'examen de toutes les blessures. Il semblait qu'un acte aussi simple ne pût entraîner jamais aucune conséquence fâcheuse. Aujourd'hui l'on pense autrement, il n'est plus permis sans motif sérieux de tourmenter le trajet d'une plaie récente. Le stylet peut y porter l'infection, transporter les germes dans des parties demeurées jusque-là aseptiques.

S'il était nécessaire de se livrer à une exploration directe, et cela est parfois nécessaire, il ne faudrait pas se borner à introduire une sonde dans le trajet, mais débrider, nettoyer, regarder, pour satisfaire immédiatement à toutes les exigences de la situation.

L'exploration devient ainsi le premier temps d'une intervention plus ou moins complexe allant du simple drainage jusqu'à la résection ou l'amputation.

Ce n'est donc pas là une chose que l'on puisse faire à la légère et dans des conditions quelconques, mais au contraire un acte important, entrepris alors seulement que l'on est prêt à remplir immédiatement toutes les indications. En d'autres termes ce n'est pas au lit du malade, mais à la salle d'opérations, et tout étant préparé pour une opération, qu'il y a lieu d'explorer les plaies articulaires. C'est une détermination qui engage déjà complètement la responsabilité du chirurgien.

Évolution. — Le détail des lésions est d'ailleurs bien moins

[1] BESTA. *Gaz. Med. Italiana*, 23 avril 1903.

intéressant que leur évolution dans l'état aseptique ou septique. Des blessures articulaires très simples peuvent se terminer fort mal, si l'inflammation de la jointure n'a pu être ni prévenue, ni convenablement traitée.

L'inflammation de l'article, *l'arthrite aiguë traumatique*, était autrefois la complication habituelle et ordinairement mortelle des plaies articulaires. Nous l'observons encore souvent; mais mieux armés que nos devanciers, nous pouvons, dans la majorité des cas, mettre un terme aux accidents et garder même aux malades un membre utile. L'antisepsie, le drainage, ont amené cette consolante transformation; et les opérations conservatrices ne sont plus des tentatives chimériques, ni de dangereuses illusions.

Ce qui surprend le plus dans ce cas c'est le contraste entre l'état du blessé pendant les premières heures et le tableau qu'offre la période de l'arthrite septique. Donc au début la douleur est nulle, réveillée tout au plus par les mouvements brusques, les secousses. L'hémorrhagie primitive s'est arrêtée spontanément. Les parties voisines de la blessure sont saines, souples, indolentes à la pression. L'état général n'est nullement impressionné et le blessé n'éprouve ni émotion, ni inquiétude, n'ayant aucunement le pressentiment d'être gravement atteint. Mais le jour même, le lendemain, le surlendemain, la scène change, non pas brusquement, mais rapidement; il est fréquent toutefois que les accidents revêtent une allure insidieuse, que le danger se révèle quand il n'est pour ainsi dire plus temps d'y remédier. Il en est de ces arthrites septiques, comme de certaines septicémies péritonéales qui tuent presque sans symptômes.

La douleur est le premier indice de la réaction locale, plus ou moins vive selon les cas, selon l'importance de l'article et sa situation, selon la manière dont le membre aura été disposé selon qu'il aura été placé dans un appareil convenable ou non. Dans les arthropathies, le symptôme douleur varie énormément en intensité avec une foule de circonstances contingentes, parmi lesquelles il convient de noter en premier lieu le degré d'immobilisation de l'article. Les arthrites septiques sont habituellement douloureuses, mais pas forcément très douloureuses ; la douleur n'est aucunement proportionnelle à l'intensité et à la gravité de l'infection. Cependant dès qu'un blessé souffre, ou plutôt recommence à souffrir après le stade de calme plus haut mentionné, c'est mauvais signe. Si cette douleur augmente graduellement, n'offrant que des rémissions incomplètes, il faut craindre quelque complication. Ces douleurs sont lancinantes, pulsatives, excruciantes, occupant toute la région, tout le membre même, mais avec un maximum très bien localisé au niveau de la jointure, et même de certaines parties de l'articulation. Elles sont réveillées par les moindres secousses, le blessé redoute les changements de position ; les pansements sont très pénibles et nécessitent d'infinies précautions s'il s'agit d'une grande jointure.

En même temps surviennent les signes locaux ordinaires des phlegmasies.

Le gonflement dû à l'infiltration du tissu cellulaire, se montre avant même qu'on ait noté la distension de la synoviale par l'épanchement qui ne manque pas de s'y produire. L'infection diffuse donc rapidement autour de l'articulation bien que la synoviale reste la partie la plus infectée et la plus dangereuse.

Ce gonflement finit par devenir énorme, prodigieux. Il s'accompagne de rougeur plus ou moins vive selon que l'articulation est plus ou moins superficielle et d'autant plus que la phlegmasie est plus intense.

La température s'élève dès le début des phénomènes phlegmasiques, monte rapidement à 39, 40, 40,5. On note presque toujours de l'agitation, du délire ou du subdélire. L'agitation, la fièvre, et la douleur locale, sont les signes qui indiquent le plus sûrement l'imminence des accidents graves. Ils se montrent en premier lieu, avant même que les signes de réaction locale ne soient bien manifestes et ne cessent que si la maladie doit avoir une issue favorable.

Trois ou quatre jours après la blessure la complication qui a débuté au bout de vingt-quatre, de trente-six, de quarante-huit heures, offre au complet tous ses signes : région articulaire énormément tuméfiée, rouge, extrêmement douloureuse. On voit sur la peau lisse et tendue de petites phlyctènes se

former, contenant de la sérosité louche ou purulente. La fluctuation peut être perçue au niveau de l'articulation quand il
s'agit du genou.

Ailleurs on ne la reconnaît guère que si des abcès extra-
articulaires se sont déjà collectés. Ceux-ci se produisent au
voisinage de la synoviale malade, mais ne sont pas dus forcément à la rupture de celle-ci ; ils ne communiquent pas toujours avec elle, il est assez commun d'en trouver d'autres à
distance, dans les interstices des muscles, le long des paquets
vasculo-nerveux. Par la plaie découle de la sérosité louche ou
du pus plus ou moins bien lié, généralement fétide, grisâtre,
parfois mélangé de gaz. Les bords en sont grisâtres, atones ou
sphacéliques. Les ganglions de la racine du membre sont
engorgés.

Cependant l'état général s'altère progressivement, le blessé
est agité et délire ; plus rarement il est plongé dans une
sorte de torpeur. Le visage s'effile, les yeux se creusent, la
peau prend une teinte subictérique.

Chez d'autres, l'évolution est plus terrible encore et l'on voit
se produire avec une rapidité extrême les accidents de la gangrène gazeuse, qui emportent le blessé, quoi que l'on fasse.

Inversement on observe aussi par heureuse exception des
cas où la maladie évolue avec une lenteur et une bénignité
relatives. Ces formes s'observent notamment chez les blessés
qui ont reçu quelques soins, dont la plaie a subi même un
commencement de désinfection, ou bien encore chez ceux
dont la blessure était bonne si l'on peut dire, assurant par sa
disposition même l'écoulement des liquides, quand par exemple
le coude a été largement ouvert à sa partie postérieure, ou
quand le genou a subi du fait de l'instrument une véritable
arthrotomie préventive.

On sait depuis longtemps que le pronostic n'est pas le
même pour les diverses articulations, sans parler de l'importance du traumatisme lui-même. Ainsi ces sortes de blessures guérissent beaucoup mieux au membre supérieur qu'au
membre inférieur.

Il est aisé aussi de comprendre que le blessé lui-même réagit à sa manière, selon ses antécédents, ses tares, sa résistance propre, qu'en particulier un alcoolique fera facilement du délire à propos d'une de ces plaies comme de tout autre lésion traumatique.

Nous pouvons au total établir au moins trois catégories d'arthrites traumatiques ouvertes : 1° une bénigne relativement, l'arthrite traumatique *séreuse* ou *séro-purulente*, consécutive par exemple à l'introduction d'une aiguille, à une piqûre par une épine ou un poinçon ; 2° une *arthrite purulente* ; 3° une *arthrite septique*.

C'est là une division purement clinique, mais qui somme toute répond à la réalité des faits. La première guérit spontanément, ou par les moyens les plus simples. La deuxième variété guérit par un traitement chirurgical, et nécessite même une thérapeutique prompte et énergique. La troisième met toujours en question le sort du membre et même l'existence du blessé.

A côté de cela il en est de ces plaies qui évoluent avec une simplicité merveilleuse, ayant échappé à toute infection. Ces succès étaient autrefois aussi difficiles à comprendre que la marche habituellement désastreuse. « Voilà deux plaies pareilles du genou disait Giraldès, toutes deux produites chez des enfants par des épingles. Des deux enfants l'un a guéri. l'autre est mort. Pourquoi ? On n'en peut donner aucune explication satisfaisante. »

Il n'y a plus d'énigme ; le pronostic dépend surtout de la promptitude et de la méthode avec lesquelles les soins auront été donnés au blessé.

Traitement. — Examinons donc les ressources dont nous disposons, les indications respectives des diverses méthodes, et le parti que l'on en peut tirer.

Malgré la diversité des cas, cette importante question thérapeutique peut être utilement discutée au point de vue général, en raison des dangers communs à toutes les plaies articulaires. On peut comprendre de bien des manières la conduite habituelle dans les blessures articulaires récentes : abstention.

arthrotomie; ou dans le cas de plaie infectée : arthrotomie, arthrectomie ou résection. Bien que de fort bons esprits aient tendance à prendre nettement position et à se déclarer par exemple partisans de l'arthrectomie ou de la résection, il nous paraît évident dès l'abord que la pratique d'aucun chirurgien ne peut être uniforme en présence de blessures diverses, et circonstance plus digne d'attention, observées à des périodes différentes. Quelle parité établir entre une plaie récente et une blessure abandonnée à elle-même, ou traitée d'une manière défectueuse, pendant plusieurs jours.

Aussi examinerons-nous d'une part les cas où le chirurgien se trouve auprès du malade immédiatement ou tout au moins dans les quelques heures qui suivent l'accident, et d'autre part ceux où le blessé n'est soumis au contrôle chirurgical qu'après l'infection de sa plaie.

Dans les premières conditions on peut instituer un traitement précoce, préventif, utile, assurant presque toujours l'existence du blessé et même l'avenir du membre. Dans les conditions inverses, on se résigne à des mesures radicales qui au début, seraient excessives. Il suffit de faire cette distinction, de tenir compte des articulations en particulier, et du degré de l'infection, pour éviter de tomber dans aucune exagération.

Et d'abord il vaut mieux s'efforcer de prévenir les accidents que d'avoir à les combattre. Epargner au blessé les déplacements inutiles, la marche, les secousses, interdire l'usage du membre malade, ôter avec une patience et une douceur extrêmes, les vêtements, les chaussures, tout cela est élémentaire. Mais on ne saurait trop insister sur l'inutilité et le danger des explorations multipliées et incomplètes. Il faut s'arranger de manière à examiner le blessé complètement et à prendre du même coup toutes les mesures indiquées par l'état de la blessure.

La peau sera nettoyée avec grand soin autour de la plaie et à distance, préparée comme pour une opération. La plaie sera lavée, débarrassée des caillots, des corps étrangers. On s'assurera s'il existe ou non des décollements. Il est bon d'avoir sous la main un peu de cocaïne pour en infiltrer dans l'épaisseur des bords, et débrider si l'on juge à propos de le faire pour mieux explorer. Les bords contus et souillés doivent être réséqués, les accumulations sanguines sous les téguments évacuées, tous ces foyers nettoyés, essuyés, touchés de liquides antiseptiques. Pour peu qu'il y ait épanchement articulaire, refluant par la plaie sous la pression du doigt, il convient d'agrandir la solution de continuité de la capsule et de la synoviale. Plus les soupçons sont fondés au sujet du caractère septique de la blessure, plus il est sage d'ouvrir largement les espaces créés par décollement autour de l'articulation et l'articulation elle-même. Puis il sera indiqué de drainer, drainer largement, d'ouvrir toutes les portes aux exsudats articulaires.

Dans toutes les plaies contuses, dans toutes celles qui ont été souillées de terre, la prudence élémentaire commande de ne pas réunir, de les laisser béantes et le plus largement possible.

L'immobilisation, au moins relative est une bonne mesure.

Les injections de sérum antitétanique sont justifiées, comme dans toutes les plaies où l'on peut redouter cette terrible complication. Je me rappelle avoir vu, étant interne à l'hôpital Tenon en 1890, un jeune homme mourir du tétanos à la suite d'une plaie de l'articulation tibio-tarsienne.

Dans une plaie nette par instrument tranchant, sans lésion des os, la réunion ne doit pas être repoussée. La suture est en pareil cas une très vieille pratique. C'est ce que conseillent la plupart des anciens classiques. Et de fait on rapportait çà et là quelques guérisons obtenues de cette manière, à la suite de blessures par éclats de verre, coups de sabre, coups de couteau. Mais ailleurs la même conduite entraînait des désastres.

Sauf cas exceptionnels, il est toujours prudent de laisser un drain qui sans avoir d'inconvénient est toujours une sauvegarde.

Mais nous voici en présence d'une plaie punctiforme, résultant d'une piqûre d'aiguille, d'épingle, de la pénétration d'un poinçon, d'une aiguille à tricoter, d'une longue épine. Le mieux est d'attendre tout simplement, en laissant la jointure au repos.

S'il y avait un corps étranger reconnu, fragment de bois, morceau de métal, il conviendrait d'en faire l'extraction immédiate. Ainsi, au début, traitement résolument conservateur.

Ces premiers soins donnés, le blessé sera suivi avec sollicitude, de nouvelles indications peuvent surgir. — L'on peut être conduit secondairement à une nouvelle intervention, sans renoncer au programme de la conservation. Au contraire la conservation systématique comporte des moyens gradués, susceptibles d'être utilisés successivement. La surveillance étroite du malade permet de les appliquer opportunément, dès que se manifestent les complications. Celles-ci se montrent parfois malgré les premiers efforts du chirurgien. Beaucoup plus généralement elles s'observent quand le blessé n'a pas été l'objet d'un traitement rationnel. L'arthrite est alors, avons-nous dit, séreuse, suppurée ou septique.

La première variété, bénigne, est malheureusement rare. Elle est notée principalement dans les plaies par corps pointus avec léger épanchement sanguin. C'est peu de chose; le repos, la compression peuvent suffire. Une ponction, vidant la jointure, amène parfois la guérison rapide.

La pyarthrose même peut céder à une ponction, ou à des ponctions successives suivies d'injections médicamenteuses. Il s'agit toujours bien entendu de plaies étroites, peu septiques. Mais en règle il n'est pas prudent de se borner là, et l'arthrotomie large avec drainage est le traitement régulier minimum de toute arthrite suppurée. A plus forte raison quand la plaie est plus considérable, souillée, contuse, et que la suppuration est abondante.

Les incisions mêmes suffisent-elles et ne faut-il pas assurer un meilleur drainage, ou tenter une désinfection plus complète ? C'est là le fond d'un débat assez intéressant soulevé dans ces dernières années par PONCET. Ses élèves reviennent de temps à autre sur ce sujet, pour apporter de nouveaux exemples à l'appui de la manière de voir de leur maître, (DELORE[1], MAILHE-

[1] DELORE. *Gaz. hôp.*, 1899.

TARD[1]. MAILLAND[2]). Impressionné par la gravité des cas dont il a été témoin, PONCET déclare que dans le cas de plaie infectée du genou, le traitement régulier doit être la résection, toute autre opération moins large était insuffisante et laissant le malade dans le plus grand danger. Ce qui est vrai pour le genou l'est aussi pour les autres jointures. Toute plaie articulaire un peu sérieuse comporterait donc une résection d'emblée.

QUÉNU et SCHWARTZ (*Progrès médical*, 1900) ont protesté contre cette opinion radicale, rappelant les bons résultats de la conservation systématique et citant des observations rassurantes.

De même BROCA (*Presse médicale*, 1900) combat une telle doctrine et repousse complètement, chez l'enfant tout au moins, la résection du genou dans les plaies de cette articulation. Il est certain que les infections articulaires, traumatiques ou non, ne se comportent pas du tout chez l'enfant comme chez l'adulte. Leur pronostic est beaucoup plus bénin. Elles cèdent à des moyens simples, à des procédés de douceur, dont l'emploi ne donnerait aucun résultat chez l'adulte. Toute la pathologie articulaire de l'enfant justifie ces données. Dans le jeune âge, la chirurgie des articulations ne saurait être trop parcimonieuse, modérée et prudente. Il convient donc dans cette discussion de faire une place à part aux cas observés à cette période de la vie. L'arthrotomie leur suffit grandement.

Mais même pour l'adulte, n'est-il pas excessif de commencer par une résection, et ne peut-on avant d'en venir à ce parti extrême essayer des mesures moins énergiques, ponction, lavages articulaires, arthrotomie ou arthrectomie. La sagesse n'est-elle pas ici dans l'éclectisme puisque les situations sont si peu comparables. D'une part la gravité de l'infection est variable, d'autre part les conditions sont dissemblables d'une articulation à l'autre.

Il suffit de réfléchir aux dispositions anatomiques des diarthroses pour être convaincu dès l'abord de cette néces-

---

[1] MAILHETARD. Th. Lyon, 1809-1900.

[2] MAILLAND. *Gaz. hôpitaux*, 1901.

sité de s'adresser suivant l'article considéré, tantôt à une opération, tantôt à une autre. Là une résection s'impose, ailleurs une simple incision peut suffire. Au fond cependant l'idée directrice est constamment la même : l'intervention a pour but de donner issue aux produits morbides, de drainer. Or l'évacuation doit être d'autant plus prompte et plus complète que la situation est plus menaçante ; l'opération nécessaire pour obtenir cette évacuation est proportionnelle à l'étendue de l'article, et varie avec sa complexité. L'impossibilité d'une évacuation et d'une désinfection locale ne laisse pas d'autre ressource que la suppression du foyer infecté, dût-on pour cela aller jusqu'au sacrifice du membre.

Dans l'état actuel de la chirurgie l'amputation du membre pour une plaie articulaire est devenue exceptionnelle et considérée comme une sorte d'échec, la thérapeutique locale devant être efficace d'une manière habituelle. Or il est extrêmement consolant d'en faire la remarque, quand on songe que l'amputation de la cuisse était il y a cinquante ans la seule opération qui, sauf le cas de réunion primitive de la plaie, pût sauver l'existence d'un blessé, ayant le genou ouvert peu ou prou.

Quand Verneuil souleva en 1865, 1866, 1868 ces mémorables discussions à la Société de Chirurgie, sur le traitement de plaies articulaires par la résection, ce qu'il proposait était une opinion subversive et une pratique nettement opposée aux doctrines classiques. Réséquer un genou en pleine suppuration aiguë était pour l'époque une dangereuse hardiesse. En dépit du merveilleux talent déployé par Verneuil, ses discours n'entraînèrent la conviction de personne. C'était là une tentative de *conservation* jugée trop grave. C'est cette témérité conservatrice qui est maintenant considérée comme un acte de radicalisme outrancier.

Le *drainage*, l'*antisepsie* ont simplifié toutes choses, rendu possible un traitement activement conservateur. Aussi la thérapeutique doit-elle être graduée et méthodique. Les données qui aideront le chirurgien à prendre et à varier sa détermination, sont la gravité de la lésion primitive, c'est-à-dire des désordres immédiatement produits par le traumatisme, en second lieu les conditions dans lesquelles la blessure s'est produite, puis le temps pendant lequel elle a été abandonnée à elle-même, ou mal pansée, ou mal traitée, ensuite la forme et l'intensité de l'infection, enfin l'articulation mise en cause.

Prenons les plaies du genou comme exemple.

Voici un cas d'arthrite légère consécutive à une petite plaie, à une piqûre d'aiguille, de poinçon, de fleuret. La réaction est modérée, la fièvre est nulle ou peu élevée, 1° ou 1°,5 de plus que la normale, il existe un peu d'épanchement, les douleurs sont tolérables, l'impotence n'est pas complète.

Il s'agit en somme d'une arthrite subaiguë, d'une synovite avec épanchement séreux, ou séro-purulent. Le repos de l'article, son immobilisation une douce compression doivent être essayés tout d'abord. Tout au plus convient-il d'y joindre une ponction évacuatrice, ponction simple ou suivie du lavage antiseptique de la synoviale. Si les choses s'aggravent, l'arthrotomie s'impose.

Mais voici un blessé chez lequel l'infection résultant d'une plaie plus large, ou plus septique, ou plus mal soignée, a frappé sérieusement la jointure, la température est élevée, le genou volumineux, tendu, très douloureux, les moindres mouvements arrachent des cris au patient, qui est abattu, privé de sommeil, et dans une situation visiblement grave. La jointure est pleine de pus. Il y a urgence à donner issue aux liquides septiques et cela par de larges et efficaces ouvertures. L'*arthrotomie* peut et doit suffire dans la majeure partie des arthrites consécutives aux plaies du genou, mais à la condition d'être pratiquée d'une manière *précoce* et d'assurer le drainage.

Il est sage, dans ces infections traumatiques, de multiplier les incisions, de les faire longues, de joindre aux incisions para-rotuliennes, d'autres incisions latéro-condyliennes, de laver la jointure avec des antiseptiques forts, de drainer avec des tubes volumineux de placer le membre dans une légère flexion, ce qui détend les plans fibreux postérieurs, et rend le drainage meilleur. Ce traitement doit suffire s'il n'est pas trop tardif. A tout le moins réussit-il généralement à arrêter la marche extensive des lésions ; après ces larges débridements les phénomènes phlegmasiques ne progressent plus si toutefois ils n'ont pas déjà débordé l'article.

Ce qui peut arriver c'est que l'infection locale ne s'éteigne pas, qu'elle traîne en longueur, qu'il y ait toujours du pus sécrété en assez grande abondance, que la fièvre résiste et que par contre-coup l'état général s'altère, se mine graduellement. Alors on peut être conduit à pratiquer la synovectomie, comme ALBERTIN le conseille, la résection comme le veut PONCET, ou même l'amputation de la cuisse.

Chez un jeune sujet la synovectomie serait indiquée, pour des raisons physiologiques bien connues. L'opération n'est pas illogique. elle a pour but de supprimer la synoviale, infectée à fond, non désinfectable, et résorbant merveilleusement les toxines formées dans la jointure. Pour la tenter avec quelques chances de succès, il convient que l'infection ne soit ni trop aiguë, ni trop violente. Les cas d'arthrite qui nous paraissent le mieux comporter une telle indication sont ceux où la suppuration s'attarde dans une synoviale épaissie, chez des enfants ou de jeunes adultes, malgré l'arthrotomie.

La résection pratiquée d'emblée paraît être au genou une mesure excessive : pour ma part, je me déciderais avec peine à y recourir sans avoir préalablement tenté d'obtenir par l'arthrotomie une détente dans les phénomènes inflammatoires.

La résection serait indiquée cependant dans une fracture articulaire infectée. La résection secondaire s'impose presque quand la suppuration ne tarit point et paraît due à quelque lésion osseuse ou à des altérations des cartilages.

Mais voici une de ces terribles arthrites septiques, à marche ultra rapide, et mettant promptement en danger l'existence du blessé : l'infiltration septique diffuse déjà hors de la jointure. A peine peut-on prendre le temps d'essayer des débridements même formidables. C'est sans tarder qu'il faut se résoudre à faire le sacrifice du membre. L'amputation de la cuisse ne sauvera même pas toujours le malade. Ces formes ne devraient plus s'observer, et ne s'observent pour ainsi dire plus chez les malades soumis dès le début à des soins réguliers, le traitement préventif ayant dans l'espèce une importance souveraine.

Si la résection doit tenir peu de place dans le traitement des arthrites traumatiques aiguës du genou, elle est par contre d'un emploi plus facile et d'une utilité plus grande quand il s'agit de jointures serrées et complexes, telles que le cou-de-pied, le poignet, le coude.

Le drainage parfait de ces articulations ne peut être obtenu par de simples incisions. Il importe de créer au plus vite une large brèche. permettant l'issue rapide des liquides septiques. Réserve faite de quelques cas bénins, les arthrites traumatiques des jointures précitées nous paraissent justiciables au plus tôt d'une résection de drainage, résection comprise d'ailleurs d'une façon économique. Pour le cou-de-pied, l'extraction de l'astragale avec larges incisions pré- et rétro-malléolaires ; au poignet, l'ablation du massif carpien, constitueront le sacrifice suffisant et nécessaire. Cela est vrai d'ailleurs pour toutes les suppurations de ces jointures. Il ne faut pas hésiter surtout au cou-de-pied, dont les arthrites par infection aiguë traumatique sont relativement fréquentes et très graves. Ces résections ne sont nullement comparables à celles du genou. Leur pronostic est plus favorable pour le résultat que l'on se propose d'atteindre immédiatement, en ce qui concerne l'avenir il est incomparablement meilleur ; enfin les soins consécutifs sont beaucoup plus simples et moins douloureux.

Ici encore l'amputation sera parfois une nécessité malheureuse ; mais chaque jour les soins mieux compris, plus promptement appliqués, réduisent les cas où l'on est conduit à cette extrémité.

Les accidents infectieux enrayés, le blessé à la vie sauve, mais souvent l'articulation reste d'une façon temporaire ou définitive compromise dans son fonctionnement : raideurs. atrophies musculaires, ankylose, troubles trophiques, attitudes vicieuses, on peut naturellement observer tout cela et aussi prévenir dans une large mesure toutes ces fàcheuses éventualit's.

On conçoit que des interventions diverses soient imposées tardivement pour remédier à ces attitudes vicieuses, ankyloses, etc.

Parmi ces opérations secondaires, les plus intéressantes sont celles que nécessitent parfois les corps étrangers demeurés dans la jointure (fig. 17), fragments d'os, débris de vêtements, morceaux de bois, petits projectiles, aiguilles, etc. Ces faits d'extraction tardive sont assez rares. EHRMANN en a communiqué il y a déjà longtemps un cas à la Société de chirurgie. Récemment BALDWINN vient d'en faire connaître un très curieux ; l'opération, déjà tentée sans succès deux ou trois fois, ne put être menée à bien que sous la radioscopie. Il ne paraît pas heureusement que l'on soit souvent contraint d'opérer sous le contrôle radioscopique. La radiographie faite dans les conditions ordinaires doit suffire ; c'est d'ailleurs une sage précaution.

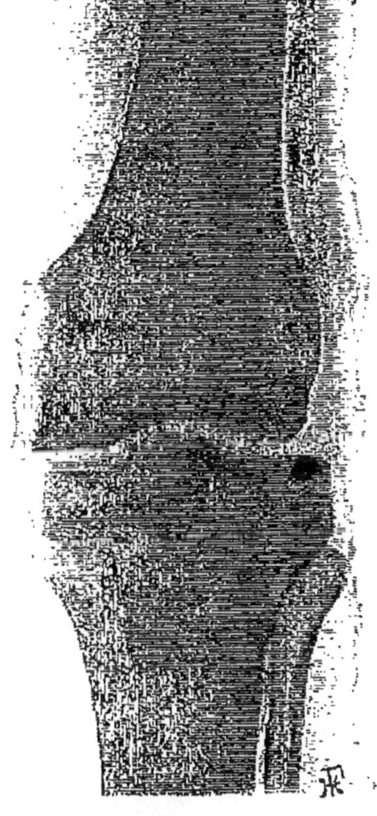

Fig. 17.

Balle de carabine, immédiatement au-dessous du cartilage articulaire.

PLAIES DE GUERRE PAR ARMES A FEU

Les plaies de guerre par armes blanches ne diffèrent des plaies ordinaires par aucun caractère essentiel. Celles qui résultent des projectiles lancés par les armes à feu constituent une des plus importantes questions de la chirurgie d'armée.

Les caractères particuliers de ces blessures, la fréquence

extrême des lésions osseuses, les conditions où s'effectue le traitement, les indications qu'elles comportent, ont obligé constamment les auteurs à leur faire une place à part.

A vrai dire pourtant, les plaies des articulations par armes de guerre ne présentent plus le caractère spécialement défavorable qu'elles avaient jadis, et leur thérapeutique se rapproche graduellement de celle des autres blessures. Ce que nous avons dit plus haut des plaies septiques observées dans la pratique civile laisse entrevoir ce que devaient être ces traumatismes ouverts des jointures dans les camps, les villes assiégées, sur les champs de bataille au temps de la mauvaise chirurgie sale, de l'assistance tardive, rudimentaire et malpropre.

De fait tous les chirurgiens d'armée ont été amenés à s'en préoccuper, surtout depuis le xviiie siècle. Après chaque guerre, dans l'examen des résultats, on ne manque jamais de relever à part ce qui concerne les blessures des articulations. Il est consolant de reconnaître que l'évolution de ces blessures est de plus en plus simple, au point que dans les guerres récentes la plupart des cas ont eu une terminaison favorable. Les plaies articulaires par armes à feu devenues des lésions bénignes, voilà certes ce que personne n'eût osé espérer il y a trente-cinq ans ; on montrait alors comme des phénomènes ceux qui survivaient à pareil accident.

La distinction entre les plaies pénétrantes et non pénétrantes est parfois plus malaisée encore dans les blessures de guerre que dans les autres, tant sont fréquents les cas de transition. Il existe une foule de lésions très voisines des plaies articulaires proprement dites, fractures compliquées juxta-articulaires, fractures comminutives articulaires non ouvertes, luxations même, produites par le choc des gros projectiles, plaies étendues des parties molles, des ligaments, et capsules. On y ajoutait autrefois les plaies de *contour*, admettant en effet qu'un projectile pouvait tourner autour de l'articulation, sortir de l'autre côté, sans y pénétrer. Même avec les anciens projectiles, il eut été déjà difficile d'en fournir des preuves irréfutables. Les armes modernes ne permettent pas d'en discuter la possibilité.

Les plaies de beaucoup les plus communes à la guerre sont produites par les balles ou les petits éclats de gros projectiles. Les projectiles volumineux, les larges éclats d'obus, déterminent en général des fracas considérables, où l'ouverture d'une articulation n'est plus qu'un détail. Le cas habituel est donc la blessure par balle de fusil.

Or, dans presque tous les pays, les troupes sont maintenant armées de fusils de petit calibre, lançant des balles dont la résistance, la vitesse, et la force de pénétration sont considérables. Ces projectiles sont souvent moins meurtriers que les anciens. En ce qui concerne les articulations, il est certain que leur emploi a beaucoup contribué à changer le pronostic des blessures.

Anatomie pathologique. — Ces plaies sont tantôt des plaies pénétrantes simples, tantôt compliquées de lésions osseuses. On conçoit qu'une balle atteigne une partie de la synoviale sans intéresser le squelette, au genou principalement, mais encore au cou-de-pied, à l'épaule, et même dans d'autres articulations. Pour le genou on admet même depuis les expériences de Semon qu'elle puisse traverser la jointure d'avant en arrière sans toucher les os. Cette sorte de paradoxe serait réalisé par un projectile frappant dans le sens antéro-postérieur et horizontalement le genou demi-fléchi, en pénétrant au-dessous de la pointe de la rotule et en passant dans l'espace intercondylien.

Bien plus souvent la balle rencontre une des extrémités osseuses. Les lésions ainsi produites sont d'importance très variable. depuis les dépressions, écornures et gouttières qui n'intéressent que les couches osseuses les plus superficielles, jusqu'à l'éclatement de l'os et à sa fragmentation comminutive, en passant par les perforations simples, accompagnées de fissures épiphysaires ou diaphysaires (fig. 18). Une foule de circonstances interviennent pour varier à l'infini le détail des lésions, vitesse, forme, résistance du projectile, direction de celui-ci, configuration, consistance et texture de l'os qu'il vient frapper. Le petit volume, la dureté des balles actuelles à manteau très résistant, la vitesse dont elles sont animées, leur permettent de traverser le tissu spongieux, presque sans dégâts, de trouer des extrémités osseuses volumineuses, d'y percer des tunnels réguliers. C'est notamment ce que l'on peut observer au niveau du plateau tibial, des condyles fémoraux, de la tête du fémur, des os du tarse. Plus fréquemment peut-être on note des irradiations fissuraires, avec fragmentation plus ou moins nette de l'os atteint. Delorme a bien mis en évidence par des expériences nombreuses et variées l'importance de la ligne diaépiphysaire au point de vue du nombre et de la direction des fissures, dont la disposition n'est pas le résultat du hasard, mais s'établit selon des lois à peu près fixes. « Ces types, dit Delorme, changent peu quelque soit le projectile utilisé... L'examen de nos pièces expérimentales, de celles de nos musées, ou de celles qui sont représentées sans commentaires

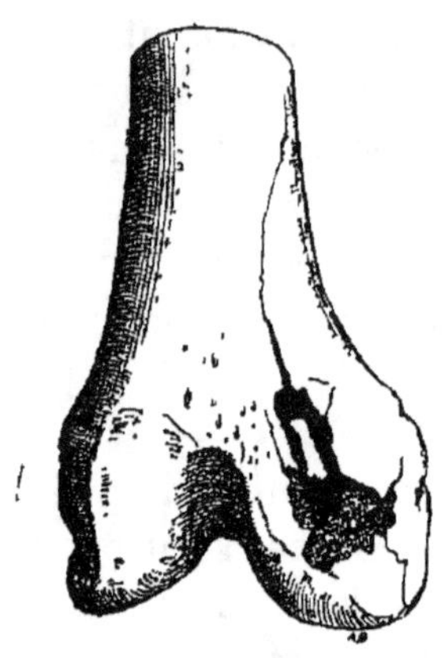

Fig. 18.

dans les comptes rendus des guerres, le démontre de la façon la plus évidente. »

Les variations dépendent, pour chaque extrémité. du point percuté, de la vitesse, du diamètre du projectile, et de la disposition architecturale de l'os. Point très important, l'épiphyse conserve une sorte d'autononie à l'égard de ses lésions, et les fissures s'arrêtent généralement à la ligne dia-épiphysaire ; si bien que des dégâts sérieux ou considérables d'une articulation peuvent ne s'accompagner d'aucune irradiation diaphysaire. Au contraire le projectile frappant l'os au niveau de la ligne diaphysaire, ou dans son voisinage, détermine la production de fissures et d'esquilles à la fois diaphysaires et épiphysaires. « La disposition architecturale des os contribue à limiter les lésions ou à les étendre... C'est elle qui imprime à certaines fractures diaphyso-épiphysaires la direction toute particulière de leurs traits fissuriques de même que la disposition plus ou moins régulière des fibres d'un morceau de bois dirige l'action du coin qui le fend ». (Delorme). Nous ne pouvons pour le détail de ces lésions que renvoyer aux travaux de Delorme (*Traité de Chirurgie de guerre*) et aux études spéciales des chirurgiens militaires, études parmi lesquelles il convient de citer particulièrement le travail de Ferraton sur les lésions ostéo-articulaires produites par le projectile du révolver d'ordonnance actuel (*Arch. prov. de Chirurgie*, 1903)

Au total les blessures articulaires par projectiles de guerre sont d'une manière habituelle compliquées de lésions osseuses, qui peuvent aller des écornures les plus légères, à l'état comminutif le plus complexe, avec ou sans participation des diaphyses. Les altérations des parties molles sont elles-mêmes variables avec le projectile, la distance d'où il a été tiré, selon qu'il y a eu ou non projection d'esquilles, blessure de vaisseaux ou de nerfs importants. La présence du projectile lui-même dans le foyer traumatique est actuellement un fait rare mais néanmoins on peut l'observer, surtout si la blessure est produite par une balle ricochée, un petit fragment d'obus ou une balle fragmentée. D'autres corps étrangers d'ailleurs, chassés par le choc des projectiles de guerre, peuvent pénétrer dans les jointures, morceaux de vêtements, débris d'équipement, de hanarchement, fragments d'armes, cailloux, pièces de monnaie, etc.

Diagnostic. — Le diagnostic de ces blessures est généralement facile, et les signes indiqués précédemment se retrouvent ici avec une netteté plus grande. Dès l'abord, par le simple examen de l'attitude du membre et des vêtements du blessé, on peut déjà soupçonner la lésion.

L'impotence fonctionnelle, l'intensité de la douleur, l'abondance de l'épanchement articulaire, ne sont nullement proportionnelles à la gravité des lésions. La mobilité anormale, la crépitation ne doivent être recherchées qu'avec une prudence extrême et avec la plus grande douceur.

Jointes à l'examen des orifices d'entrée et de sortie, les constatations faites par la palpation de l'article ne laissent généralement aucun doute, non seulement sur la blessure arti-

'culaire elle-même, mais sur le degré de complexité des lésions osseuses. On peut les évaluer d'une façon approximative, mais suffisamment exacte pour prendre un parti. Il est très essentiel de ne pas se livrer à d'inutiles recherches avec le stylet, la sonde, ou le doigt. Cette abstention sera presque toujours favorable au blessé.

Traitement. — L'évolution des plaies de guerre intéressant les articulations était autrefois si grave que l'amputation paraissait être l'unique moyen d'en conjurer quelquefois les conséquences désastreuses. Les blessés succombaient presque tous à l'arthrite septique, à la gangrène gazeuse, au tétanos, à la suppuration interminable. Les plus heureux parmi les non amputés s'en tiraient avec des membres infirmes. ankylosés, en position défectueuse, et cela après avoir traversé les plus grands dangers, suppuré longtemps, éliminé des séquestres. Ceux qui. par un hasard heureux, ne succombaient point, demeuraient en somme presque toujours invalides. Aussi pour le membre inférieur principalement, l'amputation primitive est demeurée jusqu'à l'antisepsie la pratique courante. C'est ce que faisaient Larrey, Marjolin et tous ceux de leur époque.

Caffe en 1833, rédigeant en guise de thèse, quelques « Propositions de Médecine », formule les aphorismes suivants, reflet de l'opinion commune dans le milieu militaire :

« Quand une articulation a été traversée par une balle, il faut amputer sur le champ ».

« Le reproche fait aux chirurgiens militaires de se décider trop facilement à l'amputation est erroné de tous points; la pratique des camps et nos guerres intestines en ont fait justice; on perd 50 blessés pour conserver à un seul un membre, cause continuelle de douleurs, qui reste mutilé et presque toujours hors de service ».

Marjolin n'est pas moins catégorique : « Quand une balle entame légèrement une grande articulation, il n'y a pas à hésiter, il faut amputer le jour même..... Il n'y a je vous le répète qu'une seule chance de salut, c'est l'amputation..... A la vérité vous aurez à combattre une grande répugnance des blessés pour l'amputation immédiate; ils ne peuvent apprécier toute la gravité de leur position avec une blessure en apparence si légère, quelquefois peu douloureuse et permettant encore quelques mouvements, mais gardez-vous de céder à leurs instances ».

Voici ce que dit DUPUYTREN [1] : « Lorsqu'une balle a traversé le genou, ouvert l'articulation et altéré les surfaces osseuses, le cas est des plus graves et l'on ne saurait se dispenser de pratiquer l'amputation. S'il est un fait avéré en chirurgie militaire, c'est l'incurabilité des plaies de ce genre.

... Si un os est froissé et fracturé dans une articulation ou dans son voisinage, si cette articulation est ouverte, la blessure offre les plus grands dangers, et les accidents qui en résultent nécessitent presque toujours l'amputation ».

... Dans les cas que nous venons d'énumérer où l'amputation est jugée nécessaire on doit la pratiquer immédiatement ».

Sans doute on se souvenait des succès obtenus par PERCY, LARREY, dans les résections et le traitement conservateur. BAUDENS, opérant en Algérie, avait eu de son côté des succès remarquables. Mais le traitement habituel des plaies de guerre intéressant sérieusement les articulations, principalement au membre inférieur restait donc l'amputation, et ce fut la conclusion de la discussion de 1848 à l'Académie de Médecine, les événements de cette époque ayant fourni aux Académiciens l'occasion d'étudier ce sujet, comme ceux de 1830 avaient fait l'opinion de DUPUYTREN.

Quand, en 1866, VERNEUIL porta à la tribune de la Société de Chirurgie la question de la résection dans les plaies articulaires, il crut pouvoir se permettre une incursion sur le terrain militaire et proposer aux chirurgiens de nos armées de réséquer un peu plus souvent. Mais LEGOUEST, PERRIN, LARREY II eurent vite fait de lui montrer combien cette proposition était d'une application difficile en campagne. Au membre supérieur passe encore, mais au genou il n'y fallait pas songer rai-

---

[1] DUPUYTREN. — Cliniques . *Des blessures par armes à feu.*

sonnablement. De fait en Crimée, en Italie, au Mexique, on ne fit pour ainsi dire pas de résections.

Cependant au cours de cette mémorable discussion on avait maintes fois parlé des opérations pratiquées pendant la guerre des Duchés. Les chirurgiens allemands avaient fait un grand nombre de résections pour plaies articulaires. Ce fut la première guerre où les résections furent systématiquement appliquées aux blessures articulaires.

En Amérique, pendant la longue lutte fratricide du Nord contre le Sud, on en fit usage et abus. De même pendant la guerre entre l'Autriche et la Prusse, et celle de 1870. Les résultats de toutes ces opérations furent extrêmement médiocres, et même d'une façon générale tout à fait mauvais au point de vue fonctionnel. Les membres conservés ne valaient pas grand chose; beaucoup de malades auraient eu avantage à en être débarrassés.

Et en effet les résections comme elles étaient faites à cette époque ne pouvaient donner que par exception des néarthroses convenables. Toutes les enquêtes faites à cet égard après les diverses guerres et notamment celle de 1870, ont montré combien peu il fallait garder d'illusions sur le succès final de ces tentatives.

La résection en Chirurgie d'armée restait donc très discutable en tant qu'opération primitive. Mais en même temps qu'OLLIER enseignait une technique mieux comprise, et insistait sur l'énorme importance des soins consécutifs, surgissait le grand fait nouveau.

L'antisepsie permettait mieux encore que de réussir des résections, même aux armées, elle autorisait la *conservation* jusque-là, aléatoire, décevante. La première application dans la Chirurgie de guerre, ce fut la guerre russo-turque qui en fournit l'occasion.

BERGMANN et REYHER publièrent des résultats splendides comparés à ceux des temps antérieurs, 55 p. 100 de guérisons dans les plaies du genou. On n'avait jamais rien vu de semblable. Depuis la cause de la conservation plus ou moins active a sans cesse gagné du terrain. Nos expéditions coloniales des vingt dernières années, les guerres récentes apportent toutes le même enseignement. Et le pronostic s'améliore sans cesse à mesure que diminue le calibre des balles, que les plaies sont plus promptement, plus rigoureusement soignées.

Les plaies par balles sont actuellement fort petites, oblitérées presque tout de suite, et l'évolution de ces blessures est devenue singulièrement bénigne.

Au cours de la guerre gréco-turque, PHOCAS et INGLESSIS[1] ont soigné 19 plaies articulaires, dont 17 de grandes articulations. Aucune n'a entraîné la mort. Treize ont guéri sans intervention sérieuse, et dans dix cas les mouvements ont été conservés. Sur les quatre autres, deux ont nécessité l'amputation, une la résection, une l'arthrotomie.

LA GARDE rapporte que dans les 90 cas relevés au cours de la campagne de Santiago, la mortalité fut exactement nulle. Les trois quarts des blessés purent retourner au service actif.

A propos de la guerre du Transwaal, KÜTTNER[2] déclare que le pronostic des fractures et des lésions articulaires est si favorable qu'il n'a eu à pratiquer qu'une amputation et une résection.

Les mêmes remarques ont été faites sur la bénignité de ces plaies, tant par les chirurgiens allemands du côté des Boërs, que par les chirurgiens anglais. Presque tous les blessés ont guéri, un grand nombre de la manière la plus simple, et beaucoup d'entre eux ont pu se remettre en campagne. Des fracas articulaires considérables ont pu se terminer favorablement, sans entraîner la perte fonctionnelle du membre.

LEJARS[3] dans une revue publiée sur les *Enseignements de la guerre Sud-Africaine* insiste avec raison sur « l'étroitesse des orifices, la condition tutélaire, la sauvegarde, l'élément capital de la bénignité relative des plaies ». C'est en

---

[1] Congrès de Chirurgie 1898.

[2] *Beil. z. Klin. Chirur.* XXVIII.

[3] *Caducée*, 1902.

effet ce qu'ont remarqué tous les chirurgiens qui ont assisté aux récentes expéditions. La balle très allongée, très dure, animée d'une vitesse énorme, est douée d'une force de pénétration considérable. et les plaies se referment aussitôt derrière son passage, comme celle d'une ponction au trocart. Il en résulte que les lésions sont pour ainsi dire sous-cutanées, assimilables presque aux traumatismes fermés et aseptiques.

Dans ces conditions la conduite des chirurgiens est naturellement tracée. Les plaies articulaires par balles ne comportent plus ni amputation immédiate, ni résection primitive, ni arthrotomie exploratrice, suivie ou non d'extraction d'esquilles, mais d'une façon très générale l'expectation pure et simple. Les indications pressantes sont de désinfecter le mieux possible les téguments du voisinage et d'immobiliser le membre blessé. Il ne faut rien de plus dans la grande majorité des cas.

Les conditions sont autres si l'on se trouve en présence d'une plaie déjà infectée (blessé pansé tardivement, ou trop sommairement, ou pas du tout pansé). Alors il faut agir sans délai, ouvrir la jointure. la désinfecter, la drainer, simplifier le foyer, pratiquer une résection typique ou atypique, assurer le libre écoulement des liquides septiques, faire en un mot tout ce que nécessitera l'état de la jointure, prêt aussi à pratiquer l'amputation si les accidents ne sont pas promptement enrayés. Ainsi les résections et amputations doivent être considérées comme des pis-aller ; leurs indications se posent secondairement après échec de la conservation, ou bien quand le blessé arrive trop tard.

Il y a donc un moment où la thérapeutique peut être hardiment conservatrice avec de grandes chances de réussite. Le pronostic dépend bien moins du degré de comminution, du nombre de fragments, des fissurations à courte ou longue distance, que de la rapidité plus ou moins grande avec laquelle la plaie a été protégée. C'est ce qui fait que la question du calibre et de la vitesse des projectiles a tant changé la face des choses. La plaie se referme presque instantanément et il suffit que l'assistance du chirurgien ne soit pas trop tardive pour que cet occlusion devienne permanente et définitive.

Il ne reste donc pour les amputations primitives que certains cas très mauvais, tels que les blessures résultant de gros projectiles, d'éclats d'obus.

Tardivement la chirurgie peut avoir à s'exercer de bien des manières chez les blessés des articulations, pour redresser des membres en mauvaise attitude, pratiquer des résections orthopédiques, extraire des corps étrangers, toutes choses sur lesquelles il est inutile d'insister longuement, encore que cette chirurgie réparatrice ne soit pas sans intérêt.

DEUXIÈME PARTIE

DES INFECTIONS ARTICULAIRES PAR VOIE SANGUINE OU PAR PROPAGATION D'UNE LÉSION DE VOISINAGE

I. — DES ARTHRITES DITES INFECTIEUSES

Les arthrites dites infectieuses sont celles où l'infection est apportée par la voie sanguine. Les causes locales sont insuffisantes à en expliquer l'éclosion, et la porte d'entrée de l'agent pathogène n'est pas en rapport direct avec l'articulation considérée. Il faut donc que le sang serve d'intermédiaire, de véhicule.

C'est dire qu'il y a toujours en pareil cas une participation plus ou moins nette de l'état général, et que les lésions qui nous occupent sont ou bien des déterminations d'une maladie frappant d'emblée tout l'organisme, ou bien des localisations secondaires d'une affection septique antécédente.

Ces faits sont demeurés très obscurs jusqu'à une époque toute récente. En l'absence de données bactériologiques, il était en effet à peu près impossible de les interpréter convenablement.

Étiologie. — Les arthrites infectieuses constituent un groupe très vaste. Elles peuvent en effet s'observer dans une foule de maladies, dans les *fièvres éruptives*, dans les *septicémies*, dans toutes les *phlegmasies*, circonscrites ou diffuses, superficielles ou profondes.

On connaît depuis fort longtemps les manifestations articulaires qui se produisent au cours de la variole, de la rougeole et surtout de la scarlatine. La varicelle elle même, ordinairement si bénigne, se complique parfois d'arthrites, dont l'évolution peut assombrir notablement le pronostic (Broca, Braquehaye, Lacasse).

Les arthrites qui surviennent au cours ou au déclin de l'érysipèle, de la pneumonie, de la fièvre thyphoïde, de la diphtérie, sont actuellement bien connues des cliniciens.

Les arthrites puerpérales sont plus rarement observées aujourd'hui qu'autrefois, elles devraient avoir disparu complètement.

Les arthrites blennorrhagiques, celles du début de la syphilis, sont bien aussi des arthrites infectieuses, mais leur importance et leur physionomie trop spéciale exigent qu'elles soient étudiées à part avec les détails qu'elles méritent.

Les lésions articulaires étaient très communes dans l'ancienne infection purulente. Celle-ci a fait son temps ; mais nous avons encore affaire à des septicémies graves chez des blessés, chez des urinaires, chez des malades qui suppurent depuis longtemps.

Dans toutes les infections d'ordre chirurgical, comme dans toutes les maladies médicales, surviennent de temps à autre des arthropathies secondaires. On en a vu au cours de suppurations mal drainées ou intarissables, de phlegmons, d'angines, de stomatites ; on en a vu à la suite d'interventions chirurgicales même peu importantes, ou de lésions très circonscrites, comme des panaris ou des furoncles. La grippe, la méningite cérébro-spinale épidémique, le choléra, tout en vérité, tout ce qui reconnaît pour cause la pénétration dans l'organisme d'agents infectieux peut à un moment donné retentir sur les jointures.

La porte d'entrée sera donc tantôt une blessure, ou une lésion externe, tantôt une affection interne, générale ou locale ; et la lésion articulaire se manifestera secondairement. Elle se présentera comme une complication, une lésion consécutive. Il en est ainsi du moins dans l'immense majorité des cas, et l'on n'aura en général aucune peine à rattacher la maladie articulaire, à une infection antécédente nettement caractérisée.

Toutefois un certain nombre d'arthrites infectieuses offrent en apparence les caractères d'une affection primitive. Ainsi par exemple, on peut voir survenir une arthrite accompagnée de fièvre, de douleurs vives et cette arthrite suppurer sans qu'il y ait eu auparavant ni pneumonie, ni dysenterie, ni aucune autre maladie définie. Ce que nous savons de la pénétration des micro-organismes à travers les muqueuses des voies aériennes ou digestives, sans qu'aucune trace subsiste de leur passage, explique ces faits anormaux. Il faut admettre alors qu'il s'est produit une pneumococcie, ou staphylococcie légère qui s'est localisée au niveau d'un article.

C'est ainsi que j'ai cru devoir interpréter deux cas d'arthrite suppurée du poignet, survenue chez deux hommes jeunes et robustes, sans que l'examen le plus minutieux ait pu révéler une maladie antérieure, ou une lésion quelconque en un autre point de l'économie.

Il est certain d'ailleurs que notre bonne volonté dans ces recherches est quelquefois stérile, que nos moyens d'investigation ne nous permettent pas toujours de retrouver le point de départ de l'infection, la lésion primitive étant minuscule, effacée, ou profonde et cachée, ou encore insuffisamment caractérisée pour que nous puissions en affirmer l'existence.

Si les arthrites sont les complications éventuelles d'une foule de maladies parasitaires et infectieuses, il s'en faut qu'on les observe avec une égale fréquence au cours des diverses pyrexies, infections et maladies locales.

Ainsi dans le domaine des fièvres éruptives, les arthrites consécutives sont rares dans la rougeole, alors qu'elles constituent une complication attendue, prévue et tout à fait banale de la scarlatine.

Certaines maladies infectieuses ont le fait est donc certain, une sorte de prédilection pour les localisations articulaires consécutives.

Mais pour une même maladie, on note de très grandes variations dans la fréquence des arthrites secondaires, et aussi dans leur gravité, dans leur évolution, sans qu'on en puisse bien souvent en fournir aucune raison plausible.

On supposerait à priori que les complications articulaires sont particulièrement fréquentes dans les formes graves des maladies infectieuses; mais il n'en est rien, et ce sont souvent les cas les plus bénins en apparence qui retentissent sur les jointures.

A cet égard aucune règle ne peut être solidement établie, et nous voyons les articulations se prendre au hasard des cas ou des séries, mais il semble néanmoins que les arthropathies sont plutôt l'expression d'une infection générale faible que d'une infection forte.

D'ailleurs en regard de la question de nature, ou de degré de l'infection, il faut mettre les résistances de l'organisme, variables elles-mêmes à l'infini, et l'on conçoit dès lors avec quelle lenteur se dissiperont les obscurités que présente l'étiologie de ces accidents. Certains sujets y semblent prédisposés ; il est possible, mais non prouvé, que ces sujets soient surtout des arthritiques.

Ce qui paraît mieux établi c'est qu'une lésion préexistante, une tare articulaire quelconque peut intervenir dans la localisation de l'infection. Ainsi une jointure présentant une laxité anormale, ou des lésions d'arthrite sèche, une articulation modifiée par le tabes, peuvent aisément suppurer, si le sujet qui en est porteur contracte une maladie infectieuse.

Mais ces faits ne sont pas communs et dans l'immense majorité des observations d'arthrite infectieuse, on ne relève rien de semblable. L'articulation frappée, presque toujours, était jusque-là parfaitement saine, et pour expliquer comment c'est celle-là et pas une autre, on ne peut en général invoquer aucune raison valable. En particulier les traumatismes, les mouvements anormaux, l'effort, la fatigue, sont des causes déterminantes inapplicables aux malades que la complication articulaire vient surprendre dans leur lit, après plusieurs jours du plus complet repos.

Les surmenés, les misérables, les amoindris, tous ceux qui sont débilités, tous ceux dont la nutrition souffre, dont la résistance fléchit, semblent naturellement plus exposés que les autres, mais les faits sont souvent en contradiction flagrante avec cette supposition si logique, et parmi les cas de ma pratique un bon nombre ont été observés chez des sujets normaux, robustes, vigoureux.

Anatomie pathologique. — Les circonstances dans les-

quelles se produisent les arthrites infectieuses, sont. nous
l'avons vu, très diverses. Elles présentent toutefois, malgré les
conditions différentes où elles prennent naissance de grandes
analogies. Aussi, nous réservant de revenir plus particulièrement, sur certaines arthrites spécifiques, pouvons-nous les
rapprocher dans cette étude sommaire.

Les arthrites infectieuses tantôt frappent plusieurs articulations, simultanément ou successivement, tantôt et plus souvent
se localisent à une ou deux jointures. Que l'affection soit uni,
pauci ou pluriarticulaire, elle peut se présenter à divers degrés :
l'arthrite est souvent si légère qu'elle ne donne lieu ni à un
épanchement dans la synoviale, ni à une modification dans
l'aspect de la région. C'est cliniquement une arthralgie. Les
cas de ce genre, pour fréquents qu'ils soient, sont totalement
inconnus au point de vue de l'anatomie pathologique. Il nous
est seulement permis de conjecturer qu'il existe alors une
vague ébauche des lésions bien connues qui sont à la base des
formes plus graves.

Celles-ci se montrent sous deux aspects principaux, selon
que la synoviale contient ou non du pus. Mais entre l'arthrite
à épanchement séreux et l'arthrite suppurée, tous les intermédiaires existent. Il arrive parfois que deux jointures d'un
même malade étant prises simultanément, l'une d'elles soit
atteinte d'une simple arthrite séreuse tandis que l'autre suppure.

Les arthrites suppurées sont sinon les plus communes, du
moins de beaucoup les plus importantes pour le chirurgien,
appelé fréquemment à les traiter. Les interventions pratiquées fournissent sur l'anatomie pathologique des notions
positives. D'autre part, les autopsies ne manquent pas, non
plus que les examens sur des membres amputés, ou des pièces
expérimentales.

Le caractère le plus frappant de la lésion est naturellement
la présence du pus, accumulé en quantité plus ou moins
grande selon l'articulation considérée, l'intensité de la phlegmasie et la durée pendant laquelle elle a été abandonnée à
elle-même. Ce pus est assez variable comme aspect ; tantôt il
est poisseux et verdâtre, tantôt jaune et bien lié, tantôt mé-

langé à de la sérosité, parfois blanchâtre. On conçoit que la
consistance, la coloration et la composition du liquide épanché
puissent changer par le fait même de l'évolution de l'arthrite,
et se modifier d'un jour à l'autre. C'est là évidemment un
facteur dont il convient de tenir compte dans l'appréciation
de ces différences d'aspect du pus articulaire. Ainsi selon le
moment où l'examen sera pratiqué, selon la marche plus ou
moins rapide de la lésion, les constatations pourront ne pas
être identiques. Il faut de plus, faire intervenir ici les propriétés particulières du micro-organisme pathogène. Ainsi
dans les arthrites à pneumocoques le pus est souvent particulièrement verdâtre, épais, visqueux et adhérent.

Dans certaines arthrites puerpérales le pus est d'une blan-
cheur lactée très spéciale. J'en ai dans un cas retiré par ponction de la synoviale du genou, qui ressemblait absolument à
du lait demi-caillé.

La synoviale distendue par l'accumulation du pus, finit le
plus souvent par céder, en supposant d'une part que l'évolution de la maladie soit respectée et d'autre part que le malade
résiste jusque-là. Il se produit alors des suppurations périarticulaires, des fusées dans les interstices des muscles voisins. Les diverticules de la synoviale, les communications
de celle-ci avec les coulisses tendineuses ou les bourses
séreuses de la région facilitent cette diffusion et la rendent
plus précoce.

Dans ce pus on peut mettre en évidence, parfois avec difficulté, les microbes pathogènes, streptocoques, pneumocoques,
staphylocoques.

Les lésions de la synoviale dont la suppuration est une conséquence, ne sont pas toujours très marquées, du moins à
l'examen macroscopique. On observe notamment ce fait para-
doxal dans les arthrites à évolution rapide, à localisations
multiples chez des sujets cachectiques, ou très fortement in-
toxiqués, et on le rencontrait souvent autrefois au cours de
l'infection purulente.

J'ai vu, par exemple, plusieurs fois en ouvrant systématiquement les jointures chez des enfants qui étaient morts de

diphtérie (c'était avant le sérum) des synoviales pleines de pus qui paraissaient à peine malades.

Mais ce n'est jamais qu'une apparence ; la présence du pus traduit toujours une phlegmasie intense de la séreuse articulaire. Il suffit d'avoir pratiqué l'arthrotomie pour saisir la cause de cette illusion ; quand l'intervention est précoce, on voit que la synoviale est le siège d'une congestion intense et présente une coloration d'un rouge foncé. Après la mort, le sang se retire des parties enflammées et la physionomie de la lésion est ainsi profondément modifiée. Si donc l'évolution de l'arthrite a été très rapide, et surtout si la mort est survenue rapidement, sans d'ailleurs être imputable à l'arthrite, étant une conséquence de l'infection générale, on peut trouver une synoviale très légèrement altérée et donnant à peine l'impression d'un organe malade.

En général il n'en va pas ainsi néanmoins et les pièces examinées après la mort ou après amputation montrent une désorganisation déjà très avancée de l'articulation. La synoviale est épaissie, doublée, quintuplée, décuplée d'épaisseur, et sa face non articulaire se confond avec le tissu cellulaire périarticulaire, lui-même épaissi, infiltré de sérosité et souvent même présentant des abcès tantôt petits, tantôt volumineux.

La séreuse articulaire examinée du côté de l'articulation, n'offre plus une surface unie et lisse ; elle est irrégulière, couverte de pseudo-membranes ; les franges, quand il y en a, ont perdu leur souplesse, elles sont fermes, gonflées, rougeâtres, entourées de produits pseudo-membraneux. Dans l'épaisseur de la synoviale on découvre çà et là de petits abcès miliaires. Des collections purulentes s'isolent dans les diverticules, les recoins de la synoviale, se séparent de la grande cavité par des fausses membranes et des adhérences. Quand la suppuration a duré quelque temps, les cartilages sont toujours altérés, dépolis, ulcérés, détachés au moins sur une certaine étendue des surfaces articulaires ; les ligaments sont friables, épaissis, dissociés, désinsérés ou rompus. Les os mêmes sont atteints à la longue et présentent sur les épiphyses des lésions d'ostéite.

Nous venons de présenter les arthrites infectieuses sous leur pire aspect. Mais nous savons déjà qu'en regard des infections articulaires graves se trouvent des arthrites non suppurées, dont les tendances sont généralement très bénignes. L'épanchement est en pareil cas formé par un liquide citrin ou légèrement trouble. Cet aspect louche tient à la présence dans le liquide articulaire de leucocytes, de cellules détachées de la synoviale et mortifiées, de débris fibrineux.

Entre les arthrites franchement suppurées et celles-ci qui en sont l'ébauche, s'échelonnent de nombreux cas de transition.

Cependant la transformation d'une de ces arthrites à liquide louche en une arthrite suppurée est cliniquement très rare. Les arthropathies infectieuses s'orientent pour ainsi dire dès le début vers la suppuration, quand elles doivent suppurer.

Dans les arthrites à épanchement séreux la synoviale est le siège primordial, et la localisation essentielle de la maladie.

Les notions anatomo-pathologiques sont ici fournies surtout par la ponction qui permet de constater les caractères du liquide épanché, et d'autre par les constatations faites au cours des arthrotomies, ayant porté presque toujours sur le genou.

La synoviale perd de sa souplesse, son épaisseur augmente, elle est le siège d'une vascularisation intense; le tissu cellulaire sous-synovial est œdémateux, les franges sont turgides et pâteuses. Sur toute l'étendue de sa face interne règne une coloration d'un rouge intense.

Cette face est généralement couverte de pseudo-membranes, ou tout au moins d'une couche visqueuse formée de mucus englobant des cellules mortes, des débris de cellules, et des leucocytes. Ces lésions macroscopiques sont à des degrés près comparables à celles que l'on voit dans les arthrites suppurées.

A l'examen microscopique même, on trouve entre les deux variétés plus d'éléments de comparaison et de rapprochement que de différences. Dans l'une et l'autre catégorie, on constate à des degrés divers des lésions inflammatoires qui en elles-mêmes ne sont pas absolument caractéristiques et reproduisent ce que l'on est accoutumé de rencontrer dans tous les organes enflammés où domine le tissu cellulaire.

Aussi bien les recherches très nombreuses qui dans ces dernières années ont été entreprises à propos des arthrites infectieuses ont eu principalement pour objet leur étude bactériologique, et pour but d'en élucider la pathogénie.

Pathogénie. — L'imagination a toujours eu une part considérable dans les doctrines pathogéniques ; et l'histoire des arthrites infectieuses pourrait en témoigner. Il n'y a plus lieu de rappeler les interprétations puériles, ou manifestement erronées, ou imparfaites, auxquelles elles ont pu donner lieu autrefois. En fait nos connaissances à cet égard datent seulement de peu d'années. Mais il a suffi des premières notions positives fournies par la bactériologie et les idées générales qui en découlaient, pour que la conception des arthrites infectieuses en découlât clairement. Elle date des travaux de BOUCHARD, de BOURCY (Th. 1883) de LAPERSONNE (Th. 1886), de MARFAN, etc. On reconnut que les arthropathies survenant au cours de maladies infectieuses très diverses présentaient entre elles un lien évident, des caractères communs, un air de famille, qu'elles différaient complètement du rhumatisme et pour les interpréter l'on admit volontiers l'intervention des micro-organismes, alors même que la nature microbienne des maladies infectieuses n'était encore établie que pour un très petit nombre d'entre elles.

Quelques microbes découverts dans divers exsudats articulaires et notamment dans des liquides provenant d'arthrites blennorrhagiques semblaient la justification de ces idées nouvelles. A la vérité parmi ces premières recherches, beaucoup pourraient être aisément critiquées ; mais il n'y a pas lieu de s'arrêter sur ce point. On arriva très vite à considérer les arthrites secondaires, les pseudo-rhumatismes, comme des manifestations dues à la présence de l'agent infectieux qui avait déterminé la maladie primitive. Ainsi comprises les arthrites infectieuses seraient toujours dues à des microbes spécifiques, dans l'érysipèle dues au parasite de l'érysipèle, dans la pneumonie à celui de la pneumonie, dans la scarlatine à celui de la scarlatine, et ainsi de suite. Il est bien vrai que les choses se passent souvent de cette manière ; par exemple il est banal de rencontrer le pneumocoque, et le pneumocoque seul dans les arthrites métapneumoniques, le streptocoque à l'état pur dans les arthrites puerpérales ; depuis que l'on sait mieux le rechercher, on arrive ainsi très fréquemment à retrouver le gonocoque dans les arthrites blennorrhagiques. Le rôle pathogène de ces microbes est actuellement si bien établi que l'on emploie couramment les expressions d'arthrites à gonocoques, ou à pneumocoques. Il est donc parfaitement établi, qu'un certain nombre d'arthrites infectieuses sont spécifiques, dues à l'action locale d'un micro-organisme particulier. C'est là une confirmation des vues qui ont été émises dès que la conception des arthrites infectieuses a commencé à s'ébaucher.

Toutefois cette démonstration n'a été faite que pour un petit nombre d'arthrites. Au contraire dans une multitude de faits on a rencontré des microbes n'ayant aucun rapport avec la maladie causale. Ainsi dans les arthrites de la scarlatine dans celles qui viennent compliquer certaines angines, on a trouvé communément du streptocoque ; dans celles de la dysenterie, de la fièvre typhoïde des staphylocoques. La présence fréquemment constatée de ces microbes vulgaires, alors que le parasite de la maladie primitive ne se retrouve pas dans le pus, ou que ce parasite est encore inconnu, conduit à une autre interprétation. L'arthrite n'est pas due au microbe de la maladie initiale, n'est pas une conséquence directe de cette affection primitive ; elle est sous la dépendance d'une infection secondaire ; d'autres germes entrent en scène : il ne s'agit pas seulement d'une localisation consécutive, mais d'une maladie différente dans son essence. Ici encore quelques auteurs ont eu la tentation de généraliser, et ont envisagé les arthrites infectieuses comme le résultat habituel des infections secondaires.

Il est vrai, ce sont souvent des microbes étrangers à la maladié première, qui sont les parasites de l'affection articulaire développée consécutivement.

Mais cette manière de voir ne saurait s'appliquer à toutes les arthrites infectieuses, et il suffit de rappeler que l'arthrite de la pneumonie est une arthrite à pneumocoques, que l'arthrite post-érysipélateuse contient le streptocoque de l'érysipèle, que l'arthrite blennorrhagique est à gonocoques, pour réduire à sa juste mesure la théorie de l'infection double et successive. Elle ne contredit point d'ailleurs la première ; l'une et l'autre répondent à la réalité des faits, elles se complètent, il faut les garder toutes deux. Bien plus on voit sur la même jointure des infections associées ; deux microbes pathogènes ont agi de concert et mis en commun leurs propriétés nocives. Ces infections associées ne sont pas pour nous surprendre ; l'on en trouve trop d'exemples dans le reste de la pathologie, pour s'étonner de rencontrer dans les jointures de telles associations.

Les microbes n'agissent guère mécaniquement, leur puissance réside principalement dans les poisons qu'ils fabriquent et dont l'effet se fait sentir soit localement sur les tissus ensemencés, soit sur l'économie tout entière, soit à distance et par action élective sur certains tissus. On peut donc encore soulever une hypothèse pour interpréter certaines arthrites. Ne seraient-elles pas dues à la réaction des parties constitutives de l'articulation vis-à-vis de certaines toxines?

On pourrait trouver dans la pathologie générale de nombreux arguments en faveur de cette théorie. Mais sans sortir du domaine des maladies articulaires les faits ne manquent point pour la rendre plausible.

Il suffit de rappeler certaines arthrites de la diphtérie, et d'autres dues à l'emploi des sérums antidiphtéritiques, et enfin le rhumatisme tuberculeux, autour duquel les Lyonnais ont mené tant de bruit. Pour quelques cas, il convient donc de ne pas écarter une telle pathogénie. Mais la règle paraît être l'apport *in situ* de microbes qui agissent localement et font réagir les tissus où ils ont colonisé.

La localisation aux jointures qui se fait en général à l'exclusion des autres organes n'est pas encore complètement explicable à l'heure actuelle. Cependant l'expérimentation a donné à cet égard quelques renseignements intéressants. Ainsi BESANÇON et GRIFFON, étudiant les conditions dans lesquelles se développent les arthrites à pneumocoques[1], ont obtenu des résultats positifs : 1º après avoir inoculé à un animal sensible au pneumocoque, tel que le lapin, des échantillons microbiens de virulence très atténuée ; 2º lorsque après avoir conféré à des lapins une immunité incomplète contre le pneumocoque, on leur a inoculé dans la suite des doses massives de pneumocoques virulents.

C'est d'ailleurs un fait bien établi expérimentalement, d'une façon générale, que la fréquence des localisations articulaires dans les infections atténuées.

On a pu se demander si le rhumatisme articulaire, dont on avait eu tant de peine à séparer autrefois les pseudo-rhumatismes infectieux, les arthrites infectieuses, ne présentait pas au point de vue pathologique une grande parenté avec lesdites arthrites infectieuses. En dépit du très grand nombre de travaux, et des plus sérieux, publiés sur ce sujet en Allemagne, en Angleterre et en France (voy. TRIBOULET, *Gaz. des hôpitaux*, 1903), il n'est pas encore établi que le rhumatisme articulaire aigu soit une maladie parasitaire, et le diplocoque que l'on rencontre si souvent en pareil cas (TRIBOULET et COYON) ne paraît pas être avec la maladie, en relation de cause à effet.

Il n'y a pas grand avantage à chercher sur le terrain pathogénique, non plus que sur le terrain clinique, une analogie entre les arthrites infectieuses et le rhumatisme, qui reste une maladie complètement médicale.

Signes. — Les arthrites infectieuses présentent, nous l'avons déjà indiqué sommairement des degrés de gravité bien différents, que l'on peut cependant ramener à trois types princi-

---

[1] *Archives de médecine expérimentale et d'anatomie pathologique*, 1899, nov.

páux : *arthralgie, arthrite à épanchement séreux* ou tout au moins non manifestement purulent, *arthrite suppurée.*

L'*arthralgie* est extrêmement commune et d'une grande bénignité. Comme son nom l'indique, dans cette forme il n'existe aucun signe physique. La douleur est toute la maladie. Elle peut être très vive, ou très modérée. Elle peut occuper une ou plusieurs régions articulaires. Souvent elle se localise à certaines insertions ligamentaires; elle prédomine parfois au niveau d'une extrémité osseuse. La marche, les mouvements l'exaspèrent. Elle présente des caractères variables d'intensité. de durée, elle s'exprime de manières diverses; mais ce qui est très particulier, c'est le contraste entre les souffrances éprouvées par le sujet et l'absence complète, de rougeur, de contracture.

La mobilité de ces douleurs et la rapidité avec laquelle elles s'évanouissent après une durée de quelques jours sont également très curieuses.

Le pronostic est habituellement bénin. et l'on peut dire qu'il s'agit là plutôt d'un désagrément que d'une complication. Il n'en va pas de même des *arthrites aiguës ou subaiguës avec épanchement.* Ces arthrites se terminent habituellement bien, mais pas toujours, tant s'en faut. Elles peuvent, au contraire, créer les plus sérieux embarras, s'éterniser dans des suites fâcheuses et laisser à leur suite de pénibles infirmités.

Toutes les articulations peuvent en être le siège, mais ce sont surtout les articulations importantes, les plus spacieuses, celles qui offrent la surface synoviale la plus étendue. Le genou, la hanche, l'épaule, le coude, le cou-de-pied, en sont donc les localisations préférées.

L'arthrite s'annonce généralement par des douleurs plus ou moins vives dans toute la région de l'article et par une élévation de température ou une recrudescence de fièvre. Bien souvent ces symptômes de début sont très atténués et l'on constate avec surprise, la présence d'une tuméfaction articulaire. Quoi qu'il en soit la maladie s'installe avec une rapidité ordinairement très grande et quelques heures suffisent pour que l'expression symptomatique soit pleinement réalisée.

La région articulaire est le siège d'un gonflement modéré, s'accompagnant d'une légère rougeur des téguments quand l'articulation est superficielle. Dans les mêmes conditions on note souvent l'existence d'un peu d'œdème au pied, au poignet par exemple.

Au genou, ce qui frappe davantage c'est la présence de l'épanchement qui distend la synoviale et donne à la région un aspect globuleux.

La recherche de la fluctuation permet de reconnaitre aisément cet épanchement, que pour les autres jointures on est réduit seulement à soupçonner.

La pression est toujours douloureuse, et cette douleur vive et localisée est un bon signe des arthrites, quand des parties molles épaisses entourent l'articulation, comme à la hanche ou à l'épaule. La douleur est réveillée plus sûrement encore par les mouvements et d'instinct le malade immobilise le membre atteint, le déplace avec d'infinies précautions, en défend l'approche et subit impatiemment les explorations. Il n'est d'ailleurs pas utile et il est inhumain de prolonger celles-ci.

La *suppuration articulaire* ne s'annonce pas forcément par de bruyants symptômes. Chez les cachectiques, chez les petits enfants athrépsiques, chez les grands infectés. elle peut se manifester très discrètement et passer même inaperçue.

Mais à l'ordinaire la présence du pus dans la jointure se révèle par tout un ensemble de signes formant un tableau clinique fort net.

Tantôt l'affection qui avait d'abord évolué comme une arthrite de la variété précédente modifie sa marche et aboutit à la suppuration ; tantôt, et beaucoup plus souvent, elle est d'emblée purulente.

Dans le premier cas, loin de rétrocéder, ou tout au moins de s'atténuer, au bout de quelques jours, comme c'est la règle, on voit les phénomènes locaux et généraux persister et s'aggraver. Dáns le second le complexus symptomatique que son début soit effacé et graduel, ou au contraire rapide et bien marqué, offre bientôt un caractère des plus sérieux.

Tant que la collection demeure intra-articulaire, les signes lócaux ne diffèrent de ceux d'une arthrite aiguë non suppurée que par une intensité plus grande ; ainsi la douleur est plus vive, l'impotence plus complète, l'attitude vicieuse plus accentuée. L'aspect de la région articulaire peut être absolument comparable dans le cas d'arthrite suppurée ou non suppurée, même déformation, même gonflement, même fluctuation, même coloration rosée avec réseaux veineux très apparents, pareille infiltration séreuse du tissu cellulaire déterminant un léger degré d'œdème. Mais dans l'arthrite suppurée les choses ne demeurent pas longtemps en cet état ; la rougeur devient très vive, et son intensité particulière en certains points, marque la place des futurs abcès extra-articulaires, l'œdème augmente, s'étend au loin au-dessus et au-dessous de l'article; les douleurs s'accroissent sans rémission et privent le malade de tout repos. Chez quelques sujets, on note de la lymphangite superficielle et des engorgements ganglionnaires à la racine du membre.

La lésion articulaire, d'autre part, retentit fortement sur l'état général. L'organisme s'empoisonne avec une grande facilité au cours des arthrites suppurées, et peu d'affections locales ont à cet égard une aussi pernicieuse influence. La température se maintient toujours élevée, avec des oscillations assez grandes. Ce n'est pas le thermomètre qui indique toute la gravité du cas; la figure du malade est autrement expressive et inquiétante. Les traits se tirent, le nez s'effile, les yeux se cernent, s'enfoncent dans l'orbite. L'aspect du visage traduit une intoxication profonde et rappelle celui des septicémies péritonéales.

Quelques-uns de ces sujets succombent d'ailleurs promptement en trois, quatre, huit jours, avant que localement se soient produits les désordres grossiers affirmant cliniquement la suppuration. Il semble que chez eux la gravité de l'infection ait été d'autant plus grande, que la réaction locale a été moins active, moins énergiquement caractérisée.

La plupart résistent bien davantage, et s'ils succombent, c'est à la longue, emportés par la septicémie chronique, et il faut reconnaître qu'alors ils sont dans quelques cas victimes de mauvais soins. On n'assiste plus aujourd'hui à la formation des abcès péri-articulaires, que préviennent les interventions pratiquées dès que la présence du pus est établie.

Mais nous en voyons encore parfois, hélas! chez des malades qui nous arrivent un peu tard. J'ai ainsi rencontré du pus fusant sous le triceps à la suite d'arthrites du genou, des collections sous-deltoïdiennes consécutives à des arthrites post pneumoniques ou érisypélateuses de l'épaule.

L'ouverture chirurgicale ou spontanée des abcès péri-articulaires amène une détente, une amélioration, mais ne suffit pas. La guérison ne devient probable que si l'évacuation est régulière et complète. La nature ne réalise pour ainsi dire jamais un drainage suffisant. Aussi, sauf hasard heureux, il n'est d'autre ressource que dans l'intervention chirurgicale qui, bien conduite, change du tout au tout le pronostic.

Le diagnostic est presque toujours facile et rendu même évident par la connaissance d'une maladie infectieuse en évolution chez le sujet, ou ayant évolué peu de temps auparavant. Ces arthrites peuvent passer inaperçues chez des malades affaiblis ou profondément infectés, qui, dans l'état de torpeur et d'inconscience où les plonge la maladie n'attirent pas d'eux-mêmes l'attention sur la lésion articulaire. Celle-ci échappe donc parfois à un examen incomplet et hâtif.

Les difficultés commencent quand les antécédents du malade sont inconnus, ou quand on n'arrive pas à établir un lien entre l'arthrite et une maladie quelconque.

La porte d'entrée peut être introuvable, mais cela est rare, et à défaut d'une grande pyrexie, d'une fièvre éruptive, d'une septicémie manifeste, l'étude sérieuse du malade fournit toujours, ou peu s'en faut, une raison suffisante de l'arthropathie.

La physionomie de ces arthrites est telle que le diagnostic comporte rarement quelque hésitation. Eclairés sur leur nature, et familiarisés comme nous le sommes maintenant avec ces complications banales des maladies infectieuses, nous les distinguons sans peine du rhumatisme franc.

Toutefois, dans quelques cas exceptionnels, il ne serait pas impossible que le rhumatisme fut rappelé à propos d'une maladie infectieuse. C'est une opinion que soutient après Lasègue J. Schnitzler (de Vienne) (*Wiemer, Klin. Rundschan*, 1901).

Si l'examen de la jointure malade conduit assez rapidement en somme au diagnostic d'arthrite infectieuse, il est souvent délicat de se prononcer au sujet de la nature de l'infection. Sans doute après une pneumonie, il est très probable qu'il s'agit d'une arthrite à pneumocoques; après une suppuration phlegmoneuse, que l'arthrite est causée par les staphylocoques.

Ceci suppose un lien clairement et immédiatement établi entre une maladie déterminée et la complication articulaire. Mais la source infectieuse peut demeurer obscure. Ou bien encore deux infections distinctes peuvent être soupçonnées chez le même sujet. Une femme accouche; peu de jours après, elle présente de la fièvre et elle est prise d'arthrite. On a reconnu chez elle l'existence d'une blennorragie. L'arthrite est-elle blennorragique ? Est-elle d'origine puerpérale ? Les deux infections sont-elles associées ?

Un enfant est atteint d'arthrite aiguë de la hanche; des phénomènes généraux graves accompagnent la lésion locale et l'ont précédée. S'agit-il d'une dothiénentérie avec arthrite de la hanche ? S'agit-il d'une ostéomyélite de l'extrémité supérieure du fémur ou du bassin ? N'a-t-on pas affaire à une ostéomyélite post typhique ? Il est dans la pratique des cas où l'on est embarrassé de choisir.

Il est des malades chez lesquels l'arthrite devance les signes révélateurs de la maladie causale; tel ce cas où une pneumonie est précédée par une arthrite à pneumocoques.

Une arthrite infectieuse banale chez un tuberculeux, chez un syphilitique, évoqueront forcément l'idée d'une manifestation tuberculeuse, d'un rhumatisme tuberculeux, d'une arthropathie syphilitique.

Parfois encore on se laisse induire en erreur par une histoire de traumatisme antérieur.

On le voit une foule de circonstances peuvent ternir la symptomatologie, et rendre indécis, ou malaisé, un diagnostic généralement facile.

Un autre point délicat est de savoir si l'arthrite est ou non suppurée.

On se guidera principalement sur la persistance de la fièvre, sur les douleurs vives ne cédant pas à l'immobilisation, sur l'altération de l'état général. Mais nous savons que l'arthrite évolue très souvent chez des sujets déjà malades ; la part de l'arthrite dans le mauvais état général et l'élévation de la température demande à être discutée, en suivant de fort près l'évolution de l'arthropathie et de la propathie. La ponction exploratrice, manœuvre inoffensive, fournit plus promptement un renseignement décisif, du moins quand il s'agit d'une articulation dont l'accès est facile. Pour le genou par exemple, que couvrent des parties molles peu épaisses, et dont la cavité est si largement accessible. la ponction est un acte fort simple et dépourvu de toute gravité.

Mais la même ponction est beaucoup moins simple à l'épaule ou au coude, et ne l'est plus du tout pour la hanche, le poignet. l'articulation sous-astragalienne.

L'évolution des arthrites infectieuses est bien variable selon les circonstances où elles ont pris naissance, elle diffère suivant la nature de l'agent infectieux, sa virulence, les résistances de l'organisme, et subit enfin des modifications considérables sous l'influence d'un bon ou d'un mauvais traitement. Les arthalgies, quand toutefois elles ne sont pas le prélude d'une forme plus sérieuse, s'atténuent bientôt et disparaissent graduellement.

Les arthrites séreuses se terminent aussi le plus souvent par la guérison. Mais celle-ci n'est pas toujours intégrale. Quand la lésion n'a pas eu une durée très éphémère, elle laisse des traces durables, des infirmités même. Les conséquences de l'arthrite suppurée sont naturellement plus fâcheuses encore. Ici c'est l'existence même qui est menacée, et ce péril conjuré, l'avenir du membre demeure incertain; quant à l'articulation malade si la guérison est obtenue, elle aura habituellement beaucoup perdu de sa valeur physiologique ; sauf hasard heureux les fonctions seront amoindries, viciées ou abolies.

Abandonnée à elle-même la suppuration d'une grande jointure constitue un immense danger; l'infection se propage aux bourses séreuses, aux gaines du voisinage, au tissu cellulaire périsynovial. Des abcès se forment dans les interstices des muscles, et fusent au loin. L'état général fléchit rapidement, et le malade succombe à l'intoxication générale. Ou bien s'il résiste, le pus finit par s'ouvrir un passage vers l'extérieur, mais cette évacuation est toujours imparfaite et si le malade ne meurt pas de septicémie lente, il garde des fistules intarissables.

Rarement, bien rarement, la guérison survient par les seules forces de la nature, et seulement par ankylose et dans des attitudes détestables. Heureusement nous n'observons plus guère ces choses, les progrès de la chirurgie ont modifié jusqu'à la physionomie des maladies chirurgicales ; une thérapeutique convenable appliquée en temps opportun, écarte ordi-extrêmement le péril de mort, et limite le désastre.

L'ankylose complète ou incomplète est une terminaison trop commune des arthrites suppurées ; elle s'observe fréquemment aussi à la suite des arthrites qui ne suppurent pas. L'arthrite sèche envahit souvent les jointures une fois infectées. Des hydarthroses tenaces s'observent encore à la suite des infections articulaires, de même que des atrophies musculaires entièrement rebelles.

On conçoit que selon l'articulation en cause, on puisse donc observer consécutivement des troubles fonctionnels variés en rapport avec la jointure malade, impotence, attitude vicieuse, claudication, etc.

Parmi les complications des arthrites infectieuses il faut citer particulièrement les luxations soudaines qui peuvent se produire que l'arthrite soit ou non suppurée.

Ces luxations ne sont guère connues qu'à la hanche. Cependant on en aurait observé par exception bien rare à l'épaule et au genou (?). On les a vues au cours d'arthrites typhiques, scarlatineuses, rubéoliques, et même à la suite d'infections de cause indéterminée [1]. La pathogénie des luxations spontanées au cours des arthrites aiguës offre encore beaucoup d'obscurités. On a fait intervenir pour expliquer la disjonction des surfaces articulaires tantôt l'accumulation de liquide dans l'article (J.-L. PETIT, Parise), tantôt la paralysie des muscles (VERNEUIL), tantôt les changements de forme, d'origine pathologique survenus dans le cotyle (KUMMER). C'est le cas ou jamais d'être éclectique. Ces idées pathogéniques ne sont pas contradictoires, des causes multiples s'associent sans aucun doute pour faciliter le déplacement articulaire, qui se réalise à la faveur d'une attitude vicieuse. L'accident n'a pas la gravité que l'on pourrait craindre, il ne change pas le pronostic de l'arthrite et ne modifie guère son évolution.

L'indication est de réduire, ce qui est habituellement facile sous le chloroforme. En raison de cette facilité, les manœuvres nécessaires pour la reposition n'ont jamais causé une aggravation de l'affection articulaire.

Traitement. — Les arthralgies guérissent spontanément, mais les malades ne nous pardonneraient pas de ne pas les traiter. Les douleurs, parfois très vives, sont calmées par le repos, les onctions avec des baumes et liniments usuels, l'enveloppement ouaté, et au besoin les révulsifs légers.

Les arthrites aiguës ou subaiguës rétrocèdent en général sans intervention. Il arrive qu'elles soient médiocrement douloureuses, mais souvent aussi elles le sont et beaucoup. L'immobilisation de la jointure malade s'impose alors, quelle que soit la manière dont elle peut être réalisée. Elle doit être d'autant plus complète et mieux assurée que l'arthrite est plus douloureuse. A la hanche, à l'épaule, l'extension continue, donne aussi les meilleurs résultats, en ce qui concerne l'atténuation ou la cessation des douleurs.

---

[1] Parmi les nombreux travaux sur cet intéressant sujet : KUMMER, *Rev. chir.*, 1898. — SONNENBURG, *Arch. f. klin. chir.*, XXXII, 4. — VERNEUIL, *Soc. chir.*, 1883. — DEGEZ, Th. Paris, 1898. — JOUON. Th. Paris, 1901. — ETIENNE, Th. Nancy, 1902.

La compression est mal tolérée dans la phase aiguë et à notre avis doit être proscrite tant que les douleurs sont intenses. Elle sera mieux indiquée et extrêmement efficace quand vient la détente, et que la maladie s'oriente vers la guérison. Elle agit alors merveilleusement, aide à la résorption des exsudats, à l'assouplissement des tissus, à la disparition des épanchements articulaires. La bande élastique est, quand la région s'y prête, une excellente manière de réaliser la compression.

La ponction rend de grands services et je n'hésite pas à la pratiquer dans la période aiguë quand l'épanchement est abondant et l'articulation facilement accessible. Elle contribue à procurer très rapidement la disparition des douleurs causées par la tension de la synoviale.

Un peu plus tard, elle simplifie encore le traitement; l'épanchement évacué, la compression est plus efficace. Je la pratique au genou du moins avec un trocart assez volumineux pour mieux vider la synoviale.

Même dans les arthrites suppurées, la ponction a procuré des guérisons. En général, dans ces derniers cas, on ne s'était pas borné à la ponction simple, mais on avait en outre injecté et laissé dans la jointure une certaine quantité de liquide médicamenteux. C'est là néanmoins une pratique qui ne répond plus guère à nos habitudes. Autant la ponction peut être utile dans les cas d'arthrites à contenu séreux ou légèrement trouble, autant elle est infidèle, insuffisante et même dangereuse quand le liquide est franchement purulent. La règle formelle est alors d'assurer le drainage. L'arthrotomie s'impose et doit être pratiquée largement. Il se peut même que de simples incisions n'ouvrent pas assez l'article pour assurer un bon drainage, et l'on peut être alors conduit à des interventions plus sérieuses, à des résections, et même au sacrifice du membre.

Ces mauvaises terminaisons sont devenues rares, mais même dans les cas favorables, on voit parfois des suites longues, et un traitement de convalescence est nécessaire pour aider la jointure à rentrer dans tous ses moyens.

II. — ARTHRITE BLENNORRHAGIQUE

Un grand nombre d'arthrites ont la blennorrhagie pour cause fondamentale.

Manifestations à distance d'une maladie microbienne, inoculable, elles appartiennent au groupe des arthrites infectieuses.

Étiologie. — Les arthrites blennorrhagiques sont d'observation commune, et l'on peut s'étonner qu'elles aient été pendant longtemps présentées comme des raretés. Il n'est point de service de chirurgie ou de médecine à Paris, où l'on n'en rencontre constamment deux ou trois cas.

Ceux où l'on en voit le moins sont les services des vénériens, et Fournier en donne excellemment les raisons. Les malades porteurs d'uréthrites n'y sont guère admis, ils sont trop; puis quand un individu atteint de la chaude-pisse est pris par le genou, il songe rarement à établir un rapport entre les deux affections, et, préoccupé exclusivement de la maladie articulaire, ne s'adresse point aux services spéciaux.

D'ailleurs si l'arthropathie blennorrhagique est fréquemment observée, elle est une complication relativement rare de la blennorrhagie. La chaude-pisse est la maladie de tout le monde, combien, dans les grandes villes échappent à cette épreuve ; et pourtant ceux qui ont des complications articulaires sont tout à fait l'exception, un sur deux cents, dit Besnier.

C'est naturellement une maladie juvénile ; mais on voit des adultes déjà avancés, et même certains vieillards, les uns sans à propos, les autres sans excuse, s'offrir en exemple.

Pendant longtemps, on a cru que la femme était à l'abri de tels accidents. Etrange erreur, enseignée par Ricord, Rollet et bien d'autres, et qui s'est perpétuée presque jusqu'à nos jours. C'est une illusion perdue ; la proportion est la même dans les deux sexes, pendant la jeunesse, et pour le milieu où se recrutent nos malades des hôpitaux. Ailleurs, il est naturel que les femmes soient un peu plus à l'abri, et que l'âge finisse par les préserver presque complètement. Cependant, j'ai soigné, en 1900 à Saint-Louis, une sexagénaire prise d'une arthrite blennorrhagique de la hanche, des mieux caractérisées. C'était un hommage de son vieux mari.

Un fait plus singulier, c'est que l'arthrite · blennorrhagique n'est pas rare dans la première enfance et surtout chez les nouveau-nés. Le point de départ est chez ces derniers la conjonctivite à gonocoques, causée par l'inoculation pendant l'accouchement, chez les petites filles plus âgées la vulvite également gonococcique.

L'arthropathie blennorrhagique n'est donc nullement d'origine constamment génitale, et bien moins encore uréthrale, comme l'ont soutenu autrefois Ricord, Rollet, Fournier, etc.

Des faits nombreux prouvent que chez l'adulte l'infection peut provenir de toutes les surfaces où colonise le gonocoque, urèthre masculin ou féminin, vulve, utérus, conjonctive. On peut ajouter aussi le rectum, car la blennorrhagie rectale existe, elle est même moins exceptionnelle qu'on ne le croit ; les arthropathies ayant cette origine sont encore à démontrer, mais un jour ou l'autre on en fournira des exemples.

C'est dans la période aiguë de la blennorrhagie, surtout de la première blennorrhagie, et à l'occasion d'une uréthrite intense que l'on voit se développer les accidents articulaires, mais ce n'est pas une règle formelle, tant s'en faut, et l'on voit des arthrites provoquées par des écoulements déjà anciens, peu abondants, parfois même oubliés ou méconnus.

La difficulté d'établir dans ces derniers cas l'existence de l'écoulement et sa virulence a été une des sources de la légende qui mettait la femme à l'abri de l'arthrite blennorrhagique.

Il est certain que tous les individus ne sont pas égaux devant cette complication. Mais en quoi consiste cette prédisposition, il est vraiment très difficile d'en parler, sinon en termes très vagues.

On incline naturellement à penser que les sujets rhumatisants, arthritiques, y sont plus exposés que les autres et cela est en effet vraisemblable. C'est là néanmoins une pure impression ; car le fait n'a jamais été rigoureusement démontré.

Il en est de même des aptitudes résultant du climat ou de la race. M. BESNIER rapporte à ce propos l'opinion de SAINT-VEL. Ce médecin très instruit, après avoir longtemps exercé à la Martinique, croyait n'avoir jamais vu d'arthrite blennorrhagique. C'est un point des plus contestables, et j'ai eu à Saint-Pierre l'occasion d'en observer de parfaitement typiques chez des créoles blancs ou nègres.

Le froid a été souvent invoqué comme circonstance déterminante et son influence n'est pas niable, mais c'est un facteur d'importance très médiocre. Les mouvements exagérés, les fatigues, en particulier celles qu'entraînent les marches forcées et surtout les traumatismes, les entorses, les chocs directs semblent avoir une action plus manifeste, mais non constante tant s'en faut.

Signes. — L'arthropathie blennorrhagique revêt des formes variées, d'ailleurs mieux séparées dans les livres que dans la réalité, car des unes aux autres on trouve tous les termes de transition.

Il est nécessaire d'établir plusieurs types autour desquels se groupent facilement les autres cas. Nous étudierons tout d'abord deux formes communes, l'*arthralgie*, et l'*arthrite aiguë*, puis le *rhumatisme blennorrhagique*, l'*arthrite suppurée*, les formes atténuées parmi lesquelles l'*hydarthrose* et enfin l'arthrite blennorrhagique chez les enfants, les femmes grosses ou puerpérales.

Quelque soit l'aspect clinique de l'arthropathie, elle est d'une façon constante nettement secondaire à une blennorrhagie uréthrale, oculaire, vulvo-vaginale. Il se passe à l'ordinaire plusieurs jours entre la constatation de l'écoulement et

le début de la complication articulaire ; c'est dans le courant
de la deuxième ou de la troisième semaine qu'elle survient
généralement. Les anciens attachaient une grande importance
aux modifications que présentait alors l'écoulement, et Bouvet
par exemple établit toute une classification des arthrites blennorrhagiques sur la manière dont il se comporte au moment
où commence l'arthropathie. Il serait susceptible d'être diminué ou supprimé, la phlegmasie articulaire exerçant une action
dérivative. Mais en général l'écoulement n'est pas sensiblement
influencé par l'établissement d'une arthrite.

L'*arthralgie* rentre à peine dans le cadre de l'arthrite blennorrhagique, car il n'y a point là de phénomènes inflammatoires
que la clinique puisse déceler. Quand nous parlions de la rareté
relative de l'arthrite blennhorragique, il n'était à vrai dire pas
question des simples douleurs articulaires. Celles-ci sont très
communes, mais un grand nombre de malades n'y accordent
nulle attention, d'autres se soignent vaguement sans recourir
au médecin. C'est que ces arthralgies sont souvent légères,
tolérables, ordinairement compatibles avec les fonctions des
membres, et n'apportent pas de grandes perturbations dans
la vie journalière. Elles apparaissent d'une façon plus ou moins
brusque, en général pendant la nuit. C'est le matin au réveil,
que le malade est le plus incommodé. Plusieurs jointures
peuvent être simultanément frappées ; les grandes articulations
des membres, les genoux principalement, en sont les lieux
d'élection. La flexion et l'extension s'exécutent dans leur étendue normale, mais non sans déterminer d'abord de vives souffrances. Avec la marche la douleur s'atténue graduellement et
se dissipe même pour reparaître après une immobilité prolongée. Ce n'est point là une règle absolue, mais on observe
très fréquemment cette influence sédative du mouvement
pourvu qu'il soit modéré. Le malade a la sensation qu'après
une période de mise en train l'articulation s'assouplit, devient libre. Elle se fait oublier pendant quelques heures. Le
caractère de ces douleurs est variable, lancinantes, pulsatives, pongitives, quand le malade est couché, comparées à
des sensations de brisement, de broiement quand il s'essaie

à marcher. C'est là toute la maladie. Les signes physiques font défaut. La région où le malade éprouve parfois des souffrances si pénibles n'offre à la vue, ni tuméfaction, ni changement de coloration. La palpation la plus attentive ne révèle ni épaississement des os ou de la synoviale, ni épanchement, ni point douloureux localisé.

Quelquefois cependant, on note à la pression des zones douloureuses sur une ou plusieurs épiphyses, au niveau des insertions ligamenteuses en particulier.

D'ailleurs, celles qu'éprouve spontanément le malade, ne sont ordinairement pas localisées en un point précis, déterminé, mais diffuses et s'irradiant dans toute l'articulation.

De pareilles douleurs ne sont pas sans substratum, et répondent sans aucun doute à quelques modifications survenues dans les épiphyses ou le périoste qui les revêt, mais nous n'en savons rien au juste.

L'arthralgie dure de quelques jours à quelques semaines, puis disparaît spontanément, sans laisser de traces; elle peut survivre à un écoulement déjà guéri, reparaître avec les rechutes, ou les exacerbations d'uréthrites déjà anciennes, ou l'acquisition d'une nouvelle blennorrhagie. Certains sujets ont de l'arthralgie chaque fois qu'ils contractent la chaude-pisse.

Les douleurs ne sont souvent que le prélude d'une forme plus grave et il ne faut pas se hâter de formuler un pronostic bénin.

L'arthrite aiguë avait sans doute été observée par quelques auteurs, mais c'est à Duplay et Brun que nous devons de la bien connaître. C'est la forme habituelle et la plus caractéristique de l'arthropathie blennorrhagique. Le début en est généralement assez brusque; après quelques jours de vagues prodromes, douleurs erratiques, malaise, fatigue générale, l'arthrite se montre et d'emblée se localise à une ou deux articulations, ou bien encore elle en effleure deux ou trois, pour finalement s'arrêter à une seule. Le genou, le coude, le poignet, la hanche, les grandes articulations en un mot, sont les sièges habituels de l'arthropathie, mais les jointures de deuxième ordre, les petites articulations sont parfois prises isolément.

Parmi ces localisations, on cite toujours l'arthrite sterno-claviculaire, bien rarement observée cependant. Celles des articulations des doigts sont plus fréquentes, et leurs signes sont bien connus depuis que Fournier a appelé l'attention sur elles.

En deux ou trois jours le tableau clinique est au complet. L'intensité de la douleur est excessive ; le moindre mouvement devient la cause des plus vives souffrances, et aucune arthropathie n'en détermine d'aussi violentes. Cette douleur est surtout en rapport avec les mouvements; elle disparaît presque complètement quand on a pu immobiliser l'articulation. Le plus petit déplacement la réveille ; elle peut priver complètement les malades de sommeil, les réveiller brusquement quand ils s'assoupissent. Aussi les voit-on esclaves de leur membre malade, veillant avec sollicitude à lui épargner tout changement de position. Dans le cas d'arthrite du coude par exemple, la main du côté sain maintient sans cesse l'avant-bras du côté atteint, le transportant avec d'infinies précautions. Quand on veut examiner l'articulation, c'est à grand'peine que l'on obtient du malade qu'il écarte cette main, toujours portée vers l'autre côté, comme par un mouvement de défense réflexe. Cette douleur, qui ne peut être simulée. imprime une allure spéciale aux malades, et dès l'abord fait souvent deviner l'arthrite blennorrhagique, quand le sujet se trouve être dans l'âge d'élection pour la blennorrhagie.

L'impotence fonctionnelle est une conséquence de la douleur ; quand l'arthrite occupe une des grandes jointures des membres inférieurs, la marche est à peu près complètement impossible. Les muscles du voisinage sont contracturés ou parésiés. La parésie de certains groupes musculaires est constante dans presque toutes les arthrites, elle est ici particulièrement accentuée et étendue. Dans certains cas la plupart des muscles ont comme une inhibition temporaire de leur contractilité.

La région malade est tout entière déformée et infiltrée. Les saillies sont voilées, les dépressions comblées, une tuméfaction uniforme couvre toute la jointure et s'étend même bien au

delà de ses limites. Pour l'arthrite du coude, il n'est pas rare de
la voir descendre cette tuméfaction jusqu'au poignet, jusqu'aux
doigts. Quand il s'agit du cou-de-pied, toute la face dorsale du
pied est prise et les orteils sont eux-mêmes gonflés. Au genou
l'œdème remonte d'une part vers la racine de la cuisse et
d'autre part gagne vers la jambe.

Les téguments soulevés présentent un aspect lisse, tendu, et
une coloration rosée plus ou moins intense. Cette teinte d'un
rose violacé est assez caractéristique. Elle est d'un rose plus vif
au voisinage de l'interligne. Rarement la couleur est d'un rouge
sombre, d'aspect presque phlegmoneux. A distance du foyer,
les téguments sont pâles, d'un blanc pâle. Sous la pression
du doigt la peau se déprime et il persiste un godet. Celui-ci se
creuse avec facilité dans les régions œdémateuses distantes de
l'articulation. Au voisinage immédiat de celle-ci l'œdème est
dur, pâteux, et les tissus résistent sous le doigt.

Cette recherche donne en outre des renseignements très
exacts sur le siège de la douleur. Celle-ci n'est sensible que
dans les limites de l'articulation, et surtout au niveau de l'interligne et des points de réflexion de la synoviale. Les mouvements provoqués la réveillent mieux encore, quand on oublie
qu'il est inutile de se livrer à ces recherches.

Il existe presque toujours de l'épanchement dans la synoviale, mais on ne peut guère s'en assurer que pour le genou,
si l'on se borne aux procédés ordinaires d'exploration. Toute
l'articulation est empâtée et de consistance ferme.

L'état des extrémités osseuses est difficile à apprécier à
travers la tuméfaction des parties molles. Au début il semble
que celles-ci sont presque exclusivement en cause, mais au bout
de quelques jours le squelette paraît lui-même augmenté de
volume. Les extrémités osseuses semblent beaucoup plus grosses
qu'à l'état normal. D'ailleurs on les délimite mal, même quand
l'œdème a diminué, et que l'épaisseur des parties molles est
moins considérable. On n'arrive point à faire la part de ce qui
revient aux os, à la séreuse, au tissu cellulaire péri-synovial.
La région articulaire forme une masse dure et confuse, où la
palpation la plus délicate et la plus attentive ne peut plus rien

débrouiller. Il semble qu'une tumeur ligneuse ait remplacé l'articulation.

L'état général subit toujours quelque contre-coup de cette violente arthrite, mais bien moins que dans d'autres arthrites infectieuses. Sans doute le facies est abattu et pâli, l'appétit médiocre ou nul, le sommeil perdu, mais il suffit d'un traitement bien compris pour amener une amélioration presque immédiate, au bout de peu de jours ces phénomènes se dissipent, et le facies est redevenu satisfaisant alors que l'état local n'a subi encore aucune modification apparente. Ce contraste devient même un signe excellent qui rend dès l'abord le diagnostic probable. La fièvre est toujours modérée et de courte durée. Souvent quand les malades viennent à l'hôpital, elle a déjà disparu et l'affection est à froid.

On a noté l'élévation locale de la température, ce qui n'offre rien de particulier à la maladie qui nous occupe.

L'*évolution* de cette arthrite est très caractéristique. Au bout d'un temps très court elle devient, nous l'avons vu, rigoureusement locale. Que l'écoulement augmente, persiste, diminue ou tarisse, il n'a plus désormais aucune influence sur l'affection de la jointure, laquelle évolue comme une maladie absolument indépendante. La phase aiguë se prolonge plus ou moins longtemps selon que le sujet est ou n'est pas soigné, elle cesse pourrait-on dire trois ou quatre jours après le début du traitement, qui, l'expérience de chaque jour le prouve de la façon la plus évidente, doit comporter pour première indication à cette période, l'immobilisation. On voit comme par enchantement quand l'appareil réalise l'immobilisation absolue, les douleurs diminuer et disparaître, l'œdème rétrocéder, les parties molles infiltrées au loin reprendre leur volume et leur forme, l'articulation elle-même diminuer sensiblement. On pourrait croire que ces phénomènes de résorption et de régression vont amener rapidement le retour à l'état normal.

Mais il n'en est rien ; bien vite la tendance à la régression s'amoindrit, l'articulation reste dure, pâteuse ; la main appliquée sur la région perçoit une sensation ligneuse, comme si tous les organes ne formaient plus qu'un bloc. La peau elle-même n'arrive pas à recouvrer complètement sa mobilité, le tissu cellulaire ayant perdu de sa souplesse.

Le peu de liquide épanché se résorbe, l'articulation est sèche. C'est la période où l'atrophie musculaire devient plus apparente et s'accentue. Les mouvements provoqués ou spontanés sont toujours très douloureux. Au repos le malade ne souffre pas : on peut même imprimer de légers déplacements aux surfaces articulaires à condition de le faire avec douceur. Mais il est une limite, et elle n'excède pas quelques degrés, que l'on ne peut dépasser. Si l'on force, la douleur est excessive, et cette tentative est suivie régulièrement d'un retour des phénomènes phlegmasique. Cette période torpide est désespérante par sa durée. Des semaines se passent sans apporter de notables changements. Quand un léger mieux paraît acquis, une imprudence du malade, ou une erreur de traitement amène une rechute. Bref la patience du malade et du médecin sont à bonne épreuve.

L'ankylose est une terminaison fréquente de cette arthrite, les tissus fibreux péri-articulaires se rétractent, se dessèchent, perdent définitivement leur souplesse, les cartilages disparaissent en partie, des adhérences unissent les surfaces articulaires, la synoviale se ratatine, ses feuillets se soudent, bref l'articulation perd l'aptitude à recouvrer ses mouvements. Sa déchéance est définitive, il y a ankylose totale. Le mal peut être moins grand, et la guérison obtenue au prix d'une diminution de l'amplitude des mouvements ou de la perte de certains mouvements.

Cependant la terminaison par ankylose est loin d'être la règle. La résolution survient fréquemment, bien qu'elle se fasse toujours longtemps attendre. Il faut d'abord arriver à l'extinction des dernières traces de phlegmasie ; alors commence une période de réparation, pendant laquelle les mouvements amènent avec lenteur et graduellement la libération des surfaces, l'assouplissement des ligaments, la réfection de la jointure. Indépendamment de la violence de l'infection, de la ténacité des lésions, du germe plus ou moins malfaisant de l'arthrite, les articulations, toutes choses égales d'ailleurs, ne se comportent pas de la même manière. Il en est qui ne récupèrent que rarement leurs fonctions quand elles ont été sérieusement frappées par la blennorrhagie, ainsi celle de l'épaule ; d'autres guérissent avec beaucoup de peine, comme celles du tarse. Celles du coude, du genou, des doigts sont le moins mal partagées à cet égard.

L'arthrite aiguë présente un aspect particulièrement typique aux doigts, aux orteils ; elle frappe surtout les articulations de la première avec la deuxième phalange. Il se produit une tuméfaction fusiforme, au niveau de laquelle la peau prend une teinte rose vif ou rouge vif, appréciable surtout du côté dorsal et sur les faces latérales, ou la peau, mince, presque dépourvue de pannicule graisseux, est gagnée rapidement par l'extension du processus phlegmasique. C'est le doigt « en radis » (FOURNIER).

Au palper on sent une masse allongée très dure, qui paraît formée par un renflement considérable des extrémités osseuses. Il est certain que cette induration reconnaît pour élément principal l'infiltration et l'épaississement des parties molles. Mais le squelette sous-jacent n'entre-t-il pas pour une certaine part dans cette augmentation de volume. N'y aurait-il pas une hypertose liée à l'état inflammatoire que l'on peut soupçonner au périoste ? EMERY et GLANTENAY ont pensé que la radiographie pourrait trancher la question ; les extrémités osseuses donnant une image nette et comparable à celle du côté sain, ils ont pensé qu'elles ne prenaient point de part à la tuméfaction.

Cette conclusion a été immédiatement contestée à la Société de dermatologie, et devait l'être, car une objection vient immédiatement s'élever contre elle. Les couches osseuses de nouvelle et récente formation sont perméables aux rayons X, et elles peuvent exister sans que l'image en porte la trace.

Ces arthrites des petites jointures ont une marche identique à celle que nous avons indiquée pour les grandes. Elles sont moins douloureuses, en raison de l'étendue moindre de la région atteinte, des fonctions plus modestes de l'articulation, et de la facilité relative avec laquelle on la met à l'abri des causes de déplacement. A cela près leur évolution est la même, plus rapide cependant, moins tenace, et conduisant plus rarement à l'ankylose. Une de leurs particularités est la fréquence des altérations trophiques de la peau. Celle-ci devient lisse et mince, perd de sa souplesse, et ses plis s'effacent. Ce n'est qu'à la longue qu'elle finit par reprendre l'apparence normale.

Les autres formes de l'arthrite blennorrhagique sont plus rares. Il en est ainsi en particulier de ce qu'on appelle l'*hydarthrose blennorrhagique*, bien que ce soit la variété la plus anciennement connue, et que dans beaucoup d'ouvrages, on la mette sur le même plan que les autres, lui accordant implicitement la même importance clinique. En réalité c'est une forme très exceptionnelle.

Elle serait d'ailleurs mieux nommée *arthrite avec épanchement*. Ce dernier est en effet secondaire, et la synovite qui lui donne naissance est seule importante à considérer. Ajoutons que le liquide épanché n'est jamais purement séreux, au début du moins; il est louche, plus ou moins chargé de leucocytes et de fibrine, ce n'est nullement une simple exsudation séreuse, une hydropisie articulaire, ainsi que semblerait l'indiquer le mot d'hydarthrose. Elle peut frapper toutes les articulations pourvues de synoviale, celles des doigts, en particulier bien que ce soit tout à fait rare. On conçoit que pour les articulations profondes, et dans le cas d'épanchement peu abondant, il est à peu près impossible de diagnostiquer cet épanchement.

C'est en définitive presque exclusivement au genou qu'on aura l'occasion de l'observer. Contrairement à ce que nous avons vu précédemment, pour la forme commune, les douleurs sont modérées. D'autre part les tissus péri-articulaires restent souples, on ne retrouve point cet empâtement spécial des extrémités osseuses. Ce qui domine, c'est l'épanchement, reconnaissable à ses caractères habituels, aspect globuleux du genou, fluctuation, choc rotulien. La synoviale est toujours épaissie. Les malades se présentent à l'ordinaire avec un genou déjà surdistendu et l'on n'assiste jamais au début des accidents. Il est donc difficile d'être renseigné sur le mode de début, et sur le temps que met le liquide à se collecter. En général il suffit d'un temps très court pour que la synoviale soit remplie à l'excès.

La période aiguë passée, si le malader ecommence prématurément à marcher, surtout s'il n'a pas voulu s'astreindre à un traitement régulier dans le repos complet, la maladie passe à l'état chronique. L'épanchement devient purement séreux, la synoviale reste à la fois trop spacieuse et partant plus épaisse. les muscles s'atrophient de plus en plus; et la jointure mal soutenue par ses ligaments relâchés et ses muscles parésiés, fonctionne d'une façon défectueuse, et perd chaque jour de sa solidité et de sa force.

Les signes locaux sont loin d'être absolument caractéristiques, puisque l'examen de l'articulation fournit en somme cette simple donnée que la synoviale est remplie de liquide. Chez un sujet jeune et robuste, l'attention est facilement attirée du côté de la blennorrhagie. Celle-ci constatée, l'affection articulaire perd toute obscurité; dans l'immense majorité des cas, on peut sans hésitation la considérer comme une simple complication.

Rhumatisme blennorrhagique à notre avis n'est point synonyme d'arthrite. Dans notre pensée on peut encore garder ce mot vieilli, non pas pour désigner le groupe entier des arthropathies blennorrhagiques, mais ces cas d'ailleurs assez rares où les manifestations secondaires de la blennorrhagie, éparpillées et polymorphes, simulent dans une certaine mesure le rhumatisme ordinaire.

Il s'agit en somme d'une infection dont les localisations sont multiples, et dont les déterminations ne sont pas purement articulaires. L'existence de ces formes a beaucoup troublé les médecins autrefois; mal interprétées elles ont causé de longues confusions.

La polyarthrite est une complication des blennorrhagies aiguës, elle survient habituellement à la période la plus active d'une violente uréthrite, et s'annonce par du malaise, de la courbature, de la céphalalgie, des douleurs vagues autour des jointures et en certaines parties du squelette.

Souvent c'est l'ophthalmie qui en est le prélude, non point
la conjonctivite purulente par contagion, mais une aquo-
descemite tout à fait particutière. Les jointures peuvent être
prises en grand nombre, simultanément ou successivement et
avec une grande rapidité. On peut voir des malades aussi
perclus que dans une attaque grave de rhumatisme articulaire
aigu.

Fréquemment l'infection atteint des articulations symé-
tiques, les deux pieds, les deux genoux, les deux hanches; il
n'est pas rare de la voir frapper plusieurs petites jointures
des mains ou des orteils, en même temps qu'une, deux ou
trois grandes articulations des membres.

Les localisations viscérales peuvent aussi s'observer. et l'on
note parfois, pleurésie, péricardite, endocardite, méningite,
bref là encore le rhumatisme blennorrhagique peut encore se
comporter comme le rhumatisme ordinaire le plus classique.
On note accessoirement des synovites des gaines tendineuses
de la main ou du pied, des névralgies, dont l'une, la sciatique,
a été particulièrement bien étudiée par FOURNIER.

« Si la blennorrhagie produit tous ces méfaits, disait PETER,
elle est identique au rhumatisme et se confond avec lui, ou
pour mieux dire, il n'y a plus ni blennorrhagie ni rhumatisme ». Pour lui l'identité était telle qu'il renonçait à voir là
autre chose que du rhumatisme simple développé à propos de
la blennorrhagie. Il est vrai la distinction peut être fort délicate tant la similitude est grande entre ces accidents et ceux
du rhumatisme, ou plutôt elle le serait si l'on était forcé de se
prononcer sur-le-champ, sans examen de l'urèthre. Les articulations malades rappellent en effet beaucoup celles qui sont
le siège de fluxions rhumatismales ordinaires, augmentation
de volume, léger empâtement œdémateux de la région, épanchement articulaire, douleurs vives à la pression, impotence,
ces phénomènes présentant d'ailleurs une certaine mobilité,
élévation de la température, mais relativement modérée. Un
caractère assez important de la polyarthrite blennorrhagique
c'est précisément d'être peu fébrile. Les complications viscérales énumérées plus haut sont d'ailleurs exceptionnelles et

en général tout se borne aux localisations articulaires, tendineuses et oculaires.

La marche de la maladie est variable, chez certains malades la résolution survient avec ou sans retours offensifs, mais s'obtient d'une manière complète, dans un temps relativement court. Elle se fait avec une certaine lenteur, contrastant en cela avec la rapidité que le rhumatisme franc met à évacuer les jointures qu'il abandonne.

Chez d'autres sujets, il s'attarde plus ou moins longtemps sur une articulation qui reste douloureuse. distendue par du liquide ou légèrement empâtée. Il arrive même qu'après une période où le malade a présenté de la polyarthrite. la maladie se fixe, prenant les caractères de la mono-arthrite que nous avons étudiée plus haut. Il y a ainsi comme nous le disons une foule de faits de transitions, qui montrent combien sont artificielles les limites que nous sommes obligés de tracer, pour établir les types principaux. Toutefois quand il en est ainsi, quand le rhumatisme finit en se prolongeant dans une articulation, celle-ci n'est pas envahie de la même manière que dans la mono-arthrite aiguë d'emblée, les signes de réaction locale sont moins intenses, la rougeur manque, l'œdème est plus limité, les douleurs moins pénibles; la phase première est atténuée. Mais les suites ne diffèrent point; et l'ankylose en est la terminaison malheureusement fréquente et toujours possible.

Si l'arthrite blennorrhagique est une affection grave par ses conséquences, il est remarquable qu'elle n'a généralement aucune tendance à la suppuration. Elle est essentiellement *plastique* et *ankylosante*. Cependant l'*arthrite suppurée* s'observe parfois, très rarement. Chose curieuse les signes locaux ne sont pas toujours en rapport apparent avec la présence du pus dans l'articulation.

Mais habituellement c'est le contraire qu'on observe: douleurs très vives, spontanées et réveillées ou augmentées par tous les modes d'exploration, en général rougeur et œdème superficiel, puis fièvre élevée et profonde altération de l'état général, traduisant un empoisonnement de toute l'économie.

De fait cette forme peut entraîner la mort par septicémie, elle comporte, ni plus ni moins, le pronostic de toutes les arthrites suppurées. On ne l'a guère observée qu'aux grandes articulations.

En regard de ces cas très graves, nous devons mentionner des faits beaucoup plus communs, où l'arthrite évolue avec une grande bénignité.

Il est possible que la question de terrain joue un certain rôle dans la production de ces *formes frustes*, mais il est plus probable qu'il s'agit d'infections atténuées.

L'arthralgie, l'hydarthrose peuvent être comprises dans ce groupe, mais nous voulons surtout indiquer ici des faits qui sont souvent méconnus, parce que les symptômes cliniques sont mal définis et peu caractéristiques et que d'autre part il n'est pas facile d'en établir la relation directe avec la blennorrhagie.

C'est surtout en effet au cours des blennorrhées, que l'on observe des cas de ce genre. On a écrit autrefois que la gravité de l'arthrite est proportionnelle à l'intensité de l'uréthrite. Cette règle n'est pas absolue mais il est certain toutefois que cette complication est d'autant moins à craindre que l'écoulement est moins abondant et plus ancien.

Cependant malgré les mois et les années la prescription n'est pas acquise, et le sujet porteur d'une blennorrhée n'est jamais à l'abri. Or, l'infection blennorrhagique peut être oubliée ou ignorée du malade, la goutte est si minime, si peu caractéristique qu'il faut beaucoup de soin pour la mettre en évidence, et encore la chercher à l'heure opportune. Chez la femme l'infection blennorrhagique de l'utérus ou de l'urèthre est très facilement méconnue, les microbes en petit nombre vivent obscurément dans les cryptes muqueux, les canaux excréteurs des glandes, l'écoulement muqueux ou muco-purulent est peu caractéristique. Et cependant ces lésions anciennes, en apparence éteintes, endormies ou insignifiantes peuvent encore éventuellement déterminer chez les individus qui en sont porteurs des manifestations articulaires. J'ai vu plusieurs de ces faits. Il s'agissait de légères arthrites infectieuses, dont l'origine

pouvait être attribuée à des gonococcies à point de départ
génital. Il est difficile d'en donner une démonstration ri,,ou-
reuse, car si l'on peut mettre en évidence le gonocoque dans
les sécrétions utérines ou les glandes du col, la cause microbienne de l'arthropathie et le microbe pathogène ne peuvent
l'être avec la même facilité. Même pour des cas très typiques,
cette preuve n'a été faite qu'exceptionnellement, mais en
tenant compte des analogies cliniques d'une part, de l'impossibilité de remonter à une autre cause d'autre part, on
est forcé de faire rentrer ces arthrites dans le cadre déjà
très vaste des complications de la blennorrhagie.

Le début est toujours assez brusque : l'articulation devient
douloureuse, il s'y produit une légère fluxion, s'accompagnant,
ou non d'épanchement dans la synoviale, peu ou pas de fièvre,
légère coloration rosée des téguments, dans les points où les
parties molles sont minces.

On le voit c'est peu de chose. Mais l'affection présente quelque chose de spécial; sa ténacité, après un début brusque et
des allures nettement inflammatoires rappellent bien la marche des arthrites d'origine gonococcique.

Si l'on interroge avec patience et à plusieurs reprises l'urèthre et l'utérus on arrive à déceler dans l'un un léger suintement, pour l'autre d'abondantes mucosités glaireuses, striées
ou non de pus. On conçoit l'impossibilité dans certains milieux
de soulever même cette hypothèse.

Quand l'examen demeure négatif on n'est pas pour cela
autorisé à rejeter la blennorrhagie comme cause première,
elle peut être à l'origine, sans qu'on ait pu la déceler. Il suffit
qu'il y ait eu un passé blennorrhagique pour que cette hypothèse puisse être soulevée et discutée très sérieusement.

Les règles, les excès de coït peuvent être des circonstances
déterminantes, favorisant la reviviscence, la pullulation, la
dissémination des micro-organismes. Il en est encore de
même de la grossesse. On a beaucoup discuté autrefois au
sujet des arthrites de la grossesse ; ce sont en réalité des
arthrites blennorrhagiques.

Pour celles qui surviennent dans l'état puerpéral, il en est aussi *un certain nombre* qui sont purement et simplement des complications liées à la blennorrhagie; Bégouin notamment insistait sur ces faits à la Société d'obstétrique et gynécologie de Bordeaux 1897.

Une des variétés les plus curieuses de l'arthrite blennorrhagique est celle que l'on observe chez *les jeunes enfants*. On a pendant bien longtemps méconnu leur nature et cela se conçoit, il fallait les données modernes pour débrouiller cette question ardue. C'est chose faite aujourd'hui et l'on sait de façon péremptoire que l'infection blennorrhagique n'est nullement rare dans la première enfance.

Sans doute on trouvait dans des travaux anciens et en particulier dans ceux de Lorain, de vagues rapprochements entre le rhumatisme blennorrhagique et le rhumatisme des nouveau-nés. Mais il serait facile de montrer que loin de saisir des analogies, on n'avait fait qu'établir des confusions.

C'est Clément Lucas en 1885 qui, en réalité, a le premier décrit cette affection chez l'enfant. Il avait observé un nourrisson atteint d'opthalmie purulente chez lequel se montra secondairement une arthrite du genou. Comme le père et la mère étaient atteints de blennorrhagie, Lucas pensa que l'arthrite était de même nature.

Fendick (*Brit. Méd. J.* 1885), Widmark (*Arch. f. Kinderheilld*, 1886) observent peu après des faits analogues. Chez nous c'est Darier (*Arch. d'ophtalmol.*, 1889) qui en a rapporté le premier exemple. Depuis sont venues les observations de Deutmann, Lindermann, Dicler, Escherich, etc. Haushalter (*Congrès de Bordeaux*), Griffon (*Presse méd.*, 1896) les thèses de Vignaudon (Paris, 1893), Destranis (Paris, 1898) Yantchuleff (Lyon, 1898), des travaux de Cl. Lucas (*Méd. chir. Trans.*, 1899) Marfan, Hallé. Enfin l'existence de l'arthropathie blennorrhagique chez l'enfant, chez le nourrisson en particulier, est admise sans conteste. Il s'agit même de cas relativement fréquents.

L'origine conjonctivale du rhumatisme blennorrhagique était formellement repoussée par Fournier en 1867. C'est un point actuellement établi, même chez l'adulte. Les faits dont nous nous occupons sont des exemples irréfutables de ce mode d'infection. La plupart de ces arthrites blennorrhagiques infantiles ont été relevées chez les nourrissons, et tous ceux-ci étaient atteints d'ophtalmie purulente.

C'est dans le courant du premier mois de la vie que ces faits s'observent. Dans une autre catégorie, se rangent les cas recueillis sur des enfants plus âgés, toujours du sexe féminin. La vulvite est alors la source de l'infection, vulvite blennorrhagique, mais non vénérienne. De toutes les articulations, celle du genou est le plus souvent prise, et la prédominance de cette localisation est très accentuée, car elle est notée deux fois sur trois. Le dépouillement des observations indique que l'affection frappe surtout le genou gauche, sans qu'on en puisse donner de raison plausible. Mais toutes les grandes jointures peuvent être envahies. Une seule articulation est atteinte, c'est la règle.

Par exception il peut y avoir infection de deux ou même trois jointures. Les accidents se montrent quand l'ophthalmie est en pleine période d'acuité, où quand elle commence à décroître.

La lésion locale se traduit par de la tuméfaction, de l'épanchement dans la synoviale, de l'impotence fonctionnelle, de la douleur à la pression. Les téguments, parfois rouges ou rosés, conservent habituellement leur coloration normale.

La fièvre est nulle ou très modérée, et l'état général médiocrement altéré, mais les douleurs paraissent vives, et réveillées surtout par les mouvements.

On n'a point remarqué qu'il y eût atrophie musculaire. Ce qui est très remarquable, c'est le caractère presque constamment bénin de ces arthrites. Au bout de dix, douze, quinze jours, la résolution commence, la guérison complète est la terminaison habituelle, et la durée totale de la maladie n'excède point trois semaines à un mois. On n'a jamais vu survenir ni ankylose, ni récidive. Dans des circonstances particulières et heureusement fort rares, l'épanchement est pourtant susceptible de suppurer, mais il y a alors quelque infection associée, et le cas n'est plus absolument typique. Il ne

faut point s'alarmer à tort devant l'intensité des phénomènes
locaux, car on a vu la guérison survenir de la manière la
plus heureuse, alors qu'à en juger par les allures bruyantes
de l'arthrite, on aurait pu croire la suppuration inévitable. C. Lucas a cru remarquer que les lésions ont tendance
à persister tant que le foyer conjonctival n'a pas été désin-
fecté

Marche, pronostic et conséquences de l'arthrite. —
Chez l'enfant l'arthrite à gonocoques affecte une allure d'une
bénignité singulière, si on la compare aux conséquences très
sérieuses de la même affection chez l'adulte.

L'arthrite blennorrhagique aiguë typique est toujours une
maladie grave pour l'avenir du membre. Nous avons vu que la
maladie passée la période inflammatoire entrait dans une phase
torpide désespérante par sa longue durée.

Les tentatives de mobilisation amènent des retours offensifs,
la maladie abandonnée à son évolution spontanée conduit à
l'ankylose. Entre ces deux écueils la route est difficile. Le
temps passe et la maladie ne finit point de guérir. C'est par mois
qu'il faut trop souvent chiffrer sa durée. Enfin les douleurs
diminuent et cessent, les tissus deviennent plus souples, et l'on
peut alors connaître exactement ce que la maladie a laissé de
mouvements. Parfois l'ankylose est complète. On peut être
assuré que cette terminaison est très fréquente chez les individus qui n'ont pas été soignés, ou l'ont été négligemment;
qu'elle survient parfois en dépit des meilleurs soins. Chez
d'autres plus heureux, l'ankylose est imparfaite, et les surfaces
articulaires sont susceptibles de certains déplacements. Si
restreinte qu'en soit la mesure, on peut fonder là-dessus
quelque espoir pour l'avenir. On peut même attendre beaucoup
de l'exercice, de la mobilisation spontanée ou chirurgicale, si
le sujet est jeune, énergique, désireux de guérir. Il y a à cet
égard une grande différence entre le malade pusillanime et
douillet, et celui qui est courageux et patient. On arrive avec
le temps chez ces derniers à augmenter dans des proportions
considérables l'amplitude des mouvements. Quoi qu'il en soit.

il persiste chez un grand nombre de sujets des raideurs définitives, qui diminuent beaucoup la valeur d'un membre.

Il y a des articulations où l'arthrite blennorrhagique se termine fréquemment ainsi, celle de l'épaule par exemple, celle
du cou-de-pied, de la hanche. Les conséquences en sont
désastreuses. Il s'agit ordinairement de jeunes gens, dont la
carrière peut être interrompue ou brisée à cause de cette infirmité. Cette tare visible et visiblement gênante, est non seulement un obstacle à beaucoup de travaux, mais une source
d'humiliations et d'ennuis pendant l'existence entière.

L'ankylose n'est pas la seule terminaison fâcheuse; certaines arthrites blennorrhagiques aboutissent au contraire
à la déformation des extrémités osseuses et à la laxité ligamenteuses. Ce n'est pas seulement dans les formes avec épanchement abondant que l'on observe cette tendance à la dislocation.
Elle est parfois la conséquence de certaines arthrites où les os
semblent participer dans une notable mesure à l'inflammation
de la période aiguë.

Il arrive encore que la jointure tout en gardant ses mouvements, et en reprenant son apparence normale conserve quelques craquements. C'est le début d'une arthrite sèche qui évo-
luera et augmentera avec le temps.

Il est enfin des articulations qui guérissent, mais restent
pendant longtemps douloureuses, sans parler de l'impotence
prolongée qui résulte chez beaucoup de ces malades de l'atrophie musculaire.

Au pied les douleurs peuvent s'éterniser et donner naissance à la contracture de certains muscles. C'est une variété
de tarsalgie particulièrement rebelle, dont les conséquences
sont désastreuses, quand il s'agit d'ouvriers, de jeunes soldats, de pauvres gens obligés de travailler debout et de marcher.

On le voit, les formes graves du rhumatisme blennorrhagique
laissent presque toujours quelques traces permanentes de leur
passage, et parfois de pénibles infirmités.

Dans l'arthrite suppurée, le mieux que l'on puisse espérer c'est la guérison avec ankylose. Dans les cas légers, à viru-

lence atténuée, on peut obtenir la restitutio ad integrum.

Mais même avec le retour apparent à l'état normal, il semble que l'articulation demeure chez certains sujets un lieu de moindre résistance au point de vue des infections blennorrhagiques ultérieures.

Il faut noter enfin que parfois la tuberculose vient se greffer sur ces articulations touchées et affaiblies par la blennorrhagie. Ou bien la tumeur blanche se développe quelques mois après la guérison de l'arthrite, ou bien la tuberculose s'installe sournoisement avant qu'il n'y ait eu résolution absolument parfaite, une maladie se substitue à l'autre. Je viens d'en avoir sous les yeux un exemple très démonstratif. Ces faits sont très exceptionnels, mais l'addition, la succession, ou la juxtaposition des deux maladies parasitaires n'ont rien qui puisse aujourd'hui nous choquer.

Le diagnostic des arthropathies blennorrhagiques ne présente en général nulle difficulté dans les formes typiques. La physionomie de l'arthrite aiguë est telle, que l'on peut la reconnaître, l'affirmer même avant d'avoir interrogé le malade ni son urèthre. Sujet jeune, douleur excessive, éveillée par le moindre mouvement, et pourtant état général à peine altéré, et pas de fièvre, empâtement péri-articulaire, teinte rosée à la main, constance très ferme, voilà des signes qui ne trompent guère. Dans les autres variétés, les symptômes sont moins caractéristiques, et le diagnostic ne peut être formulé avant d'avoir établi la porte d'entrée de l'infection.

Ce que l'on constate localement peut se rencontrer en effet dans une foule d'autres maladies articulaires. En présence de cette banalité des signes fonctionnels ou physiques, il faut avoir l'attention constamment attirée vers la possibilité de la blennorrhagie, et l'on pourrait, en exagérant un peu, dire que l'examen de toute affection des jointures comporte celui des organes génitaux. — On ne saurait croire la quantité d'erreurs que l'on évitera, en songeant volontiers à la blennorrhagie, en présence des maladies articulaires. — Il faut même admettre nous l'avons vu des arthrites posthumes à la blennorrhagie, celle-ci s'étant effacée, atténuée, et ne se manifestant plus par un écoulement appréciable.

Il est impossible d'agiter ici toutes les questions qui se rapportent au diagnostic différentiel. Ce serait allonger sans mesure ce chapitre.

Il y a des confusions qui ne peuvent être faites que par des débutants, à moins qu'elles ne soient imputables à une exploration par trop sommaire : ainsi prendre une arthrite du poignet pour un phlegmon et pousser l'erreur jusqu'à l'inciser, considérer une arthrite du genou comme une ostéomyélite du tibia, et la traiter par la trépanation de cet os. Mais le diagnostic est parfois difficile, quand on ne peut établir nettement le commémoratif blennorrhagie, ainsi qu'il arrive fréquemment chez les femmes, ou bien quand on peut invoquer une autre pathogénie, par exemple chez une accouchée récente.

D'autre part la blennorrhagie étant reconnue, et la nature blennorrhagique de la complication qui amène le malade étant admises, il arrive que d'autres hésitations nous viennent. S'agit-il d'une arthrite ou d'une synovite des gaines tendineuses péri-articulaires ? C'est au poignet, au cou-de-pied que l'on voit ces cas d'autant plus embarrassants que la maladie peut frapper simultanément l'articulation et les gaines voisines.

La répartition de l'œdème, l'aspect de la tuméfaction, loin de fournir quelque indice, contribuent plutôt à augmenter le doute. Mais la répartition de la rougeur des téguments, la détermination du siège de la douleur, par la pression et par les mouvements, suffisent généralement pour faire un diagnostic de très grande probabilité.

Dans les classiques d'il y a quelques années une étude du rhumatisme blennorrhagique comportait à propos du diagnostic un long parallèle avec le rhumatisme ordinaire, et l'on devait descendre jusque dans les plus menus détails pour les différencier l'un de l'autre. Il n'y a plus lieu de procéder ainsi. Opposer les formes typiques de l'arthrite blennorrhagique au rhumatisme articulaire aigu serait très aisé, mais parfaitement inutile, tant les travaux de nos devanciers ont vulgarisé les éléments de ce diagnostic, tant ces maladies diffèrent entre elles de quelque façon qu'on veuille les considérer. Même les cas que nous avons désignés du nom de rhumatisme blennorrhagique, de polyarthrite blennorrhagique, on n'éprouvera en général nulle difficulté à les rapporter à leur origine véritable, puisqu'il suffit de constater la blennorrhagie pour que la cause soit entendue.

Un point cependant doit être réservé. Il n'est pas impossible en bonne logique qu'un homme atteint d'une blennorrhagie, soit pris d'un rhumatisme articulaire aigu simple. Ce cumul n'est pas rigoureusement interdit. Comme le dit HERVIEUX « la blennorrhagie et le rhumatisme courent les rues, et il n'y a rien d'extraordinaire à ce que deux maladies qu'on voit partout finissent par se rencontrer quelque part ». Evidemment il faudrait soupçonner cette coïncidence dans le cas où l'attaque de rhumatisme se présenterait avec des caractères bien francs, bien nets, et cette supposition trouverait sa justification dans la disparition rapide et complète des accidents, sous l'influence du salicylate de soude, par exemple. On cite des exemples qui ne permettent guère de mettre en doute cette superposition des deux maladies.

Les traumatismes chez les blennorrhagiques nous mettent parfois dans une situation un peu embarrassante.

Parce qu'un homme a la chaude-pisse il ne lui est point défendu d'avoir une hémarthrose, une hydro-hémarthrose, une fracture articulaire. Quand le traumatisme est violent et la lésion grossière les choses sont assez simples. Mais en pratique ces situations nettes ne sont point la règle. D'abord le malade invente toujours quelque choc, coup ou chute, pour expliquer son mal.

Puis la violence peut s'exercer sur une articulation déjà malade ou au moment de l'être, en imminence morbide et le trauma éveille, réveille, aggrave ou modifie la lésion antécédente (VERNEUIL). Reconnaître les cas où il y a coïncidence, où la lésion est réellement traumatique et reste purement traumatique, simple accident évoluant chez le blennorrhagique comme sur un individu normal, peut donc constituer un problème délicat à résoudre, et je m'abstiendrai de formuler à ce propos des considérations théoriques, car c'est surtout une question de sens clinique, de bon sens, d'examen complet minutieux et raisonné.

Pour finir on me permettra de signaler encore l'*arthropathie imaginaire*, maladie spéciale aux étudiants en médecine, aux pharmaciens et à certains névropathes ayant quelques vagues teintures de médecine. J'ai vu de malheureux jeunes gens se suggestionner, se découvrir une arthrite pour être descendu trop précipitamment de l'omnibus, pour avoir manqué une marche en montant l'escalier ou heurté le pied d'une table en s'asseyant, et après lecture de leur manuel de pathologie, se condamner au repos au lit, avec sinapismes, effroyables applications iodées, etc.

Pathogénie. — La pathogénie de l'arthrite blennorrhagique est restée pendant longtemps une excellente matière à disserter. Ceux qui aiment les hypothèses et les théories avaient toute latitude pour produire leurs doctrines, car l'observation clinique la plus persévérante et la mieux comprise ne pouvait à elle seule fournir à ce problème obscur une solution satisfaisante. La connaissance des infections microbiennes a grandement simplifié les choses, elle a d'emblée fait écarter une foule d'erreurs, et a éclairé d'autre part des opinions qui contenaient une partie de la vérité. La bactériologie a apporté ici à la clinique le plus précieux appoint, et sans les travaux de laboratoire, la question n'aurait pas fait un pas depuis trente ans.

Passer en revue tout ce qui a été dit sur ce sujet, nous mènerait trop loin, mais il est nécessaire d'indiquer au moins les doctrines qui ont eu quelque renom. Hunter avait pensé que les articulations se prenaient par sympathie. Cette vague explication a été depuis reprise par Rollet, qui l'a faite sienne.

Plus tard, M. Fournier admit une théorie voisine, et défendit l'origine réflexe du rhumatisme blennorrhagique. Le réflexe ayant pour point de départ constant l'urèthre, et toutes les arthrites pouvant le provoquer, il pensait qu'on devait dès lors le considérer comme un rhumatisme *urethral*.

La métastase avait été invoquée par Swediaur et jusqu'au milieu de ce siècle cette explication parut suffisante à la plupart des médecins. C'était une interprétation bien sommaire d'un fait cliniquement observé avec soin, à savoir la succession de deux maladies, la seconde semblait coïncider avec une atténuation ou une diminution de l'écoulement. On admettait que le pus en nature se portait vers les jointures et s'y déposait. Cette doctrine valait bien la précédente.

Jusque-là la relation entre l'arthrite et la gonorrhée avait paru assez évidente, et de 1840 à 1850 les travaux de Ricord, Foucard, Braxdes (de Copenhague) admettaient pleinement la nature blennorrhagique des accidents articulaires. Cependant Thiry (de Bruxelles) et d'autres auteurs, pensaient qu'il y avait simplement coïncidence. Le rhumatisme articulaire aigu venait d'être décrit dans tous ses détails et de la façon la plus magistrale par Bouillaud. L'opinion de Thiry consistait à dire qu'un individu atteint de la chaude-pisse peut prendre le rhumatisme, et que les deux maladies restent parallèles. Il n'y a plus lieu d'en faire la critique.

La mémorable discussion soulevée par Peter, en 1866, à la Société médicale des hôpitaux, montra combien l'on était peu fixé à cet égard. J'imagine qu'elle dut être troublante pour les médecins et les élèves de cette époque, car, ainsi que le constate Peter, « il n'y eut unanimité que dans le désaccord ». Je viens de relire les discours merveilleux prononcés à cette occasion par les maîtres du temps; chacun dépensa son talent, sans ébranler en rien les convictions du voisin. Pouvait-il en être autrement! La base anatomo-pathologique manquait complètement, les anciennes idées sur les diathèses opprimaient encore la nosologie, l'observation des malades n'était pas péremptoire, il manquait le fait nouveau. Dès lors ce débat ne pouvait aboutir, et s'il ne fut pas stérile, c'est que l'attention fut forcément attirée sur ce sujet, que dès lors on l'étudia de très près, et que bien des progrès en furent les conséquences éloignées. La théorie de la simple coïncidence n'était déjà plus soutenable; il fallait qu'il y eût un lien quelconque unissant la blennorrhagie à l'affection articulaire, aussi bien la discussion portait-elle sur la nature de celle-ci et sur le mécanisme par lequel l'affection causale en déterminait l'apparition. PETER admettait qu'il s'agissait d'un rhumatisme simple, n'ayant rien de spécifique. La blennorrhagie en était la cause occasionnelle, l'agent provocateur ; elle faisait en déterminant une attaque ce qu'aurait fait le froid par exemple, ni plus ni moins.

GUÉNEAU DE MUSSY après s'être occupé pendant vingt-cinq ans de la question était du même avis.

PIDOUX trouvait à ces arthropaties des rapports avec les tumeurs blanches, et pensait qu'elles s'observent chez les lymphatiques et les strumeux. Il était trompé par deux constatations en elles-mêmes exactes, mais qu'il interprétait d'une manière erronée, d'une part la mauvaise mine, la pâleur de certains jeunes gens atteints de blennorrhagie, d'autre part la longue durée et la lente résolution des lésions articulaires.

LORAIN repoussait également la spécificité du rhumatisme blennorrhagique. « On ne peut pas nous montrer un rhumatisme propre à la seule blennorrhagie... la blennorrhagie cause unique d'un certain rhumatisme, absolument inconnu ailleurs, non, cela n'est pas. » Pour lui c'était la conséquence d'un *état génital*. « J'entends par là (état génital) que : 1° l'uréthrite ; 2° la métrite; 3° la puerpéralité à ses trois degrés qui sont la grossesse, l'accouchement, l'allaitement forment comme un groupe naturel dans lequel on voit se développer avec une fréquence particulière, avec des caractères communs ce rhumatisme appelé blennorrhagique et qui doit plutôt s'appeler génital si l'on considère d'où il part. »

Il y avait bien quelque mérite à saisir les analogies très grandes que présentent ces diverses arthrites, rapportées franchement aujourd'hui pour la plupart à la blennorrhagie.

Il y en avait d'autant plus que l'arthrite blennorrhagique était niée chez la femme par beaucoup d'auteurs, ou considérée comme très rare. Mais en réalité, il y avait là un rapprochement clinique, non une idée pathogénique, et le terme obscur d'état génital traduit bien le vague de cette conception : « Je ne suis pas dupe d'un mot » disait LORAIN. Ceux qui lisent aujourd'hui ses travaux pensent précisément le contraire.

FOURNIER défendit en termes excellents la spécificité du rhumatisme observé au cours de la blennorrhagie, affection si parfaitement distincte du rhumatisme articulaire aigu, que ses signes, sa physionomie particulière, permettent d'en deviner l'origine, avant même l'examen de l'urèthre. Il est la conséquence directe de l'uréthrite, qui est non une cause occasionnelle, mais sa seule cause. Ces notions trouvaient alors de nombreux contradicteurs, qui effectuaient un singulier retour en arrière, car le rhumatisme blennorrhagique avait été déjà correctement décrit plus de vingt ans auparavant par RICORD et par FOUCART.

Cependant FOURNIER défendait aussi deux erreurs : 1° le rhumatisme avait toujours son point de départ dans l'urèthre, et devait s'appeler uréthral ; 2° l'origine réflexe de l'arthropathie.

Au point de vue pathogénique les meilleures idées furent défendues par HERVIEUX et surtout FÉRÉOL. Ce dernier était réellement sur la piste, car il devinait l'existence d'un virus spécial. « Cette hypothèse paraît à plusieurs points de vue la plus probable et la plus satisfaisante ; c'est elle qui rend le mieux compte de certaines choses difficiles à expliquer autrement : ainsi par exemple la variété, la généralisation et la dissémination sur un grand nombre d'organes des accidents secondaires de la blennorrhagie, la persistance et la disposition à récidiver de certains écoulements uréthraux, etc. » Il admettait qu'il y avait une diathèse passagère, une lues gonorrhea. C'était en germe la doctrine de l'infection.

A dater de cette époque la nature spéciale, spécifique, du rhumatisme blennorrhagique fut facilement acceptée, et en 1869, quand FOURNIER écrivit le mémoire justement célèbre qui inaugura les *Annales de dermatologie*, il constatait qu'à cet égard il n'avait pour ainsi dire plus de contradicteurs. S'il croyait avoir encore à défendre la doctrine, c'était contre ceux qui, faisant entrer dans le rhumatisme blennorrhagique trop d'éléments disparates, risquaient de compromettre son autonomie.

On remarquera que le terme de rhumatisme blennorrhagique avait à peu près complètement remplacé la dénomination d'arthrite autrefois adopté par beaucoup d'auteurs.

Il fut classé parmi les rhumatismes secondaires, qui, plus tard, devinrent les rhumatismes infectieux; c'est à titre de rhumatisme secondaire que BESNIER, dans son savant article du *Dictionnaire Dechambre*, décrit, d'ailleurs en termes excellents, les complications articulaires de la blennorrhagie.

Cependant LASÈGUE avait émis sur le rhumatisme blennorrhagique des vues remarquables. Il en faisait l'expression d'une pyohémie atténuée. Soutenue avec talent par LASÈGUE, cette hypothèse très séduisante fut adoptée par sir PAGET, BARWELL, DIDAY, et défendue encore par TALAMON (1878).

C'était en faire en somme des arthrites par infection partie des surfaces suppurantes.

La découverte par NEISSER (1878) du parasite de la blennorrhagie, devait avoir, surtout ce qui touche à cette maladie, une portée considérable. Dès qu'on crut reconnaître le gonocoque dans le liquide des jointures malades, l'arthrite blennorrhagique fut immédiatement rangée parmi les mieux connues des arthrites infectieuses.

Aussi DE LAPERSONNE pouvait-il conclure en 1886 « que dans la grande majorité des cas, l'arthrite est bien sous la dépendance directe de l'infection générale, produite elle-même par la présence d'un micro-organisme ».

A cette époque on était volontiers simpliste dans l'application à la pathogénie des notions bactériologiques et quand une complication survenait au cours d'une maladie microbienne, elle était facilement rapportée au microbe pathogène, capable de produire par lui-même tous les méfaits. Le gonocoque fut donc rendu responsable des déterminations à distance de la blennorrhagie. Mais il fallut en rabattre; une foule d'examens demeuraient négatifs, on ne put déceler

le gonocoque dans les articulations malades et l'on dut
soulever d'autres hypothèses pour expliquer la généralité des
faits.

On peut comprendre de quatre manières l'origine microbienne des arthrites blennorrhagiques. La première n'est autre
que celle qui vient d'être exposée. C'est la théorie uniciste, le
gonocoque est le seul microbe en cause ; parti de la muqueuse
enflammée, il vient, apporté par le sang, coloniser dans les
jointures.

Une deuxième opinion est celle qui, tout en considérant les
lésions comme d'origine gonococcique, ne les attribue pas aux
microbes eux-mêmes, mais aux poisons qu'ils sécrètent, à
leurs toxines. C'est ce qu'admet Souplet pour la majorité des
cas, et cette conclusion était très légitime à l'époque où il
écrivit son intéressant mémoire : *La blennorrhagie maladie
générale* (Th. P., 1893).

On peut, en troisième lieu, dépossédant le gonocoque de son
rôle pathogénique. attribuer à des infections secondaires les
complications de la blennorrhagie (Gerheim, Legrain, Guyon et
Janet, Patris de Broë).

L'arthrite est dans cet ordre d'idées un accident para-blen-
norrhagique, qui n'est pas gonococcique. « Les complications
de la blennorrhagie ne doivent pas être considérées comme le
résultat d'une infection générale, mais comme le fait d'une
infection secondaire, en entendant par ce terme, l'envahissement par un microbe d'un organisme déjà attaqué par un
autre microbe » (P. de Broë).

On a, en effet, souvent rencontré les microbes vulgaires de
la suppuration et pas de gonocoques dans les arthrites, et
pendant longtemps même ce dernier microbe a passé pour
presque introuvable dans les cas de ce genre. Souplet montre
bien cependant qu'il ne faut pas croire que c'est là une solution bien satisfaisante. « Si la théorie vaut sur le terrain de la
critique, elle est bien faible, quand elle s'essaye à construire,
quand elle fait de l'infection secondaire une entité bien définie et réellement constituée. Elle détruit la spécificité du gonocoque et nous offre en échange tous les microbes de l'urèthre ;

elle abat le tyran et nous donne le conseil des Dix. Sans compter qu'elle ne nous montre pas comment agissent tous ces nouveaux agents pathogènes si mal connus, si variables d'un auteur à l'autre, dont les caractères sont encore à peine tranchés. Nous lui demanderons avec Finger et Furbringer, si une telle quantité de facteurs, intervenant indifféremment, nous donnera des types cliniques aussi nets que le rhumatisme blennorrhagique, ou, pour nous expliquer autrement ne fera pas perdre au rhumatisme blennorrhagique son caractère de spécificité ».

Les mêmes idées se retrouvent, mais sous une forme plus facilement acceptable chez les partisans de l'*infection mixte* (Jouis).

Les arthrites sont de deux degrés, le premier résulterait de l'infection par le gonocoque, jusque-là il s'agit de lésions bénignes ; l'addition des microbes ordinaires de la suppuration les fait changer de caractère et en fait une affection grave.

On pourrait même encore, paraît-il. accuser un dernier mécanisme, trouble médullaire par les toxines et retentissement trophique sur les articulations.

De telles divergences parmi les auteurs qui se sont occupés spécialement de ces recherches, doivent évidemment nous empêcher d'adopter des conclusions trop absolues. D'ailleurs nous avons vu qu'il existait des formes très différentes d'arthrite blennorrhagique, et il est possible qu'à ces variations correspondent quelques différences, non seulement dans la virulence des microbes et leur nombre, mais même dans leurs espèces. Les associations microbiennes doivent jouer à l'occasion un certain rôle, et pour ce qui est de l'arthrite suppurée, cette superposition des microbes ordinaires de la suppuration, comme agents pathogènes, paraît à tout le moins extrêmement probable.

De là à leur imputer toutes les complications articulaires, à en faire des affections para-blennorrhagiques, il y a loin. Cette théorie tirait sa raison d'être de la difficulté, de l'impossibilité même où l'on était de prouver la nature gonococcique des lésions. Mais des perfectionnements de technique ont permis de procéder à ces recherches dans des conditions meilleures. On peut déceler le gonocoque avec une facilité relative, et même en obtenir des cultures. On admet la valeur diagnostique de ce microbe, spécifique de la blennorrhagie, et son aptitude à se généraliser, à produire des complications à distance. M. Sée a rassemblé dans sa thèse (1896) tous les documents concernant ce sujet. Sée montre que si les faits négatifs au point de vue de la recherche du gonocoque étaient la règle, il ne faut pas se fier aux résultats négatifs. Bien au contraire des cas mieux étudiés, montrent que le gonocoque peut être transporté par la voie sanguine pour aller en des points éloignés créer des foyers secondaires.

« S'il est vrai que certaines manifestations blennorrhagiques soient d'ordre toxique ; si d'autre part les infections secondaires sont fréquentes dans la blennorrhagie, il n'en est pas moins certain que la plupart des manifestations blennorrhagiques sont ou tout au moins peuvent être causées directement par la présence du gonocoque aux points malades ».

On ne saurait donc être exclusif. Il faut, cela n'est point douteux, rendre au gonocoque une place considérable dans la production du rhumatisme blennorrhagique ; mais les associations microbiennes sont fréquentes, nous les rencontrons partout, il n'y a pas lieu d'invoquer ici une infection toujours univoque et toujours identique.

Il nous paraît que le gonocoque doit être au fond de toutes ces lésions articulaires, et que les autres microbes ne viennent que secondairement, et encore pas toujours. se surajouter à lui, modifier ses conditions biologiques, ou le remplacer, quand il disparaît. C'est en somme admettre l'infection non pas mixte, mais associée, le gonocoque ayant part constante et prépondérante, les autres espèces ayant une action accessoire, éventuelle, et créant plutôt des complications de la maladie primitive.

Anatomie pathologique. — C'est un chapitre nouveau dans l'histoire des arthropathies. Il y a peu d'années, on en était réduit à des conjectures. La pratique des arthrotomies d'une part, de rares autopsies d'autre part, enfin des expériences peu nombreuses, nous fournissent, à cet égard, quelques documents.

Ils sont insuffisants pour tracer l'évolution complète des lésions, mais au moins notre ignorance n'est pas absolue sur ce sujet. Quand on incise chirurgicalement une jointure atteinte d'arthrite blennorrhagique, on prend une idée plus exacte de la maladie que dans les cas d'autopsie, qui sont naturellement des cas graves et anormaux.

La synoviale contient toujours du liquide ; il varie beaucoup dans sa quantité et son aspect. Rarement séreux, il est le plus souvent louche, un peu visqueux, et contient quelques flocons fibrineux. On constate tous les intermédiaires entre la sérosité un peu trouble et le pus visqueux jaunâtre ou verdâtre. La synoviale apparaît avec ses franges gonflées, turgides, présentant une teinte rouge sombre, ou rose vif, voilée par des exsudats blanc jaunâtre plus ou moins denses. Le tissu cellulaire sous-synovial, et même tous les tissus périarticulaires sont souvent infiltrés, œdémateux, d'un jaune citron, ou grisâtre.

Dans les autopsies, on a vu des ligaments ramollis, la capsule épaissie, infiltrée de pus, on a même noté des abcès dans le tissu cellulaire voisin.

Dans tous ces examens, il est remarquable que les lésions aient frappé exclusivement la synoviale et les autres parties molles. On n'a rien relevé du côté du squelette, ni même des cartilages articulaires. Ces lésions n'ont elles-mêmes rien de bien spécifique, et à l'œil ne diffèrent pas de celles qu'on pourrait observer dans d'autres arthrites aiguës infectieuses.

Des fragments de synoviale ont été étudiés au point de vue histologique par FINGER, GHON et SCHLAGENHAUFER, COUNCILMAN, JACOB et GOLDMANN, BORDONI, UFFREDUZZI, etc. La séreuse est en grande partie dépouillée de son endothélium. Ce n'est qu'en certains points que l'endothélium est recouvert d'une mince couche de cellules polynucléaires avec de très fins filaments de fibrine entre ceux-ci. Sous l'endothélium, la synoviale affecte la structure d'un tissu de granulations, c'est-à-dire se compose de cellules fusiformes et rondes avec de nombreux vaisseaux sanguins. Entre ces cellules sont de nombreux leucocytes. On arrive graduellement à un tissu cellulaire, d'abord riche encore en cellules, puis plus extérieurement ayant l'aspect absolument normal ; il répond déjà à la portion fibreuse de la capsule (FINGER, G. et S).

Le liquide articulaire contient des débris de cellules, des leucocytes ; parfois c'est du pus véritable.

Les gonocoques logés dans l'épaisseur des cellules sont peu nombreux. Les coupes de la synoviale permettent d'en déceler quelques-uns. Ils ne sont jamais très abondants, et parfois la recherche est négative. C'est que la vitalité du microbe est éphémère, et qu'on peut au bout d'un temps très court ne plus le retrouver.

Quelques expériences viennent à l'appui de cette proposition. En injectant dans les articulations d'un chien des cultures pures de gonocoques, on détermine une arthrite aiguë, qui guérit le plus ordinairement avec rapidité et sans suppuration. Des examens pratiqués aux diverses périodes ont montré que le gonocoque ne pouvait plus être constaté au bout de deux jours. Les arthrites suppurées peuvent à la rigueur ne pas reconnaître d'autre agent pathogène, mais d'habitude, il s'y associe des staphylocoques et des streptocoques.

Traitement. — L'*arthralgie* est une épreuve désagréable et parfois pénible, mais elle est sans conséquence. Le mieux est d'accepter cet ennui avec résignation, et d'attendre sans impatience le moment où il doit disparaître. Pour ceux qui n'ont point de philosophie, il leur est loisible d'essayer successivement tous les topiques révulsifs ou calmants.

Les arthrites avec ou sans épanchement nécessitent tout au contraire des soins très minutieux. C'est un traitement long et délicat que celui des arthrites blennorrhagiques ; mais je n'hésite pas à dire qu'on en peut obtenir les résultats les plus consolants, à condition d'apporter à cette cure ingrate, du temps, de la douceur, de suivre avec sollicitude la marche de la maladie, d'en chercher et saisir les indications, de ne pas se laisser rebuter par ces malades que la douleur rend pusillanimes, nerveux et acariâtes. Si l'on se contente de les mettre dans des appareils et de les oublier pendant des semaines, on n'arrivera point à restaurer les jointures profondément atteintes. Si la mobilisation est prématurée, mal comprise et trop brusque, le cas en sera aggravé et la guérison compromise. La plupart des arthrites blennorrhagiques, non pas toutes, hélas, la plupart doivent en effet se terminer par la guérison, quand il s'agit de certaines jointures relativement faciles à mobiliser. La chirurgie opératoire ne doit, à notre avis du moins, tenir qu'une place bien restreinte dans ce traitement.

Mettons d'abord à part l'arthrite suppurée. De simples ponctions suivies d'injections antiseptiques, peuvent, à la rigueur, suffire. Dans un cas où les phénomènes généraux seraient peu accentués, et où les signes locaux n'offriraient pas un caractère alarmant, on pourrait sans doute, commencer par là. Mais, d'une manière générale, il n'y a pas lieu d'hésiter à faire l'arthrotomie large et précoce, et d'installer un bon drainage. Éventuellement, on peut être amené à faire davantage : synovectomie ou résection, ou même amputation. Il faut, en somme, se comporter comme pour toutes les arthrites suppurées, en évitant surtout de prendre *trop tôt* des déterminations graves au sujet de l'articulation ou du membre. Ce sont, nous l'avons vu, des faits exceptionnels qui ne doivent pas entrer en ligne de compte quand il s'agit du traitement des arthrites blennorrhagiques que nous traitons habituellement.

Une question se pose immédiatement. Dans quelle mesure le traitement de la blennorrhagie peut-il influer sur la marche de l'arthrite qui la complique ?

Ce traitement appliqué avant les déterminations articulaires offre une grande valeur préventive, et il est bien rare de les voir apparaître au cours d'une chaude-pisse régulièrement traitée. Mais l'arthrite déclarée, évolue comme une maladie à part, et l'état de l'urèthre est à peu près indifférent sur sa marche ultérieure. Pas complètement, toutefois, car on voit des rechutes provoquées par des recrudescences de l'uréthrite. Mais la réciproque n'est pas vraie, et la guérison de la blennorrhagie n'implique en aucune manière du côté de l'arthrite une tendance à la rétrocession.

Le traitement interne est lui-même d'une valeur contestable. On a essayé un grand nombre de substances, mais la plupart de ces essais ont été infructueux ; l'inefficacité des médica‑ments est si généralement reconnue, que dans la plupart des services on se borne à un traitement exclusivement local. Peut-être faudrait-il essayer plus souvent de l'iodure de potas‑sium que conseillent Schuller et ses élèves. M. Balzer fait remarquer que ce sont des irritants du canal de l'urèthre. L'emploi en serait donc surtout indiqué après guérison de l'accident initial pour hâter la résorption des exsudats de l'arthrite plastique. Le salol, les divers salicylates sont sans effets. L'antipyrine est sans action sur la marche des accidents, mais c'est une petite ressource contre la douleur dans les cas d'arthrites multiples.

Les injections de biiodure ont été préconisées, mais leur emploi en a été jusqu'à présent fort restreint et pour notre part nous n'en comprenons pas très bien l'indication.

Verneuil administrait à ses malades du sulfate de quinine, et j'ai écouté une clinique, où, entraîné par son sujet à une exagération manifeste, il le considérait comme le *spécifique* du rhumatisme blennorrhagique.

Somme toute, il faut faire peu de fond sur ce traitement général. Il est même raisonnable de ne pas fatiguer l'estomac du malade par des médications non seulement inutiles, mais toujours un peu nuisibles.

L'*hydarthrose blennorrhagique*, ou plus exactement l'arthrite avec épanchement se présente dans deux conditions très diffé‑rentes selon qu'on l'observe au début ou quand elle est devenue chronique. Le traitement en est beaucoup plus simple quand on n'a pas affaire à des lésions déjà anciennes.

D'une manière générale, la révulsion, la compression, l'im‑mobilisation, résument encore, comme autrefois, la thérapeu‑

tique de ces arthrites légères. Mais il faut apporter à l'antique formule quelques tempéraments. Aussi l'immobilisation n'a pas besoin dans ces formes d'être très rigoureuse, il ne faut pas abuser de la révulsion, qui doit être énergique mais non trop souvent répétée. On a dit bien du mal du vésicatoire. Cette pratique démodée peut cependant rendre dans ces cas de bien grands services. Quant à la compression, elle est notre meilleure ressource. Pour la rendre rapidement efficace, il est bon de vider l'articulation du liquide qu'elle contient. Cette précaution est inutile dans les cas aigus à épanchement peu abondant. L'immobilisation est surtout indiquée dans ces cas aigus et douloureux. Pour exercer la compression, rien ne vaut la bande élastique, dont l'application se fait en un instant, dont l'action est continue, douce et pourtant très énergique. Dans la majorité des cas, le repos au lit et la compression élastique réalisent les meilleures indications.

La vraie forme de l'arthrite blennorrhagique est la *monoarthrite aiguë à tendance plastique*. C'est celle-là surtout qui doit être surveillée de très près, à toutes les périodes de son évolution. Au début elle est horriblement douloureuse, et la réaction est très violente, tuméfaction, rougeur, chaleur locale, fièvre même, indiquent une inflammation très aiguë. Un grand nombre de médicaments peuvent apporter quelque soulagement. Mais la douleur est telle que les calmants appliqués sous la peau, et même les narcotiques administrés à l'intérieur ne suffisent pas à les rendre supportables. Ce qui les réveille c'est surtout, c'est presque exclusivement le mouvement. L'immobilisation, appliquée sans retard, aussi complète que possible est l'indication primordiale. On peut dire qu'elle est urgente et nécessaire. La crainte de l'ankylose n'a rien à voir à cette période de l'affection. Or l'application d'un bon appareil amène un changement presque immédiat dans l'état du malade. Des malheureux que la souffrance privait de tout repos, dorment le soir même d'un sommeil réparateur. La douleur se calme, s'apaise ; en quelques heures la sédation est presque complète. Au coude, au poignet, au cou-de-pied, cet effet bienfaisant est la règle. Si l'on veut l'obtenir pour le genou, il ne faut pas oublier de comprendre le bassin dans l'appareil, de même que pour la hanche il faut comprendre le genou. Le plâtre qui se dessèche très vite est la seule bonne substance à employer dans la confection de ces appareils. Dans le cas particulier de la hanche, l'extension continue, l'installation dans une gouttière de BONNET sont aussi de bonnes méthodes.

Une fois la jointure immobilisée, on voit d'ailleurs presque invariablement s'amender tous les signes de l'arthrite. La rougeur s'atténue et disparaît en même temps que l'œdème et la tuméfaction. Il suffit de quatre ou cinq jours pour que ce changement soit déjà bien manifeste. A cette période de violent début, la révulsion n'est nullement indiquée. Elle ajoute aux douleurs, et compromet des téguments déjà infiltrés par l'inflammation. La compression est aussi mal supportée.

La chaleur peut être à l'occasion un adjuvant utile à l'immobilisation. On peut facilement réaliser cette indication à l'aide de boules ou de linges chauds. On peut habituellement se borner à l'immobilisation. Les saignées locales autrefois usitées, sont complètement tombées en désuétude, et cet abandon est justifié. Mais des pulvérisations d'éther, ou de chlorure d'éthyle, l'application d'une vessie de glace sur le genou, sont parfois de bons moyens qu'il ne faut pas négliger. Le refroidissement, à l'aide de vessie de glace, agit surtout d'une manière très efficace.

La résolution d'abord très rapide semble bientôt devenue stationnaire. Les tissus restent infiltrés autour de l'article, dont tous les éléments sont comme perdus dans une gangue pâteuse. Les choses prennent une allure traînante, et le temps passe sans que l'on perçoive d'heureuse modification. C'est ici que la conduite à tenir devient plus embarrassante. Si, ôtant l'appareil, on essaie de mobiliser, il arrive qu'on détermine une poussée aiguë qui remet tout en question. D'autre part, on a l'impression très fondée, qu'en laissant évoluer la maladie, sa terminaison sera l'ankylose. Il faut montrer une prudence extrême, et l'habitude des maladies articulaires est ici d'un grand secours. L'immobilisation prolongée est déplorable ; quand les phénomènes aigus ont cédé, il faut songer à débarrasser le malade de son appareil, qu'il devra garder un mois tout au plus et encore pendant les derniers jours il sera bon de le fenêtrer ou d'en écarter les valves, pour masser très doucement les muscles, les faradiser légèrement comme pour les éveiller de leur léthargie. De même l'appareil ne doit pas être supprimé d'une façon définitive et brusque. Il faut tâter l'état de la jointure, lui imprimer quelques mouvements et remettre ensuite le membre dans sa gouttière. Au sujet de ces mouvements l'expérience enseigne bien vite qu'on ne gagne rien à les vouloir de suite trop étendus. Bien au contraire, il ne faut ni forcer, ni brusquer. Il suffit par exemple, d'augmenter ou de diminuer de quelques degrés l'angle de flexion de l'avant-bras sur le bras, d'imprimer une très légère rotation au radius, et il est essentiel que le malade ne souffre point. On doit procéder lentement et avec une extrême douceur. On recommence le lendemain et l'on augmente graduellement.

La position dans laquelle on doit immobiliser est d'une importance extrême quand l'immobilisation doit être longtemps prolongée. Avec les tempéraments et la durée que nous venons d'indiquer, c'est là une discussion dont l'importance est restreinte, mais il va sans dire qu'on placera le membre dans les positions classiques, pied en équerre, jambe en extension, etc.

L'appareil est donc supprimé bien avant que la résolution ne soit accomplie. Pour hâter et parachever celle-ci, je n'ai rien vu de mieux que la bande élastique. C'est un moyen merveilleux, un peu délicat à manier. Il faut éviter de trop serrer, et de l'appliquer sans avoir pris la précaution de bien garnir et comprimer l'extrémité libre du membre pour l'empêcher de devenir œdémateuse. Dès ce moment il faut aussi masser les muscles et les soumettre aux courants continus, pour enrayer l'atrophie, pour refaire les muscles.

Chaque jour on exerce la jointure sans jamais user de force, et l'on constate que l'amplitude des mouvements augmente régulièrement. C'est un progrès fort lent, mais il dépend du chirurgien que ce progrès soit sans arrêt et surtout sans recul.

Au bout d'une vingtaine, d'une trentaine de jours, l'articulation est bien sèche et l'on peut renoncer à la bande élastique. C'est le moment alors de recourir au massage.

Quelques jours de plus, et le malade doit prendre une part active à la mobilisation de son articulation. Il faut lui en fournir le prétexte, en lui conseillant certains exercices de gymnastique graduée, qui ne nécessitent point de force. Le malade peut nous aider beaucoup, et la guérison parfaite dépend en grande partie de son bon vouloir, de son intelligence, de son énergie, car à cette période il doit savoir supporter les douleurs peu intenses mais répétées, que nécessite la grande mobilisation.

Nous avons eu surtout en vue le coude, le genou, le cou-de-pied. C'est là que les résultats laissent le moins à désirer. Ils sont d'autant meilleurs qu'on aura appliqué un bon traitement. Il nous arrive à l'hôpital des cas qui pendant quinze, vingt, trente jours ont été peu ou mal, ou pas du tout soignés ; leur pronostic est généralement très mauvais, rendu mauvais par l'absence de traitement. Il y a des facteurs que nous ne connaissons pas encore parfaitement et qui rendent la guérison plus ou moins difficile à obtenir selon les sujets. Mais dans l'appréciation des résultats il faut tenir grand compte de l'articulation atteinte. Ainsi pour la hanche et l'épaule, l'ankylose est très fréquente. Il en est de même pour la sous-astragalienne et la médiotarsienne. Au coude on obtient souvent mieux qu'au genou, car la convalescence peut être mieux dirigée. Au membre inférieur il y a la question de la marche, qui est une mauvaise mobilisation, un exercice excessif, longtemps encore après la disparition des phénomènes inflammatoires. On pourra, à la stupéfaction profonde des profanes, conseiller à un malade la bicyclette ou le velo-room et lui interdire la marche.

La méthode de Bier serait susceptible d'abréger beaucoup le traitement des arthrites blennorrhagiques, et de fournir d'excellents résultats.

Dans tout ceci, il n'a pas encore été question de traitement opératoire. C'est qu'en effet, ainsi que je l'ai laissé entendre en commençant, il ne me paraît justifié que dans un petit nombre de cas qui ne sont point les types ordinaires.

De nombreux travaux ont été consacrés à ce sujet. Je citerai surtout parmi eux les thèses de Lassalle et de Hopexhendler (Paris 1894) une clinique du professeur Tillaux, les mémoires de Parizeau, de Gervais de Rouville et Donnet (*Arch. Méd.* 1894). L'opération conseillée est l'arthrotomie et se recommande par sa simplicité quand il s'agit du genou auquel se rapportent la plupart des observations. L'évacuation du liquide articulaire et le drainage auraient un effet salutaire et la guérison serait plus rapidement obtenue et meilleure. Dans le cas d'épanchement, une ponction aspiratrice suffit à vider le genou. L'ouverture de l'article amène un soulagement marqué, mais dans les faits que j'ai observés le résultat tant s'en faut n'a pas été supérieur à ceux qu'on obtient par les méthodes de douceur, dont je disais plus haut tout le bien que j'en pense. Le drainage peut être un danger : utile pendant quarante-huit heures, il devient ensuite une cause d'infection, il favorise les adhérences et l'ankylose. Il faut panser la plaie de l'arthrotomie, c'est une cause de souffrances parfois très vives.

Notez que les malades peuvent guérir sans cette opération, et dans des conditions généralement acceptables. M. Tillaux la repousse pour l'hydarthrose aiguë, mais de Rouville et Donnet ne l'acceptent précisément que pour l'arthrite avec épanchement. Elle nous paraît indiquée dans les cas d'hydarthrose devenue chronique et rebelle aux ponctions suivies d'injections modificatives.

Pour l'arthrite plastique l'arthrotomie est peu satisfaisante si elle a donné de bons résultats à quelques rares chirurgiens. elle a échoué en d'autres mains. L'incision de la synoviale n'évacue que fort peu de chose, la synoviale est infiltrée dans toute son épaisseur, et souvent le tissu cellulaire sous-synovial l'est aussi. L'application d'un antiseptique même puissant à la surface est sans action sur la profondeur. D'ailleurs on sait combien depuis ces dernières années le traitement des lésions infectieuses par les antiseptiques a perdu de partisans. Les substances employées pour détruire les microbes sont moins nuisibles pour ceux-ci qu'aux tissus. Nulle part ces données ne trouvent mieux leur application que lorsqu'il s'agit des jointures. Qu'on remarque d'ailleurs que les microbes sont ici peu nombreux, et qu'ils ne demandent qu'à se détruire et à disparaître d'eux-mêmes, laissant seulement des traces d'ailleurs durables de leur passage.

Si cette méthode est difficile à défendre pour le genou, elle l'est encore plus pour le coude, articulation anfractueuse et mal commode à drainer. Pour l'épaule, la hanche, ce sont de véritables interventions, et l'on peut hésiter à entreprendre des opérations sérieuses contre une arthrite blennorrhagique simple, dont le pronostic ne menace pas la vie, et après lesquelles il n'est pas démontré que l'avenir du membre soit beaucoup meilleur.

L'ouverture de l'articulation me paraît par contre absolument justifiée dans les cas où persiste pendant plusieurs jours, une température élevée au-dessus de 39°. Il faut alors donner issue au contenu septique de l'articulation.

La question d'intervention se pose encore dans d'autres conditions. Voici un coude qui nous arrive en voie d'ankylose complète. Le processus de rétraction, d'adhérence, de transformation scléreuse est trop avancé pour que l'on puisse lutter efficacement contre cette tendance. Le mal est déjà fait. L'ankylose est la terminaison certaine, mais non consommée encore. Attendre que tout soit absolument éteint pour tenter une intervention à froid, c'est s'exposer à attendre longtemps, plusieurs mois, c'est permettre aux muscles de s'atrophier d'une façon peut-être irréparable. Ne pourrait-on pas supprimer cette jointure, qui n'est plus bonne et la remplacer par une néarthrose ? Cela se peut. Je l'ai fait avec succès, mais il faut en général savoir patienter longtemps avant d'intervenir.

Quant à l'ankylose conformée du coude elle ne comporte point d'autre traitement que la résection qui rend la mobilité.

Pour le membre inférieur, dans les cas où l'ankylose paraît inévitable, rechercher la bonne attitude est la plus claire indication à remplir ; redresser le genou, mettre la jambe en rectitude, étendre la cuisse fléchie sur le bassin, lutter contre l'équinisme, c'est préparer à son malade un pis aller acceptable. A cette période, il n'y a point d'opération sanglante, et sous le chloroforme, la correction des attitudes vicieuses s'effectue sans trop de peine avec le seul secours des mains. Dans le cas d'attitudes vicieuses confirmées, on peut au contraire être amené à pratiquer, selon les circonstances l'arthrolyse. l'arthrectomie, ou la résection.

III. — SYPHILIS ARTICULAIRE

On a pu croire pendant longtemps que la syphilis ignorait les jointures. Sans doute, parmi les innombrables méfaits de la vérole, les manifestations articulaires sont peu de chose. Pourtant leur proportion n'est pas négligeable, et il importe que le médecin connaisse ces localisations de la syphilis, et s'en souvienne à l'heure opportune. En pareille matière, les erreurs sont fréquentes, mais sans excuse pour la plupart, car le diagnostic n'offre aucune difficulté particulière dans les formes typiques, ou voisines des types classiques. Se tromper est parfois sans conséquence. Ce n'est pas ici le cas ; soupçonnez la syphilis et donnez le bon traitement, en quelques jours le malade sera guéri ; passez à côté, et le mal durera, s'aggravant sans cesse, en dépit des moyens mis en œuvre. J'ai vu des malades dont on avait ainsi gaspillé le temps et perdu le travail pendant des mois, cependant qu'on laissait les lésions s'invétérer, se compliquer et même devenir incurables sans opération.

La syphilis articulaire offre des aspects variés, et l'on éprouve quelque peine à les classer méthodiquement.

On peut à la rigueur répartir ses formes diverses selon les périodes de la syphilis elle-même. Il y aurait ainsi du côté des articulations des accidents secondaires et tertiaires. Cette division a été critiquée, un peu sévèrement à notre avis, car elle répond assez bien aux situations cliniques.

Il est vrai que les faits de transition sont nombreux, et qu'il est malaisé de les faire entrer dans une période ou dans l'autre. Cependant les localisations que l'on observe dans les premiers temps de la vérole, et celle que l'on voit dans la syphilis devenue vieille ne sont nullement comparables et il faut établir entre eux une distinction fondamentale. Si les anomalies sont fréquentes dans l'évolution de la syphilis, ce n'est pas une raison pour abroger la nomenclature usuelle, et chacun peut à part soi faire cette restriction qu'en pathologie, limites et périodes sont toujours artificiellement tracées.

Il me paraît donc nécessaire de scinder l'étude des manifestations articulaires de la syphilis acquise, et d'en faire deux groupes : l'un comprenant les artropathies du début, les arthropathies *précoces*, l'autre les arthropathies *tardives*.

I. ARTHROPATHIES PRÉCOCES. — Pendant les premières semaines ou les premiers mois de leur maladie, les syphilitiques peuvent présenter du côté des jointures : 1° de l'arthralgie ; 2° des arthrites subaiguës ; 3° des hydarthroses.

L'Arthralgie est la plus commune de ces manifestations. Aussi bien n'est-ce pas une véritable arthropathie, et c'est presque un abus de la ranger à côté des autres variétés. Mais l'usage le veut.

Arthralgie, le mot résume tout ce chapitre. La douleur est en effet le symptôme dominant et même l'unique symptôme. L'éxamen très minutieux de la jointure reste rigoureusement négatif, l'aspect extérieur n'est pas modifié ; les téguments sont intacts, il n'y a ni gonflement ni déformation ; la palpation ne fait connaître ni épanchement articulaire, ni épaississement synovial, ni altération des os. La mobilité est conservée, et si le malade l'exerce de mauvais gré, c'est simplement parce qu'il souffre. A peine peut-on noter quelques légers frottements des surfaces articulaires, et encore très inconstants.

La douleur est donc toute la maladie. Elle siège en des points très variables, occupant les insertions des ligaments ou des tendons, la jointure elle-même, les apophyses périarticulaires. La pression avec le doigt la réveille et la rend très vive. Mais il arrive que le malade ne puisse la localiser, elle est diffuse, impossible à préciser, quoique très intense. Elle coïncide fréquemment avec des douleurs analogues du côté des muscles, des os, des bourses et gaines séreuses.

Contrairement à ce qu'on observe dans presque toutes les maladies douloureuses, le repos et l'immobilité n'apportent aucun soulagement.

C'est pendant la nuit que les souffrances sont le plus pénibles. Le matin, au réveil, le malade se sent tout endolori et comme perclus, car les arthralgies sont en général polyarticulaires.

Les premiers mouvements sont d'abord fort désagréables, il semble que la marche soit impossible, avec ces articulations « rouillées », suivant une expression que les malades emploient souvent et les classiques toujours. Graduellement la douleur s'atténue, s'efface même, et pendant quelques heures les jointures paraissent libres.

On compare ces douleurs, pour en déterminer le caractère, à une sensation de brisure. En réalité elles offrent un peu tous les modes. Ajoutons qu'elles sont assez mobiles et passent d'une articulation à une autre. Mais elles ont des lieux d'élection. Ainsi le genou, le coude, le poignet, les grandes articulations en un mot ; mais parmi les petites il n'en est aucune qui ne puisse être atteinte.

Il n'est nullement besoin d'une cause prédisposante et les articulations frappées étaient en général parfaitement saines auparavant. Cependant une lésion antérieure crée un lieu de moindre résistance, où la douleur se fixe aisément. C'est ce que j'observais notamment chez un charcutier en pleine roséole ayant encore son chancre. — Cet homme souffrait très vivement de son genou gauche, jusque-là à peu près indolent, mais atteint d'une arthrite sèche légère. La douleur était au maximum au niveau de l'articulation péronéo-tibiale, malade elle-même, et d'un petit kyste synovial, dépendant de cette articulation et saillant au-devant de la tête du péroné.

Il est possible que la fatigue, l'effort, les traumatismes, jouent un certain rôle dans ces déterminations articulaires de la syphilis, mais on n'en peut fournir aucune démonstration et il est certain que ce sont là des facteurs à peu près négligeables.

Les douleurs disparaissent avec une rapidité extrême, quand on administre le mercure. Elles se prolongent, durent des semaines et deviennent presque intolérables chez les malades non traités. Elles s'atténuent sans doute à la longue, spontanément chez quelques-uns, mais comme tous ceux qui viennent à notre observation sont immédiatement soumis à la médication convenable, nous ne sommes pas bien fixés sur l'avenir de ces arthralgiques. Il est à présumer que de telles douleurs répondent à des lésions, légères et fugaces il est vrai, des extrémités osseuses, CORNIL et RANVIER auraient pu constater sur les os de syphilitiques morts du choléra en 1865, l'état fœtal et gélatiniforme de la moelle au voisinage des articulations douloureuses.

Il est encore possible que le retour à l'état normal ne s'effectue pas complètement, et que la lésion laisse dans les extrémités osseuses des traces qui plus tard pourront favoriser le développement des manifestations tertiaires.

Ces réserves faites, le pronostic ne comporte en lui-même aucune gravité, car si vives que soient les souffrances, elles sont promptement soulagées et guéries par le traitement. Deux jours, trois jours de frictions, de pilules ou d'injections mercurielles, le malade est franchement, profondément soulagé. Au bout d'une semaine, de dix, de douze jours, il ne reste plus rien de ces troubles très pénibles, mais fort bénins.

Le diagnostic en est très aisé, d'abord parce que l'arthralgie est assez caractéristique, nocturne, polyarticulaire, sans lésions apparentes, s'atténuant, disparaissant par le mouvement, ensuite parce qu'elle coïncide avec les premiers accidents secondaires, qui se montrent de tous côtés ou avec le chancre lui-même. A supposer qu'il n'y eût aucun accident actuel, un interrogatoire soigneusement conduit dans le sens de la syphilis, et l'attention doit être attirée de ce côté dans tous les cas de douleurs persistantes articulaires ou osseuses, permettra de retrouver quelques indices. Ceux-ci serviront de prétexte à donner une médication d'épreuve, qui lèvera promptement tous les doutes.

Les arthralgies font si bien partie du tableau clinique de la syphilis au début, qu'elles ont été parfaitement notées par les premiers observateurs. On sait que la syphilis, maladie nouvelle ou ressuscitée, ou importée d'Amérique, commença à se répandre terriblement en Europe vers la fin du xve siècle et fit au xvi° d'affreux ravages. Les médecins de l'époque, et les lettrés s'occupant de médecine, furent amenés à étudier de fort près le mal vénérien devenu un péril public Les arthralgies précoces ne leur échappèrent point, et elles sont mentionnées déjà par FRACASTOR, PIERRE LE MARTYR, AMBROISE PARÉ et nombre d'autres.

Mais là se bornèrent leurs connaissances et ils ignoraient à peu près totalement tous les faits dont il nous reste à parler.

L'*Arthrite subaiguë*, manifestation peu commune de la syphilis, survenant dans les premiers temps de la période secondaire, est connue surtout par les travaux de FOURNIER, J. VOISIN (Th. P. 1875); VAFFIER (Th. P. 1875); MAURIAC, SCHULLER, PEKLE (Th. P. 1894).

C'est ce qu'on désigne encore sous le nom de rhumatisme syphilitique, de synovite syphilitique secondaire.

De LAPERSONNE[1] faisait déjà, avec raison, rentrer cette synovite dans les arthrites infectieuses. On a beaucoup discuté au sujet de cette variété, et son existence a été mise en doute. Il est vrai qu'elle est fort exceptionnelle, mais MAURIAC fait remarquer avec raison que « les artropathies syphilitiques sont un peu inconstantes dans leur apparition et varient de fréquence suivant les lieux et les époques ». Certaines formes observées à un moment donné avec une fréquence particulière, dis paraissent pendant de longues périodes.

Aussi MAURIAC, dans son indulgente sagesse, ajoute-t-il : « N'accusons donc pas de négligence, ni d'inobservation, les

---

[1] *Th. Agrég.*, 1886.

auteurs qui ont peu parlé des artropathies syphilitiques, ou qui les ont passées sous silence. Peut-être ne s'en produisait-il pas alors dans la sphère de leur pratique habituelle ».

Quoi qu'il en soit, il est certain que sous cette rubrique de rhumatisme syphilitique on a dû décrire parfois des arthrites survenant chez des syphilitiques, mais n'ayant en réalité rien de spécifique.

Ces erreurs paraissent à Imbert[1] assez fréquentes, et l'on ne peut que s'associer à son opinion quand il dit que « cette description gagnerait beaucoup à être écrite avec des documents entièrement nouveaux ».

Cependant il ne faut pas s'attendre à trouver du côté des jointures malades des symptômes bien particuliers et en eux-mêmes caractéritisques. Il s'agit, en effet, de véritables arthrites infectieuses, et l'on sait combien dans le mode subaigu, la symptomatologie des arthrites infectieuses est peu variée. Des nuances séparent cliniquement des lésions très différentes par l'étiologie. Aussi bien la lecture des observations nous confirme dans cette opinion, et à ne prendre que les signes physiques fournis par l'examen des jointures on ne pourrait formuler un diagnostic ferme.

Il est fréquent que deux, trois, ou même plusieurs articulations soient simultanément atteintes, et ce sont ordinairement les grosses articulations, genou, coude, épaule, etc. Chaque articulation malade est le siège d'une fluxion légère. La région est un peu tuméfiée. Les téguments gardent leur coloration normale, ou présentent une très légère teinte rosée qui s'efface sous la pression pour revenir ensuite. La synoviale contient une faible quantité de liquide ; elle est en outre épaissie, légèrement sensible au palper, surtout au niveau de ses points de réflexion. Elle donne parfois une sensation pâteuse d'autant plus accentuée qu'il y a souvent de l'œdème périsynovial. « Tous ces phénomènes d'hydrophlegmasie articulaire se tiennent d'ordinaire dans une gamme sourde » (Mauriac).

____

[1] *Gazette des Hôpitaux*, 1899.

Les douleurs sont vives, le repos ne les calme point, et l'on a noté comme pour toutes les manifestations douloureuses de la syphilis, qu'il y avait régulièrement des exacerbations nocturnes, au lieu que le jour apportait une sédation. Les lésions sont fixes et se cantonnent dans une, deux, trois articulations, sans changer de place avec cette mobilité qui est un des caractères du rhumatisme ordinaire.

Il n'y a point de fièvre ou bien celle-ci est très modérée. On fait remarquer encore l'absence de manifestations viscérales, bien que la syphilis secondaire puisse aussi frapper la plèvre et d'autres organes contenus dans les cavités splanchniques. Mais il n'est pas rare de voir les bourses séreuses du voisinage, les gaines des tendons envahies simultanément.

Pour ce qui est de la nature exacte des lésions, nous n'en savons rigoureusement rien, car les autopsies manquent complètement, aussi bien que les examens biopsiques.

A ne considérer que les articulations, on ne trouverait pas les éléments d'un diagnostic formel. Cependant, on n'est dans la plupart des cas, nullement embarrassé pour rapporter ces accidents à la syphilis. C'est que celle-ci est en pleine efflorescence et se manifeste sur la peau et sur les muqueuses. Il suffit d'y penser et de chercher ; on trouvera sans peine tout ce qu'il faut pour établir sa conviction. Du moins il en est ainsi le plus souvent. Chez quelques sujets c'est plus difficile. Par exemple, l'arthrite mono- ou poly-articulaire peut survenir à un moment où les accidents secondaires superficiels sont rares, où même il n'y en a point d'apparent, et avec la meilleure volonté du monde, il n'est pas possible de reconnaître d'emblée ce dont il s'agit.

Il arrive encore et c'est une circonstance non moins embarrassante, que le malade soit porteur d'une blennorrhagie en même temps que d'un chancre ou de plaques muqueuses. Faut-il attribuer les complications articulaires à la chaudepisse ou à la syphilis ? On a vraiment quelque peine à choisir, car certains rhumatismes blennorrhagiques présentent des analogies avec l'arthrite subaiguë secondaire.

Cependant les éléments d'un diagnostic différentiel ne font pas absolument défaut. L'arthrite blennorrhagique est ordinairement plus aiguë et plus intense, plus douloureuse aussi. La douleur réveillée par le moindre mouvement n'a pas de paroxysmes nocturnes. L'articulation est plus empâtée, plus tuméfiée, et la rougeur des téguments plus vive. Comme les arthrites blennorrhagiques sont beaucoup plus fréquentes, c'est d'abord à elles qu'il faudra songer. Il faudra même soulever cette hypothèse alors qu'on ne voit point de signes grossiers de la chaude-pisse. Il est très nécessaire de s'assurer qu'il n'existe aucun écoulement, aucune trace de blennorrhagie. Celle-ci peut être effacée, oubliée, et cependant donner lieu aux complications articulaires.

On a dû tomber fréquemment dans cette confusion d'attribuer à d'autres maladies et en particulier à la syphilis des artropathies imputables à la blennorrhagie, et cela particulièrement chez les femmes, où cette affection est souvent très difficile à déceler.

D'ailleurs, dans les cas douteux, il n'y a aucun mal à rester provisoirement dans le doute. La marche ultérieure vient éclaircir toutes choses, et l'épreuve du traitement est une précieuse ressource. Cependant il faut bien savoir que le mercure n'agit pas toujours sur les arthrites secondaires avec son efficacité habituelle.

Parfois les lésions traînent en longueur. Il est possible que le terrain apporte de grandes modifications à l'allure générale de la maladie. D'autre part, il se peut que des infections surajoutées viennent aussi changer le caractère et la marche de l'arthropathie. C'est ce qui a dû se produire dans ces cas où l'on nous parle de terminaison par suppuration. Mais c'est un point contestable encore, et la guérison complète est la fin normale de l'arthrite syphilitique. Tout au plus quelques craquements survivent, témoins du processus phlegmasique dont l'articulation a été le siège.

L'Hydarthrose est une forme plus commune, quoique non banale. Si l'on peut admettre qu'une maladie soit désignée par un de ses symptômes, c'est à coup sûr dans ce cas des arthrites hypercriniques de la syphilis. L'épanchement dans la synoviale, c'est cliniquement toute la maladie.

Il est raisonnable et logique de penser que cette hydarthrose traduit une altération, une modification quelconque de la synoviale et des extrémités osseuses. Cette supposition est parfaitement légitime, mais tout ce que nous savons, c'est qu'elle est permise. Les lésions réelles sont totalement ignorées.

L'hydarthrose syphilitique est bien plus fréquente qu'on ne le croit, mais si elle est commune, on peut dire qu'elle est communément méconnue.

Elle est indolente et demande à être cherchée, autrement elle peut passer complètement inaperçue quand la quantité de liquide épanché est peu abondante. Quelques auteurs en font un accident de transition entre les périodes secondaire et tertiaire de la syphilis. Il est vrai qu'on l'observe volontiers chez les syphilitiques ayant déjà passé par un certain nombre d'accidents secondaires, et chez lesquels la maladie date de plusieurs mois, d'un an et davantage. Mais le professeur Fournier enseigne depuis longtemps et Goujet, son élève, le répétait avec raison [1] en 1889, que cet accident est souvent précoce... quelquefois même très précoce. Il n'est pas rare de voir l'hydarthrose coïncider « avec les premières poussées cutanées ou muqueuses de la période secondaire ». Si l'on veut être fixé sur sa fréquence réelle aussi bien que sur le moment de son apparition, il faut le rechercher d'une façon systématique. En passant en revue les genoux des syphilitiques, on voit que les épanchements ne sont pas rares dans tout le cours de la période secondaire. Il n'y a d'ailleurs aucun rapport nécessaire entre la gravité de l'infection et l'existence de l'hydarthrose ou son abondance. Elle survient parfois au cours de véroles d'allure très bénigne ; cependant on l'observerait peut-être plus souvent dans les syphilis graves que dans les autres (Defontaine). Comme nous le disions tout à l'heure, la découverte de l'hydarthrose, est fortuite ; sans un examen com-

---

[1] *Ann. Dermat. et syph.*, 1889.

plet elle serait méconnue. C'est implicitement en indiquer
les allures insidieuses, le début traînant et obscur, la marche
graduelle, torpide et indolente. La maladie survient en effet
sans nécessiter l'intervention d'aucune cause locale, d'aucun
traumatisme, elle évolue sans phénomène inflammatoire,
et les douleurs sont toujours très modérées. La marche
non seulement est possible, mais chez la plupart des malades
s'exécute très aisément. Ainsi que le dit GOUJET, l'hydarthrose « débute, évolue et disparaît à froid ». Les douleurs
d'ailleurs légères ne subissent aucune augmentation du fait
des mouvements et de la marche.

Quant aux signes physiques, ils se bornent simplement à
ceux de l'épanchement, déformation, fluctuation, choc rotulien. On ne trouve aucune modification appréciable de la synoviale ou des os. Les muscles sont à peine atrophiés. De
toutes les arthropathies, celles de la syphilis sont peut-être
celles qui ont le moins de retentissement sur les groupes
musculaires voisins.

L'hydarthrose est souvent bilatérale, et l'on aurait remarqué une certaine prédisposition en faveur du sexe féminin.
Le genou, est-il besoin de le dire, est le siège habituel, le
siège constant, pourrait-on dire, de cette complication. Les
hydarthroses tolérées ne sont jamais de grandes hydarthroses.
Celles de la syphilis sont, en effet, peu considérables, et
quand les deux genoux sont pris, il est exceptionnel que la
quantité de liquide soit égale des deux côtés.

Ces arthrites séreuses sont d'apparence très bénigne ; mais
il ne faudrait pas porter à la légère un pronostic trop favorable. Le traitement les améliore rapidement, en général,
mais la résorption est souvent incomplète, un peu de liquide
persiste et si l'on suit les malades, on voit qu'il y a des récidives ou des recrudescences de l'épanchement, qu'en somme
la guérison franche et définitive est loin d'être toujours obtenue. C'est un des points soulignés par GOUJET dans son excellent mémoire, reflet de l'enseignement du professeur FOURNIER.
« C'est une manifestation tenace de la syphilis secondaire »,
qui par la suite peut altérer sérieusement les surfaces articu-

laires, donner lieu a des craquements, laisser une gêne persistante.

C'est donc une complication qui n'est nullement négligeable
et à laquelle il faut rapporter un certain nombre d'états chroniques articulaires encore mal connus et qui sont englobés
dans le groupe des arthrites sèches ou dans les hydarthroses
chroniques. Le diagnostic présente alors des difficultés
presque insurmontables. Mais à l'époque où l'on observe habituellement l'hydarthrose syphilitique, il est très aisé de la
rapporter à sa cause, l'examen du malade montrant des syphi-
lides cutanées ou muqueuses. A défaut de ces constatations,
qui imposent le diagnostic, on remarquera que cette hydarthrose simple ou double est assez particulière. Survenant chez
des individus jeunes, elle constitue à elle seule toute la symptomatologie. Ni épaississement de la synoviale, ni lésion
osseuse, ni douleurs, ni limitation dans les mouvements. Voilà
certes qui doit éveiller l'attention. La plupart des hydarthroses
sont la conséquence d'une lésion assez grossière pour devenir appréciable : corps étrangers, synovite ou ostéite tuberculeuse, etc. L'absence de lésions pulmonaires, l'étude des
antécédents, parfois les aveux de l'intéressé, nous mettront
sur la voie, et dans le doute, on peut essayer du traitement
mercuriel, avec cette réserve que son échec n'est pas toujours
concluant. C'est dire qu'il existe des cas où l'on restera tout
au moins pendant quelques semaines dans l'incertitude.

L'hydarthrose simple peut s'observer non seulement dans
les premiers mois de la syphilis, mais encore longtemps, très
longtemps après l'infection. (FOURNIER, PLATEAU (Th. 1877),
TAYLOR, VERNEUIL). S'agit-il de faits identiques aux précédents
et dont l'apparition est simplement retardée ?

DEFONTAINE (Th. 1883) est de cet avis : « Nous ne distinguons
pas une hydarthrose secondaire et une hydarthrose tertiaire,
ou encore une hydarthrose de transition... Nous admettons
une seule et même hydarthrose syphilitique, apparaissant le
plus souvent dans le jeune âge de la syphilis, dit période secondaire, mais pouvant, quoique exceptionnellement, se montrer à une époque quelconque de l'intoxication syphilitique ou

coïncider avec des accidents dits tertiaires. » Pour repousser l'existence de l'hydarthrose syphilitique tertiaire simple, il faut, dit l'auteur, contester des faits authentiques, ou se retrancher derrière des hypothèses. Pourtant lui-même fait une pure hypothèse, en admettant l'identité des hydarthroses précoces et tardives. Ces dernières sont rares, très rares, et il est raisonnable d'admettre qu'elles dépendent de lésions gommeuses. Que celles-ci nous échappent parfois, nul ne saurait s'en étonner. Il ne faut pas oublier que l'épanchement est un symptôme, non la maladie, que le même symptôme peut se retrouver dans des circonstances différentes. et c'est formuler une conclusion sans preuve que de conclure à la similitude causale. Il ne nous répugne nullement d'ailleurs d'admettre des faits de transition, dans ce sens que des lésions gommeuses peuvent être relativement précoces. Aussi l'hydarthrose dite tertiaire simple ne nous paraît pas mériter de description spéciale.

II. — Les ARTHROPATHIES TARDIVES sont pour le chirurgien d'un intérêt plus direct. Survenant à une période où la syphilis est oubliée depuis longtemps par le malade. et se traduisant par des déformations apparentes, ce n'est pas dans les hôpitaux de vénériens qu'on les rencontre, mais dans nos salles de chirurgie générale. La syphilis héréditaire donne lieu à des manifestations presque identiques, mais il nous paraît plus commode d'y revenir après dans un paragraphe spécial.

C'est RICHET qui le premier reconnut les arthropathies tertiaires, et les décrivit en 1853 dans son travail célèbre sur les tumeurs blanches. A cette époque, la plupart des maladies chroniques articulaires pouvaient être désignées sous ce terme vague de tumeur blanche. RICHET ne crut pas devoir créer un mot nouveau, et désigna les cas qu'il avait observés du nom de tumeur blanche syphilitique. Ce fut là l'origine d'une confusion et la source de bien des discussions.

Les idées de RICHET éveillaient des doutes et ses conclusions appelaient la critique, car il n'y avait point de preuves décisives. Puis on n'y était pas préparé; la syphilis, surtout la syphilis ancienne, passait pour respecter les jointures. RICORD lui-même avait donné sur ce point une opinion formellement négative. Il ne connaissait pas de lésion articulaire imputable à la syphilis. Il admettait tout au plus que chez un sujet scrofuleux la syphilis peut servir de cause déterminante ou aggravante en associant plus ou moins son action néfaste à celle de la scrofule. Et il est très exact que les choses se passent ainsi quelquefois. Les observations de M. RICHET, comme celles qui furent publiées en petit nombre d'ailleurs les années suivantes, parurent très douteuses à M. PANAS, qui ne voyait point là de tumeur blanche, ni rien de bien spécial à la syphilis.

Pourtant M. LANCEREAUX fit bientôt connaître les résultats d'une autopsie des plus importantes, document longtemps unique, au sujet des lésions de la syphilis articulaire tardive.

J. VOISIN et DAUZAT soutinrent en 1875 les idées de RICHET. Mais en 1878 la thèse de BOUILLY était encore empreinte du plus grand scepticisme à l'égard de ces manifestations de la vérole. Il admettait tout au plus qu'il s'agissait de lésions juxta-articulaires avec retentissement sur la jointure.

C'est ce que MÉRICAMP soutint dans un travail remarquable et plein de verve (1882). Pour lui il n'y a point d'arthrite, mais des arthropathies. Cela ne veut pas dire qu'il mette en doute l'existence des manifestations de la syphilis dont nous nous occupons, au contraire. Son argumentation vise la façon dont il faut les interpréter. Il nie l'arthrite syphilitique tertiaire, mais il admet la même maladie sous le nom d'arthropathie. Simple question de mots, dont il nous semble ainsi qu'à DEFONTAINE [1] et à LAGRANGE [2] qu'il a exagéré l'importance. Si l'on est d'accord sur les faits, pourquoi tant discuter sur les termes. Il serait injuste cependant de méconnaître qu'au point de vue de la pathogénie, les conclusions de l'auteur répondent à la très grande majorité des cas.

[1] *Th.*, 1883.

[2] *Traité de chirurgie*, DUPLAY et RECLUS.

Nous nous expliquerons plus facilement à cet égard après avoir étudié l'aspect clinique de ces arthropathies. Les travaux sont nombreux sur ce sujet et beaucoup d'entre eux sont de la plus grande valeur. Je citerai surtout les leçons du professeur Fournier et de M. Mauriac, la thèse de Dureuil [1] (P. 1880), le mémoire de Gangolphe [2], une clinique de Kirmisson [3], les publications de Gies (D. J., *Z. f. Chir.*, 1881), de Schuller (*Berl. klin. Woch*, 1881) et de Landerer (*Arch. für klin. Chir.*, Band XXX), de Duplay [4], les très bons articles de Lagrange et de Mauclaire, dans les *Traités de Chirurgie*, une revue d'Imbert, dans la *Gazette des hôpitaux* (1899).

Richet divisait les « tumeurs blanches syphilitiques » en synovites et ostéosynovites, et l'on pourrait aujourd'hui encore conserver cette division, car dans ces deux groupes peuvent entrer à la rigueur, tous les faits connus. Ils répondent, ou peu s'en faut, aux deux premiers types établis par Méricamp. Cet auteur en décrit encore un troisième, mais il se rapporte exclusivement à la syphilis héréditaire et nous le retrouverons un peu plus tard. Certains auteurs confondent ces diverses arthropathies dans une description unique; il nous semble au contraire très important de séparer nettement les deux formes, susceptibles, il est vrai, de s'associer, mais en général parfaitement distinctes, car dans l'une, la symptomatologie est surtout synoviale, alors que dans l'autre, les lésions osseuses sont prédominantes.

1° Forme synoviale, *infiltration gommeuse sous-synoviale* (Lagrange). L'hydarthrose est le symptôme qui attire l'attention. C'est presque toujours au genou qu'on l'observe, et c'est par excellence l'articulation à épanchements. La région devient globuleuse, et plus ou moins tendue, en même temps que le malade éprouve des douleurs généralement assez vagues ou simplement un peu de gêne. Tout cela s'établit avec une len-

---

[1] *Th.*, Paris 1880. Les pseudo-tumeurs blanches syphilitiques.
[2] *Annales Dermatol.*, 1885.
[3] *Leçons sur les maladies de l'appareil locomoteur.*
[4] *Bull. méd.*, 1893.

teur relative, sans bruit, insidieusement, presque sans attirer l'attention. La lésion est habituellement mono-articulaire.

Quand on palpe la jointure tuméfiée, on constate en premier lieu les signes classiques de l'épanchement qui reste modéré, puis, et c'est là que l'exploration commence à devenir intéressante, on découvre, en un ou plusieurs points de l'article, des masses faisant corps avec la synoviale, de consistance assez ferme et parfois même dure, plus ou moins bien circonscrites. Elles sont arrondies, ovoïdes, ou encore en forme de plaque étalée. Elles siègent surtout aux points où la synoviale se réfléchit. Au genou, le cul-de-sac sous tricipital, les parties latérales de l'articulation, de chaque côté de la rotule, sont leurs sièges ordinaires. On peut leur imprimer certains déplacements, ce qui a pu à un examen sommaire les faire considérer comme des corps étrangers (J. Toussaint, Th. 1881).

Ce sont ces noyaux, gros comme des noix, des noisettes, des dattes, ce sont ces plaques grandes comme des pièces de cinquante centimes ou de un franc, qui sont les éléments caractéristiques. La présence de telles lésions constitue une très forte présomption en faveur de la syphilis.

Les extrémités osseuses sont généralement intactes, ou tout au moins ne sont pas modifiées d'une manière appréciable à la palpation. Si parfois elles sont prises, c'est à un léger degré et l'on note seulement un gonflement médiocre, une hyperostose localisée. Mais ce sont déjà des faits de transition qui établissent un lien entre cette forme et la suivante.

Dans certains cas bien rares, la synoviale est prise dans sa presque totalité et donne à la main la sensation d'une coque cartonneuse, ou d'une large plaque pâteuse. La règle est qu'on puisse reconnaître des noyaux isolés, d'ailleurs en petit nombre.

On remarque que dans les intervalles des portions épaissies, la synoviale reste souple, mince, et qu'en aucune partie on ne rencontre de fongosités. Cette constatation négative est d'une importance capitale. En présence d'une lésion articulaire chronique, c'est là un élément de diagnostic très important, c'est là une différence fondamentale avec les tumeurs blanches, qui constituent l'immense majorité des arthropathies chroniques.

Les signes fonctionnels sont presque insignifiants ; les mouvements sont conservés et s'exécutent dans une étendue presque normale. Il n'y a ni limitation, ni raideur, ni contractures musculaires comme dans tant d'autres lésions des jointures. Le déplacement des surfaces articulaires détermine souvent des frottements ou des craquements rugueux tenant au dépoli des cartilages, où à l'épaississement des franges synoviales [1]. Certains muscles ou groupes musculaires du voisinage sont toujours notablement atrophiés, le triceps par exemple, quand il s'agit du genou.

Les noyaux, les plaques, les épaississements signalés plus haut sont des lésions gommeuses, des gommes développées dans le tissu cellulaire sous-synovial, ou dans l'épaisseur de la synoviale. On peut voir simultanément d'autres grosseurs, soit au pourtour de l'articulation, soit en d'autres régions, ou encore constater des périostoses sur certains os superficiels.

Quand, à cette période, on administre le traitement, on voit bien vite l'articulation changer de physionomie. C'est avec une rapidité surprenante que les masses gommeuses diminuent, s'effacent, fondent, disparaissent. En peu de jours les tissus s'assouplissent, l'épanchement lui-même se résorbe, et la région reprend son aspect primitif. Inversement, si on laisse évoluer les lésions, l'aspect se modifie, mais presque toujours très lentement. Les gommes sous-synoviales dont nous avons noté la consistance ferme, et même dure se ramollissent. Elles donnent alors au palper une sensation toute différente, et prennent une consistance qui peut induire en erreur, car on pourrait les prendre pour des amas de fongosités. J'ai observé un cas de ce genre à l'hôpital Necker en 1893. La maladie avait été considérée comme une tumeur blanche du genou, car on notait sur tout le pourtour de l'articulation de ces foyers mollasses. Fort heureusement une gomme cutanée me permit de faire le diagnostic, et la malade guérit en deux semaines de l'arthro-

---

[1] MONASTIERSKY.

pathie pour laquelle elle était soignée depuis plusieurs mois.

La gomme synoviale peut encore s'ouvrir dans l'articulation, ce qui peut déterminer une assez vive réaction et provoquer une arthrite aiguë. Enfin il arrive que la nécrose et l'élimination des produits gommeux, d'une part ulcèrent les téguments, de l'autre détruisent une partie de la synoviale et ouvrent sa cavité. Il en résulte, on s'en doute bien, les plus fâcheux accidents. C'est une porte d'entrée à l'infection et il se produit une arthrite suppurée.

2º LA FORME HYPEROSTOSIQUE (DEFONTAINE) *pseudo-tumeur blanche syphilitique* (FOURNIER), deuxième type de MÉRICAMP, diffère beaucoup de la précédente.

Ce n'est plus la synoviale qui est en cause, mais le squelette. Pendant longtemps la lésion est limitée à une des extrémités osseuses, et les autres éléments de l'article ne sont pris que secondairement et d'une manière tout accessoire. L'articulation se déforme, elle devient globuleuse, augmentant notablement de volume, sans que les téguments présentent aucune altération. Cet aspect simule au premier abord celui d'une tumeur blanche, mais ce n'est qu'une analogie superficielle et grossière. Le professeur FOURNIER a désigné cette forme du nom de pseudo-tumeur blanche syphilitique, pour indiquer l'erreur fréquemment commise qui consiste à confondre la maladie avec la tumeur blanche véritable. A l'époque où notre savant maître traçait magistralement les éléments de cette description, le commun des médecins ignorait en effet très complètement les manifestations articulaires de la syphilis. On s'y trompe encore souvent. Cette dénomination nous paraît cependant ne pouvoir être conservée plus longtemps, car elle semble indiquer qu'en effet, il existe un rapprochement clinique entre la tumeur blanche et l'arthropathie syphilitique. Or, les signes sont tout différents. La lésion est surtout hypertrophiante, et c'est bien là le détail le plus caractéristique. Un des os est augmenté de volume, un seul habituellement, et MÉRICAMP a raison d'insister sur cette localisation, bien que la règle comporte des exceptions.

En palpant la jointure, on sent donc que la tumeur est

formée par une masse dure, très dure, par de l'os. C'est le fémur, le tibia, l'humérus, très hypertrophié. La tuméfaction est régulière, lisse; ni saillie, ni aspérité, mais un bloc d'une seule venue (FOURNIER).

Non seulement l'épiphyse est hypertrophiée, mais la diaphyse l'est également, dans la partie voisine, sur une hauteur plus ou

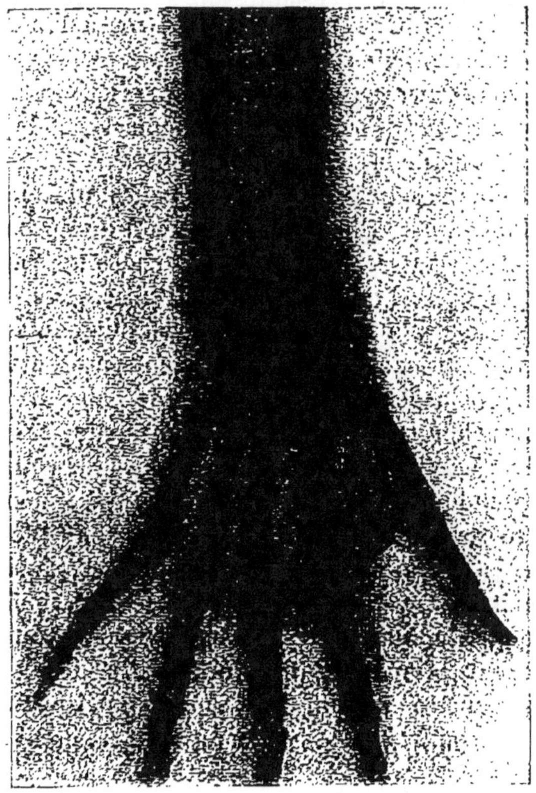

Fig. 19.

moins grande, deux, trois, cinq, dix centimètres même. La radiographie permet de mettre en évidence cette hyperostose (fig. 19). La pression sur cette tuméfaction osseuse est en général complètement indolente. C'est là toute la maladie, la synoviale n'est nullement épaissie, elle a conservé sa souplesse, et les doigts qui cherchent à l'explorer ne rencontrent nulle résistance, ni bourrelets, ni plaques, ni noyaux, et moins encore rien qui ressemble à un foyer de fongosités. De fongosités, il n'y en a point, les parties molles sont minces, sèches, et l'os hypertrophié paraît à fleur de peau. Dans les premiers temps, il n'y a pas d'épanchement articulaire, mais il se produit tardivement de l'hydarthrose. Celle-ci peut manquer complètement.

Bien que la déformation soit considérable, les mouvements ne sont pas abolis, ils ne sont même entravés que dans une mesure restreinte. Il ne sont pas douloureux, et s'ils ont perdu de leur amplitude normale, c'est que le volume des os y apporte quelque obstacle purement mécanique. Il y a alors discordance entre les surfaces articulaires qui ne peuvent plus se déplacer l'une sur l'autre avec la régularité habituelle. Il n'y a point de contracture de défense des muscles du voisinage, et l'exploration, les mouvements provoqués ne sont en aucune façon pénibles. Il y a toujours de l'atrophie musculaire, et à un degré plus accentué que dans la variété précédente.

La facilité avec laquelle s'exécutent les mouvements, la marche, quand la lésion occupe une des articulations du membre inférieur, l'absence de douleurs provoquées, contrastent avec les souffrances parfois très vives qui précèdent de longtemps le développement de l'hyperostose. Elles sont nocturnes, il va sans dire. Ce sont les classiques douleurs ostéocopes. Elles manquent rarement. C'est ainsi que commence la maladie, la tuméfaction osseuse vient ensuite. Chose singulière, elle se développe souvent avec une grande rapidité, et prend en quelques semaines de grandes proportions. Il y a de grandes variations au sujet de l'état général; il est parfois satisfaisant, mais il n'est pas rare de le trouver profondément altéré. Ce n'est pas une conséquence de l'arthropathie, qui a peu de retentissement sur le reste de l'économie, ni même un résultat de l'ostéalgie, pourtant bien pénible et entraînant la privation du sommeil. Mais ces malades sont souvent atteints de syphilis graves, à manifestations viscérales, et il en est chez lesquels la lésion articulaire est un détail.

Que devient l'arthropathie quand elle est méconnue ou abandonnée à son évolution spontanée ? A cet égard nous sommes mal renseignés. DUREUIL pensait que l'ankylose était l'aboutissant naturel des lésions. Mais DEFONTAINE croit que cette ter

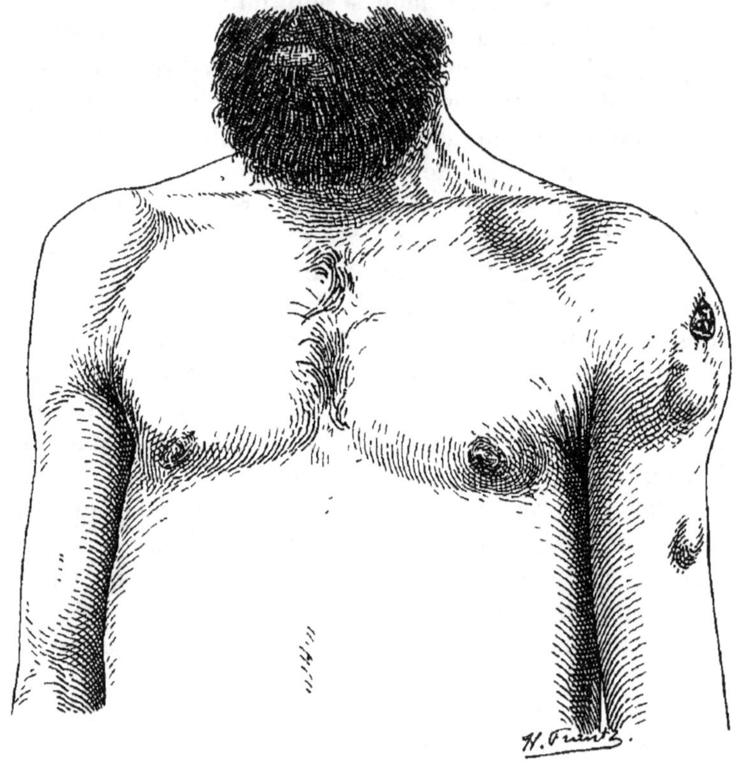

Fig. 20.
Arthropathie syphilitique de l'épaule, s'accompagnant de gommes superficielles du bras des régions deltoïdienne et sous-claviculaire.

minaison est à démontrer et admet ou bien la persistance simple de l'hyperostose, ou bien la destruction partielle des surfaces entraînant une grande laxité articulaire et permettant des déplacements anormaux.

A vrai dire tout cela est possible, mais une terminaison qui est loin d'être rare, c'est l'infection secondaire du syphilome, son ouverture dans l'articulation ou à la peau. J'en ai eu des exemples, au coude, à l'articulation tibio-tarsienne, à l'acromio-claviculaire à l'épaule (fig. 20). Il en résulte ordinairement des fistules intarissables, des clapiers où la suppuration s'attarde, des trajets plus ou moins anfractueux qui conduisent dans des excavations osseuses. La lésion est ainsi méconnaissable.

Le périoste peut réagir et former de l'os nouveau dur, qui contribue à changer complètement l'aspect des lésions. D'ailleurs, dans de telles circonstances le traitement spécifique ne suffit plus à amener la guérison, tout au plus est-il susceptible de procurer une amélioration.

Ces deux formes synoviale et osseuse sont les principales, mais ce ne sont point des types invariables. DEFONTAINE fait remarquer que des cas relativement simples ont servi à établir les descriptions, d'autres plus complexes échapppant naturellement à ces cadres artificiels, qu'il faut accepter cependant si l'on ne veut morceler à l'infini l'étude de la maladie et décrire une forme spéciale pour chaque malade observé.

Dans la pratique, on rencontrera parfois des arthropathies présentant associés, dans une proportion variable, les caractères attribués à la forme osseuse et à la forme synoviale.

Déconcertantes pour le débutant, elles seront plus aisément comprises si l'on est éclairé au préalable au sujet des principales variétés.

L'évolution des lésions modifie grandement l'aspect clinique : d'abord simples, elles deviennent complexes, le syphilome épiphysaire s'accompagne bientôt de gommes sous-synoviales, de synovite ou d'hydarthrose.

L'anatomie pathologique montre d'ailleurs que ces variétés cliniquement distinctes sont en réalité très voisines. L'occasion d'examiner les lésions de la syphilis articulaire s'est présentée rarement puisque la plupart des cas observés guérissent par le traitement. Quelques pièces ont été recueillies chez des sujets morts de maladie intercurrente, ou emportés par les manifestations viscérales de leur syphilis. Tout ce qu'on sait de ces lésions se borne donc à quelques autopsies de LANCEREAUX, MÉRICAMP, SCHULLER, GIES, VIRCHOW, GANGOLPHE. Ces précieux documents ont permis toutefois d'acquérir des connaissances assez précises sur la manière dont prennent naissance et évoluent ces artropathies.

L'autopsie de LANCEREAUX se rapporte au premier type étudié plus haut chez l'adulte, à la forme synoviale à noyaux. Ces noyaux, l'examen a montré que c'étaient des gommes développées dans le tissu cellulaire, au-dessous de la synoviale, la repoussant, s'en formant une enveloppe à laquelle ils adhèrent. Cette membrane est elle-même épaissie et l'articulation contient du liquide louche. Les surfaces articulaires sont intactes. Ainsi les lésions commencent en dehors de la synoviale, elles sont extra-articulaires, et l'épanchement traduit une irritation de voisinage.

C'est bien là-dessus qu'insiste MÉRICAMP, il fait bien voir qu'il n'y a pas là une maladie primitivement articulaire, la jointure n'est prise que secondairement, et d'une manière toute accessoire. Aussi repousse-t-il avec énergie la qualification d'arthrite donnée à une telle affection, qui mérite d'être désignée par le terme plus général et plus vague d'arthropathie.

M. GANGOLPHE a mis en doute la légitimité de ce type. Rien ne prouve, dit-il, que les lésions aient été localisées à la synoviale. Les os étaient peut-être malades, et leur intégrité apparente ne prouve nullement qu'ils fussent réellement sains. Les constatations faites par GANGOLPHE montrent en effet qu'il se faut méfier des extrémités osseuses les plus normales extérieurement. Mais c'est aller trop loin que de vouloir subordonner d'une façon constante et rigoureuse les lésions synoviales aux lésions osseuses.

GANGOLPHE reconnaît lui-même implicitement que l'arthropathie peut prendre naissance sans altération des os; mais se bornant aux faits observés, il constate que la chose n'est pas démontrée. Les gommes se développent partout, rien n'en est à l'abri; pourquoi, en vérité, les synoviales feraient-elles exception. L'os peut être pris plus tard, simultanément, ou même demeurer sain. La pathogénie articulaire tient en très grande partie dans l'état des extrémités osseuses, mais les altérations de la synoviale n'impliquent pas forcément une lésion osseuse.

Ce qui est vrai de toutes les maladies, doit l'être pour la syphilis, la logique, le bon sens le veulent. D'ailleurs Landerer, Gies, Finger, Monastiersky, etc., admettent la synovite tertiaire primitive.

Les productions gommeuses prendraient naissance dans l'épaisseur même de la membrane, et jusque dans les franges hypertrophiées.

Méricamp a eu la bonne fortune de faire la première autopsie de pseudo-tumeur blanche syphilitique. C'est sur les constatations faites à cette occasion qu'il a solidement établi le deuxième type. Il a eu le mérite de bien mettre en évidence les principaux caractères de ces arthropathies, et en premier lieu l'importance des lésions osseuses.

Il fait remarquer, et combien il a raison, que les fongosités manquent, qu'il n'en est jamais question. Par là même s'écroule le rapprochement ou plutôt la confusion établie entre ces fausses tumeurs blanches et les véritables, qui sont avant tout fongueuses. Il est encore dans le vrai, d'une façon générale. quand il déclare que la syphilis n'attaque point d'emblée les éléments fondamentaux de l'articulation. Il pense que si des arthrites surviennent, elles peuvent se développer « soit par simple voisinage, soit qu'une gomme s'ouvre dans l'article, mais ces arthrites consécutives ne sont pas des arthrites syphilitiques proprement dites et ne présentent aucun caractère spécial ». Mais s'il n'y a point d'arthrites il existe des arthropathies, dont Méricamp établit comme nous l'avons vu trois types : l'un a pour substratum l'autopsie de Lancereaux; le second celle de Méricamp; le troisième basé sur les seules données cliniques, et se rapportant à la variété dite déformante.

Dans le deuxième type, c'est l'os qui est malade. La synoviale est intacte et ne présente aucune modification dans sa forme, son épaisseur, sa consistance; les ligaments sont aussi dans un état de parfaite intégrité. L'os est donc malade à l'exclusion des autres parties de la jointure. Et ces lésions ne sont pas limitées à l'épiphyse, bien au contraire, elles sont diffuses et occupent une grande étendue de la diaphyse. Il est même permis, d'après l'aspect des parties, de penser que le syphilome était primitivement diaphysaire, qu'il a envahi l'épiphyse secondairement et que la déformation articulaire n'apparaît qu'en troisième lieu.

Des extrémités osseuses en présence, une seule est attaquée. Méricamp insiste sur ce point, dont il fait un caractère important. C'est en effet ce qu'on observe le plus souvent mais cette règle n'est pas absolue, tant s'en faut. Il y a exagération du volume de l'os causé par le développement de produits gommeux dans son épaisseur.

Du côté de l'articulation, Méricamp a trouvé le cartilage diarthrodial, lobulé comme un foie cirrhotique, et des dépressions stellaires, véritables cicatrices résultant de lésions anciennes actuellement réparées.

Le travail de Gangolphe, après ceux de Schuller et de Gies, est venu apporter sur cette forme des notions très importantes, qui aujourd'hui encore constituent le meilleur de nos connaissances sur ce sujet. Gangolphe a pu faire l'autopsie d'un sujet qui présentait plusieurs arthropathies ou ostéites gommeuses juxta-épiphysaires, « permettant d'étudier la marche du processus pathologique depuis les premières phases de son développement jusqu'à la guérison complète. Tandis que sur l'extrémité supérieure de l'humérus droit, le syphilome diaphyso-épiphysaire avait à peine altéré l'aspect extérieur de l'os, n'avait pas déterminé d'arthrite secondaire, par contre, du côté gauche, une lésion analogue avait évolué et guéri d'une façon latente après avoir détruit les deux tiers supérieurs de la tête humérale. La cupule radiale droite était ébréchée sur un tiers de son pourtour; il s'agissait, là aussi, d'une lésion ancienne guérie; mais ce sont surtout les deux articulations fémoro-tibiales qui étaient le siège de remarquables désordres. L'extrémité inférieure du fémur droit présentait une perte de substance située à la partie antérieure et moyenne de la trochlée, profonde de deux centimètres, tapissée par une membrane rougeâtre, épaisse, consécutive à un syphilome épiphysaire. L'aspect des lésions, l'existence d'un liquide purulent dans la jointure, indiquaient qu'il s'agissait bien d'une ostéo-arthrite en pleine évolution. Le genou gauche au contraire ne contenait pas de pus, sa synoviale était un peu épaisse, rougeâtre, et si l'extrémité inférieure du fémur était profondément modifiée dans sa forme, du moins les désordres dont elle avait été le siège étaient de date ancienne et complètement effacés. »

GANGOLPHE a tiré un très bon parti de cette collection d'arthropathies, et il a donné une description que nous regrettons de ne pouvoir reproduire complètement.

Le syphilome débute dans l'épiphyse ou dans la région juxta-épiphysaire (sujets jeunes), le cartilage articulaire étant d'abord intact ; son intégrité est d'ailleurs parfois seulement apparente, car il subit de bonne heure le retentissement des lésions profondes. « Celles-ci sont constituées par des noyaux de dimensions variables, d'aspect gélatineux, avec de petits points caséeux, jaunâtres au centre, alors que la périphérie est légèrement rosée..... Le tissu osseux est raréfié dans le point occupé par la lésion, mais au pourtour de celle-ci, il y a une tendance marquée à la formation d'une barre ostéo-fibreuse. » La masse néoplasique est constituée par une trame fibrillaire contenant dans ses mailles une très grande quantité de petites cellules rondes, à des degrés divers de désintégration. Çà et là de petits points caséeux. La lésion tend d'ailleurs volontiers à subir la transformation fibreuse. Quand elle s'accroît, l'os se raréfie de plus en plus, le cartilage s'amincit, puis se perfore, et le foyer communique avec la cavité articulaire. La période d'état commence alors. L'ulcération cartilagineuse s'agrandit, la synoviale s'épaissit plus ou moins et contient du liquide séreux, louche, purulent même.

Nulle part il n'y a de fongosités, « ni de productions rappelant les follicules tuberculeux, ni les masses caséeuses des synovites tuberculeuses ». Il n'y a pas non plus d'endartérite oblitérante. Il n'y a point de séquestres comme dans les lésions tuberculeuses, les cartilages restent solidement adhérents au tissu spongieux. Enfin, la recherche des bacilles est négative.

Ces lésions sont susceptibles de guérir, en laissant toutefois des traces indélébiles et des déformations notables pour peu qu'elles aient été étendues ou qu'elles aient duré longtemps. Les extrémités articulaires présentent alors des irrégularités, des dépressions, des pertes de substances et leur configuration peut être profondément modifiée.

Gangolphe n'est pas loin d'admettre que le début est toujours osseux, que les lésions synoviales sont consécutives et qu'enfin les déformations dont on a pris partout pour cause un type spécial sont un mode d'évolution de la période de réparation.

Gies, Schuller, Fischer ont signalé la chondrite syphilitique et Gangolphe pense qu'on peut admettre aussi à la rigueur un début par les cartilages. Mais il faudrait des faits nouveaux pour reprendre complètement l'étude de ces lésions syphilitiques des cartilages, sans altérations osseuses sous-jacentes préalables. Encore actuellement on ne doit admettre qu'avec réserve l'existence de telles lésions.

Le début par l'os est seul bien établi par des autopsies à l'abri de toute contestation. Cependant il nous paraît excessif de ne pas admettre un processus tout différent pour la forme synoviale cliniquement si distincte de la forme hyperostosique.

Quant au troisième type de Méricamp au point de vue anatomo-pathologique, il est évident qu'il peut être rapproché sans inconvénient du deuxième, que l'on invoque pour expliquer les déformations, une irrégularité dans le développement du syphilome, l'éparpillement des lésions, amenant des tuméfactions multiples au lieu d'une augmentation en masse, ou encore les rétractions, les dépressions, les bouleversements, produits dans l'os par la résorption, l'élimination ou l'effondrement de certaines portions du tisseux osseux.

Diagnostic. — Les caractères les plus généraux que l'on puisse donner de ces arthropathies sont les suivants : indolence à la pression, douleurs nocturnes spontanées occupant surtout les extrémités osseuses, pas de contracture réflexe ni d'immobilisation, conservation des mouvements, pas de fongosités, pas d'engorgement ganglionnaire. Si l'on ajoute les symptômes propres de la syphilis, et l'efficacité d'un traitement d'épreuve, on reconnaîtra que les éléments du diagnostic ne font pas défaut.

Il est matériellement impossible d'entrer dans le détail de tous les cas qui comportent un diagnostic différentiel, car on serait conduit à passer en revue presque toute la pathologie articulaire. Nous nous bornerons donc à revenir seulement sur quelques difficultés que nous offre la pratique et qui doivent être prévues. Elles ne sont point les mêmes pour les diverses formes de la syphilis.

La variété la plus commune, l'hyperostosante, peut être confondue avec un sarcome de l'extrémité osseuse considérée et cela s'applique surtout à l'extrémité inférieure du fémur, avec un cal de fracture articulaire ou juxta-articulaire, avec une variété de tuberculose, ou le tissu sous-synovial est infiltré, adhérant largement à l'os sous-jacent et n'en pouvant être séparé. Cette forme plastique de tumeur blanche donne l'aspect d'une tumeur osseuse, et sa dureté est telle que l'on peut songer aussi à une hyperostose.

Pour le sarcome développé au centre de l'os, il s'accompagne de vascularisation superficielle, il est habituellement douloureux, mais la douleur est diurne autant que nocturne ; la coque osseuse amincie qui le recouvre donne la crépitation parcheminée. L'examen complet du malade, les antécédents, le traitement d'épreuve achèvent de fixer l'opinion et l'évolution, la généralisation n'apportent que trop tôt la confirmation du diagnostic.

Le cal difforme s'accompagne toujours d'arthrite sèche, il est souvent irrégulier, la fracture qui l'a causé est un antécédent qui ne passe pas inaperçu. Il est nécessaire cependant de signaler cette cause d'erreur. Il se peut que le médecin n'ait pas soigné lui-même le blessé, et qu'il prenne à la lettre une histoire de chute, de traumatisme décrit avec abondance de détails par le malade ou ses parents, et songe à un cal, en présence d'une hyperostose syphilitique de l'extrémité inférieure du fémur ou de l'humérus.

Quant à la variété de tumeur blanche que nous avons signalée, elle se différenciera par la douleur dans les mouvements et à la pression, les adhérences, la contracture musculaire, les souffrances que causent les déplacements, l'état des poumons.

Ajoutons encore à la liste des cas difficiles concernant le syphilome épiphysaire, ces malades chez qui des tubercules centraux déterminent de vives douleurs, avec retentissement articulaire léger, sans qu'il y ait encore de tumeur blanche proprement dite. Je citerai par exemple le cas suivant : Le plateau tibial est épaissi et élargi et c'est à peine si l'on sent un épaississement circonscrit de la synoviale. Mais cette plaque est plutôt molle que dure, la pression sur le côté externe du plateau détermine une excessive douleur, la marche est pénible et les mouvements de flexion et d'extension sont limités d'un tiers, bien qu'il n'y ait aucun obstacle mécanique. C'est là très probablement une lésion tuberculeuse.

Pour la forme synoviale, c'est encore la tuberculose, si commune dans les manifestations articulaires et si variée qui à l'occasion pourra surtout donner le change.

Ces noyaux, ces épaississements synoviaux, ayant pour lieux d'élection les points de réflexion de la séreuse, les culs-de-sac, on retrouve des choses très analogues dans certaines lésions bacillaires, dans certaines synovites. J'ai observé des exemples très intéressants de ces synovites hyperplasiques tuberculeuses circonscrites, et si ce n'était point chez des sujets jeunes et strumeux, et ne présentant par ailleurs aucune marque de syphilis, on aurait pu hésiter.

L'hydarthrose double est quelquefois aussi sous la dépendance de la tuberculose. J'en ai recueilli une observation chez une jeune fille, qui sous nos yeux a fait ensuite de la tuberculose pulmonaire aiguë.

J'ai plus haut rapporté le cas de cette femme de Necker chez laquelle, des gommes sous-synoviales multiples et très proches les unes des autres s'étant ramollies, il eût été presque impossible de ne pas prendre la lésion pour une tumeur blanche sans l'apparition, dans le voisinage, d'une gomme superficielle.

A ce propos, je signalerai une autre erreur fréquente, c'est

celle qui consiste à prendre pour des lésions syphilitiques les
tuberculoses articulaires, simplement parce qu'elles se développent chez des individus entachés de syphilis. J'ai opéré à
l'hôpital Saint-Louis plusieurs malades, qui venaient du service de M. Fournier auquel ils avaient été adressés pour des
accidents de syphilis articulaire. En réalité, ils étaient porteurs de tumeurs blanches vulgaires, en dépit de la syphilis
dont ils étaient atteints depuis plus ou moins longtemps.

A la vérité, la syphilis peut favoriser l'évolution rapide de la
tuberculose articulaire, mais à part cette marche accélérée
que j'ai notée plusieurs fois, je n'ai rien vu qui pût autoriser
à admettre une hybridité pathologique, avec association des
deux maladies au point de vue des symptômes locaux.

Traitement. — Le mercure administré par la voie digestive
ou mieux sous forme de frictions ou d'injections intra-musculaires, aura, combiné ou non à l'iodure de potassium, son efficacité habituelle. Naturellement contre les infections secondaires, les pertes de substance, ou les lésions devenues
fistuleuses, le traitement médicamenteux est insuffisant ou
même complètement impuissant.

C'est dans ces cas exceptionnels, mais non aussi rares qu'on
pourrait le supposer, que le chirurgien doit intervenir à l'occasion.

Ce sont surtout les lésions fistuleuses, les infections articulaires ayant amené des suppurations intarissables qui tout
d'abord rendent nécessaires certains actes opératoires, évidemment, résection semi-articulaire ou résection totale. J'ai
fait moi-même, il y a quelques mois, une opération de ce
genre à la demande de M. Fournier. De telles interventions ont
été pratiquées un assez grand nombre de fois ; les observations
de Tilmann, Schede, Hueter, sont déjà anciennes et Middel-
dorf[1], en réunissait un assez grand nombre dans un mémoire
qui date de plusieurs années. Il nous semble qu'il n'y a
qu'avantage à intervenir dans ces conditions après avoir néan-

[1] *Arch. f. klin. Chir.*, 1886.

moins soumis le malade à un traitement énergique et suffisamment prolongé pour qu'on puisse admettre qu'il ait épuisé
tout son pouvoir d'amélioration.

Quelques arthropathies dans certaines syphilis très graves
guérissent imparfaitement en dépit de la médication appropriée. Ces cas ne deviennent pas pour cela chirurgicaux. L'allure maligne de la maladie fait rapidement de ces sujets des
cachectiques, fort dangereux à opérer, et chez lesquels évoluent simultanément des syphilomes viscéraux. Chez eux tout
est à peu près inutile.

Par contre, certains malades conservent des ostéalgies
juxta-articulaires, restes de syphilomes épiphysaires dont les
dernières traces ne veulent point disparaître, ou qui survivent
à la guérison de la lésion osseuse. On sait que certaines douleurs des os disparaissent à la suite d'une trépanation, bien
que celle-ci n'ait permis de découvrir aucune altération apparente des tissus traversés par l'instrument. Les ostéalgies
syphilitiques rebelles peuvent aussi bénéficier d'une telle
intervention (JULLIEN, ALBERTIN [1], JASTROKOFF), mais c'est là, on
le conçoit, une indication qui n'est justifiée que par des souffrances intolérables, que le traitement usuel aura été impuissant à soulager.

III. ARTHROPATHIES DANS LA SYPHILIS HÉRÉDITAIRE. — La
syphilis héréditaire, pas plus que l'acquise, n'épargne les articulations. Toutes proportions gardées il semble même que les
arthropathies soient plus fréquentes que dans la première.
L'étude de ces lésions a été faite surtout par FOURNIER, LANNE-
LONGUE, RANGUEDAT (Th. P., 1883); MÉRICAMP (Th. P., 1882); GU-
TERBOCK [2], MAX SCHULLER; BERNE (Th. P., 1884); DANJOU (Th. P.,
1888); CLUTTON (Lancet. 1896); ROBINSON (Brit. Med. J., 1896).

Parmi ces travaux récents, il convient de citer un mémoire
très important de KIRMISSON et JACOBSON [3], des observations de

----

[1] Province Médicale, 1894.
[2] Arch. f. klin. Chir., 1879 et 1883.
[3] Revue d'Orthopédie, 1897.

Braquehaye [1], de Danlos [2], les thèses de Baudelot (Th. P., 1900) et de Martin Saint-Pierre (Th. Lyon, 1900).

Les arthropathies de la syphilis héréditaire ressemblent beaucoup à celles de la syphilis acquise, et certains auteurs ont été jusqu'à les réunir dans une description commune. Il y a cependant quelque intérêt à les mettre à part, pour grouper avec plus de clarté les notions que nous possédons sur ce sujet.

Cette séparation est même nécessaire, car l'identité n'est pas absolue.

Si l'on peut chez l'adulte défendre cette opinion que la syphilis articulaire est une conséquence éventuelle, une complication, un accident dans l'évolution de la syphilis osseuse, à plus forte raison peut-on admettre chez l'enfant une étroite solidarité entre les manifestations osseuses de la syphilis et les lésions articulaires.

Chez l'enfant, les extrémités osseuses sont perpétuellement en travail, elles se façonnent, grandissent, s'ossifient, évoluent en somme avec une rapidité qui implique des modifications constantes et très actives. Les parties immédiatement voisines du cartilage de conjugaison sont des terrains d'élection pour toutes les maladies infectieuses, et de ce fait la présence du cartilage constitue pour les articulations un mauvais voisinage.

C'est là l'origine d'une foule d'affections articulaires dans le jeune âge. Il en est ainsi pour la syphilis, qui, sans aucun doute, à cette période de la vie, n'atteint les jointures que secondairement en passant par les os. Or, il est vrai de dire que la vérole ne recherche point les articulations, car malgré la fréquence des lésions osseuses qui lui sont imputables chez les héréditaires, les cas d'arthropathie sont très exceptionnels.

En tenant compte de ceux qui sont méconnus, il n'en reste pas moins qu'il s'agit d'une lésion rare. Fournier, sur 212 cas de syphilis héréditaires, compte cinq arthropathies.

Il n'est nullement indispensable que les os soient dans une période de croissance très active pour voir survenir ces déter-

[1] *Ann. Dermat. et Syph.*, 1898.
[2] *Ann. Dermat. et Syph.*, 1898.

minations. On observe, en effet, des cas très tardifs, survenant chez des jeunes gens ayant dépassé leur vingtième année ou même chez des adultes.

La syphilis est à l'ordinaire plus pressée de se montrer. Les arthropathies ne font pourtant guère partie des manifestations précoces de la maladie quand elle est héréditaire.

C'est deux, trois, quatre, dix, douze ans après la naissance, qu'on les observe le plus ordinairement. Ce sont donc des lésions qui prennent rang dans les accidents de la syphilis héréditaire tardive. On en aurait vu dans des circonstances où l'on pouvait soupçonner une hérédité remontant à deux générations.

Pour ce qui est toutefois de l'époque d'apparition des arthropathies syphilitiques, il importe de signaler une confusion qui a été souvent commise, à l'étranger tout au moins, et qui consiste à décrire en même temps que ces arthropathies, la lésion juxta-articulaire, décrite sous le nom de pseudo-paralysie syphilitique des nouveau-nés [1], de maladie de Parrot, de disjonction épiphysaire des nouveau-nés syphilitiques [2].

Bien que la lésion soit très voisine de l'articulation, celle-ci reste saine, et n'a en somme rien à voir dans cette affaire. Cependant à la hanche, il faut tenir compte de la situation intra-articulaire de l'épiphyse, et en vérité, on ne peut dire qu'il n'y ait pas là un certain degré d'arthrite. Mais c'est un élément très accessoire de la maladie, et d'ailleurs cette éventualité constitue un cas particulier qui ne peut intervenir dans la question de doctrine générale.

Il faut encore laisser de côté ces arthrites suppurées observées chez les hérédo-syphilitiques, et qui ne sont pas liées directement à la syphilis. Ces pauvres êtres sont exposés aux infections de toute sorte, et font volontiers des suppurations articulaires, dues aux microbes vulgaires qui pénètrent facilement dans leur organisme profondément déchu. Ce sont donc des infections secondaires chez des cachectiques.

[1] Parrot. *Arch. de Phys.*, 1872 et *Syphilis héréditaire.*
[2] Gilbert. Th. P., 1889. Labbé. *Presse Médicale*, 1900.

Il est possible encore que chez le jeune enfant, on puisse observer certains épanchements articulaires dus à la syphilis et comparables à ceux dont nous avons noté chez l'adulte, l'existence relativement fréquente. Mais ce sont des faits mal connus encore, et nous nous bornerons aux formes dont l'histoire clinique est à peu près faite.

En somme, les formes aiguës de la syphilis articulaire par hérédité admises par PARROT, HUETER, MAX SCHULLER, SOMMA[1] ne sont pas encore bien démontrées et en attendant que nous soyons éclairés à cet égard, il vaut mieux s'en tenir à l'étude des lésions dont l'évolution est chronique : trois variétés sont admises par KIRMISSON et JACOBSON :

1° L'ostéo-arthropathie simple ;

2° L'hydarthrose double ;

3° L'ostéo-arthropathie déformante.

1° Dans la pratique, c'est la première de ces variétés que l'on rencontre le plus souvent. C'est la pseudo-tumeur blanche de FOURNIER. Elle a été magistralement décrite par ce dernier[2] et LANNELONGUE[3]. Comme nous l'avons vu pour toutes les formes de la syphilis articulaire, ce sont les grandes articulations qui sont prises et en général les extrémités répondant au cartilage de conjugaison le plus fertile. Le genou, du côté du fémur, est un lieu d'élection. Mais les jointures de deuxième, de troisième ordre, sont prises aussi parfois. J'ai observé à Saint-Louis, un jeune garçon de café, chez lequel la lésion occupait l'articulation métatarso-phalangienne du gros orteil, ou plus exactement la tête du premier métatarsien.

On remarquera qu'à cette extrémité du métatarsien, il n'y a point de cartilage de conjugaison, l'épiphyse unique du premier métatarsien étant postérieure.

Le début est parfois très insidieux, et les premiers stades de la maladie passent inaperçus. Elle est déjà à sa période d'état et complètement constituée quand on en fait la découverte.

[1] *Giorn. internat. d. sc. m.*, 1882.

[2] *Lec. sur la syphilis hérédit.*

[3] *Bulletin med.*, 1887.

Chez d'autres malades des douleurs accompagnent le développement du syphilome osseux, et précèdent de longtemps l'apparition des symptômes caractéristiques. Aussi sont-elles prises facilement pour des douleurs de croissance.

La lésion constituée ne diffère point du syphilome épiphysaire hyperostosant de la syphilis acquise. C'est bien la pseudo-tumeur blanche, avec des caractères plus nets encore, s'il est possible. Une des extrémités osseuses est augmentée de volume ; cette tuméfaction parfois légère peut doubler, tripler les proportions de l'os malade ; elle a sa limite juste à l'épiphyse mais accentuée plus ou moins haut sur la diaphyse jusqu'à 4, 5, 6, 10 centimètres de l'articulation. On observe même quelquefois des hyperostoses sur d'autres pièces du squelette voisines ou éloignées.

La saillie osseuse est telle qu'elle apporte des modifications non seulement visibles, mais même très apparentes dans l'aspect de la région. La configuration globuleuse que prend l'article rappelle celle de la tumeur blanche. Mais ce n'est qu'une analogie grossière, car il suffit de mettre la main sur la partie malade, pour reconnaître qu'il n'y a là ni fongosités, ni épaississement des parties molles, mais une tumeur très dure, presque sous-cutanée et indolente à la pression. Les mouvements sont conservés dans une grande étendue ; s'ils sont limités, c'est que la déformation des surfaces articulaires apporte une gêne mécanique. Tout épanchement peut manquer et quand on en trouve, il est généralement peu abondant. Les douleurs spontanées sont parfois assez vives et nocturnes. L'affection présente donc une physionomie clinique assez spéciale, pour qu'on puisse en faire d'emblée le diagnostic.

« Il ne s'agit point d'un flair particulier, d'une sorte de divination ; au contraire, les signes sur lesquels s'est basé mon jugement sont aussi précis que faciles à reconnaître et j'estime que dans un instant vous serez à même de les constater et de les apprécier aussi bien que moi. » (LANNELONGUE.)

2° Dans certains cas, l'épanchement articulaire est assez abondant et cette hydarthrose prend dans la symptomatologie une importance prédominante. La synoviale peut présenter un léger épaississement général, ou des épaississements localisés, dont l'importance diagnostique est plus grande. On ne saurait guère admettre comme chez l'adulte une forme synoviale. Les altérations osseuses sont si communes, constituent si bien la règle dans la syphilis articulaire chez l'enfant, que l'on peut admettre dans les cas où elles paraissent manquer, qu'elles échappent simplement à nos moyens d'exploration. Cela est vrai en particulier de l'hydarthrose double.

Cette hydarthrose bilatérale et symétrique dans l'hérédosyphilis tardive a été étudiée par CLUTTON [1]. MARTIN SAINT-PIERRE en a publié un cas qu'il considère comme le treizième, ce qui lui permet de considérer cet « accident comme relativement rare ».

3° Signalons enfin la *variété déformante* de l'arthropathie hérédo-syphilitique. Elle a été décrite par MÉRICAMP en 1882, FOURNIER. LANNELONGUE et DANJOU [2]. Elle serait spéciale à la syphilis héréditaire. — DANJOU la réunit dans le même groupe que la pseudo-tumeur blanche et GANGOLPHE, nous l'avons vu, pense que ce type ne mérite pas encore d'avoir son autonomie. Mais il parle au nom de l'anatomie pathologique, et il s'agit surtout d'établir une forme clinique. Or, il n'est pas douteux que l'arthropathie syphilitique n'offre dans cette variété une physionomie très particulière, ainsi qu'on en peut juger par la description qu'en donne le professeur FOURNIER.

« Ce qui la caractérise, c'est la déformation épiphysaire. Cette déformation est d'autant plus frappante qu'elle est absolument irrégulière, étrange, bizarre, parfois même extraordinaire. Ce n'est plus une hyperostose massive qui, dans son irrégularité morbide, conserve cependant une certaine régularité de configuration générale, mais bien une sorte de végétation ostéophytique de l'épiphyse, végétation qui bourgeonne à l'aventure, en donnant naissance à des saillies, des mamelons, des apophyses osseuses, dont la situation, le volume et la force ne sont pas susceptibles de toutes les bizarreries possibles.

[1] *Lancet*, 1886.
[2] Th. P., 1887.

« De là naturellement des anomalies d'aspect, des originalités et même des excentricités de configuration qui constituent les caractères dominants de cette variété. »

En raison de ces grandes déformations, les mouvements s'exécutent moins aisément que dans les types précédents.

Ils rencontrent même de sérieux obstacles mécaniques, et leur étendue est toujours notablement, parfois même, très réduite. Baudelot rapporte l'histoire d'une malade de l'hôpital Saint-Louis chez laquelle une arthropathie déformante du coude s'accompagnait de contracture du biceps. Cette contracture était apparue « deux ans après les phénomènes douloureux et après que les coudes s'étaient peu à peu déformés ».

Il ne considère point ce symptôme comme étant à proprement parler d'origine articulaire, comme l'est par exemple la contracture réflexe que l'on observe au cours de l'arthrite tuberculeuse.

La contracture musculaire est une véritable anomalie dans l'évolution de l'arthropathie syphilitique. Sa pathogénie est assez obscure, toutefois elle doit être rapprochée de la myopathie syphilitique, de la contracture bicipitale, que l'on observe parfois dans la syphilis acquise.

Diagnostic. — « Je le répète parce que je ne saurais trop le répéter, ces arthropathies sont particulièrement intéressantes au point de vue pratique, en ce qu'elles peuvent facilement donner le change pour des affections articulaires d'autre nature. » (Fournier.)

En effet, la syphilis est fréquemment méconnue. Ce n'est pourtant pas toujours sa faute.

Car ses signes ne sont point si obscurs, qu'ils ne puissent attirer l'attention. Nous avons examiné plus haut certaines situations cliniques, où le diagnostic immédiat découlait de l'examen, même sommaire, de l'articulation malade.

Mais si cela est vrai dans certaines formes, ailleurs il faut regarder d'un peu plus près. La vérole est heureusement polymorphe et sème partout ses manifestations, si bien qu'un interrogatoire bien dirigé, une investigation complète, la recherche des lésions en activité et des cicatrices témoins de lésions anciennes, aideront beaucoup à établir la nature des accidents.

Ainsi un examen très complet est toujours nécessaire. En matière de syphilis il faut, avant de conclure, s'entourer d'une foule de renseignements, dont la concordance démontre l'authenticité du cas. Cette enquête est très importante quand il s'agit d'affirmer l'origine héréditaire d'une arthropathie, car elle permet de retrouver sous des formes multiples la tare syphilitique chez le sujet et de remonter chez ses ascendants à l'origine de l'infection. Nous ne pouvons insister ici sur la manière dont il faut diriger ces investigations ni sur les signes qui sont les marques indélébiles ou temporaires de la syphilis transmise par hérédité.

Le TRAITEMENT ne comporte aucune indication très particulière, et il n'y a pas lieu de revenir sur les considérations déjà exposées à propos de la syphilis acquise. Le tout est de faire le bon diagnostic. Dès lors tout devient facile et simple, et en peu de jours on voit rétrocéder et disparaître des lésions déjà anciennes et qui parfois désolaient depuis de longues années les malades et leurs parents. Si l'on songe que ces hérédo-syphilitiques sont pris fréquemment pour des tuberculeux et à ce titre condamnés aux bains de mer, à l'huile de morue, aux pointes de feu, et que le temps de subir quelques frictions, de prendre quelques pilules suffit à les rendre à la vie normale, on comprendra le rôle bienfaisant que peut avoir dans ces circonstances le médecin expérimenté.

IV. — TUBERCULOSE ARTICULAIRE

La tuberculose tient dans la pathologie des jointures une place immense. Son champ est tellement vaste, si l'on accepte entièrement certaines idées nouvelles que nous n'en pouvons plus soupçonner les limites. Depuis quelques années déjà on était arrivé à une conception satisfaisante de la tuberculose, maladie certes infiniment variée dans ses localisations, ses formes, son évolution, mais susceptible d'être toujours ramenée aux mêmes lésions élémentaires, provoquées par le même parasite. Or, à côté de cette tuberculose spécifique, il faudrait admettre un très grand nombre de manifestations atypiques, d'affections provoquées par le bacille tuberculeux, mais ne présentant aucun caractère histologique du tubercule, et au point de vue clinique ne ressemblant en rien aux formes classiques de la tuberculose. Il y a certainement une part de vérité dans cette manière de voir, et pour exposer plus clairement l'état actuel de la question j'adopterai la division tracée par nos collègues lyonnais. J'étudierai successivement la tuberculose articulaire proprement dite, ou *spécifique*, et la *tuberculose non spécifique* dite *inflammatoire ; les arthrites tuberculeuses vraies, et les arthrites bacillaires, ou toxinaires, sans tubercules.*

I. — ARTHRITES TUBERCULEUSES

Ces arthrites, d'allure habituellement chronique, ont pour type commun les *tumeurs blanches*, autour desquelles se groupent quelques variétés de fréquence moindre, carie sèche, arthrites à grains riziformes, hydarthrose tuberculeuse, synovite végétante ou lipomateuse. L'origine tuberculeuse de ces diverses lésions, et principalement des tumeurs blanches paraît établie définitivement : cette démonstration n'a pu être fournie qu'à une époque toute récente, mais aucune objection ne saurait plus être élevée à cet égard, et les controverses d'autrefois sont presque oubliées. Grâce aux procédés de laboratoire, il est en effet très facile, à l'heure actuelle, de justifier cette manière de voir.

Cliniquement les tumeurs blanches sont connues depuis fort longtemps ; et même les principaux caractères d'une affection aussi répandue et tellement apparente n'avaient pu échapper à l'observation des anciens.

C'est au xviiᵉ siècle (en 1674) que Richard Wiseman, justement frappé par l'absence de réaction phlegmasique des téguments au niveau du gonflement articulaire, donna à cette maladie le nom de tumeur blanche (*White Swelling*).

Reimar Brambilla, Delpech appelèrent l'attention sur les fongosités qui remplissaient les articulations atteintes de tumeur blanche, y virent avec raison une lésion spéciale à ce genre d'affections, et en conséquence les appelèrent tumeurs fongueuses.

Puis vinrent les recherches de Boyer, de Brodie, de Louis, de Sanson (1833).

Alors seulement on commence à soupçonner la nature tuberculeuse des tumeurs blanches et leurs rapports avec la phtisie pulmonaire. Il convient notamment de rappeler à ce propos le nom de Lisfranc qui, en 1826 et en 1831, formula des idées remarquables pour l'époque; décrivit le premier des granulations tuberculeuses dans les tumeurs blanches. Mauclaire dans une thèse extrêmement documentée [1], où notamment tout ce qui concerne l'historique est traité avec grand soin, a mis en lumière son rôle jusque-là méconnu.

Le travail d'A. Nélaton [2] paru peu après celui de Nichet

---

[1] Mauclaire. Thèse Paris, 1893.
[2] Th. Paris. 1836.

(qui d'ailleurs était consacré au seul mal de Pott) donna de
la tuberculose osseuse et ostéo-articulaire une description
valable encore aujourd'hui dans ses grandes lignes. Comme
il le dit au début de son mémoire, il fit pour l'appareil locomoteur ce qu'avaient fait pour le poumon Bayle et Laennec.
Du vaste groupe des lésions chroniques des os, Nélaton séparait nettement la tuberculose osseuse. Bonnet (1845) le premier décrit les arthrites tuberculeuses, distinctes pour lui
il est vrai des arthrites fongeuses et de l'abcès froid articulaire ; les lésions où existent des masses caséeuses et des
granulations sont pour lui des tuberculoses articulaires, mais
celles-là seulement.

L'anatomie pathologique à l'œil nu avait suffi aux auteurs
précédents pour voir une grande partie de la vérité. Mais quand
les études histologiques commencèrent à se répandre vers
le milieu du siècle dernier, il fallut à leur lumière réétudier
toute la pathologie. Dans cet examen critique des connaissances.
antérieures, des erreurs furent commises. Pour la tuberculose
en particulier, à la suite de Virchow, qui on le sait jouit durant
plus d'un demi-siècle d'une immense autorité histologique, et
dans un esprit de précision scientifique mal compris, on
arriva à une conception qui nous semble aujourd'hui singulièrement étroite et déconcertante. Pour Virchow pendant
longtemps, la granulation grise était le seul élément caractéristique de la tuberculose ; quand elle faisait défaut, la lésion
ne pouvait être considérée comme tuberculeuse, il s'agissait
d'une affection de nature inflammatoire. C'était réduire à
peu de chose le domaine de la tuberculose articulaire, car
dans les jointures précisément la granulation grise est rare ou
difficile à découvrir. Si bien que les tumeurs blanches d'une
façon générale n'étaient pas considérées comme tuberculeuses,
mais comme une manifestation de la scrofule, alors admise et
distincte de la tuberculose.

Sans doute, dès 1866, Villemin avait déjà fourni les preuves
rationnelles de la spécificité et de l'inoculabilité de la tuberculose. Mais on sait que ses idées ne trouvèrent pas immédiatement le crédit qu'elles méritaient.

En 1869 Köster décrivit le follicule tuberculeux, depuis appelé follicule de Köster, dans les fongosités des synoviales et des os, puis vinrent quelques années après les travaux de Max Schuller (1868), de Hueter (1878), de Volkmann, de Brissaud (1879), de Koenig, mais surtout de Lannelongue, de Kiener et Poulet, de Riedel. Tous ces travaux répartis entre 1878 et 1883 reconstituèrent l'arthropathie tuberculeuse sur des bases plus sûres, plus scientifiques qu'autrefois. Vers le même temps l'inoculabilité de la tuberculose et le caractère spécifique des lésions résultant des inoculations étaient mis hors de doute par les belles expériences de H. Martin. Et enfin en 1882, le parasite, l'agent infectieux, cause première de toutes les lésions tuberculeuses, le bacille de Koch était trouvé.

Quand donc en 1883 Ch. Nélaton écrivit sa thèse d'agrégation, il put donner une vue synthétique très satisfaisante des tuberculoses chirurgicales et notamment des ostéo-arthrites tuberculeuses. Toutes étaient caractérisées histologiquement par les mêmes lésions élémentaires. Elles étaient facilement inoculables, et la présence du même bacille allait par surcroît fournir de l'unité de la tuberculose la preuve la plus irrécusable. Plus rien ne reste depuis cette époque ni pour les articulations, ni pour d'autres organes, de la conception dualiste, qui fut si lente à détruire.

Jusqu'à ces dernières années la base anatomo-pathologique, établie avec tant de soin par les beaux travaux de nos devanciers et si pleinement satisfaisante, avait paru intangible. Toute lésion tuberculeuse présentait des caractères histologiques spécifiques, et si le microscope n'y montrait pas de bacilles de Koch, l'inoculation au cobaye devait être positive. Mais voici qu'une nouvelle dualité surgit, et, comme nous l'avons dit en commençant, qu'une tuberculose non spécifique vient prendre place à côté de la tuberculose spécifique, et fournir un nouvel intérêt à cette tant difficile question.

Anatomie pathologique. — Examinons d'abord chez l'enfant, plus souvent frappé que l'adulte, les lésions de la tuberculose articulaire commune et pour commencer prenons en exemple l'articulation du genou, siège d'élection des arthrites tuberculeuses. Il suffit de passer en revue quelques pièces provenant de jeunes sujets, pour être bien sûr que dans l'enfance tout au moins les lésions ne sont presque jamais purement articulaires. D'une manière à peu près constante, on relève sur les os voisins des altérations plus ou moins marquées. Il s'agit à vrai dire d'ostéo-arthrites. Tantôt sur le fémur, tantôt sur le tibia, parfois même dans l'épaisseur de la rotule, on découvre des foyers tuberculeux en communication plus ou moins directe avec l'articulation. On peut observer en outre des foyers identiques, complètement indépendants de l'article.

Parmi les lésions osseuses juxta-articulaires, il en est qui sont secondaires, consécutives, mais d'autres ont précédé et engendré l'arthrite. Telle est du moins l'interprétation que l'on doit donner à la plupart des faits. En d'autres termes l'origine de l'arthrite est à l'ordinaire une ostéite tuberculeuse. La synovite primitive est exceptionnelle ; en général, l'infection de l'article est réalisée par extension d'un foyer osseux. Des recherches systématiques permettent d'établir avec netteté cette origine osseuse.

A la période de début, alors que se prépare l'envahissement de la jointure, la lésion se présente presque toujours sous l'un des deux aspects suivants : tantôt le foyer tuberculeux forme une masse arrondie, d'une coloration blanc jaunâtre, assez nettement limitée, du volume d'un pois, d'une noisette : c'est le *tubercule circonscrit ;* tantôt on observe sur la coupe du tissu osseux une tache jaune d'or ou jaune clair, irrégulière, mal limitée : c'est ce qu'on désigne sous le nom d'*infiltration puriforme.*

La coloration des parties malades contraste vivement avec la coloration du tissu spongieux environnant qui chez l'enfant est d'un rouge très foncé. Dans le premier cas, tubercule circonscrit, la masse jaune se laisse facilement dissocier et extraire. On voit alors qu'elle est contenue dans une logette plus ou moins sphérique, tapissée par une sorte de membrane tomenteuse, qui d'ailleurs ne peut être séparée du tissu osseux. Le contenu a été comparé à du mastic de vitrier. Mais sa consistance est en réalité très variable ; elle ne conserve pas longtemps cet aspect demi-solide, mais se ramollit, se liquéfie, et se transforme finalement en collection puriforme.

Le tubercule circonscrit est, en effet, la conséquence d'une agglomération de tubercules qui subissent la transformation caséeuse, laquelle·aboutit finalement à la liquéfaction, à la formation d'un abcès froid, comparable à tous les tuberculomes ramollis. L'examen de la paroi montre des follicules tuberculeux dans cette sorte de pseudo-membrane qui limite la masse caséeuse, et ces follicules ne diffèrent point de ceux que l'on rencontre partout ailleurs, cellule géante, entourée de cellules épithélioïdes, lesquelles sont environnées elles mêmes de cellules embryonnaires. Au pourtour du tubercule circonscrit l'os non tuberculisé réagit et présente selon le moment les caractères de l'ostéite raréfiante ou de l'ostéite condensante. Le mastic ou la bouillie caséeuse du tubercule circonscrit est formé par de la graisse et des débris cellulaires ; on y trouve parfois de minuscules fragments osseux, infimes restes des trabécules, qui donnent entre les doigts la sensation de grains de sable.

Dans ce cas il s'est produit une mortification lente, qui a permis la désagrégation, la destruction totale du tissu osseux, mailles, vaisseaux et trabécules. Il n'en va pas de même pour l'*infiltration puriforme*. Ici la nécrose est survenue promptement, grâce à l'éclosion très rapide d'une agglomération confluente de follicules tuberculeux. Les mailles du tissu spongieux persistent, si leur contenu est mortifié et ramolli. Aucune différence essentielle ne sépare cette forme de la précédente, puisqu'il s'agit seulement d'un mode de répartition et de distribution de follicules tuberculeux d'ailleurs identiques. Mais l'évolution ne saurait être la même.

Le tubercule circonscrit en se ramollissant aboutit à un abcès ; l'infiltration puriforme crée un séquestre. Autour de la zone mortifiée, le tissu vivant se modifie, il se produit de l'ostéite raréfiante ; peu à peu le mort se sépare du vif, la partie nécrosée s'isole et devient mobile. Le séquestre garde lés caractères du tissu spongieux, il est irrégulier, grisâtre, gris jaunâtre, ou verdâtre, friable. Il peut rester indéfiniment mobile mais emprisonné dans une loge plus ou moins spacieuse; tel le grain d'un grelot. On a vu des séquestres comprendre la totalité d'un des condyles fémoraux, voire même l'épiphyse entière du fémur. Ils sont généralement épiphysaires, mais ils peuvent occuper également la partie juxta-épiphysaire de la diaphyse. Il en est enfin qui sont formés aux dépens de la diaphyse et de l'épiphyse, et comprennent dans leur épaisseur un fragment du cartilage de conjugaison.

Ainsi dans le voisinage immédiat des jointures, la tuberculose osseuse produit des abcès, des séquestres. Abcès et séquestres peuvent évoluer vers l'extérieur en donnant lieu à des suppurations juxta ou péri-articulaires. Mais plus souvent la jointure est infectée. Cette infection peut être réalisée de plusieurs manières. Le processus de tuberculisation gagnant de proche en proche atteint le périoste, et par son intermédiaire se propage à la synoviale au niveau de son insertion. L'abcès résultant de la fonte du tubercule circonscrit s'ouvre directement dans la synoviale, au pourtour de la surface articulaire, à la face externe d'un des condyles, ou en arrière et au-dessus de l'un d'eux ou vers la partie postérieure du plateau tibial. Ou encore la masse tuberculeuse vient au contact du cartilage d'encroûtement, s'infiltre entre ce cartilage et l'os sous-jacent, le décolle dans une certaine étendue.

Le cartilage n'a point de vaisseaux. Il se nourrit par imbibition aux dépens de l'os sous-jacent. Or donc, quand le tuberculome atteint la face profonde du cartilage, celui-ci présente immédiatement des troubles de nutrition. Il se ramollit, présente de l'altération velvétique, se dissocie, se perfore, ou se détache par lambeaux. La fragile barrière est détruite et l'article est désormais à la merci de la tuberculose. Dans le cas de séquestration par suite de l'infiltration puriforme, l'articulation est fréquemment ouverte, la communication est établie entre elle et le foyer avant que le séquestre ne soit complètement libéré. Ce séquestre une fois libre peut tomber dans l'articulation.

Les parois des cavernes vidées de leurs accumulations de produits caséeux, celles des excavations où logent les séquestres, les surfaces osseuses privées de cartilage, et la synoviale enfin, se couvrent de *fongosités*. Les fongosités sont des végétations molles d'un jaune blafard, terne et grisâtre. L'abondance de ces productions est telle et leur aspect tellement caractéristique que pendant longtemps les arthrites tuberculeuses ont été appelées arthrites fongueuses. Leur présence suffit d'ailleurs à affirmer la nature de la maladie ; en pratique, toutes les fongosités sont tuberculeuses bien qu'on ait discuté ce point.

Dans quelques cas tout à fait exceptionnels dans l'enfance la synovite est primitive.

Ces fongosités s'accumulent principalement au pourtour des os, dans le cul-de-sac sous-tricipital, à la partie postérieure de l'articulation. Elles couvrent finalement toute la surface de la synoviale et même de ses prolongements, forment des masses volumineuses qui distendent l'articulation et modifient l'aspect de la région. Ces fongosités sont formées aux dépens de la synoviale, dont la structure est profondément modifiée. Cette membrane a perdu son revêtement endothélial. Elle est le siège d'une infiltration embryonnaire considérable, et d'une riche vascularisation. Son épaisseur est toujours très augmentée.

Dans les cas un peu anciens le tissu cellulaire sous-synovial est lui-même épaissi, induré, infiltré d'une sorte d'œdème chronique.

Les fongosités sont formées par des éléments embryonnaires accumulés autour de capillaires de nouvelle formation. Dans leur épaisseur sont des follicules tuberculeux isolés ou agminés. A la surface des fongosités, les éléments anatomiques se désagrègent et leurs débris restent agglutinés dans une mince couche fibrineuse. Les bacilles y sont peu nombreux, mais l'inoculation au cobaye donne toujours des résultats positifs.

La synoviale même bourrée de fongosités ne contient le plus souvent aucun liquide, parfois quelques cuillerées de liquide citrin ou louche, plus rarement et seulement dans les cas avancés il y a suppuration, abcès froid articulaire.

Nous avons vu que la lésion débutait par l'un des os ; il n'est

pas rare de voir l'os opposé se prendre secondairement ;
précisément dans la partie qui est en regard de la lésion
initiale. Il se produit une dystrophie du cartilage et une inoculation par contact, que favorise la contraction musculaire et
l'immobilisation de l'article dans une attitude vicieuse permanente.

Les tubercules ont une double tendance ; tantôt ils évoluent
vers la caséification et la suppuration, tantôt ils provoquent de
la sclérose qui elle-même en limite l'extension et finalement
les détruit ; les deux processus peuvent exister simultanément
en deux points différents quoique voisins, ils peuvent se succéder sur le même territoire.

Cette dualité mise en lumière depuis longtemps par GRANCHER
a trouvé une explication lumineuse dans les recherches d'AU-
CLAIR sur les poisons sécrétés par le bacille de Koch. Ce
micro-organisme produit sans doute des toxines solubles
susceptibles d'agir sur l'économie tout entière ; mais d'autres
toxines restent fixées au bacille, ou dans son voisinage, mêlées
à des substances cireuses. Leur action est toute locale.
Or AUCLAIR traitant les bacilles par de l'éther ou par du
chloroforme, a pu étudier ces toxines, solubles l'une dans
l'éther, l'autre dans le chloroforme et prouver par des expériences du plus grand intérêt que de ces toxines l'une
amenait la caséification, alors que l'autre provoquait la sclérose.
Ces expériences ont été reprises de divers côtés sur différents
tissus et le caractère de généralité de ces notions semble aujour-
d'hui incontestable. Comme le dit RADIGUER (Th. Paris, 1905)
la tuberculose est une maladie d'intoxication surtout locale.

On en a la preuve notamment dans les tumeurs blanches,
qui, surtout dans l'enfance, se comportent le plus souvent,
ou du moins pendant fort longtemps, comme des affections
purement locales. Conformément à la règle que nous venons
de rappeler, cette tuberculose localisée tend d'une part vers
la caséification et la suppuration, d'autre part vers la transformation fibreuse, la sclérose. Ce dernier mode conduit à la
guérison ; c'est on peut le dire la fin normale des tumeurs
blanches de l'enfance pourvu qu'elles soient convenablement

traitées dès le début. Dans le cas contraire on voit tôt ou tard apparaître des abcès, et si ces abcès eux-mêmes ne sont pas attentivement surveillés et convenablement traités, ils s'ouvrent et deviennent fistuleux.

Le tuberculome ramolli qui constituait l'abcès devient alors le siège d'une surinfection et la cicatrisation des foyers devient extrêmement lente et difficile. La production du tissu fibreux de guérison amène la transformation, la réduction, la disparition plus ou moins complète de la synoviale, crée des adhérences entre les extrémités osseuses, anéantit parfois d'une manière définitive le jeu de l'article, laisse en un mot une ankylose, cette ankylose, rançon de la maladie, devant être considérée dans un cas grave comme une terminaison favorable.

Mais il ne s'agit pas d'une abolition pure et simple des mouvements, ou d'une limitation plus ou moins accusée ; il n'en est ainsi que chez des malades ayant subi un long traitement. Quand celui-ci a été tardif, non rigoureux, et surtout quand la maladie a été abandonnée à elle-même l'ankylose n'est obtenue que dans une attitude vicieuse. C'est une ankylose avec difformité et avec d'énormes modifications squelettiques.

Le genou est fléchi, la jambe en rotation externe, le plateau tibial déplacé en arrière, subluxé dans le creux poplité. L'extrémité inférieure du fémur est aplatie d'avant en arrière, le condyle interne très allongé, descendant notablement plus bas que l'externe. Ces déformations ont pour origine l'action des muscles, celle de l'extenseur étant constamment affaiblie, les muscles de la partie postérieure de la cuisse, muscles de la patte d'oie, demi-membraneux, biceps, non atrophiés ou peu atrophiés entraînent la jambe dans sa position vicieuse ; la rotation en dehors est produite par le biceps et le tenseur du fascia lata. De plus on note fréquemment un valgus assez accentué, qui résulte soit de l'effondrement du condyle externe du fémur ou de la partie correspondante du plateau tibial soit d'un trouble survenu dans l'activité des cartilages de conjugaison du fémur et du tibia. L'action du biceps et du tenseur du fascia lata nous paraît aussi devoir être incriminée dans la pathogénie de cette déviation. On observe encore d'autres difformités accessoires, flexion du tibia à sa partie supérieure, l'os formant un angle ouvert en avant juste au-dessous de la tubérosité tibiale antérieure, courbure antéro-postérieure du fémur. C'est que l'os dans le voisinage des foyers tuberculeux et même à une assez grande distance subit dans sa nutrition des irrégularités qui en modifient la résistance. Il est atteint d'une sorte d'ostéomalacie qui le livre à la tyrannie des muscles et leur permet de le modeler à leur guise. D'autre part l'ostéogenèse subit forcément le contre-coup de l'affection : et l'on peut presque s'étonner que le développement de l'os aux dépens du cartilage de conjugaison ne subisse pas de plus grandes perturbations. L'ensemble de déformations que nous avons brièvement indiquées est absolument caractéristique de la tumeur blanche du genou chez l'enfant.

Si du genou nous passons à la hanche, nous verrons la tuberculose articulaire produire des lésions très comparables, aboutissant encore à de grandes difformités. Il n'est certes pas impossible que la synoviale soit la localisation première de la maladie. Nous avons vu combien ce mode de début était exceptionnel pour le genou dont la synoviale est vaste, compliquée, et exposée plus qu'aucune autre. Pour la hanche il est plus rare encore, et dans l'enfance tout au moins l'origine osseuse est la règle. Nous trouvons d'ailleurs les mêmes aspects de la tuberculose, tubercule enkysté, infiltration puriforme avec structure et évolution pareilles. Les lésions commencent tantôt par le fémur, tantôt par le bassin. L'extrémité supérieure du fémur offre avec l'articulation des rapports tels que l'infection de cette jointure se réalise avec une facilité exceptionnelle, soit par envahissement graduel, soit par brusque déhiscence d'une caverne tuberculeuse. Le danger est aussi grand du côté de la cavité cotyloïde, et de fait il est très commun que la coxalgie ait un point de départ cotyloïdien. Autour de cette excavation se trouve en abondance du tissu spongieux et le bacille de Koch colonise volontiers dans le tissu spongieux. En outre tant que dure la croissance cette partie du squelette pelvien est le siège d'une activité physiologique, qui dans une certaine mesure appelle la localisation des processus pathologiques. Enfin les dispositions anatomiques sont de ce côté encore extrêmement favorables à l'envahissement de la jointure.

La synoviale se couvre alors de fongosités. Quand les lésions progressent il se produit de la pyarthrose et des abcès périarticulaires cruraux, inguinaux, fessiers ou pelviens, qui, à moins qu'un traitement n'ait été mis en œuvre à l'heure opportune, s'ouvrent tôt ou tard à l'extérieur et deviennent fistuleux, interminablement fistuleux, grâce à la ténacité des infections secondaires qui ne manquent pas de se produire.

Les choses se passent donc à cet égard exactement de la même manière que pour le genou, et nous concevons dès lors qu'il s'agit de lois générales; l'étude des autres tumeurs blanches ne pourrait que les confirmer; et pour chaque jointure en particulier nous retrouverions des faits à ce point identiques qu'il nous faudrait user des mêmes termes.

La coxalgie comme la tumeur blanche du genou guérit habituellement chez le sujet jeune; c'est-à-dire que la tuberculose s'arrête, rétrocède, et selon l'expression de Verneuil accorde une « trêve » de durée indéterminée. Mais en dehors d'un traitement rigoureux et prolongé la maladie, à supposer qu'elle aboutisse à la sclérose, à la cicatrisation des lésions, conduit à des déformations réalisées par les mêmes procédés que nous avons vus en œuvre dans la tumeur blanche du genou. La contracture applique fortement les surfaces articulaires l'une à l'autre, et la surface primitivement saine s'altère au contact de l'autre, s'inocule secondairement, s'érode et se détruit partiellement. Certains muscles s'atrophient; leurs antagonistes devenus prédominants entraînent le membre en attitude vicieuse. A la longue les rapports et la configuration des os subissent de grandes modifications, en raison d'une part des pertes de substances créées par la destruction de parties tuberculisées ayant subi la fonte caséeuse, ou par élimination de séquestres, d'autre part par modelage pathologique sous l'action constante des muscles agissant sur des os dont la résistance est amoindrie, qui présentent une sorte d'ostéomalacie.

Ainsi il est constant que dans une vieille coxalgie mal soignée le fémur soit en flexion sur le bassin et en adduction, que la cavité cotyloïde soit évasée, éculée à sa partie postéro-supérieure, que la tête du fémur soit aplatie, en partie détruite et subluxée en arrière et en haut. Le fémur est quelquefois soudé au bassin, il est toujours fixé très solidement par d'abondantes masses de tissus fibreux de nouvelle formation.

Ce n'est pas tout, le corps du fémur s'est incurvé, l'os s'est aplati transversalement, l'angle que fait le col avec le corps s'est modifié et l'os tout entier est moins développé que celui du côté sain. La moitié correspondante du bassin a subi de même un arrêt momentané dans son accroissement et il en résulte une asymétrie. Ces troubles se font sentir plus loin encore, et l'on peut dire que le membre tout entier est dystrophié. Ces faits ne sont pas spéciaux à la coxapathie tuberculeuse. Certes ils sont évidents, grossiers, mis en lumière avec une intensité particulière dans l'arthrite tuberculeuse de la hanche, mais à des degrés moindres on les retrouve dans les tumeurs blanches de toutes les articulations.

Nous pourrions poursuivre cette étude pour chaque jointure et retrouver des difformités analogues, subluxations, changements dans la configuration des extrémités osseuses, ankyloses, et montrer que les lésions anatomo-pathologiques conduisent dans toutes aux même conséquences, par des procédés pareils, les différences au fond secondaires provenant seulement de l'importance de l'articulation, de ses dispositions anatomiques propres, notamment de ses rapports, de la répartition des groupes musculaires qui l'actionnent et enfin de l'atrophie élective qui frappe certains muscles dans les arthropathies.

Cette courte esquisse nous suffit déjà pour soupçonner les principales difficultés auxquelles se heurtera le chirurgien dans le traitement long et délicat de ces arthropathies.

La tuberculose ostéo-articulaire de l'adulte diffère à beaucoup d'égards de celle de l'enfant. Le terrain est tout autre, et la maladie change d'allure. Tout d'abord si l'origine osseuse des tumeurs blanches reste fréquente, elle cesse d'être la règle.

Les lésions débutent assez souvent par la synoviale, principalement quand il s'agit du genou. J'ai pu m'en assurer sur un grand nombre de pièces, provenant de ma pratique. La synovite fongueuse pure, sans aucune altération squelettique appréciable, n'est pas rare, et se rencontre surtout chez les adultes encore jeunes.

D'ailleurs les lésions osseuses sont loin de se présenter avec la netteté schématique qu'elles offrent chez l'enfant. Sur les pièces recueillies dans le jeune âge, pourvu qu'on ne les observe pas dans les stades trop tardifs, on voit les masses caséeuses et les territoires atteints par l'infiltration puriforme se détacher parfaitement sur le tissu spongieux avoisinant d'un rouge foncé. Mais plus tard cette coloration est bien moins intense, les os sont chargés de graisse, et la moelle répandue entre les trabécules est jaunâtre. Les extrémités osseuses offrent donc à la coupe une coloration générale jaunâtre, qui s'accentue au voisinage des articulations depuis longtemps malades et immobilisées. Ces os sont le siège d'une raréfaction très accentuée, sorte de dystrophie qui, pour être provoquée par l'arthropathie, ne répond pas pour cela à une altération tuberculeuse.

D'autre part les formes anatomo-pathologiques typiques chez l'enfant ne sont pas celles que l'on rencontre communément dans l'âge adulte. Ainsi l'infiltration puriforme, la nécrose rapide d'une certaine étendue de tissu spongieux, aboutissant à la mise en liberté d'un séquestre est exceptionnelle. Il n'est même pas fréquent de voir les gros tubercules circonscrits quasi sphériques, dont nous avons noté la présence habituelle dans les extrémités osseuses des jeunes sujets atteints de tumeurs blanches. Ce qu'on rencontre ce sont des tubercules petits et peu nombreux, des granulations grises, de l'ostéite diffuse, raréfiante.

L'os est alors d'une grande friabilité, s'effrite ou s'écrase sous une très faible pression. Les parties manifestement altérées se confondent graduellement avec les parties encore saines et il est très difficile à l'œil nu d'en établir les limites, d'autant plus incertaines qu'il n'existe plus de cartilage de conjugaison et que le tissu spongieux de l'épiphyse se continue sans ligne de démarcation avec celui de la diaphyse.

Ces lésions dont la tendance à guérir est si manifeste dans les premières années offrent chez l'adulte une évolution toute différente. Les moyens de défense sont affaiblis, les processus de sclérose ne sont plus assez puissants pour juguler et étouffer la pullulation tuberculeuse. Bien au contraire, la suppuration apparaît de bonne heure, et la fistulation de ces abcès est plus menaçante, plus difficile à éviter et plus grave que chez l'enfant. La favorable ankylose est elle-même une terminaison obtenue à grand'peine.

Les difformités complexes qui restent comme témoignages des tumeurs blanches infantiles ne s'observent plus la croissance terminée. Sans doute le genou tend à se placer dans la flexion, mais on n'observe jamais le genou angulaire complexe avec subluxation du tibia en arrière, rotation de la jambe, allongement du condyle interne, genu valgum et flexion diaphyso-épiphysaire du tibia. Une telle difformité observée sur un sujet adulte permet d'affirmer que la maladie date de l'enfance.

On en peut dire autant pour la coxalgie. Ce que nous avons dit plus haut des attitudes vicieuses, des changements de forme et de rapport des os, ne répond plus à la coxalgie tardive, laquelle détermine des déviations infiniment moindres, n'arrive pas à l'ankylose. et dont la mort est la véritable terminaison. Quand on rencontre chez un adulte les lésions que nous avons indiquées à propos de la coxalgie infantile, il s'agit non d'une coxalgie tardive, mais d'une coxalgie attardée.

Chez l'enfant on voit parfois de l'os de formation nouvelle autour des extrémités atteintes, chez l'adulte la tuberculose osseuse ne détermine jamais d'hyperostose.

Ajoutons encore que la proportion des tumeurs blanches par rapport aux diverses jointures se modifie très notablement. Ainsi la coxalgie tardive est une affection rare, au lieu que dans le jeune âge, la coxalgie est la plus banale des tumeurs blanches. Inversement celles du poignet et de l'épaule, peu fréquentes chez l'enfant, le deviennent dans l'âge adulte.

L'*hydarthrose* n'est jamais une maladie, mais un symptôme, et dans ce livre c'est volontairement que nous lui avons refusé le chapitre spécial que lui consacrent tous les traités. Les diverses hydarthroses trouvent naturellement leur place dans l'histoire des arthropathies qui s'accompagnent d'épanchement séreux. Aussi devons-nous mentionner ici et d'une façon particulière l'hydarthrose qui accompagne certaines tuberculoses articulaires et constitue leur principale manifestation clinique. La plupart des épanchements synoviaux chroniques, surtout dans le jeune âge, sont en rapport avec des lésions tuberculeuses plus ou moins discrètes et il convient de les faire rentrer purement et simplement dans l'étude des arthrites tuberculeuses. Ce rapprochement s'impose d'autant plus que l'on voit fréquemment une tumeur blanche classique succéder à une hydarthrose qui tout d'abord paraissait assez simple, que ces épanchements chroniques et torpides se rencontrent parfois chez des sujets porteurs en d'autres points de tuberculoses incontestables. Mais la démonstration formelle de la nature tuberculeuse de ces épanchements séreux chroniques peut être fournie par l'examen direct de la jointure, d'une part, et de l'autre par l'application des procédés de laboratoire à l'étude du liquide. Enfin des transitions insensibles conduisent de l'hydarthrose aux synovites articulaires à grains riziformes, aux synovites végétantes et aux synovites fongueuses.

C'est sur le vivant, depuis que ponctions articulaires et arthrotomies sont couramment pratiquées, que l'on a pu acquérir quelques notions positives sur l'anatomie pathologique des hydarthroses tuberculeuses. On a fait en pareil cas des tailles articulaires tantôt de propos délibéré, tantôt par la suite d'un diagnostic erroné.

Or l'ouverture de la synoviale, il s'agit pour ainsi dire toujours de celle du genou. a montré cette membrane un peu épaissie et plus vascularisée qu'à l'ordinaire, contenant en moyenne de 50 à 80 grammes de liquide tantôt citrin, tantôt légèrement louche et tenant en suspension quelques flocons fibrineux. Le plus souvent au cours de ces interventions on n'a pu découvrir aucune lésion tuberculeuse caractéristique, mais des hasards favorables permettent quelquefois, et le cas s'est présenté pour moi, de découvrir un point d'ostéite tuberculeuse juxta-chondrale, ou un amas de fongosités dans un cul-de-sac de la synoviale.

La recherche directe du bacille dans le liquide est souvent, très souvent infructueuse, mais par contre l'inoculation au cobaye donne des résultats habituellements positifs.

La culture dans un milieu vivant, et l'organisme du cobaye est à cet égard un milieu de choix, fournit si aisément cette preuve de la nature tuberculeuse des lésions, que l'on a quotidiennement recours à l'inoculation dans le simple but de parachever un diagnostic.

L'examen cytologique des liquides pathologiques est du plus grand intérêt, et depuis quelques années on a poursuivi dans ce sens l'étude de tous les épanchements des séreuses. En ce qui concerne les hydarthroses tuberculeuses, on trouve en général dans le liquide épanché des lymphocytes, des mononucléaires, jamais de polynucléaires. La lymphocytose pure n'est pas caractéristique de la spécificité. Elle indique surtout qu'il s'agit d'un processus chronique.

Les *arthrites à grains riziformes* sont des arthrites tuberculeuses. Le fait n'est plus douteux. Dès 1884, Kœnig faisait déjà rentrer dans la tuberculose l'hydarthrose et l'arthrite à grains, se basant surtout sur des considérations cliniques. En 1888, Schuchardt (Archives de Virchow) en fournit la preuve à propos d'un cas qu'il intitule : « Tuberculose du genou à grains riziformes. » Dans l'épaisseur de la synoviale il décèle des formations tuberculeuses typiques.

Mais déjà avait paru le travail bien connu de Nicaise, Poulet et Vaillard qui avait établi la nature tuberculeuse des synovites à grains.

Parmi les publications consacrées à ce sujet je citerai les mémoires de Landow (*Arch. f. Klin. Chir.*, 1894), de Riese (*Deut. Zeit. f. Chir.*, 1895), de Goldmann (*Beit. z. Klin. Chir.*, 1896) et un article de Lejars et M. Labbé, publié à la même époque dans la *Revue d'orthopédie* (octobre 1896).

La présence de grains jaunes, allongés, aplatis, de consistance molle, caractérise cette arthrite. Ces grains ne ressemblent que très vaguement aux grains de riz, ils rappellent plutôt par leur coloration, leur forme, leur aspect, des grains de courge ou de melon. Ils sont en abondance très variable, généralement en petit nombre, moins nombreux proportionnellement que dans les synovites tendineuses, mais parfois, au contraire, extrêmement nombreux. De ces grains, les uns sont appendus à la surface interne de la synoviale, les autres, libres et mobiles dans la jointure.

Outre ces productions la synoviale contient un liquide jaunâtre, filant, chargé de flocons fibrineux.

La synoviale est toujours épaissie, de consistance ferme, cartonneuse, de coloration gris jaunâtre. Sa surface interne est lisse et d'aspect vitreux, sauf dans les points où sont implantés les grains adhérents. Cette synoviale apparaît déjà comme profondément altérée.

L'examen histologique ne laisse aucun doute sur la nature de cette altération. La paroi se laisse diviser en trois couches, une externe, conjonctive, très riche en vaisseaux, une moyenne farcie d'éléments tuberculeux où l'on peut colorer des bacilles de Kock, enfin une couche interne amorphe, formée par une nappe de substance fibrinoïde.

C'est aux dépens de cette couche de substance amorphe fibrinoïde que se forment les grains riziformes. Tous proviennent de la paroi. On a bien soutenu qu'ils pouvaient résulter de la coagulation de la fibrine contenue dans le liquide articulaire. Mais cette théorie est inexacte. Il nous semble qu'on ne peut aujourd'hui se refuser à admettre leur origine pariétale. Le mécanisme probable de leur production paraît être celui qui a été indiqué par Schuchardt et Goldflam : fissuration de la couche fibrinoïde, enroulement et condensation des copeaux décollés, pédiculisation et modelage sous l'influence des mouvements de la jointure, et finalement mise en liberté.

La structure des grains vient à l'appui de cette interprétation ; les uns sont composés de substance amorphe, d'autres présentent un réticulum fibrineux et quelques cellules ou débris de cellules dans l'épaisseur de cette masse amorphe ; quelques-uns contiennent des leucocytes, des cellules épithélioïdes, et l'on a même pu y mettre en évidence des follicules tuberculeux.

Ajoutons que l'inoculation soit du liquide, soit des grains provoque la tuberculose chez le cobaye.

Le squelette semble demeurer étranger à la lésion dans la majorité des cas.

Synovites tubéreuses et lipomateuscees. — Dans la forme tubéreuse, la synoviale offre à sa face interne un grand nombre de saillies plus ou moins allongées en forme de massue, répondant à l'hypertrophie de franges normales, ou à des productions nouvelles. Histologiquement il s'agit d'une tuberculose discrète avec réaction fibreuse très accusée. — Les synovites lipomateuses, lipome arborescent des articulations, doivent être aujourd'hui interprétées comme lésions tuberculeuses s'accompagnant de formations graisseuses très abondantes.

Carie sèche. — La nature tuberculeuse de la carie sèche de Volkmann est actuellement admise par tous. C'est une forme d'ostéite chronique, curieuse et rare, qui aboutit à l'atrophie, à la résorption du tissu osseux, habituellement sans production de fongosités ni d'abcès.

On avait employé longtemps avant Volkmann ce terme de carie sèche, en lui donnant une acceptation toute différente. Lucke en 1862 avait observé la maladie dont nous nous occupons et l'avait désignée du nom de caries sicca. Mais Volkmann à coup sûr est le premier qui ait fait une étude approfondie de ce sujet (1867). Il donne une description excellente des lésions, sans reconnaître pourtant qu'il s'agit de tuberculose. Il pense en effet que l'affection est purement inflammatoire. Mais plus tard il évolue, et range nettement la carie sèche parmi les manifestations de la tuberculose chirurgicale (Congr. Soc. Allem. Chir., 1885), ce qu'avait déjà affirmé Koenig (1884). Cette opinion n'avait d'ailleurs pas été accueillie sans conteste, et l'hésitation n'était que trop légitime, étant donné les caractères les plus frappants de cette lésion. Mais depuis, son origine bacillaire a été établie par les recherches histologiques et bactériologiques.

Bref cette forme de tuberculose ostéo-articulaire est aujourd'hui partout acceptée. Parmi les travaux qui ont contribué chez nous à la faire connaître, il convient de rappeler ceux de MONDAN et AUDRY (1892), de DEMOULIN (*Arch. gén. de Méd.*, 1894), les thèses de SCHLEPIANOFF (Paris, 1895) et de LAURENT MARTEL (Lyon, 1895).

Si chacun reconnaît que la carie sèche peut siéger un peu partout, en réalité on ne la rencontre guère qu'à l'épaule; c'est sa localisation presque exclusive.

L'articulation est prise secondairement; la maladie est d'abord une ostéopathie. Cette ostéopathie est caractérisée par des pertes de substances de la tête humérale, la réduction, le ratatinement de l'os, par son atrophie concentrique.

Du côté de l'articulation, peu ou pas de fongosités, pas de liquide épanché. Ce qui domine ce sont les adhérences, la rétraction scléreuse de la synoviale et de la capsule, la disparition des surfaces articulaires.

Les ulcérations superficielles occupent la surface articulaire ou son voisinage immédiat; elles sont cupuliformes, circulaires ou elliptiques et habituellement peu profondes.

A côté des ulcérations on peut apercevoir des dépressions dont le fond est formé par la lame compacte infléchie vers la profondeur, dépressions qui correspondent à des résorptions du tissu osseux sous-jacent.

Il existe en effet dans l'épaisseur de l'extrémité supérieure de l'humérus des formations cavitaires, sortes de géodes, isolées ou multiples, disposées de la façon la plus irrégulière et la plus bizarre. Elles peuvent contenir des masses fongueuses, ou du liquide séreux, parfois elles sont vides. On observe quelquefois des séquestres.

L'atrophie ne se limite pas à la tête humérale, elle s'étend à la partie supérieure de la diaphyse, qui se réduit et s'aplatit d'avant en arrière.

L'examen microscopique n'a montré à LEGRY sur des pièces

de DEMOULIN, que des altérations d'ostéite, sans caractère spécifique. Il est vrai, l'aspect histologique n'est pas toujours concluant et MARTEL déclare que le « processus histologique paraît être souvent celui d'une inflammation chronique presque banale ». Mais dans certains cas on a trouvé des lésions caractéristiques, des séquestres en tout semblables à ceux de la tuberculose, des fongosités et même des foyers caséeux, des granulations tuberculeuses.

A diverses reprises on a retrouvé des bacilles dans l'épaisseur de la synoviale. Enfin on a pu inoculer avec succès au cobaye des fragments prélevés sur les parties malades. D'autre part il existe des formes de transition entre la carie sèche typique et la tumeur blanche commune. Enfin il n'est pas rare de trouver par ailleurs d'autres lésions bacillaires.

De tout cet ensemble de preuves résulte la conviction aujourd'hui générale, que la carie sèche est une forme d'ostéo-arthrite tuberculeuse et qu'elle ne peut être interprétée autrement.

Étiologie. — Nous sommes chaque jour aux prises avec la tuberculose articulaire, fréquente dans tous les milieux, à tous les âges, frappant toutes les jointures, et surtout les plus utiles. Dans nos services d'enfants un tiers des lits pour le moins est occupé par des tumeurs blanches.

Les enfants atteints d'arthrite tuberculeuse ont fréquemment d'autres manifestations de la tuberculose, cutanées, ganglionnaires, osseuses : dans la grande majorité des cas, ce ne sont pas des tuberculeux pulmonaires. Très souvent, le plus souvent même la lésion est unique et en apparence primitive.

Chez l'adulte il n'en va pas de même ; les tumeurs blanches ont alors beaucoup moins le caractère de maladies locales. Les malades ont habituellement des signes manifestes de tuberculose pulmonaire. Leur état général, médiocre ou mauvais, leur amaigrissement rapide, indiquent souvent la déchéance de l'organisme, l'affaiblissement de la résistance. L'affection articulaire apparaît dès lors comme une détermination secondaire dans la majorité des cas. Même quand on peut la considérer comme localisation primitive ou dominante, l'arthrite tuberculeuse de l'adulte coïncide ordinairement avec des lésions pulmonaires.

L'invasion de la tuberculose est parfois préparée par d'autres maladies infectieuses. Ainsi il n'est pas rare de relever dans les antécédents des sujets porteurs de tumeurs blanches, la syphilis héréditaire ou acquise, des fièvres éruptives à caractère plus ou moins grave, la dothiénentérie, toutes affections qui agissent simplement en débilitant l'organisme, et ne créent pas une prédisposition aux arthrites tuberculeuses plutôt qu'à toute autre tuberculose locale. Mais on peut se demander si les arthrites consécutives aux maladies infectieuses ne créent par elles le terrain favorable à la localisation articulaire de la tuberculose. Les jointures une fois touchées par un processus infectieux resteraient plus fragiles, désarmées contre la bacille de Koch. Cette supposition n'est guère confirmée par les faits et il est en somme bien rare de voir une tumeur blanche succéder à une arthrite infectieuse d'une autre nature.

Il est de même exceptionnel de voir la tuberculose entée sur des processus articulaires dystrophiques, arthropathies d'origine nerveuse, arthrite sèche. Cependant j'ai publié un cas de tumeur blanche développée dans un genou présentant de vieilles lésions d'arthrite sèche (*Soc. Anatomique*, juin 1900).

Dans l'étiologie des tumeurs blanches on a toujours fait aux traumatismes une part importante. Sur ce point nombre d'auteurs ont à peu près l'opinion du vulgaire ; mais nul n'a été aussi loin que Lewis Sayre qui met le traumatisme à l'origine de toutes les tumeurs blanches, et confond dans une même description ces dernières avec les arthrites traumatiques. A propos de chaque articulation il étudie dans un chapitre commun l'arthrite traumatique et l'arthrite fongueuse consécutive, celle-ci étant en somme un deuxième stade de la première.

Ce qui est certain c'est que d'une manière uniforme les malades font remonter la maladie à quelque accident, coup, chute ou distorsion articulaire. Il est exact que ce traumatisme a parfois existé. Quand, en 1878, Schuller eut publié ses expériences, le fait parut établi d'une manière indiscutable, et devint une vérité classique. Il est, il faut le reconnaître, extrêmement séduisant d'admettre qu'une violence exercée sur une jointure y détermine la localisation d'une maladie parasitaire, en fournissant aux germes apportés par la voie sanguine un prétexte pour se fixer et coloniser. Mais la pratique ne montre jamais une luxation de l'épaule ou du coude suivie de tumeur blanche, pas plus qu'une fracture de Dupuytren ou toute autre fracture articulaire. En clinique on ne rencontre pas d'arthrites tuberculeuses à la suite des traumatismes articulaires sérieux, pour communs que soient traumatismes articulaires et arthrites tuberculeuses. On incrimine au contraire des entorses pour la plupart insignifiantes, qui généralement n'ont pas été observées par le chirurgien traitant la tumeur blanche, et même très ordinairement n'ont jamais été l'objet d'un examen autorisé. Dans la grande majorité des cas la violence subie par la jointure n'est aucunement prouvée et pour l'admettre on s'en rapporte purement et simplement au dire du malade.

Les expériences de M. Schuller ont semblé il est vrai établir l'origine traumatique des arthropathies tuberculeuses; mais ces expériences déjà lointaines, faites à une époque où le bacille de Koch était inconnu, où la technique bactériologique était très imparfaite, ne nous semblent plus démonstratives. A l'heure actuelle elles seraient jugées complètement insuffisantes. Lannelongue et Achard [1] les ont reprises avec plus de rigueur, et n'ont pas eu de peine à démontrer que Schuller injectant à des animaux (d'ailleurs assez mal choisis, puisqu'il opérait sur des lapins) des produits tuberculeux impurs, obtenait des arthrites infectieuses non tuberculeuses et que les résultats étaient au contraire négatifs quand on injectait des cultures pures de bacilles de Koch, même en se servant du cobaye, animal de choix pour ce genre de recherches.

Aussi déclarent-ils que « chez l'homme la grande loi de patho-

---

[1] Congrès de la tuberculose. Berlin, 1899.

logie générale que l'on a déduite des expériences de M. Schuller ne trouve que d'une manière tout à fait exceptionnelle son
application à la tuberculose, bien qu'elle dût précisément
dans l'esprit de son auteur expliquer les faits relatifs à cette
infection ».

Lannelongue et Achard reviennent sur ce sujet en 1905 [1]. Ils
pensent que le trauma décèle seulement une tuberculose
latente. Friedrich, Honsell, Petroff, après des recherches
attentives sont arrivés à la même conclusion. Petroff a fait à
ce propos des constatations particulièrement intéressantes,
car il a démontré que des os absolument sains d'aspect peuvent contenir des bacilles virulents. Tout récemment encore
cette importante question a été à l'ordre du jour du Congrès
de la tuberculose (octobre 1905). Villemin avec sa clarté habituelle expose que l'on peut expliquer de deux manières l'é-
closion post-traumatique de la tuberculose : ou bien les
bacilles en circulation restent dans le sang extravasé et cul-
tivent dans ce milieu ; ou bien la circulation a déjà ensemencé
les organes, et le trauma augmente l'activité de ces micro-
organismes préalablement fixés dans les tissus. Il admet finalement cette seconde interprétation. D'après lui si l'organisme
n'est pas préalablement infecté le traumatisme fermé ne peut
créer la tuberculose ; et l'influence de ce traumatisme est en
somme secondaire, car la tuberculose aurait pu évoluer ultérieurement sous une autre cause. A son tour Friedlander
pense que la doctrine de la tuberculose post-traumatique n'est
pas encore scientifiquement établie. Les foyers tuberculeux
des os et des articulations sont, dit-il, beaucoup plus fréquents
qu'on ne pourrait le supposer, et il y aurait lieu d'entreprendre
des examens systématiques pour établir cette fréquence.

On le voit il a suffi de quelques recherches pour ruiner une
doctrine séduisante, consacrée par le laboratoire, devenue
classique, et la réduire aux proportions d'une pure hypothèse.
Cette hypothèse sera d'ailleurs souvent reprise et discutée.
Mais je rappellerai encore, ce que j'écrivais à propos de l'en-

[1] Académie de médecine, 25 fév. 1905.

torse : on a souvent pris l'effet pour la cause. Une tuberculose
ignorée encore retentit déjà sur la nutrition des muscles,
amoindrit leur valeur fonctionnelle, rend le membre maladroit
et permet justement ces faux pas, ces torsions, ces chutes, ces
entorses, auxquelles plus tard on imputera la maladie.

Symptômes. — TUBERCULOSE ARTICULAIRE COMMUNE. — Pour
ébaucher la description clinique des arthrites tuberculeuses,
commençons par un cas particulier, celui de la tumeur blanche
du genou *chez l'enfant*.

La maladie se révèle parfois avec une apparente brusquerie.
Un enfant jusque-là bien portant est pris de douleurs vives
dans la région du genou, qui devient promptement le siège
d'un gonflement notable. La marche devient impossible. Il y
a un peu de fièvre. L'examen de l'articulation, d'ailleurs
assez douloureux permet de reconnaître une certaine quantité
de liquide épanché dans la synoviale. On constate donc en
somme les signes d'une arthrite aiguë. Ce début brusque est
fréquemment rapporté à un traumatisme, souvent imaginaire,
ou très insignifiant, parfois notable, toujours exagéré. L'anatomie pathologique explique fort bien cette subite révélation
du processus pathologique. Nous avons vu en effet que l'arthrite était précédée et engendrée par une tuberculose osseuse
juxta-articulaire ; un abcès résultant de la fonte des masses
caséeuses peut faire brusquement irruption dans la jointure ;
un condyle, creusé, miné, ou partiellement mortifié peut
céder dans un mouvement quelconque ou sous l'influence
d'un léger choc. L'article envahi et infecté soudainement
réagit assez vivement. Mais bientôt ces phénomènes inflammatoires se calment ; l'arthropathie prend les allures chroniques et torpides qui lui sont propres et qu'elle revêt ordinairement dès le début.

Il est habituel en effet que l'affection s'installe avec lenteur,
graduellement, et d'une façon si sournoise, qu'il est généralement impossible d'assigner une date aux premiers accidents
et que les lésions évoluent souvent pendant des semaines avant
d'attirer l'attention des parents.

La maladie s'annonce par des douleurs vagues dans la région articulaire, par de légers troubles de la marche. L'enfant se fatigue vite, se plaint de souffrir après avoir marché ou joué, traîne quelque peu la jambe. Bientôt la claudication est manifeste, les douleurs sont réveillées par tous les mouvements, et la jambe tend à se placer dans une flexion permanente.

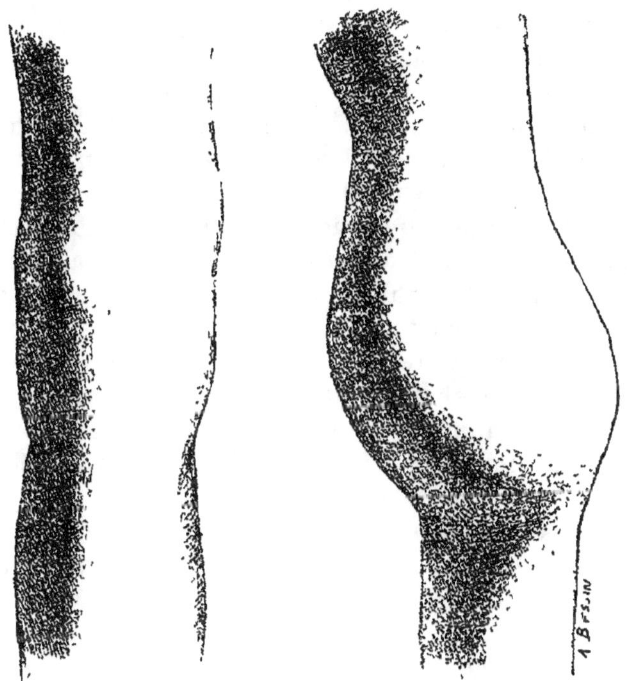

Fig. 21.

Même dans le cas d'arthrite aiguë révélatrice, il est souvent possible de retrouver les troubles précurseurs et d'établir que le début apparent n'était pas le début véritable mais l'aggravation brusque d'un processus qui déjà depuis quelque temps se dessinait.

Quelque soit son début la tumeur blanche offre bientôt tous ses caractères. Pour les apprécier à leur valeur, il convient d'apporter le plus grand soin à l'examen de l'enfant, de procéder à cet examen dans les conditions les plus propres à éviter toute erreur. L'enfant sera placé en pleine lumière sur un lit plat et sinon complètement nu, du moins assez déshabillé pour que l'on puisse aisément comparer le membre malade au membre sain. C'est là, disons-le tout de suite. une règle dont il ne faut jamais se départir quelleque soit l'articulation considérée.

Dans un cas typique on est immédiatement frappé par l'attitude du membre et par la déformation de la région. Celle-ci est le siège d'une tuméfaction globuleuse qui en modifie complètement l'aspect. La saillie rotulienne ne se détache plus nettement, les dépressions latéro-rotuliennes sont comblées ; toute la partie antérieure de l'articulation forme une voussure qui se continue au-dessus de la rotule. Cette forme globuleuse est en rapport avec la distension et l'épaississement de la synoviale. L'atrophie de la cuisse la rend plus apparente encore. Une des conséquences les plus précoces de l'arthropathie est en effet de retentir sur la nutrition des muscles, de certains en particulier. Le triceps est frappé de très bonne heure et fond en quelques jours. Aussi la face antérieure de la cuisse au lieu du relief normal offre une surface étalée et aplatie.

La jambe est dans la flexion à angle obtus. Le pied tend à se porter en rotation externe. Si l'on essaie de modifier cette attitude, on détermine de la douleur, et l'on constate que tous les muscles sont tendus, contracturés.

La palpation montre tout d'abord que les téguments sont parfaitement mobiles sur les parties sous-jacentes, et sains, comme on pouvait d'ailleurs le prévoir d'après leur coloration restée normale. Au-dessous les doigts perçoivent une masse molle répondant à la synoviale altérée, fongueuse et distendue par les fongosités. La synoviale fongueuse donne à la main une impression particulière et caractéristique, celle d'une matière élastique, fluide, homogène, se déplaçant sous la pression la plus légère. On dit souvent que les fongosités fournissent une sensation de pseudo-fluctuation. C'est là une expression inexacte et même mauvaise ; elle laisse entendre qu'il existe une grande ressemblance sinon une similitude complète entre la fluctuation véritable et cette pseudo-fluctuation. Or les deux impressions sont absolument distinctes, il n'est pas possible à une main exercée de faire confusion entre elles, et celle que donnent les fongosités, abondamment accumulées dans une synoviale superficielle et aisément accessible à la palpation, n'est comparable en vérité à aucune autre.

L'exploration des extrémités osseuses permet rarement de reconnaître une augmentation de volume, une hyperostose. Celle-ci apparaît surtout quand la lésion est ancienne et fistuleuse et résulte alors d'une sorte d'ostéomyélite secondaire.

Mais quand le foyer osseux originel n'est pas trop profondément situé, on détermine par la pression une douleur vive et localisée qui renseigne à la fois sur l'existence d'une lésion osseuse et le point de départ de la maladie.

Il est fréquent de rencontrer, du côté malade, des ganglions augmentés de volume dans le triangle de Scarpa.

Ajoutons que l'impotence est très marquée et que le sujet, s'il continue encore à se déplacer, ou bien ne pose pas à terre le pied malade, ou bien présente une claudication des plus pénibles.

Telle est la maladie confirmée, mais observée à son premier stade, c'est-à-dire avant l'apparition de la suppuration et des déformations articulaires.

Déformations articulaires et abcès s'associent volontiers dans les tumeurs blanches peu ou mal traitées, mais n'ont ensemble aucun lien direct, et l'on voyait souvent autrefois, des genoux extraordinairement difformes sans qu'il y ait eu aucun abcès.

Les attitudes vicieuses et le changement dans la configuration des jointures peuvent être causées il est vrai par l'effondrement d'un condyle du fémur ou du tibia.

Par ce mécanisme sont parfois réalisés un genu varum, ou un genu valgum d'un genre particulier. Mais on ne saurait généraliser cette interprétation, valable seulement pour un très petit nombre de cas. La difformité habituelle de la tumeur blanche du genou est beaucoup plus complexe et résulte d'un *modelage* tout spécial où s'associent l'action des muscles, l'activité physiologique s'exerçant dans des conditions anormales et le processus pathologique.

Nous l'avons vu la jambe se place dès le début dans une attitude de flexion sur la cuisse. La réplétion de la synoviale n'a rien à voir dans cette position adoptée par le membre ; les expériences tant citées de BONNET rigoureusement exactes et faciles à répéter sur le cadavre dans les conditions où s'est placé BONNET, ne comportent aucune conclusion applicable au vivant. D'ailleurs dans les tumeurs blanches, il n'y a généralement pas de liquide, et la synoviale pour être remplie de fongosités, augmentée et épaissie, n'est nullement tendue.

Les muscles sont les principaux agents des déformations ; l'extenseur atrophié ne peut contrebalancer l'action des muscles de la patte d'oie, du demi-membraneux, du biceps ; ces muscles non seulement fléchissent la jambe mais attirent en arrière et en haut la partie supérieure du tibia, qui finit par se subluxer derrière les condyles du fémur. De plus biceps et tenseur du fascia lata attirent en dehors le plateau tibial et impriment à la jambe un mouvement de rotation externe. Il en résulte une diminution de pression sur le condyle interne, alors que l'externe est constamment appuyé avec énergie contre le tibia. Sous l'influence de ces forces agissant avec continuité, les os, essentiellement malléables dans le jeune âge, devenus plus malléables encore sous l'influence de la maladie, atteints d'une sorte d'ostéomalacie locale, se laissent docilement façonner. L'extrémité inférieure du fémur s'aplatit d'avant en arrière, le condyle interne est plus long que l'externe, le plateau tibial est moins étendu dans le sens antéro-postérieur. L'action des muscles ne doit pas être étrangère non plus à la flexion antérieure du tibia dont le mode de formation a été discuté. Tous les muscles fléchisseurs insérés au pourtour de l'extrémité supérieure de cet os tendent à attirer en arrière la partie la plus élevée de l'os, tandis que le pied et la jambe prennent point d'appui ou sont soutenus d'une manière quelconque.

Dans une thèse récente ROLAND (1905) montre qu'il existe en outre un genu valgum par perturbation physiologique, bien distinct du genu valgum par effondrement dont nous avons déjà fait mention. Il aurait retrouvé cette attitude dans une proportion considérable. Il l'attribue à une hypertrophie du condyle interne par suractivité de la partie correspondante du cartilage de conjugaison. Il n'est pas impossible qu'ici encore les muscles jouent un certain rôle. Ils contribuent peut-être en exagérant la pression en dehors, en l'abaissant en dedans, à fausser l'accroissement, à rompre l'équilibre fonctionnel de ses deux moitiés. Mais on conçoit fort bien que la seule répartition des lésions dans l'os puisse avoir un retentissement sur la zone ostéogène et déterminer des irrégularités dans son fonctionnement.

Le progrès des lésions ostéo-articulaires aboutit à la suppuration intra-articulaire ou à la production d'abcès péri-articulaires. La pyarthrose est en somme assez rare, en tant que lésion purement tuberculeuse. Elle se montre au contraire fréquemment quand surviennent des infections secondaires après ouverture des collections péri-articulaires.

La synoviale distendue, cède bientôt, et le pus fuse en haut sous le triceps pour remonter si l'on n'arrête sa progression jusqu'à la racine de la cuisse, en arrière dans le creux poplité, d'où il se répand dans la jambe en suivant les nappes cellulaires qui séparent les jumeaux du soléaire, et ce dernier des muscles profonds. Les abcès extra-articulaires nés de la synoviale, ou des os altérés se montrent sur tout le pourtour de l'articulation, principalement à ses côtés interne et externe. Ces abcès deviennent superficiels et tôt ou tard menacent les téguments. Ceux-ci avaient jusque-là conservé leur coloration normale. Envahis par leur face profonde, ils s'amincissent, présentent une teinte rosée, puis rouge, dans un petit territoire circulaire. Un jour vient où la peau réduite à une mince pellicule cède. L'abcès se vide, mais tout aussitôt pénètrent dans la cavité des micro-organismes, dont l'action néfaste vient s'ajouter à celle des bacilles de KOCH, ou plutôt multiplier ses effets pernicieux, hâter sa diffusion, et communiquer au processus tuberculeux une ténacité et une gravité remarquables. Une fistule s'établit, qui tend à persister indéfiniment. La fistu-

lisation des abcès assombrit beaucoup le pronostic, et diminue dans une très notable proportion les chances du traitement.
La maladie est alors entrée dans une période nouvelle, abon
dante en complications, suppurations diffuses, abcès fétides.
ostéomyélite secondaire, pyarthrose septique, septicémie,
généralisation de la bacillose, dégénérescence graisseuse du
foie et des reins. Au prix de grands efforts, de soins attentifs
et très prolongés, ces malades peuvent néanmoins guérir, mais
à ce prix, et pas toujours, et pour le moins avec ankylose,
raccourcissement, arrêt de développement, et pronostic d'avenir réservé.

Les choses se passent-elles de même pour les autres articulations ? Prenons un autre exemple, celui de la tumeur blanche coxo-fémorale ou coxalgie. Ici encore le début peut être
bruyant, consécutif à la déhiscence d'une caverne tuberculeuse
de la tête fémorale ou des os du bassin; mais bien plus souvent la maladie se révèle avec lenteur. Elle se manifeste d'abord
par des troubles de la marche, par une irrégularité perceptible à l'oreille dans le rythme du pas, et désigné depuis
MARJOLIN sous le nom de signe du maquignon. On conçoit que
le sujet appuie moins longtemps sur le pied correspondant à
la hanche malade. Il est très facile de reproduire volontairement cette modification du rythme de la marche, et je ne
manque pas de faire cette expérience devant mes élèves. La
claudication est d'ailleurs perceptible à la vue à peu près dans
le même temps où on pourrait la soupçonner en écoutant le
bruit des pas. A propos de la tumeur blanche du genou nous
avons fait mention de troubles analogues dès le début de la
maladie, avant même qu'elle ne fût sérieusement soupçonnée.
Les petits coxalgiques marchent plus longtemps sans trop se
plaindre, que les gonalgiques. C'est que la hanche est bien
mieux, plus facilement, plus solidement immobilisée par la
contracture des muscles, si nombreux qui entourent la jointure : en raison de leur répartition et des dispositions anatomiques propres à la jointure, ces muscles sont susceptibles de
fixer la jointure, de réduire au minimum le jeu des surfaces.
A la faveur de cette immobilisation la douleur est atténuée

ou absente, et pendant quelque temps le sujet continue à marcher. Mais la nuit quand les muscles se relâchent, l'enfant est réveillé en sursaut par une vive douleur qui cède dès que reprend la contracture un instant interrompue. Bientôt le membre inférieur se place en attitude vicieuse. Les attitudes vicieuses ont ici la plus haute importance non seulement en ce qui concerne l'expression symptomatique de la maladie, mais encore au point de vue de l'avenir du membre, de sa valeur fonctionnelle et constituent une des principales préoccupations du chirurgien appelé à donner des soins à un coxalgique. Dans les premiers temps de la coxalgie, le membre malade est en rotation externe, en abduction et légèrement fléchi sur le bassin. Il paraît allongé parce que le bassin est abaissé. Si l'on mesure la distance qui sépare l'épine iliaque de la malléole, on trouve cependant un chiffre inférieur à celui que donne la même mensuration pratiquée du côté sain. En réalité il n'y a ni allongement ni raccourcissement, et le paradoxe s'explique à merveille si l'on réfléchit un instant à la situation nouvelle du bassin et du fémur. Plus tard le membre se place en adduction, rotation interne et flexion très accentuée. Ici encore il n'y a qu'apparence de raccourcissement. Le raccourcissement devient réel tardivement et peut être réalisé par divers mécanismes, luxation de la tête fémorale, très rare, déplacement de la tête par usure du cotyle à sa partie postéro-supérieure, très commun, destruction plus ou moins complète de la tête et du col, arrêt de développement par altération du cartilage de conjugaison, retard général dans la croissance du membre tout entier.

L'examen de la jointure ne permet pas comme au genou de reconnaître l'état de la synoviale, de sentir des fongosités, de s'assurer de l'état des os. On tâche d'y suppléer par la recherche de la douleur, en avant au niveau de la tête, en arrière vers la partie juxta-trochantérienne du col, par la palpation de la fosse iliaque, et par l'exploration rectale de la surface correspondant au cotyle.

Les contractures musculaires sont si puissantes que le fémur paraît soudé au bassin, qu'en essayant d'étendre la cuisse, on

15.

voit par déplacement du bassin se creuser une ensellure lombaire, laquelle disparaît quand on relève le membre inférieur. L'attitude du début est une position de repos pour l'article ; c'est aussi celle que commande, tous les muscles étant contracturés, la prédominance des muscles rotateurs pelvi-trochantériens et fessiers. Mais ces muscles sont bientôt le siège d'une atrophie élective comparable à celle du triceps dans les arthrites du genou. Alors les adducteurs entraînent le membre en dedans, tandis que le psoas iliaque le place dans la flexion. Or cette attitude conduit fatalement à la déformation du cotyle et à la subluxation du fémur, par des procédés identiques à ceux que nous avons indiqués pour le genou.

Cependant les abcès font leur apparition ; tantôt ils sont d'emblée extra-articulaires, tantôt ils ont une origine intra-articulaire. Ils se montrent soit en avant dans le triangle de Scarpa, soit en arrière sous le grand fessier, soit en dehors autour du grand trochanter, soit en dedans entre les adducteurs, soit dans le bassin, ayant alors un point de départ acétabulaire. Ces abcès ne fusent pas au hasard. Ils progressent dans le sens des résistances moindres, et selon leur point de départ utilisent telle ou telle nappe de tissu cellulaire et tôt ou tard s'ouvrent et deviennent fistuleux. Ici encore tenant compte de l'extrême importance de ces suppurations et de leur terminaison fistuleuse, on a coutume de diviser l'évolution de la coxalgie en trois périodes, coxalgie avant la suppuration, coxalgie avec abcès, coxalgie avec fistules.

Nous pourrions à propos de chaque articulation reprendre l'histoire de la tuberculose articulaire, mais ces deux exemples suffisent déjà pour que l'analogie clinique de ces diverses localisations soit évidente. Les différences liées aux dispositions spéciales des jointures considérées en particulier, sont secondaires ; et les grandes lignes communes se détachent au contraire avec une netteté extrême. La même tendance aux attitudes vicieuses et aux déformations articulaires se retrouve plus ou moins dans les diverses tumeurs blanches. Elles sont réalisées par des mécanismes analogues, contracture, rupture de l'équilibre musculaire, atrophie de certains groupes,

modelage pathologique des extrémités dans des conditions
différentes, mais par des procédés au fond identiques, abcès
arthri ou ossifluents se terminant par des fistules. Pour toutes
les tumeurs blanches enfin on peut adopter la même division,
selon qu'il n'y a pas encore ou qu'il y a abcès, que l'abcès
n'est pas encore ou est devenu fistuleux. Les tumeurs blanches
infantiles même avec fistules guérissent parfois spontanément

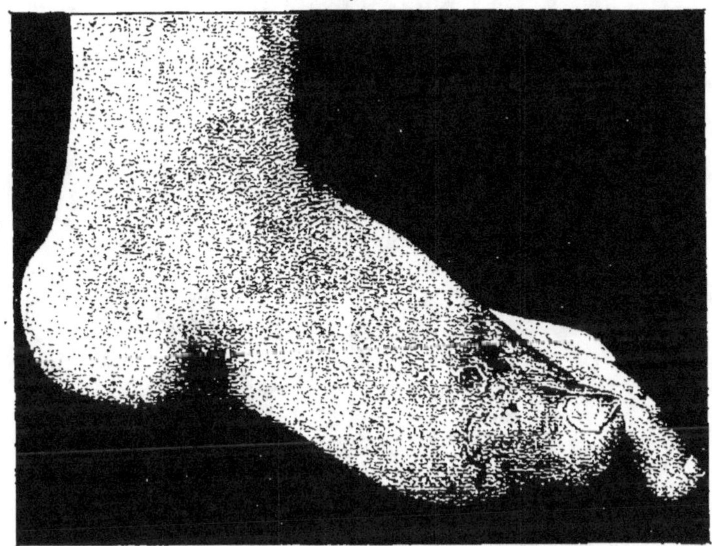

Fig. 22.

avec ou sans élimination de séquestre : toutes les fois que le
traitement n'a pas été judicieux et très précoce, le membre
garde de la maladie des stigmates indélébiles. La destruction des
extrémités articulaires laisse déjà un raccourcissement
notable.

La figure 22 montre un cas de tumeur blanche de l'articulation métatarso-phalangienne du gros orteil guérie, mais avec
disparition de la tête du 1er métatarsien et d'une partie de la
phalange. L'orteil est en retrait et d'une brièveté anormale. De
cette petite articulation on peut conclure aux grandes. Mais ce

qui caractérise surtout les tumeurs blanches infantiles, on ne saurait trop le répéter ce sont les difformités complexes et les arrêts de développement qu'elles engendrent. Les difformités

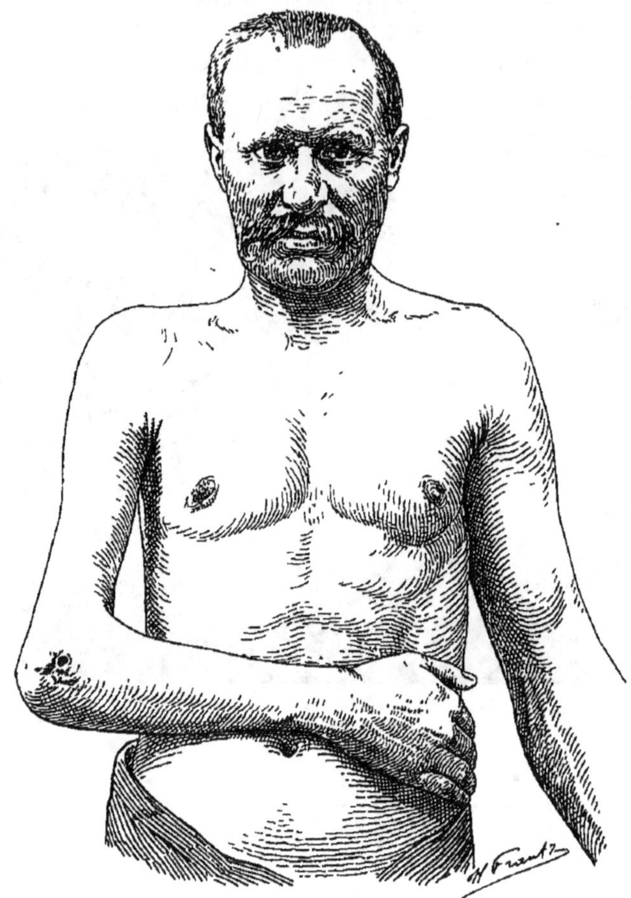

Fig. 23.

sont dans une certaine mesure proportionnelles à la gravité de la maladie, mais surtout à la manière et au moment où le traitement convenable aura été institué. L'arrêt de développement est subordonné aussi aux mêmes facteurs, mais principalement à la durée de l'affection. De fait cet arrêt de développement est considérable dans les tumeurs blanches fistuleuses. Nous observons parfois des tumeurs blanches attardées, dont le début remonte à l'enfance, et qui n'ont jamais bien guéri. Les figures 23 et 24 en montrent des exemples pour le coude et pour la hanche. La différence avec le membre sain est frappante, et cet aspect est absolument caractéristique de l'évolution de la maladie pendant la période de croissance.

Les tumeurs blanches qui surviennent après que la croissance est terminée ne diffèrent certes pas essentiellement de celles de l'enfance. Néanmoins leur physionomie n'est pas la même, que l'on jette les yeux sur les deux figures 25 et 26 représentant des arthrites tuberculeuses du genou chez des sujets adultes. Il s'agissait de cas graves, évoluant depuis des mois, sans aucun traitement. Chez l'un de ces malades il fallut faire l'amputation de la cuisse, chez l'autre la résection du genou. Or qu'on le remarque dans un cas assez mauvais pour justifier l'éxérèse du membre, il existe seulement une légère flexion, permettant encore de poser le pied à plat sur le sol (poser mais non appuyer) ; dans l'autre il n'y a pas de flexion du

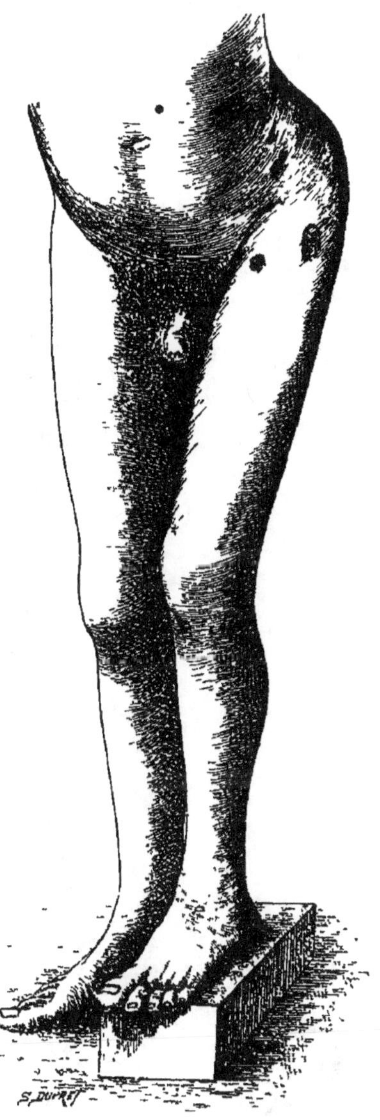

Fig. 24.

tout. Cette remarque peut être étendue aux tumeurs blanches

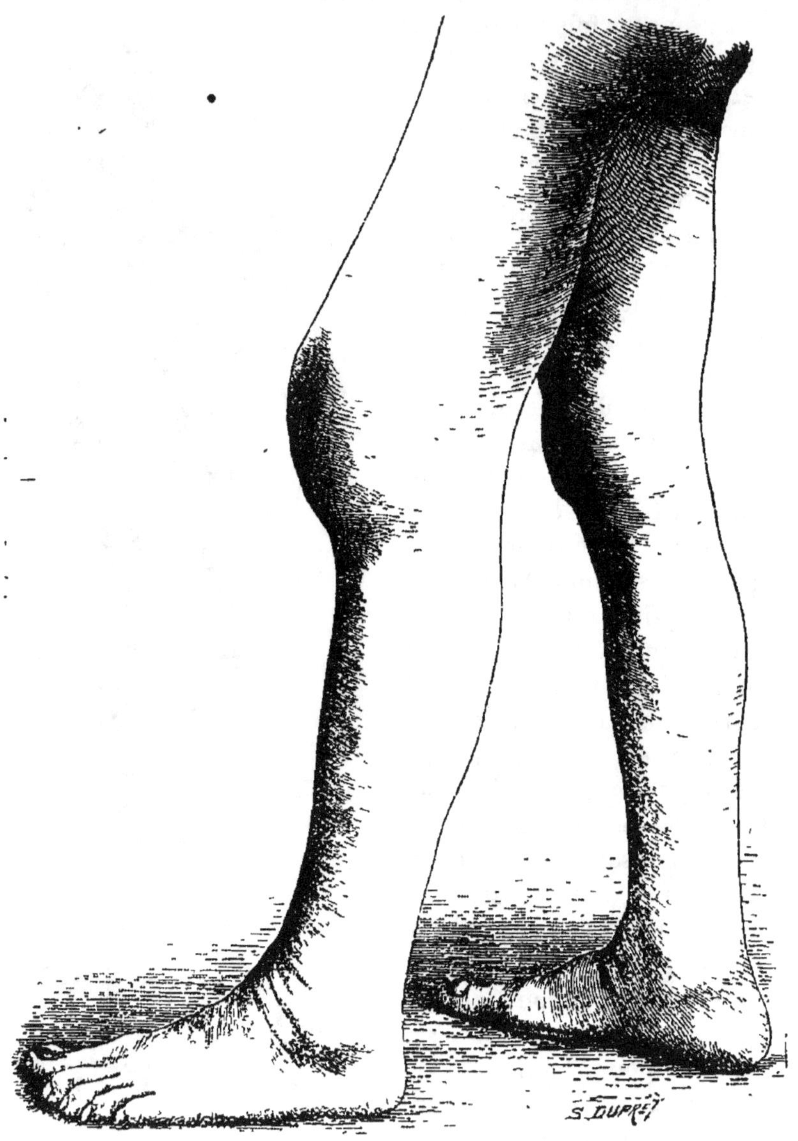

Fig. 25.

des autres articulations, épaule, coude, poignet, cou-de-pied
(fig. 27, 28, 29, 30).

Les déformations sont relativement peu accentuées. Les attitudes vicieuses qui tiennent une si grande place dans 'évolution des arthrites tuber- culeuses de l'enfance, ont donc chez l'adulte une faible impor- tance. En particulier tout ce que nous avons dit des atti- tudes de la coxalgie et de la tuberculose du genou ne s'ob- serve jamais chez l'adulte. La coxalgie n'entraine qu'une légère flexion adduction ; la coxalgie une simple flexion, la tumeur blanche du cou-de- pied une extension assez mo- dérée du pied. Les déforma- tions articulaires elles-mêmes s'observent dans une propor- tion infiniment moindre, et quand elles existent ont pour cause la destruction du tissu osseux dans une large éten- due, l'effondrement d'une épi- physe. Mais ce qu'on ne voit jamais c'est le modelage par- ticulier du squelette qui con- duit par exemple à ce curieux ensemble de déformations que nous avons désigné du nom de genou angulaire complexe. On ne verra donc ni l'aplatisse- ment antéro-postérieur du fé- mur et du tibia, ni l'allonge- ment du condyle interne, ni la rotation du tibia, ni l'anté- courbure de sa partie supé- rieure, ni subluxation graduelle. A peine si l'on rencontre

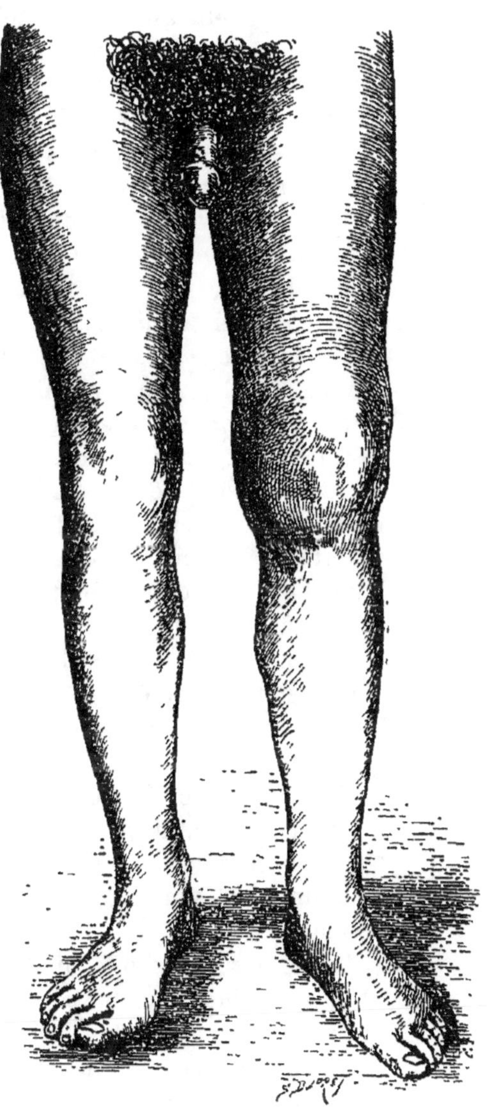

Fig. 26.

dé loin en loin quelque inflexion latérale en varus ou valgus par perte de substance d'un condyle fémoral ou tibial. C'est que le squelette est devenu moins malléable, que la suractivité physiologique de la croissance est calmée. Il est facile d'autre part d'établir que la tendance aux contractures est singulièrement amoindrie ; même à la hanche la contracture est peu marquée. Ainsi les facteurs pathogéniques des difformités perdent considérablement de leur valeur.

Une autre conséquence du défaut de réaction des muscles, c'est que l'impotence est plus complète et se manifeste beaucoup plus tôt.

Le sujet immobilisant fort mal la jointure, souffre certainement davantage ; les enfants marchent encore avec des genoux ou des hanches déjà très altérés, l'adulte de bonne heure se condamne spontanément au décubitus.

Quant aux signes fournis par l'examen de la jointure elle-même, ils sont généralement identiques, sauf en ce qui concerne le changement de forme des os. Les figures ci-jointes montrent l'aspect des régions articulaires dans les tumeurs blanches du coude, du poignet, du cou-de-pied, du gros orteil (fig. 27 à 31).

Partout nous voyons les reliefs effacés ou atténués, les dépressions comblées, tous les détails anatomiques habituellement perceptibles voilés ou masqués par le gonflement général.

Sur la figure 29 représentant une tumeur blanche du poignet gauche, le poignet droit a été également reproduit à cause d'un détail qui n'est pas sans intérêt. Il existait de ce côté un kyste synovial, dont l'origine bacillaire paraît ici très probable.

Dans tous les points où les agglomérations de fongosités sont accessibles, la palpation fournit des sensations identiques. Ainsi au genou sur les parties latérales de l'articulation, au coude en dedans et en dehors de l'olécrane, au cou-de-pied et au poignet de chaque côté des tendons extenseurs. Parfois cependant la synoviale bien que remplie de fongosités ne donne point l'impression habituelle et si caractéristique. Les

doigts rencontrent une coque cartonneuse, ou une masse
ferme à limites indécises, englobant tous les éléments de

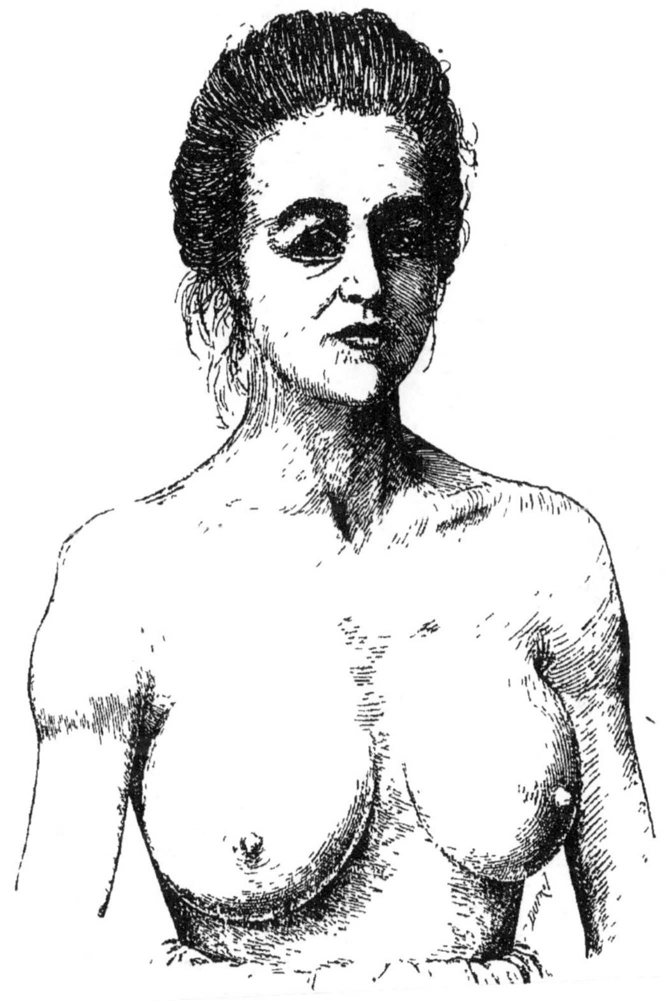

Fig. 27.

l'article, au point qu'il est impossible à la palpation d'apprécier
l'état des extrémités osseuses et de savoir si elles contribuent

à la formation de cette sorte de tumeur. En pareil cas on peut
presque affirmer, sans grande crainte de se tromper que si les
os enfouis dans cette masse sont toujours suspects d'altérations,
il ne leur revient aucune part dans la constitution de la saillie

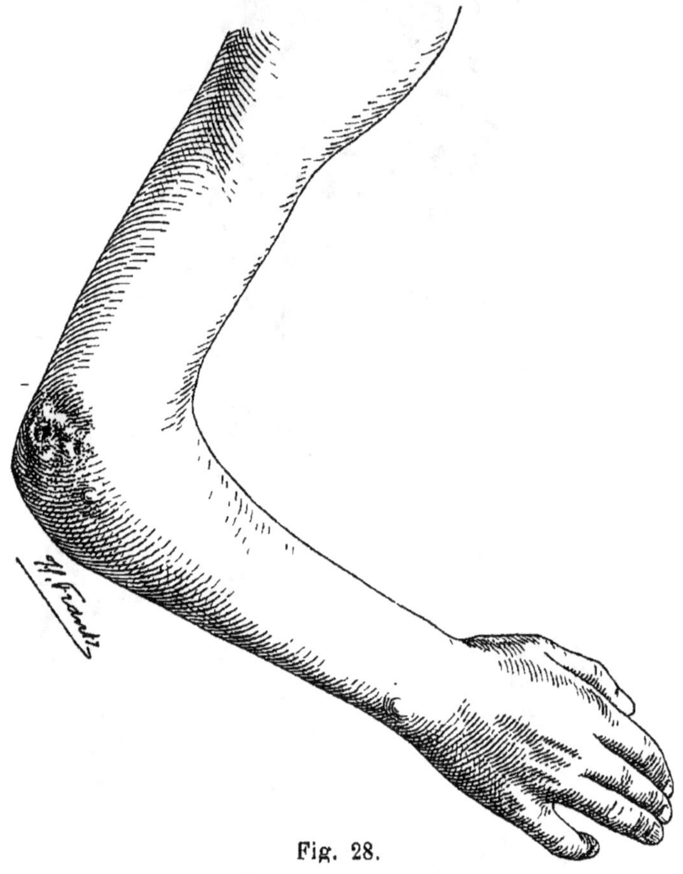

Fig. 28.

anormale. Celle-ci est formée par les parties molles, par la
synoviale, le tissu cellulaire sous-synovial et le périoste,
épaissis, modifiés, indurés, infiltrés d'œdème chronique, ou
envahis par un processus de sclérose diffuse développé autour
de granulations et de tubercules semés dans la paroi synoviale
et les tissus environnants. Cette forme rare chez l'enfant l'est

beaucoup moins dans l'âge adulte. Après une période de durée variable, vient la suppuration donnant naissance tantôt à la pyarthrose, tantôt et plus souvent à des abcès péri-articulaires. Parmi les circonstances qui hâtent l'apparition de ces abcès il

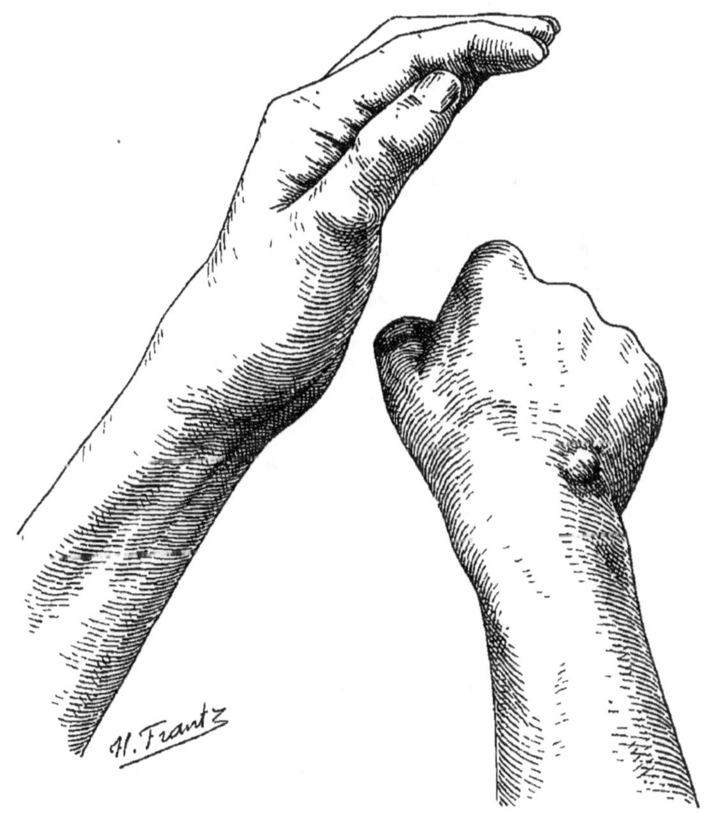

Fig. 29.

convient de signaler surtout l'influence désastreuse des mouvements et de la fatigue. Ce fait n'est que trop évident pour les tumeurs blanches du membre inférieur ; et les pauvres gens obligés parfois de continuer leur travail malgré la maladie, en fournissent de lamentables exemples.

Il faut aussi mentionner la grossesse. Tel était le cas de la

malade atteinte de tumeur blanche de l'épaule, dont nous
donnons la figure. L'affection évolua avec une rapidité extrême
dans les derniers mois de la grossesse et les abcès se montrèrent

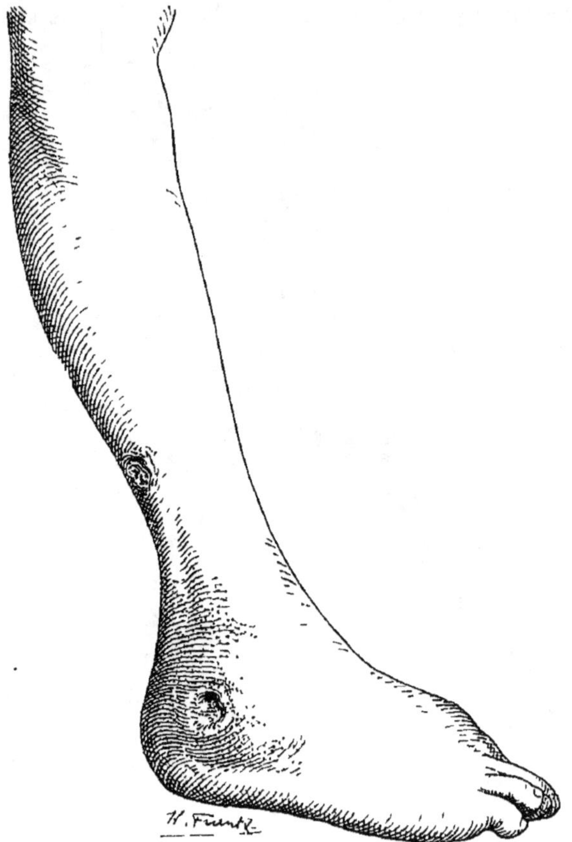

Fig. 30.

au bout d'un temps très court. Je dus pratiquer la résection
de l'épaule un mois après l'accouchement.

Chez l'adulte la syphilis aggrave singulièrement la marche
des tumeurs blanches et les conduit bien vite à la suppuration.
Dans nulle autre circonstance l'association des deux terribles
maladies ne m'a paru plus fâcheuse. Enfin la plupart des

infections et notamment l'infection puerpérale activent l'évolution de la maladie et hâtent l'apparition des abcès.

La migration des abcès obéit aux mêmes lois, à la pesanteur

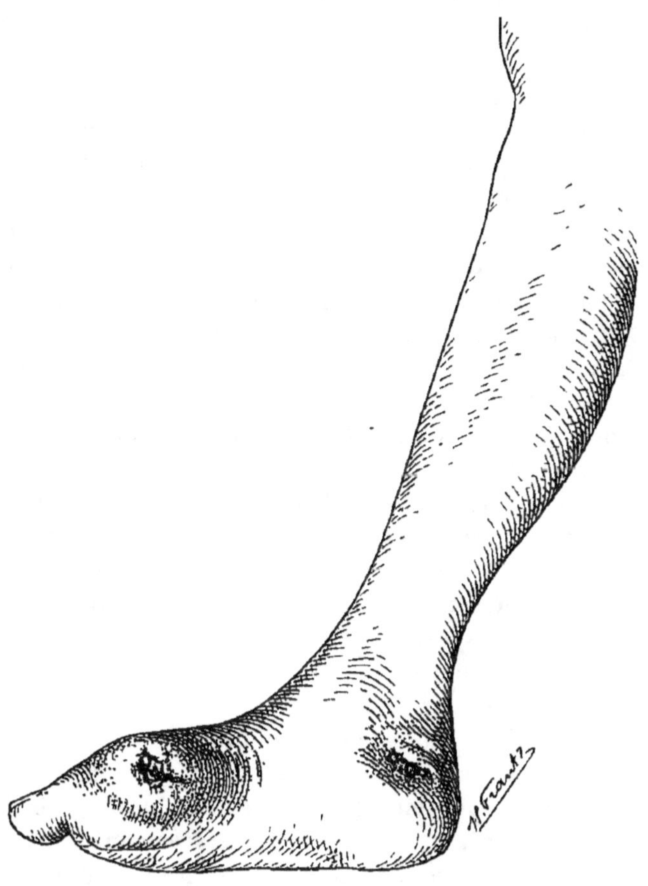

Fig. 31.

dans une certaine mesure, mais d'une façon plus générale
encore la progression se fait dans le sens des résistances
moindres, comme nous l'avons remarqué chez l'enfant. Aussi
pour chaque articulation ces abcès ont des lieux d'élection où
l'on doit s'attendre à les voir procéder et les rechercher. Ainsi

dans la tumeur blanche de l'épaule, ils fusent sous le deltoïde et viennent faire saillie soit en arrière vers la fosse sus-épineuse, soit en bas et en avant vers l'insertion deltoïdienne (c'est le cas de la figure 27) ou bien ils suivent le tendon du biceps, ou encore descendent dans l'aisselle. Les abcès froids aboutissent naturellement à l'ouverture spontanée et à la fistulisation. En ce qui concerne la tumeur blanche de l'épaule, Richet qui l'avait bien étudiée, avait déjà noté avec soin le siège à peu près fixe des fistules. Cette terminaison des abcès est plus promptement obtenue chez l'adulte, et plus sûrement encore. On a vu dans le jeune âge, des abcès froids arthropatiques s'arrêter dans leur évolution, rétrocéder et guérir sans autre traitement que le repos; on l'a vu par exception. mais d'une manière indéniable. Eh bien, des faits aussi heureux ne s'observent point chez l'adulte atteint de tuberculose ostéo-articulaire.

Ajoutons qu'une tumeur blanche d'une grande articulation retentit toujours profondément sur l'organisme entier. La lésion ne s'isole pas comme on l'observe pendant longtemps dans le jeune âge, et l'état général est très souvent médiocre ou mauvais. Il est d'ailleurs fréquent, nous l'avons déjà dit, que la localisation soit secondaire et en toute façon qu'il existe en même temps des lésions secondaires.

Il faut encore mentionner au désavantage de l'adulte la lenteur et la faible activité des processus de réparation locale. La tuberculose de l'enfant tend volontiers à la cicatrisation, à la guérison par sclérose : cette terminaison favorable s'obtient avec d'autant plus de peine que le sujet est plus âgé ; les tissus luttent péniblement, les processus de défense sont imparfaits, insuffisants, l'ankylose est obtenue à grand'peine, et les récidives viennent trop communément détruire en quelques semaines les résultats laborieusement acquis par les soins les plus attentifs.

Ainsi de quelque côté que l'on envisage la question, on aperçoit une différence manifeste entre la tumeur blanche de l'enfant et celle de l'adulte. Il importe au plus haut point de s'en souvenir pour apprécier les indications, formuler le pronostic et manier les ressources thérapeutiques dont nous disposons.

HYDARTHROSE TUBERCULEUSE. — Un épanchement séreux peu abondant au cours d'une tumeur blanche est sans grand intérêt, mais l'hydarthrose qui prime tout autre symptôme et retient presque exclusivement l'attention constitue une forme clinique importante de la tuberculose articulaire.

Cette forme s'observe d'ailleurs communément, et sa fréquence est peut-être plus grande que nous ne le supposons, mais pour les articulations profondément situées, l'hydarthrose échappe complètement à nos moyens ordinaires de diagnostic, et pour d'autres jointures, dont la synoviale est à peine accessible à l'exploration, l'épanchement est aisément méconnu. De fait quand on parle d'hydarthrose, on a en vue presque exclusivement le genou, où elle s'observe avec une énorme prédominance et avec une netteté particulière qui permet de la reconnaître très facilement.

Les hydarthroses de l'épaule, du coude, du cou-de-pied sont des exceptions, la moins rare est celle du coude. Il n'y a pas lieu d'insister sur les signes qui permettent de déceler la présence d'un liquide dans l'articulation, augmentation de volume, distension globuleuse, fluctuation, choc rotulien dans le cas spécial du genou, ponction exploratrice.

Ce qu'il convient de mettre en lumière, c'est que l'épanchement articulaire constitue toute la maladie. Au point de vue clinique on ne constate rien d'autre, épaississement nul, peu important ou inappréciable, ou très modéré de la synoviale, pas de modification des os, atrophie musculaire peu marquée, gêne fonctionnelle médiocre ; les douleurs sont peu accusées ou même font totalement défaut.

Ainsi l'on peut affirmer un épanchement plus ou moins abondant, mais l'exploration ne va pas au delà. Les commémoratifs nous apprennent tantôt que l'hydarthrose s'est constituée en quelques jours, avec ou sans fièvre, tantôt et plus souvent qu'elle est survenue avec lenteur.

L'interprétation de tels faits serait donc d'une très grande difficulté s'ils étaient isolés, si l'observation clinique n'avait dès longtemps conduit à établir entre eux et la tuberculose vulgaire des jointures les liens les plus étroits, si les procédés de laboratoire ne révélaient leur nature. Mais l'origine tuberculeuse des épanchements séreux chroniques est commune, chacun l'admet aujourd'hui. La présence d'une collection articulaire, non justifiée par un traumatisme, par une maladie infectieuse antécédente doit faire d'emblée soupçonner une lésion tuberculeuse, surtout chez un prédisposé, surtout chez un sujet jeune.

Avant de renoncer à cette opinion il est même sage d'examiner de très près les renseignements qui nous sont fournis parfois au sujet du mode de début, et particulièrement des traumatismes trop complaisamment invoqués. La ponction exploratrice, l'inoculation au cobaye, la recherche de la formule cytologique du liquide pourrait d'ailleurs, s'il y a lieu, transformer la probabilité en certitude. Au reste la marche de l'affection suffit trop souvent à apporter cette certitude.

On assiste en effet fréquemment à l'apparition d'une tumeur blanche classique, dans la jointure qui était le siège de l'hydarthrose, cette transformation s'opère tantôt au bout d'un temps très court, et il y a véritablement continuité entre l'hydarthrose et la tumeur blanche ; tantôt après une série de rechutes plus ou moins espacées, et de périodes de guérison apparente. La rétrocession et la guérison réelle durable ne sont pas rares, toutefois, chez l'enfant et même chez l'adulte jeune encore, convenablement traités.

ARTHRITES A GRAINS RIZIFORMES. — Dans l'arthrite à grains riziformes, la synoviale profondément altérée contient non seulement les grains caractéristiques mais du liquide louche ou séreux en proportion variable. D'autre part les os sont peu ou pas atteints. Il résulte de cette intégrité squelettique que les difformités seront beaucoup moins accusées que dans les tumeurs blanches. Mais en raison de la distension articulaire et de l'épaississement considérable de la synoviale l'aspect de la région malade ne diffère pas de celui qu'elle offrirait au cours d'une tumeur blanche. La palpation même de la synoviale

épaissie et non indurée rappelle beaucoup la synoviale fongueuse. La confusion serait inévitable entre les deux formes,
d'ailleurs reliées par des cas de transition, des cas mixtes, si la
présence des grains ne donnait lieu à une sorte de collision
très facile à percevoir pendant les mouvements provoqués ou
spontanés, ou même sous la simple pression des doigts. Ce
bruit particulier est identique à celui que l'on rencontre dans
les synovites de même nature. Quand il fait défaut rien ne
permet de distinguer l'arthrite à grains de l'arthrite fongueuse,
si la synoviale est épaisse et molle ; de l'hydarthrose, si par
exception cette membrane n'a subi que des changements
peu appréciables à la palpation. Quand il existe on peut presque
affirmer la présence des grains riziformes. Il convient de faire
une petite réserve à l'égard de la valeur séméiologique de ce
bruit, car une crépitation très analogue est parfois provoquée
par une synovite tubéreuse ou lipomateuse, ou simplement
par l'induration, la rigidité d'une partie de la synoviale, occupée par une hydarthrose chronique.

CARIE SÈCHE. — La carie sèche est une maladie de lente évolution ; elle débute insidieusement et garde indéfiniment cette
allure torpide. Pendant un certain temps les douleurs sont le
seul indice d'une lésion ostéo-articulaire. Encore sont-elles
si variables dans leur intensité, leurs conditions, et si peu en
rapport avec l'aspect de la région, qu'elles sont souvent attribuées bien à tort au rhumatisme. Il est vrai que les sujets qui
en sont atteints sont parfois rhumatisants, et que l'on a voulu
même expliquer cette forme spéciale de la tuberculose par
son développement sur le terrain arthritique. Mais bientôt
apparaissent des signes dont l'ensemble est assez caractéristique, surtout à l'épaule, qui est le siège très habituel de la
carie sèche.

Ce qui frappe tout d'abord, c'est l'atrophie des muscles péri-
articulaires, atrophie qui est portée à un degré extrême, à un
degré inimaginable. Le deltoïde est réduit à néant, les muscles
sus et sous-épineux sont tellement amincis que l'on aperçoit
au-dessus et au-dessous de l'épine de l'omoplate deux excava-

tions profondément creusées. L'acromion se détache sur tout son pourtour, couvert seulement par les téguments. Au-dessous il existe un aplatissement ou même un enfoncement, analogue à celui que l'on observe dans la luxation de l'épaule. La position du bras en abduction ajoute encore à ce rapprochement. La palpation montre d'ailleurs que cette impression n'est pas sans fondement. L'extrémité supérieure de l'humérus est déplacée en avant et en dedans. Mais elle n'a conservé ni sa forme ni son volume. Elle est plus petite, réduite, ratatinée. Le bras lui-même paraît plus court. La pression sur cette extrémité osseuse est douloureuse et les tentatives de mouvements réveillent plus sûrement encore de vives souffrances. Toute la région du moignon est englobée dans un tissu dur, ligneux, entourant et fixant les extrémités osseuses. Il est évident qu'un processus de sclérose a envahi l'articulation et les parties environnantes. Si l'on déplace le bras, on voit que l'omoplate suit tous les mouvements de l'humérus ; en répétant ces explorations on peut acquérir la certitude qu'il y a ankylose, que les os sont très étroitement unis l'un à l'autre. Il s'agit d'une ankylose fibreuse, incomplète et les obscurs déplacements qui s'effectuent encore suffisent à provoquer la douleur. On perçoit quelquefois de légers craquements. Nulle part on ne peut décéler la présence d'abcès ni de fongosités. Telle est du moins la règle. Dans certains cas on pourrait rencontrer de petits abcès des accumulations fongueuses discrètes, gardant la proportion de détails secondaires, insuffisants pour troubler les grandes lignes de ce type clinique.

La marche de la maladie est rassurante par un certain côté, puisqu'il s'agit d'une lésion sclérosante, aboutissant à une sorte de guérison automatique. Le pronostic reste sérieux néanmoins parce que le sujet est en proie à une impotence douloureuse qui rend le membre incapable de tout travail utile et que après des années de souffrance, si l'affection prend fin, ce ne peut être que par ankylose avec atrophie musculaire considérable.

Diagnostic. — Une étude complète du diagnostic nous

conduirait à passer en revue toute la pathologie articulaire, tant la tuberculose des jointures peut, sur le terrain clinique, donner lieu à des difficultés d'interprétation, à des confusions et à des erreurs. Ce que j'ai dit précédemment à propos des arthrites infectieuses, blennorragiques, syphilitiques, les détails qui seront fournis plus loin au sujet des arthrites de l'ostéomyélite, des arthropathies tabétiques, de l'arthralgie hystérique me permettront d'abréger beaucoup ce paragraphe, et de me limiter à l'examen de quelques points particuliers.

Les localisations péri-articulaires de la tuberculose ont le plus souvent une physionomie assez différente de celle des arthrites, pour qu'un examen soigneux ne laisse persister aucune incertitude. Les principaux éléments de ce diagnostic sont la conservation des mouvements communiqués ou spontanés, et d'autre part l'indolence de ces mouvements.

Il s'en faut toutefois que l'on soit toujours pleinement rassurés au sujet de l'articulation voisine d'un foyer tuberculeux. Ainsi de la hanche, dans certains abcès péri-articulaires à point de départ juxta-cotyloïdiens ou trochantériens, ainsi de l'épaule dans les péri arthrites scapulo-humérales tuberculeuses, du cou-de-pied dans les diverses variétés d'abcès, de synovites fongueuses péri-malléolaires, du poignet dans les synovites fongueuses de la paume de la main.

Une autre difficulté est, l'arthrite tuberculeuse étant admise, de reconnaître l'intégrité ou l'envahissement des gaines tendineuses et bourses séreuses et articulations secondaires qui communiquent avec les jointures ou tout au moins sont en contact avec elle. Il est extrêmement délicat de se prononcer sur ce point, notamment au cou-de-pied ou au poignet, articulations qui chacun le sait ont d'intimes rapports avec de nombreux tendons. Il est sage d'admettre que les lésions sont d'une manière constante énormément plus étendues, plus diffuses que ne l'indique l'exploration clinique.

Le degré d'envahissement des os échappe davantage encore à notre appréciation, principalement quand il s'agit de massifs complexes comme le carpe et le tarse ou d'extrémités osseuses défendues contre la palpation par d'épaisses parties molles.

La radiographie qui nous a rendu tant de services ne pourrait-elle pas intervenir ici utilement ? nous indiquer le siège et l'étendue des lésions ?

On y a songé dès les premiers temps de la radiographie.

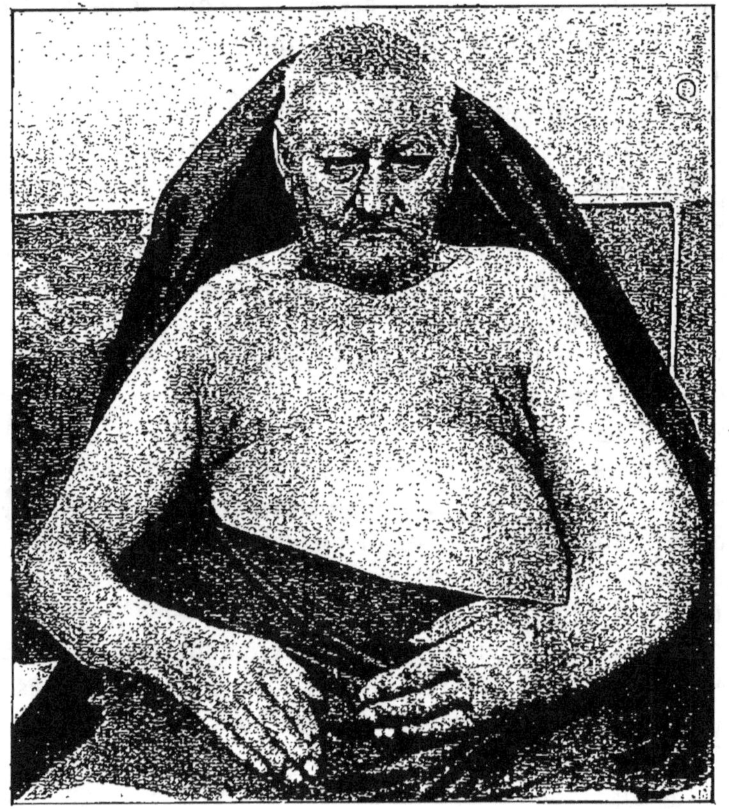

Fig. 32.

Les rayons X qui fournissent les plus précieuses indications dans le diagnostic du mal de Pott au début peuvent dans le jeune âge également aider à préciser l'état des os, indiquer la présence d'une caverne ou d'un séquestre. De même les déplacements, luxations, subluxations, sont reconnus par l'exploration radioscopique avec une grande précision. Il en est de même des attitudes vicieuses, des ankyloses, des changements de forme apportés dans le squelette. Mais en ce qui concerne le degré d'envahissement des os voisins de la jointure par le processus tuberculeux, radiographie et radioscopie ne nous apportent aucune donnée certaine, surtout chez l'adulte où les lésions sont si communément semées d'une manière diffuse.

Pour me procurer quelques documents à cet égard j'ai fait radiographier dans les meilleures conditions sur des adultes, plusieurs tumeurs blanches tout à fait typiques, déjà avancées, fistuleuses et pour tout dire de diagnostic évident et même grossièrement évident. C'est à peine si l'on note sur les images une légère différence entre le côté sain et le côté malade. Comment donc faire d'une façon précoce un diagnostic d'ostéite tuberculeuse non caverneuse ? Comment déterminer la hauteur où la scie passera en tissu sain ?

C'est donc surtout chez l'enfant que l'exploration par les rayons de Röntgen donnera d'utiles renseignements.

Parmi les affections dont le diagnostic avec les tumeurs blanches devient délicat dans certaines circonstances, je mentionnerai les ostéosarcomes. Ces tumeurs prennent volontiers naissance dans les extrémités des os longs ; elles déforment la région articulaire (fig. 32), lui donnent une disposition fusiforme ou globuleuse, envahissent l'articulation elle-même, ou bien s'accompagnent de fractures spontanées qui créent une impotence douloureuse du membre. Voyez figure 33 comment le tissu sarcomateux peut faire saillie dans l'articulation du genou, soulever la rotule et donner à la palpation la sensation d'une masse remplissant la partie supérieure de la synoviale. Les éléments de diagnostic ne nous font pas défaut, il est vrai. Pendant une longue période l'articulation est respectée. Alors même que la région est déformée, méconnaissable, les mouvements s'exécutent encore, entravés mécaniquement, mais non abolis et peu douloureux. A regarder de près, l'aspect de la tuméfaction n'est pas non plus identique à celui de la tumeur blanche ; la saillie prédomine du côté de la cuisse ou du bras, les téguments sont le siège d'une vascularisation abondante ; de gros réseaux veineux s'y dessinent. L'évolution est plus rapide, il y a parfois des battements, de la crépitation parcheminée ; la consistance de la tumeur n'est pas celle de la masse fongueuse. Il n'y a pas de suppuration.

Aussi pour comprendre les erreurs faut-il envisager les cas anormaux, où manquent certains signes, où s'en ajoutent d'autres qui sont ambigus. Mais on remarquera qu'il s'agit de difficultés purement cliniques. Dans un cas douteux, il suffirait d'une incision exploratrice, au début d'une intervention justifiée dans les deux cas, pour sortir d'embarras, et prendre en toute connaissance de cause au sujet du membre malade un parti dont on soupçonne la gravité. Avant d'en venir là, on peut ici encore faire appel à la radiographie.

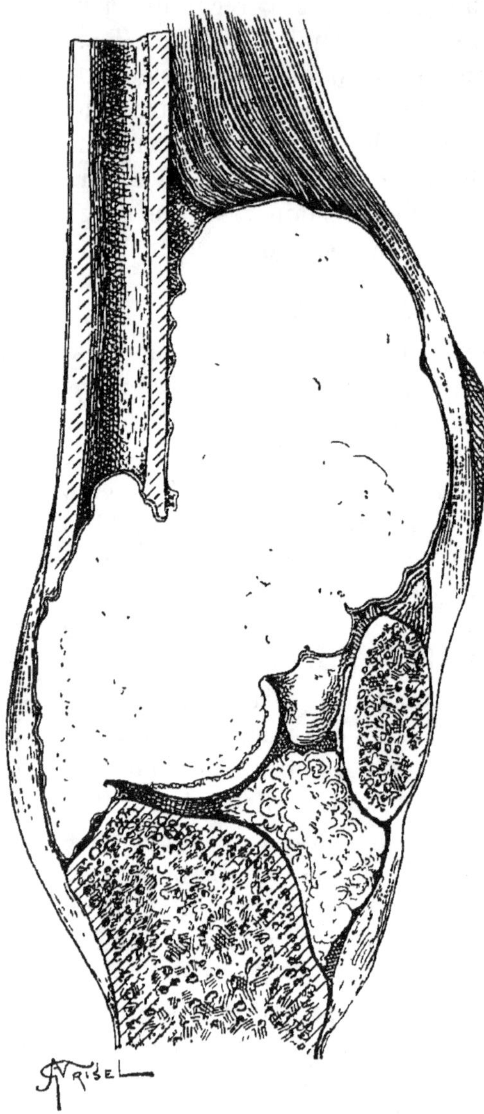

Fig. 33.

Une dangereuse confusion peut être commise, et l'a été du reste entre les arthrites tuberculeuses et les arthropathies des hémophiles [1].

Chez certains hémophiles, (il s'agit toujours de jeunes sujets, des garçons pour la plupart) se produisent des hémorragies articulaires. Le genou est le siège commun de ces hémarthroses, mais en même temps, ou postérieurement, elles peuvent occuper d'autres jointures.

Elles se produisent à la suite de traumatismes insignifiants ou sans aucun traumatisme, et se répètent un grand nombre de fois. La présence du sang dans la synoviale détermine une arthrite chronique. La synoviale est épaissie et paraît d'autant plus épaisse que des caillots séjournent dans les culs-de-sac, que des dépôts fibrineux s'accumulent à sa face profonde. Les premiers épanchements se résorbent, mais leur fréquente répétition et les altérations de la synoviale ont pour conséquence au bout de quelque temps la présence permanente d'une certaine quantité de liquide hématique. Les muscles péri-articulaires s'atrophient. Tardivement l'affection aboutit à des raideurs, à l'ankylose incomplète, à dès déformations articulaires. La tuberculose articulaire étant extrêmement commune et l'arthropathie hémophilique fort rare il est naturel que l'on pense plus volontiers à la maladie banale qu'à la maladie exceptionnelle. En présence de l'épanchement articulaire, qui s'accompagne d'un peu de fièvre et de douleurs locales, on peut penser à l'hydrops tuberculosus ; plus tard, et c'est là surtout que la confusion est aisée, on considère l'arthropathie chronique comme une tumeur blanche. Or ces erreurs de diagnostic ont amené des morts par hémorragie incoercible à la suite d'arthrotomies ou de résections dirigées contre les prétendues tumeurs blanches. De telles catastrophes seront évitées seulement par un examen suivi et minutieux du malade, par la connaissance de ses antécédents héréditaires et personnels, par la prudence habituelle dans les détermina-

---

[1] Parmi les nombreux travaux publiés à ce sujet, citons: L. LAUNAY. Th. Paris, 1899, PIOLLET. *Gazette des hôpitaux*, 5 avril 1902, J. DOMMARTIN. Th. Paris, 1903. BROCA. *Presse Médicale*, 12 octobre 1904. La thèse de DOMMARTIN et l'article de PIOLLET contiennent une abondante et vraisemblablement complète bibliographie.

tio̕ns opératoires. Dans un cas douteux la ponction exploratrice pourrait être utilisée s'il ne fallait se méfier même d'une
simple piqûre chez les hémophiles. D'autre part il faut savoir
aussi qu'il existe des hémarthroses spontanées non hémophiliques (L. Niort, Th. Paris 1902).

La radiographie peut rendre quelques services en montrant
l'intégrité des extrémités osseuses, qui sont altérées dans les
tumeurs blanches. A une période tardive où la jointure est
ankylosée, elle permet en outre de dire si les os sont ou non
soudés, si la soudure est totale ou partielle.

Traitement. — Pendant l'enfance les arthrites tuberculeuses
guérissent très volontiers pourvu qu'elles y soient aidées. La
terminaison favorable doit être la règle si le traitement a été
bien compris, appliqué d'une manière précoce, suivi avec la
patience nécessaire, maintenu jusqu'à la cicatrisation complète,
jusqu'à l'extinction de la tuberculose ostéo-articulaire. Dans le
jeune âge la thérapeutique est donc presque constamment
efficace et d'une efficacité souveraine quand elle est instituée
de bonne heure. Mais chez l'adulte les mêmes moyens ne
fournissent pas du tout des résultats comparables. D'autre part
les interventions qui conviennent aux sujets dont la croissance
est terminée ne sauraient être transportées purement et simplement dans la chirurgie infantile. Pour l'avoir oublié, on a
commis dans le traitement des tumeurs blanches de l'enfant
des erreurs déplorables. On est aujourd'hui revenu de ces
excès et d'une manière générale on incline aux méthodes
conservatrices pour toutes les arthrites bacillaires évoluant
pendant les premières années de la vie, réservant pour l'adulte
les interventions sanglantes.

Le traitement d'une tumeur blanche quelconque n'est
d'ailleurs jamais simple. Nous avons vu plus haut l'extrême
complexité de la lésion, son retentissement sur les muscles
la déformation graduelle des extrémités osseuses, les abcès
et leurs conséquences, l'ankylose et les attitudes vicieuses ; il
faut tant que dure la maladie et elle dure des mois, ou des
années, lutter contre ces complications, les prévenir ou y

remédier. Nous voulons aujourd'hui non seulement guérir le malade de la tuberculose locale, mais lui rendre un membre utile, gardant une tare minima, ou même revenu à l'état normal. C'est là une tache délicate et celui qui l'entreprend doit être conscient de la très sérieuse responsabilité qu'il assume.

Si le traitement de la lésion locale mérite une constante attention, on peut être assuré que le succès sera obtenu d'autant plus tôt et dans des conditions d'autant meilleures que l'état général du sujet sera lui-même plus satisfaisant. De là l'indication primordiale de relever et soutenir l'organisme, de surexciter la nutrition, d'augmenter la résistance du terrain. C'est à remplir cette indication que visent les prescriptions hygiéniques, la vie au grand air et à la lumière, le séjour au bord de la mer, la suralimentation. Quelque soit l'âge du sujet, la période de la maladie et la forme de tuberculose dont il est atteint, ces préceptes généraux gardent la même importance. Les meilleurs soins, la médication locale la plus rigoureuse resteront stériles dans un milieu insalubre et avec une alimentation insuffisante.

Les malades se présentent à nous dans des conditions très diverses et les indications varient naturellement de l'un à l'autre.

Nous exposerons surtout le traitement des *tumeurs blanches*. Ici encore notre sujet sera scindé en deux parties : tumeurs blanches de l'enfant, tumeurs blanches de l'adulte. Les mesures à prendre dans l'un et l'autre cas doivent être envisagées dans les trois périodes que nous avons admises, arthrite fongueuse non suppurée, tumeur blanche avec abcès, tumeur blanche fistuleuse.

TUMEUR BLANCHE INFANTILE OBSERVÉE AVANT LA SUPPURATION. — La guérison dans de bonnes conditions dépend plus encore de la précocité du traitement que du traitement lui-même. Donc aussitôt que l'on aura pu porter un diagnostic ferme, ce traitement sera institué. Il sera d'autant plus rigoureux que la jointure frappée est plus importante.

Quand les malades nous sont conduits, ils sont généralement en proie à de vives souffrances; réveillées par les mouvements, les muscles péri-articulaires sont contracturés et le membre est en attitude vicieuse plus ou moins accusée. Les indications fondamentales sont de ramener le membre en bonne position, de désarmer la contracture musculaire et de calmer la douleur en assurant le repos de l'articulation. Il suffit que l'articulation soit mise au repos même incomplet pour que la douleur s'atténue et que la contracture tende à diminuer. L'influence du mouvement est absolument désastreuse, et d'autant plus que le fonctionnement de l'article nécessite de plus grands efforts et un frottement plus énergique des surfaces articulaires. On observe avec une netteté manifeste l'aggravation très rapide sous l'influence de la marche des tumeurs blanches du membre inférieur ; Lannelongue et Achard en ont fourni sur des cobayes la démonstration expérimentale. S'il n'est pas prouvé que le traumatistime fasse éclore la tuberculose des jointures, il est au contraire avéré qu'il imprime aux tuberculoses déjà existantes une accélération prodigieuse. Inversement l'influence bienfaisante du repos est chaque jour rendue plus évidente par l'observation clinique. Le repos imparfait suffit déjà pour amener un soulagement marqué; mais pour être vraiment fructueux ce repos doit être complet. Il n'est véritablement tel que si l'on arrive à neutraliser l'action des muscles et à interdire tout frottement ou toute pression des surfaces articulaires. Deux grandes méthodes peuvent fournir ce résultat, l'immobilisation et l'extension continue, qui sont d'ailleurs susceptibles de se combiner avantageusement. L'extension continue réalisée, selon des dispositifs variés, soit par des poids, soit par des bandes de caoutchouc n'est malheureusement pas d'une application facile à toutes les jointures. Dans la pratique on l'utilise d'une manière à peu près exclusive pour le traitement des coxopathies, où elle rend les plus précieux services. Chez l'enfant l'extension est indiquée dans la majorité des cas de coxalgie, et elle est indispensable dans certaines formes. On a essayé d'établir par des expériences comment agissait l'extension continue sur la jointure malade.

L'expérimentation a fourni des données contradictoires tant au point de vue des résultats de la traction sur la pression intra-articulaire, que de l'écartement des surfaces.

A la vérité les notions acquises de cette manière, fussent-elles à l'abri de toute contestation, ne sauraient être acceptées pour véritables et démontrées que pour le cadavre. Ce qui se passe dans une articulation saine et sur un sujet mort ne peut être appliqué rigoureusement à une jointure malade d'un être vivant.

Les recherches expérimentales donnent des résultats inté-ressants sans doute, mais plus l'articulation sera malade, et la coxalgie ancienne, moins la comparaison sera rigoureuse, car les lésions étendues et destructives modifient la forme des surfaces articulaires et la résistance des ligaments. Aussi LANNELONGUE a-t-il raison d'insister beaucoup sur l'expérience très démonstrative qu'il a eu l'occasion de faire sur la hanche d'une enfant coxalgique, qui avait succombé accidentellement alors qu'elle était soumise à l'extension continue. Après la mort, on remit en place l'appareil à traction et le sujet ayant été congelé, une coupe du bassin permit de constater un écartement des surfaces articulaires de la hanche malade.

Les considérations théoriques sont toutes en faveur de cette méthode. La traction continue lutte d'une manière perma-nente et très efficace contre les contractures, par suite elle combat la tendance aux attitudes vicieuses, elle tend à séparer les surfaces, partout elle met à l'abri des déplacements patho-logiques et des déformations par ulcération compressive. Cet écartement joint à l'abolition des contractures et à l'immobi-lisation supprime les douleurs. Enfin l'on peut très aisément explorer la région malade, la surveiller, voir poindre et éclore les abcès, que l'on peut ainsi traiter dès le début, enfin les soins de propreté sont relativement très simplifiés.

La pratique montre que tout cela n'a rien d'exagéré, et que ce traitement donne des résultats tout à fait remarquables.

L'immobilisation de la jointure est une des conséquences de l'application d'un appareil à extension continue, et explique en partie les bons effets de cette méthode ; mais l'immobilisation est bien mieux réalisée par l'application d'appareils emprisonnant une grande étendue du membre malade et mettant obstacle à tout déplacement des extrémités osseuses. On peut à l'aide du plâtre, du silicate, ou d'autres substances, construire aisément de tels appareils pour toutes les articulations. Le temps est passé des appareils compliqués, chargés de ferrures qui ont été longtemps en honneur. Nous pouvons heureusement nous passer de collaborateurs mécaniciens, et en agissant nous-mêmes remplir beaucoup mieux, plus simplement et à moins de frais toutes les indications. Le plâtre, qui est d'un maniement facile, qui sèche en quelques minutes, est généralement adopté. Immobiliser dans une attitude vicieuse serait assurément une pratique extrêmement défectueuse. Il faut veiller avec grand soin à rectifier l'attitude du membre, à ramener l'articulation dans la position convenable. Pour chaque articulation il existe, chacun le sait, une position optima, où les chances de guérison sont plus grandes, les risques de déformation des surfaces moindres, où en supposant la terminaison par ankylose, le sujet subirait la plus faible diminution. Ainsi le genou doit être immobilisé en rectitude (bien que PANAS ait conseillé de le mettre en flexion légère), le cou-de-pied à angle droit, la hanche en extension avec une faible abduction, etc. L'application d'un appareil inamovible suppose donc que l'attitude vicieuse a été au préalable vaincue par l'extension continue, ou bien qu'elle n'a pas encore eu le temps de se dessiner, ou bien enfin qu'elle cédera à des manœuvres pratiquées extemporanément au moment où l'appareil doit être placé. Au membre supérieur les inflexions vicieuses sont peu accusées par comparaison avec celles du membre inférieur. Elles se laissent souvent redresser sans anesthésie. Il n'en va pas de même quand il s'agit de coxalgie ou de tumeur blanche du genou ; l'anesthésie générale s'impose toutes les fois que l'on voudra apporter quelque correction à l'attitude du membre.

Aussitôt le malade anesthésié, on constate que les mouvements présentent une amplitude plus grande, tous s'exercent dans une limite plus étendue, et l'écart entre ce qu'on obtenait à l'état de veille, et ce qu'on obtient à la faveur de la résolution due à l'anesthésie, indique la part que prenait la contracture des muscles à l'attitude anormale. Ce qui persiste dépend des adhérences établies entre les surfaces articulaires et de la rétraction des tissus fibreux de nouvelle formation. C'est dire que ces raideurs d'ordre cicatriciel seront proportionnelles à l'ancienneté des lésions et à leur mode d'évolution, qu'au début la contracture musculaire jouera le principal rôle, et qu'à ce moment où il n'y a pas encore de notables déformations articulaires, ni d'ankylose, le redressement s'exécutera avec une très grande facilité.

Dans une articulation exactement immobilisée, si le malade est un enfant, le processus tuberculeux tend à s'arrêter. à rétrocéder, à s'éteindre. Telle est du moins la règle ; elle ne comporte guère d'exceptions. Dans l'immense majorité des cas il suffit d'assurer ainsi le repos de l'article, sans toucher aux lésions pour que celles-ci guérissent pour ainsi dire spontanément par transformation scléreuse.

L'immobilisation est d'autant plus efficace qu'elle est plus rigoureuse : l'appareil doit être moulé exactement et comprendre au-dessus et au-dessous de la jointure malade une étendue de parties saines au premier abord tout à fait excessive. Ainsi, pour le genou, il convient de prendre dans du plâtre *au moins* toute la jambe et toute la cuisse, pour la hanche le membre inférieur jusqu'à la cheville et le tronc jusqu'à l'aisselle.

Quand les os sont ainsi fixés d'une manière invariable la contraction musculaire cesse, les douleurs s'atténuent et disparaissent, l'appétit, le sommeil reviennent, l'état général lui-même s'améliore, l'enfant redevient gai et tranquille. Localement le changement est moins rapide. Il faut des semaines avant que l'on constate un changement de consistance au niveau des accumulations fongueuses. Peu à peu on voit s'affaisser la tuméfaction, reparaître les reliefs anatomiques normaux. La palpation donne alors une sensation pâteuse, puis ferme, indice du travail de sclérose qui s'accomplit du côté de la synoviale et des parties molles périarticulaires. Cette évolution, fût-elle tardive, une fois le membre fixé dans une position correcte, il n'y a plus à redouter les déplacements, les subluxations, la déformation des extrémités osseuses et l'établissement des attitudes vicieuses irréductibles.

Aussi le seul aspect du membre suffit pour reconnaître qu'une tumeur blanche encore en évolution ou guérie a été ou non traitée.

On conçoit que la terminaison par sclérose spontanée soit une cure de lenteur. Il faut des mois, des années même pour en finir avec une tumeur blanche non compliquée de la hanche ou du genou. Encore le retour fonctionnel intégral n'est-il obtenu que par exception : presque toujours les remaniements de la synoviale fongueuse aboutissent à des adhérences, à des raideurs, à une ankylose qui est comme la rançon de la maladie.

Dans la thérapeutique que nous venons d'exposer et qui est encore la plus répandue, aucune action directe n'est exercée sur les lésions. Si elle suffit généralement pour les cas simples ne pourrait-on, les indications fondamentales remplies, faire intervenir d'autres moyens susceptibles de hâter la guérison, ou permettant de l'obtenir dans des conditions meilleures ? Pendant fort longtemps la *révulsion* a tenu une place importante dans le traitement des tumeurs blanches, sous forme de cautères, moxas, cautérisation transcurrente avec le cautère cultellaire chauffé au rouge, ou application de cautères nummulaires. J'ai pu encore être témoin de ces pratiques barbares.

On se borne aujourd'hui aux anodines applications de teinture d'iode et à la cautérisation ponctuée, que l'emploi si commode du thermocautère a rendu populaire. Badigeonnages iodés et pointes de feu sont à vrai dire inutiles, mais ce sont des pratiques inoffensives, généralement bien accueillies et parfois réclamées.

CHAMPIONNIÈRE associe les pointes de feu libéralement appliquées et souvent répétées à l'application d'un emplâtre mercuriel. Cet emplâtre est en somme le vieux pansement de

Scott, vanté encore de temps à autre, dernier vestige des multiples topiques conseillés en pareil cas.

La *compression* exercée directement sur l'articulation modifie d'une manière certaine les masses fongueuses qu'elle peut atteindre. Cette puissante méthode s'est répandue au siècle dernier quand l'emploi de la ouate eut permis de régulariser la compression, de la rendre à la fois énergique et précise. Elle a constitué pendant longtemps une des meilleures ressources de la thérapeutique articulaire, que mon maître VERNEUIL avait coutume de résumer en trois mots : *compression, révulsion, immobilisation.* Aujourd'hui elle n'est certes pas négligée, mais peut-être ne lui demande-t-on pas tout ce qu'elle peut donner. Pour ma part je la laisse toujours au premier plan dans le traitement des tumeurs blanches, mises à part l'épaule et la hanche et quelques autres articulations où elle n'est pas utilement réalisable.

La *bande élastique* est un mode de compression merveilleux au cou-de-pied, au poignet, au coude et surtout au genou. A l'aide d'un dispositif des plus simples, puisqu'il suffit d'enrouler la bande autour de la région articulaire on obtient une compression régulière, continue, graduée à volonté. Même sur une jointure déjà pourvue d'un appareil d'immobilisation, la compression élastique peut être installée en profitant d'un espace ménagé dans l'appareil, ce qui est très facile au genou.

Dans les cas simples, avec faible tendance aux déplacements, après une période d'immobilisation qui a procuré la cessation des douleurs et arrêté la marche extensive des lésions, il m'arrive volontiers, pour les tumeurs blanches du cou-de-pied, du poignet et du genou, de renoncer à l'immobilité absolue et de terminer la cure par la compression élastique comme unique traitement.

Cette application de la bande élastique autour de la jointure malade est complètement différente de la méthode de BIER (de BONN) dont l'étude, tout à fait à l'ordre du jour, a fait l'objet d'un grand nombre de communications récentes et qui a été notamment exposée par BIER lui-même au 1er Congrès de

la Société internationale de Chirurgie (Bruxelles, sept. 1905)
où il a été longuement question de la tuberculose articulaire
au point de vue thérapeutique. BIER applique la bande élastique *au-dessus* de l'articulation atteinte, sans agir directement
sur celle-ci. Son but est de déterminer l'hyperhémie, la stase
sanguine et consécutivement un léger œdème. Il est assez
difficile d'expliquer l'action de la stase sanguine sur les lésions
tuberculeuses. On peut conjecturer que les formations tuber_
culeuses d'une fragilité paticulière sont impressionnées, troublées dans leur vitalité précaire par les produits toxiques, contenus dans le sang veineux, gaz ou sels solubles. Ce serait une
asphyxie ou une intoxication élective ou tout au moins prédominante pour des éléments encore imparfaitement organisés
et pour les bacilles. Ou bien encore elle agit au contraire en
excitant, en augmentant la vitalité des tissus demeurés sains. Au
reste les bénéfices de cette méthode ne se limiteraient pas tant
s'en faut à la tuberculose articulaire. Ses indications seraient
même extraordinairement étendues et variées, puisqu'elle
réussirait également bien dans les arthrites aiguës, l'arthrite
blennorrhagique, les ankyloses, les plaies contuses, et dans
une foule d'autres circonstances. En France on a fait à peine
quelques essais de la méthode de BIER et faute d'expérience
personnelle je m'abstiendrai d'en parler plus longuement.

Parmi les moyens dirigés contre les tuberculoses ostéo-
articulaires rappelons le *chauffage* qu'avait imaginé VERNEUIL.
Le membre malade était placé dans une sorte de four formé
par des briques chaudes et porté ainsi à une température
extrêmement élevée. VERNEUIL obtint quelques améliorations,
mais on ne peut garder aucune illusion sur la valeur curative
du chauffage articulaire.

Je passe sur l'héliothérapie (Borriglion. Th. Paris 1905) et
la radiothérapie (Bordeaux, Th. Paris 1906).

Le massage a été aussi proposé et pratiqué. C'est là pourtant
une des contre-indications les plus justifiées de ce mode de
traitement si précieux par ailleurs. Il est tout à fait sage de ne
pas tourmenter les tumeurs blanches. qui nous l'avons dit
ont surtout besoin de repos et d'immobilité. Aussi d'une façon

très générale le massage est-il en pareil cas justement réprouvé.

Jusqu'ici le chirurgien agit sur la région malade par des manœuvres qui restent superficielles. Mais d'autres moyens visent la destruction des fongosités par une action profonde et directe. A cet égard il convient de réserver une place à part et pour son importance historique et pour sa réelle valeur à l'*ignipuncture*, imaginée par RICHET. Il ne s'agit plus de faire agir le feu sur les parties molles superficielles, mais de le porter au contact même des tissus altérés, de pratiquer une cautérisation interstitielle, discrète et pourtant efficace. RICHET réussit de la façon la plus ingénieuse à introduire le feu dans l'épaisseur des tissus sans commettre d'inutiles destructions tégumentaires entraînant eschares et suppuration. Il se servait d'un instrument dont les parties essentielles étaient une longue pointe d'acier et une sphère de platine sur laquelle était montée cette pointe. La sphère servait de réservoir de chaleur et maintenait en ignition la pointe enfoncée profondément. Elle ressortait rouge et pouvait être enfoncée plusieurs fois de suite. On faisait chauffer sur un réchaud plusieurs de ces cautères, et RICHET de leur pointe ardente lardait la région malade, l'enfonçant jusqu'au ras de la sphère de platine, à travers les fongosités et jusque dans les os. L'ignipuncture agissait selon lui de trois façons, elle déterminait d'abord une révulsion intense, puis elle agissait par cautérisation destructive, et enfin en créant sur le trajet des pointes, des cicatrices, des tractus inodulaires qui se rétractaient progressivement, elle provoquait une sorte de capitonnage, dont la conséquence était la compression énergique des tissus altérés. Quoi qu'il en soit les résultats obtenus par RICHET étaient extrêmement satisfaisants. Après des séances en nombre variable la région se desséchait et l'évolution favorable de la tumeur blanche était à coup sûr grandement facilitée. L'outillage pittoresque de RICHET est abandonné depuis que nous avons le thermocautère plus ingénieux encore, d'un emploi plus rapide et plus simple. Dans les tuberculoses du cou-de-pied, du poignet, du genou, l'ignipuncture est excellente surtout quand les fongosités sont très abondantes, et son emploi s'impose quand la lésion n'est pas modifiée par l'immobilisation et la compression, qu'elle s'éternise sans notable amélioration, et surtout quand sa marche est progressive. Pour éviter l'infection des petites plaies, il faut préalablement nettoyer la peau avec soin, comme pour une opération. L'anesthésie générale est également nécessaire. Le malade endormi la région sera cernée par des pointes profondément enfoncées, puis trouée en nid d'abeilles par les ponctions ignées, en évitant le trajet des gros vaisseaux et des nerfs importants. Puis un pansement aseptique est appliqué.

On ne saurait dire trop de bien de cette méthode, qui patiemment et correctement appliquée peut sauver des membres en quantité, et ailleurs abréger la cure dans des proportions considérables.

Du traitement de RICHET il est permis de rapprocher la méthode sclérogène préconisée il y a quelques années par LANNELONGUE (1891, *Acad. med.* 1891, *Congrès de Marseille*, 1892, *Congrès de chirurgie*, voy. Th. Mauclaire, 1893).

L'agent de la sclérose que l'on veut provoquer artificiellement est le chlorure de zinc. Il n'est pas employé dans un but antiseptique, il n'est pas destiné à détruire les tissus altérés ; son rôle est de déterminer dans les tissus sains une réaction intense qui aboutira à une formation fibreuse surabondante. Celle-ci aura pour conséquence d'étouffer les lésions. Aussi n'est-ce pas au contact de ces lésions que l'on porte le liquide modificateur. Le chlorure de zinc en solution au 10e est déposé goutte à goutte dans les parties encore saines autour de l'articulation malade. Il n'y avait rien que de séduisant dans la conception de M. LANNELONGUE. Chacun a fait l'essai de la méthode sclérogène, il est certain qu'elle a fourni des résultats intéressants ; cependant elle n'est pas restée dans la pratique, et voici ce qu'en dit BROCA dans son rapport au Congrès de Bruxelles 1905 : « Pour juger en ces circonstances, il nous faut des mois, des années même et après avoir observé quelques cas d'abord encourageants, je suis arrivé à penser que la guérison n'est pas par cette méthode plus rapide, plus sûre, plus solide que par la simple immobilisation en bonne attitude avec compression, procédés auxquels d'ailleurs LANNELONGUE a toujours conseillé de recourir en même temps. Mon opinion a évidemment été celle de tous nos collègues, puisque la méthode sclérogène n'a pas fait fortune parmi eux : tous cependant, en attendant la médication spécifique antituberculeuse, nous sommes à l'affût de ce qui peut raccourcir le traitement. Il semble même que LANNELONGUE ait perdu un peu de sa foi initiale, puisque, depuis quelque deux ans, il préconise une nouvelle méthode où, à l'action périarticulaire du chlorure de zinc, il ajoute celle des injections intra-articulaires iodoformées; et là encore, je ne suis pas convaincu que l'adjonction du chlorure de zinc soit bien utile, car nous n'avons pas pour asseoir notre jugement, les indispensables observations à longue échéance.

Or, il ne faut recourir qu'avec circonspection à l'emploi du chlorure de zinc, parce qu'il est capable de donner localement un coup de fouet inflammatoire exagéré, de faire suppurer avec vivacité des foyers caséeux latents, d'imposer dès lors une intervention chirurgicale à ciel ouvert. »

L'idée directrice de LANNELONGUE était nouvelle et nouveau aussi le fait d'attaquer les lésions par la périphérie, de les cerner d'injections en tissu sain, mais l'injection de liquides médicamenteux dans l'épaisseur des fongosités dans l'intérieur des articulations malades est ancienne déjà. Depuis LUTON qui injectait un sel de cuivre en 1863 et Dumesnil (1867) du perchlorure de fer. Hueter (1878) qui s'est servi d'acide phénique, LEFORT de sulfate de zinc, que n'a-t-on pas injecté, baume du Pérou, essence de cannelle, nitrate d'argent, solutions calcaires, etc. ! On a surtout utilisé l'iodoforme en suspension dans l'huile (MICKULICZ, 1881, MÖSETIG MOORHOF). A la société de chirurgie des 1882 MARC SÉE vante l'éther iodoformé. VERNEUIL faisait des injections interstitielles d'éther iodoformé, il s'était constitué le parrain de l'iodoforme, qui était pour lui une sorte de spécifique de la tuberculose et tous ses élèves connaissent la ténacité avec laquelle il préconisait ce médicament; il l'administrait à tous les tuberculeux chirurgicaux par la voie digestive, et injectait de l'éther iodoformé non seulement dans les abcès mais dans les masses fongueuses non ramollies, « à travers choux » KRAUSE recommande la glycérine iodoformée (*Berl. Klin. Woch.*, 1889). D'autres préfèrent le naphtol camphré. (Dulac, Th. Paris, 1898). Les injections de naphtol camphré exigent de la prudence, car elles peuvent donner lieu à des accidents toxiques.

L'éther iodoformé paraît supérieur à toutes les autres substances. (DUPLAY, Congrès de Moscou, DULAC, Th. 1898, MÉNARD, Congrès Tuberculose, 1898, BOIS, Th. Lyon, 1900, qui expose la pratique de NOVÉ-JOSSERAND, BENOIT, Th. Paris, 1906).

Villemin se loue d'associer les injections intra-articulaires d'éther iodoformé et la méthode sclérogène.

Mencière sous le nom de phéno-jonclure, décrit une méthode consistant à porter à l'aide d'une instrumentation spéciale de l'acide phénique pur jusque dans l'épaisseur des extrémités osseuses et à le chasser aussitôt avec de l'alcool pur. Phelps (Congr. internat. de 1900, Paris) se contentait d'en mettre pour un instant dans l'intérieur de la synoviale.

Les interventions chirurgicales proprement dites : résection, arthrectomie, ne sont plus défendables aujourd'hui dans les tumeurs blanches ordinaires de l'enfant.

Nous reviendrons plus loin sur ce sujet important. Bornonsnous à déclarer, que ces grandes interventions, dont on fait le plus cruel abus, sont aujourd'hui repoussées d'un avis unanime et ne gardent plus aucune indication dans les arthrites tuberculeuses non suppurées. C'est l'opinion générale des chirurgiens ayant l'expérience de cette question (POISSON, HOFFA, BROCA, etc.)

TUMEURS BLANCHES AVEC ABCÈS. — C'est la période dangereuse qui commence pour le malade, et de l'évolution de ses abcès dépend en grande partie le pronostic de la maladie au point de vue vital. Si on laisse l'abcès s'ouvrir, devenir fistuleux, la guérison devient douteuse, difficile et lente, et l'existence est compromise. Si l'on en peut obtenir la résorption, le malade est ramené sensiblement aux conditions où il se trouvait dans la première période. Aux moyens destinés à fixer

la jointure, il faut en ajouter d'autres ayant pour but la cure
des collections arthrifluentes.

Mais une question préalable se pose. Les enfants qu'on
nous amène avec des abcès ont aussi, presque toujours. des
attitudes vicieuses. Faut-il commencer par les réduire, et
doit-on employer la réduction brusque en un temps, comme
on le fait sans hésiter dans les tumeurs blanches non suppurées?

C'est une question de tact et d'expérience. On réduit sans
danger dans certains cas où les manœuvres sont simples, l'enfant en bon état, les abcès peu volumineux, on commet un
acte périlleux si, chez un débile et dans un mauvais cas, on
s'acharne à vouloir redresser quand même et violemment.

Le traitement des abcès est capital et doit être commencé
aussitôt qu'on en peut reconnaître l'existence; tout retard
diminue les chances d'une bonne guérison. Il faut surtout
intervenir avant que la peau ne soit amincie, altérée, et à tout
prix empêcher l'ouverture spontanée.

Parfois des collections purulentes se forment rapidement,
sans douleurs et sans fièvre. On doit prévoir cette éventualité.
et régulièrement examiner les malades en cours de traitement,
pour voir s'il n'y a point d'abcès.

On a fait un très grand progrès dans le traitement de ces
abcès le jour où l'on a renoncé à les ouvrir largement et
d'emblée. Cela ne veut pas dire qu'il ne faille pas les traiter
d'une manière très énergique, car s'il en est qui par aventure
s'arrêtent dans leur développement et se résorbent, la règle
est qu'ils augmentent sans cesse et s'ouvrent à l'extérieur.
Abernethy et Boyer, en faisant des incisions très obliques.
avaient pour but de détruire le parallélisme entre la plaie
cutanée et l'ouverture faite à la paroi de l'abcès. C'était mettre
sa cavité à l'abri de l'air, auquel on attribuait tous les méfaits
dans l'ignorance des causes réelles d'infection. Un autre progrès fut d'injecter dans la cavité de l'abcès de la teinture d'iode,
comme le firent Boinet et Bonnet. C'était une méthode infidèle,
mais pour l'époque, c'était de beaucoup ce que l'on pouvait
faire de mieux. L'antisepsie a permis de revenir à la chirurgie

à ciel ouvert et il y a une vingtaine d'années l'ouverture franche suivie du curetage de ces abcès était une bonne pratique.
On a obtenu ainsi des succès en grand nombre. Cependant ces
interventions ne sont pas innocentes, elles sont délicates,
nécessitent un chirurgien de profession, l'anesthésie générale,
un outillage, des aides. Ce sont de véritables opérations. On en
passerait par là si elles donnaient toujours un bon résultat.
Mais il s'en faut, et bien souvent il y a récidive, ou bien encore
et c'est là l'éventualité la plus à craindre, la plaie ne se ferme
point, ou sa cicatrice se rouvre et une fistule s'établit. La situation du malade s'est ainsi aggravée. Sans doute rien n'est alors
désespéré. Mais aujourd'hui nous pouvons mieux faire. Dans
la très grande majorité des cas on peut éviter toute intervention sanglante; et les opérations proprement dites ne sont
bonnes que pour certains abcès particulièrement rebelles.

Le traitement qui consiste à injecter dans la cavité des substances antiseptiques et bactéricides était déjà contenu en
principe dans la méthode des injections iodées. J. Guérin avait
même une seringue aspiratrice qui permettait de vider l'abcès
dans d'excellentes conditions, et d'introduire ensuite le liquide
médicamenteux dans sa cavité. L'iode était un bon topique,
mais irritant et déterminant des réactions trop violentes. On a
essayé plus récemment de divers antiseptiques, injectés dans
les abcès, ou même nous l'avons vu dans la jointure malade,
acide phénique, etc. Actuellement on se sert, et cela vaut bien
mieux, d'éther iodoformé, de naphtol camphré, de thymol camphré, de glycérine iodoformée. Il est permis d'avoir ses pré-
férences, mais toutes choses égales d'ailleure, l'éther iodoformé
paraît avoir une supériorité incontestable. Il fut employé
d'abord par Mosetig, Verneuil et Verchère, il y a une quin-
zaine d'années, et depuis son emploi s'est largement diffusé.
La solution employée est à 5 p. 100. L'éther est un véhicule
merveilleux. Une fois dans la poche il se volatilise et porte
jusque dans les derniers recoins les particules médicamenteuses, couvrant ainsi toute la paroi d'un véritable pansement
interne.

Ces injections sont de petite chirurgie, mais néanmoins elles doivent être pratiquées avec beaucoup de soin, si l'on veut obtenir de la méthode ce qu'elle doit donner. Ponctionner au point saillant à travers une peau malade et amincie, c'est aller au-devant de la fistule ; en injectant une trop grande quantité d'iodoforme ou de naphtol, on s'expose à des accidents d'intoxication. Il faut ponctionner très obliquement en enfonçant l'aiguille à distance de l'abcès, à travers les tissus sains, vider la poche aussi complètement que possible et n'y laisser qu'une quantité modérée du liquide médicamenteux, de façon à ce qu'il n'y ait pas surdistension.

Mais il arrive que les ponctions répétées n'amènent point la guérison ; la poche vidée se remplit de nouveau indéfiniment. Faut-il alors poursuivre dans cette voie sans se lasser. Si l'on intervient, l'acte opératoire comporte de l'imprévu et le chirurgien entraîné par l'étendue des lésions peut être conduit non pas seulement à une ouverture et à un curage d'abcès, mais à des résections circonscrites ou étendues, et ces éventualités, graves pour le présent et pour l'avenir, doivent faire longuement réfléchir avant de se lancer dans une telle entreprise. On peut être obligé d'aller loin, très loin, un coup de curette, puis un autre et un autre encore et l'on a creusé déjà une brèche profonde dans l'os friable et tuberculeux, et cependant on n'a pas tout enlevé, sur la tranche on aperçoit d'autres lésions, on reprend l'instrument, et de proche en proche on enlève des segments d'os considérables. On a fait ainsi une résection atypique, souvent très étendue. Quand les abcès résistent aux ponctions suivies d'injections de naphtol camphré, il faut cependant se résigner à agir.

Dans ces cas qui constituent une sorte d'anomalie, il y a un obstacle à la guérison qui ne peut être levé que par une intervention : séquestre, lésion inaccessible aux injections, trajet coudé, canaliculé, très irrégulier ou valvulaire, empêchant le liquide médicamenteux d'entrer en contact avec la lésion osseuse. C'est que ces collections péri-articulaires, accessoires et dépendantes, ne sont rien que des expansions de la lésion ostéo-articulaire, et ont de grandes chances de se reproduire tant que persiste le foyer initial. Qu'au contraire la lésion osseuse ou articulaire soit en voie de régression, et l'abcès pourra guérir spontanément ou par des moyens simples.

Dans l'espèce, les injections naphtolées, mentholées, iodoformées ont préparé le succès de l'intervention chirurgicale. Le traitement préparatoire local, dans les tumeurs blanches que l'on doit opérer, crée indiscutablement des conditions favorables. Cette idée, que Verneuil soutenait très énergiquement, n'est pas une illusion. On peut par ces injections, impuissantes à elles seules à amener la guérison, obtenir les modifications les plus heureuses.

Si l'on s'est décidé à intervenir — et pour ma part je pense que, dans les cas d'abcès longtemps rebelles, cette pratique est recommandable — on doit s'efforcer de détruire les tissus malades, en respectant autant que faire se peut la charpente articulaire, il est bon de chercher la réunion immédiate. On a les plus grandes chances d'éviter ainsi la fistule. Une différence essentielle existe entre les abcès fermés et les abcès ouverts, et entre les abcès froids et les abcès vulgaires. Les abcès froids, tuberculomes ramollis, ne contiennent dans la grande majorité des cas, aucun des microbes de la suppuration ordinaire. On peut les traiter comme des lésions aseptiques et les refermer après grattage. Il ne faut laisser aucune porte à l'infection extérieure, qui trouve dans ces tissus déjà malades un terrain merveilleusement préparé. Par crainte de ces infections on évitera de drainer. Il faut donc se garder des réunions partielles. Mieux vaudrait ne pas réunir du tout. On ne gagne rien à voiler la plaie par un rapprochement des bords, si l'on doit laisser un trajet profond abandonné à la réunion secondaire. Il faut au contraire laisser la plaie largement ouverte, et c'est la seule conduite prudente, quand on a affaire à ces abcès secondairement infectés, qui évoluent avec une certaine rapidité et présentent des caractères inflammatoires assez accentués.

Le traitement conservateur, donne, dans les tumeurs blanches suppurées des résultats auxquels on ne peut comparer même de loin, les suites des résections les plus heureuses.

Dans l'immense majorité des cas, ce traitement doit suffire, plus de neuf fois sur dix les abcès guérissent par les simples injections, et l'enfant se trouve ramené aux conditions où il se trouvait avant cette complication.

Des collections étendues sont susceptibles de disparaître dans des circonstances où au premier abord on n'aurait jamais cru pouvoir en obtenir la résorption par des moyens simples.

En cas d'insuccès avéré des injections et des curettages, on est autorisé à faire davantage, et de même dans certains cas fébriles, très douloureux, malgré l'immobilisation ; la résection atypique ou typique trouve là quelques rares indications. Mais d'une façon générale, le traitement doit consister le plus longtemps possible dans les petits moyens. Il faut savoir attendre, ne pas croire trop rapidement qu'on a la main forcée. Les enfants ont de merveilleuses ressources, ils peuvent réparer d'immenses lésions, et souvent l'œuvre de la nature, pourvu qu'elle soit un peu aidée et dirigée, est meilleure et plus sûre.

3° TUMEUR BLANCHE FISTULEUSE. — Si l'on doit recourir aux mesures énergiques, c'est à coup sûr quand les abcès se sont ouverts ou l'ont été mal à propos. Quelques-unes de ces fistules sont temporaires, mais la plupart s'éternisent, le foyer s'infecte, et quand cet état se prolonge il se produit une sorte d'ostéomyélite secondaire, des séquestres par infection mixte, en même temps que l'état général s'altère et que s'établissent des dégénérescences viscérales. L'infection associée a changé du tout au tout l'allure de la maladie et le caractère des lésions locales.

Combien ces fistules sont rebelles, quand elles durent déjà depuis quelques mois! Elles se rouvrent, se referment, se compliquent de trajets accessoires, d'abcès de voisinage qui aboutissent à de nouvelles fistules.

Même alors il ne faut point désespérer d'obtenir la cicatrisation des trajets, la réparation des lésions, la soudure articulaire dans une position acceptable. Les soins minutieux, le temps, l'air de la mer, conduisent parfois à cette terminaison, toujours obtenue avec peine et longtemps attendue. Dilater les trajets, y injecter quotidiennement de l'iode, du chlorure

de zinc, du naphtol, de l'eau phéniquée, les cureter au besoin,
voilà les principales indications.

Le traitement conservateur doit être ainsi patiemment, résolument poursuivi, tant que l'état général autorise la tempo-
risation, tant que l'on peut garder quelque espoir d'obtenir la
guérison locale sans sacrifice important. Quand l'enfant s'a-
maigrit et décline, quand la température indique qu'il y a
rétention purulente et septicémie, que des débridements
étendus ne suffisent pas à assurer un bon drainage, que la
vie est menacée enfin, il faut se résigner à pratiquer soit la
résection de l'articulation, soit l'amputation du membre.

Les résections pratiquées dans de telles conditions ne sont
certes pas des opérations de choix ; elles constituent une
suprême tentative de conservation. On n'en peut espérer de
bien beaux résultats. D'abord quand il s'agit d'articulations
importantes de telles interventions sont sérieuses, graves
parfois. La guérison n'est obtenue qu'à grand'peine et finalement la valeur fonctionnelle du membre est des plus modestes.

L'étendue des lésions exige plus souvent des amputations
que des résections ; la tuberculose pulmonaire, un mauvais
état général, de hautes températures, la crainte de dégénérescence rénale, feront pencher plutôt pour l'exérèse du membre.
C'est là sans doute un pénible sacrifice auquel on ne doit
recourir que d'une façon absolument exceptionnelle, mais à
la suite de ces amputations on assiste à de véritables résur-
rections. Des enfants cachectiques, d'une affreuse maigreur,
à bout de résistance et voués à une mort très prochaine,
retrouvent en peu de jours l'appétit, la gaité, engraissent, se
métamorphosent sous nos yeux et en quelques semaines
deviennent méconnaissables.

On le voit nous n'avons fait qu'une bien petite part au traitement opératoire : nous ne saurions trop le répéter, la tumeur
blanche de l'enfant guérit habituellement par des moyens de
douceur patiemment appliqués et guérit dans des conditions
d'autant plus satisfaisantes que leur emploi aura été plus
précoce et plus persévérant, à tel point que dans un cas pris

au début on peut espérer un retour fonctionnel intégral.
Ajoutons pour finir que le traitement doit être prolongé dans
des limites en apparence excessives. On est toujours sollicité
de l'abréger. Non seulement on doit se mettre en garde contre
ces sollicitations importunes des parents, mais contre ses propres illusions. Croire trop tôt à la guérison est une erreur
commune, dont les conséquences sont désastreuses. Car l'exercice prématuré entraîne des rechutes immédiates et l'on perd
en peu de jours le bénéfice obtenu par des soins de plusieurs
mois. Quand il ne reste plus aucun indice que la maladie soit
en évolution, il faut conserver encore des doutes, exiger le
repos, le port d'un appareil, et cela pendant des mois, jusqu'à
ce que la guérison ait subi l'épreuve du temps.

CHEZ L'ADULTE nous retrouvons tout d'abord un certain
nombre de sujets porteurs de tumeurs blanches ayant débuté
dans l'enfance, de tumeurs blanches *attardées*.

Ces tumeurs blanches continuent sourdement leur évolution. Après des rémissions prolongées, surviennent des poussées aiguës de temps à autre, aboutissant le plus souvent à
des abcès péri-articulaires et à des fistules. Ces vieilles
tumeurs blanches, nous l'avons plus haut montré, s'accompagnent de raccourcissement, d'atrophie, d'arrêt de développement, portant sur un segment ou deux, ou sur la totalité du
membre et aussi d'ankylose. Chose curieuse, les abcès qui se
produisent dans ces conditions cèdent facilement aux injections naphtolées ou iodoformées, et guérissent aussi assez
aisément par l'incision et le grattage.

Il est rare que surviennent des accidents sérieux, ce qui
tient à l'oblitération de la cavité articulaire et aux barrières
scléreuses établies autour des foyers tuberculeux pendant
des années de lutte. L'état général est rarement altéré. Enfin
la maladie continue à rester locale, relativement bénigne, et
garde en quelque sorte la physionomie de la tumeur blanche
infantile. Tant que la situation est tolérable, pour le malade,
il convient donc ici encore de se montrer sobre de grandes
interventions.

L'arrêt de développement des membres, le raccourcissement souvent énorme. et la pauvreté des muscles dont certains ont subi une déchéance définitive ne permettent guère de bien augurer des résections en pareil cas. Aussi quand il faut en venir à une grande intervention, c'est à l'amputation que l'on est le plus souvent forcé de recourir.

La tuberculose à début tardif offre, nous y avons insisté à diverses reprises, des conditions peu favorables.

Il faut bien reconnaître ici l'insuffisance des moyens qui nous donnent chez l'enfant des succès si nombreux, si constants même, et souvent si durables. L'immobilisation, l'extension continue procurent des améliorations, mais généralement temporaires, exceptionnellement la guérison. De plus l'adulte supporte mal l'immobilisation et le séjour au lit. Les malades longtemps couchés, s'étiolent, maigrissent, perdent l'appétit, contrairement aux enfants. qui, gardés dans le décubitus dorsal pendant des mois, engraissent, mangent, dorment régulièrement, et ne semblent pas connaître l'ennui, ni la durée du temps. D'ailleurs on ne peut presque jamais compter sur une docilité absolue, et pour la coxalgie par exemple il faut renoncer complètement à appliquer l'extension dans toute sa rigueur. Du reste cette méthode est ici moins justifiée, puisque les lésions osseuses sont moins prononcées, les tendances aux attitudes vicieuses moins accentuées, la douleur même moins intense. D'autre part. il n'est pas possible de déplacer le sujet avec autant de facilité, de le transporter à l'air libre.

Pour abréger la durée de la cure et augmenter les chances de succès du traitement conservateur, il est indispensable d'associer diverses méthodes. compression, ignipuncture, injections modificatrices, hyperhémie. Quand la tuberculose est fermée, et qu'il s'agit d'une articulation favorable. ce traitement complexe réussit surtout chez les adultes encore jeunes, surtout au membre supérieur, et à condition enfin que l'état des poumons ne vienne pas compromettre la situation. Pour l'épaule et la hanche le traitement conservateur donne peu de résultats et l'on remarquera qu'il faut renoncer ici à

la méthode de Bier, que les injections modificatrices et l'ignipuncture sont d'un emploi très délicat.

Les abcès sont justiciables des mêmes injections d'éther
iodoformé, de naphtol camphré, et devront être traités avec
plus de sollicitude encore. Même si l'on doit intervenir ultérieurement, de parti pris, il est bon de commencer par là, de
faire subir une préparation locale à l'acte opératoire.

Pour ma part je me préoccupe beaucoup moins de l'immobilisation que chez l'enfant, sauf dans les cas très douloureux.
Je me borne en général à l'emploi combiné des injections
intra-articulaires d'éther iodoformé, de l'ignipuncture abondamment pratiquée, et de la compression par la bande élastique. J'ai obtenu ainsi, au genou notamment, un certain
nombre de succès.

En dépit des soins les plus attentifs, nous sommes souvent
déçus dans notre espoir de guérir les malades sans opération.
Certaines aggravations rapides font regretter parfois un temps
perdu en efforts stériles. Aussi contrairement à ce qui a été
dit pour l'enfant, le traitement ne doit pas se traîner trop
longuement dans les voies conservatrices. Il y a avantage à
opérer de bonne heure.

Dans quelques cas l'arthrectomie, c'est-à-dire l'éradication
de la synoviale, des ligaments intra-articulaires et des cartilages d'encroûtement, a fourni de beaux succès. Un tel traitement ne saurait être évidemment d'un emploi général. La
plupart des articulations ne s'y prêtent point, et seules les
formes synoviales en sont justifiables. On peut réduire les
indications de l'arthrectomie aux synovites fongueuses ou à
grains riziformes du genou.

Les résections sont au contraire utilement applicables à
toutes les tumeurs blanches de l'adulte sans exception. Une
résection bien comprise comporte la suppression des extrémités osseuses malades et de la synoviale tout entière. Pendant longtemps les résections ont été aléatoires, graves dans
leur pronostic immédiat, très médiocres au point de vue de
leurs résultats. Mais la technique s'est améliorée graduellement, et l'on a appris à ménager les insertions musculaires,

les expansions aponévrotiques, les surtouts fibreux péri-articulaires, le périoste, à s'ouvrir des voies d'accès commodes et rationnelles, en conformité avec les dispositions anatomiques de la région. Le drainage, l'antisepsie, ont rendu les résections bénignes et amélioré prodigieusement leurs résultats fonctionnels. Ces opérations sont aujourd'hui couramment pratiquées pour les tumeurs blanches, et en constituent pourrait-on dire chez l'adulte le traitement régulier.

Dans les ostéo-arthrites tuberculeuses fermées non suppurées du genou et du coude, localisations de beaucoup les plus communes, la résection a pour résultat constant une guérison du processus local, en un court laps de temps. Correctement pratiquée, et pourvu que le traitement postopératoire ne soit pas négligé. elle laisse un membre très utile. Le réséqué du genou doit guérir avec une ankylose indolente, dans la rectitude, lui permettant de marcher d'une façon acceptable à l'aide d'un soulier surélevé. Pour le coude la guérison parfaite est ordinairement obtenue, avec conservation des mouvements sans laxité de la nouvelle jointure. Les résultats sont moins beaux au poignet, à l'épaule, au pied, et surtout à la hanche, mais dans le cas de tuberculose non suppurée que nous supposons pour le moment, les résultats sont en général assez satisfaisants — du moins si l'éradication a été complète, et d'autant meilleurs que le sujet est moins avancé en âge.

Les tumeurs blanches suppurées offrent déjà des conditions moins favorables. mais la résection est plus indiquée encore que dans les arthrites simplement fongueuses, et elle l'est encore bien davantage dans les fistuleuses. Même dans les très mauvais cas fistuleux elle peut fournir de beaux succès; mais elle échoue alors aussi très souvent. L'échec de la résection conduit d'ordinaire à pratiquer l'amputation du membre.

Nous sommes trop souvent conduits à prendre cette pénible détermination, parce que les résections ont été entreprises tardivement, contre des lésions diffuses et excessives.

Chez les sujets âgés, les résections réussissent mal, et il est quelquefois sage de recourir d'emblée à l'amputation.

Ainsi d'une façon générale le traitement doit être compris

chez l'adulte tout autrement que chez l'enfant; intervenir de bonne heure et sans parcimonie, pour tenter d'extirper les lésions le plus complètement possible, telle est malheureusement notre meilleure ressource.

RHUMATISME TUBERCULEUX

Voici d'après PONCET et LERICHE (*Acad. méd.*, 13 mars 1906), la plus récente définition du rhumatisme tuberculeux : c'est « la localisation articulaire de la tuberculose inflammatoire, c'est-à-dire d'une modalité de lésions tuberculeuses qui ne font pas leur preuve par l'anatomie pathologique ».

Ces manifestations articulaires seraient donc complètement distinctes des formes étudiées précédemment, qui toutes font leur preuve par l'Anatomie pathologique. Elles ne répondraient à aucune altération locale spécifique et seule leur origine serait tuberculeuse.

Une telle conception avait été émise autrefois par GUBLER et soutenue par son élève Powell (Th. Paris, 1874). Mais cette idée n'avait pas fait fortune. Elle se trouvait d'ailleurs chaque jour en désaccord plus accentué avec l'opinion générale au sujet de la tuberculose, opinion que fortifiaient sans cesse les magnifiques travaux histologiques et bactériologiques de cette période féconde. La tuberculose apparaissait de plus en plus comme une affection à limites très étendues et à manifestations variables mais une, fermée, caractérisée par des lésions élémentaires identiques provoquées par la présence du même organisme pathogène.

D'ailleurs tuberculose et rhumatisme ne semblaient nulle part prendre contact dans la pathologie articulaire. LAVERAN, en 1876 [1], avait recueilli l'observation très remarquable d'une polyarthrite qui pendant quelques jours donna l'impression du rhumatisme aigu, alors qu'il s'agissait d'une granulie articulaire. Mais dans ce cas les lésions de la synoviale étaient parfaitement caractérisées et rentraient de plein droit dans la

[1] *Progrès Médical*, 1876.

tuberculose spécifique comme variété exceptionnelle. mais légitime, incontestable, de par l'anatomie pathologique.

Or, il y a quelques années, PONCET et ses élèves ont appelé l'attention sur certaines arthropathies observées chez des tuberculeux avérés, arthropathies qui ne rappelaient guère les formes connues de la tuberculose classique, mais tout au contraire offraient les plus grandes analogies avec diverses manifestations rhumatismales. PONCET décrivit donc le rhumatisme tuberculeux ou pseudo-rhumatisme d'origine bacillaire (*Congrès de chirurgie*, 1897, *Soc. méd. Lyon*, 1900, *Acad. médecine*, 1901) s'attachant à découvrir des analogies entre ces lésions articulaires et les divers pseudo-rhumatismes qui peuvent survenir au cours de toutes les maladies infectieuses. Successivement Poncet décrivit à côté du rhumatisme secondaire aigu, subaigu ou chronique, un rhumatisme primitif, puis admit un rhumatisme tuberculeux abarticulaire, des localisations viscérales et autres du rhumatisme tuberculeux (*Acad. méd.*, 1902) plus tard engloba toutes ces localisations extra-articulaires et le rhumatisme tuberculeux lui-même dans la *tuberculose inflammatoire* et arriva enfin à la conception d'une paratuberculose calquée sur la parasyphilis. Les travaux consacrés à la tuberculose « nouveau jeu » et en particulier à ses localisations articulaires se sont succédés avec une abondance et une rapidité extrême. On en trouvera la substance ou les indications dans les publications de BÉRARD et MAILLAND (*Gaz. hebdom.*, 4 nov. 1900), PONCET et MAILLAND (*OEuvre medico-chir.*, août 1903), MAUCLAIRE (*Bul. med.*, 1903), MAILLAND (*Arch. méd.*, 13 juin 1905), VINAY (*Arch. gén. méd.*, nov. 1905), BROCA (*Gaz. hôp.*, 1904), JUNÉS (Th. Paris, déc. 1905).

Les arthropathies englobées sous la rubrique commune de rhumatisme tuberculeux sont relativement fréquentes. Des documents intéressants ont été fournis à cet égard par les recherches de TRÉBENEAU, F. O. MERSON, SCHNEIDER, MICHEL, BOUVEYRON, ANDRIEU, de MOUXY. consignées dans leurs thèses (Lyon. 1902-1905). Peut-être ces jeunes auteurs, zélés néophytes, se sont-ils laissés aller à quelque exagération. TRÉBENEAU étudiant la proportion du rhumatisme tuberculeux chez les malades atteints d'une tuberculose locale ou viscérale la fixait à un sur douze. De Mouxy examinant les malades d'un sanatorium trouve un sur cinq. De même Schneider laisse entendre qu'un pleurétique sur cinq est atteint de rhumatisme tuberculeux, et Michel indique la même proportion pour les porteurs de lupus.

Quoi qu'il en soit l'existence même de ces accidents ne paraît plus douteuse; chacun de nous peut en observer de temps à autre, et j'en ai moi-même, dès 1903, cité des exemples à la Société anatomique. Mais tout en acceptant la réalité clinique des arthrites rhumatoïdes de la tuberculose, il est encore permis d'en réserver l'interprétation.

Le rhumatisme tuberculeux est secondaire dans l'immense majorité des cas. Il se montre chez des sujets porteurs de lésions pulmonaires, ou d'une tuberculose localisée quelconque surtout de celles dont la marche est lente, l'évolution rapide et contre lesquelles l'organisme lutte encore victorieusement. On l'observe surtout chez l'adulte, mais parfois aussi chez l'enfant (Barbier, *Bulletin médical*, 1903, Andrieu, Th. Lyon, 1903, Lionnet, th. Paris, 1904, Junès, th. Paris, 1905). Ainsi le rhumatisme tuberculeux est très souvent accompagné, précédé par une tuberculose osseuse, articulaire, ganglionnaire ou autre, parfaitement typique et de diagnostic facile. et c'est même cette association qui a permis à Poncet d'en soupçonner l'origine.

Mais dans d'autres cas, quelque soin que l'on apporte à l'examen du malade on ne peut nulle part découvrir de foyer bacillaire en activité et le rhumatisme est en apparence primitif (Péchiné, th. Lyon, 1903, Griffox, *Soc. méd. hôp.*, 1903). En réalité ces lésions ne sont pas primitives. Les ganglions du médiastin et de l'abdomen, examinés systématiquement chez des sujets n'ayant pas succombé à la tuberculose révèle très souvent la présence du bacille de Koch, à l'état latent, ou n'ayant déterminé encore que des altérations peu appréciables (Picini. Behring, Bartal [1]).

---

[1] *Wien. Klin. Woch..* 1905.

Formes cliniques. — Primitif ou secondaire, que le sujet soit enfant ou adulte, le rhumatisme tuberculeux offre des modalités variables, simulant tantôt le rhumatisme aigu, tantôt les diverses formes des arthrites infectieuses, tantôt celles du rhumatisme chronique et nos collègues lyonnais insistent beaucoup sur ce polymorphisme.

Le rhumatisme tuberculeux prend quelquefois le masque du rhumatisme aigu. Plusieurs articulations sont prises avec brusquerie, simultanément ou successivement, cette polyarthrite s'accompagnant de fièvre, de douleurs très vives. Chaque articulation prise est tuméfiée, impotente, très douloureuse. La résolution survient plus lentement que dans le vrai rhumatisme ; elle n'est aucunement facilitée par l'administration du salicylate de soude, ou de l'antipyrine.

La crise peut se terminer par résolution complète, avec retour fonctionnel intégral. Chez certains sujets la maladie s'attarde et traîne sur une jointure, qui finit par garder une raideur persistante.

Pendant quelques jours tout au moins l'affection présente une telle similitude avec la maladie de Bouillaud qu'il est très difficile, en s'en tenant aux signes cliniques fournis par l'examen des jointures, de faire le diagnostic.

L'étude minutieuse du sujet permet toutefois de retrouver une lésion bacillaire antécédente, viscérale, ganglionnaire ou autre.

Enfin les procédés de laboratoire peuvent nous venir en aide, et sont utiles surtout dans ces cas où la polyarthropathie semble être la manifestation initiale de la tuberculose. De tels faits sont voisins mais distincts de la granulie articulaire décrite il y a longtemps déjà par LAVERAN, et qui simule aussi, du moins pendant une courte période, le rhumatisme articulaire aigu.

Plusieurs des modalités que nous avons décrites à propos des arthrites infectieuses et surtout de certaines arthrites spécifiques peuvent se rencontrer dans le rhumatisme tuberculeux, ainsi les *arthralgies*, banales chez les phtisiques, et dont BEAU, WEILL ont depuis longtemps signalé la fréquence.

Les douleurs siègent au niveau de la jointure, ou dans son voisinage, au niveau des insertions tendineuses, des aponévroses, sur les extrémités osseuses, au niveau du point de réflexion des culs-de-sac synoviaux, tantôt passagères, tantôt tenaces. Elles sont évidemment l'expression de quelque altération osseuse ou synoviale, mais inconnue encore et légère à coup sûr.

Dans d'autres cas on observe des arthrites à épanchement séreux ou louche, frappant une, deux, trois articulations, plus souvent une seule jointure, parfois deux symétriques, et présentant un caractère subaigu. Ces arthropathies sont susceptibles de guérir par des soins très simples, mais ce n'est pas la règle. Très fréquemment elles aboutissent à la limitation des mouvements par sclérose et rétraction de la synoviale, de la capsule et mènent à l'ankylose complète fibreuse ou osseuse. La forme la plus commune est en effet plastique, ankylosante. Elle atteint principalement les grandes jointures Au début elle offre en général une allure subaiguë, mais ces phénomènes se calment bientôt et la maladie prend une évolution lente, souvent très lente, d'une lenteur désespérante, traversée de temps à autre par des poussées brusques, pour aboutir après des mois ou des années, et de constantes souffrances, à l'ankylose.

Une des modalités curieuses de cette forme est la localisation sur les deux articulations coxo-fémorales et les articulations vertébrales, aboutissant à l'ankylose de ces jointures (spondylose rhizomélique). Ainsi le rhumatisme chronique est assez souvent à la suite d'un rhumatisme aigu ; mais dans des cas très nombreux la maladie est chronique d'emblée, s'installe avec lenteur, sans crise de début bien caractérisée. C'est surtout le cas du rhumatisme déformant, qui peut d'ailleurs être aussi l'aboutissant des formes aiguës. Graduellement les jointures subissent les modifications que l'on est accoutumé à rencontrer dans les arthrites sèches, ecchondroses, ostéophytes, usure des cartilages, épaississement de la synoviale, changements dans la configuration des surfaces articulaires. Chez d'autres sujets il s'agit d'un rhumatisme chronique fibreux atteignant la synoviale, la capsule, les

parties molles périarticulaires et tout particulièrement les tissus fibreux qui s'indurent, se rétractent, deviennent rigides,
inextensibles.

Ce court résumé suffit à indiquer l'extrême variété d'aspect
du rhumatisme tuberculeux, et aussi à montrer que les diverses formes de la maladie sont cliniquement connues depuis
longtemps. A la vérité on n'avait pas attaché assez d'importance à leur existence fréquente chez des tuberculeux et surtout on ne songeait guère à établir un lien entre elles et la
tuberculose.

Or l'intérêt de la doctrine nouvelle est justement dans l'interprétation de ces faits jusqu'ici obscurs.

Pathogénie. — L'origine tuberculeuse des artropathies dont
nous nous occupons n'est pas immédiatement évidente. Poncet dès ses premiers travaux a affirmé il est vrai cette origine,
mais en se basant sur des considérations purement théoriques.
Il a formulé ainsi des idées séduisantes, mais dont il est encore
très difficile de fournir une démonstration irréfutable.

Jusque-là on avait admis une sorte d'antagonisme entre la
tuberculose et les manifestations rhumatismales. Un sujet
porteur d'une tuberculose présentait-il des arthropathies d'allure rhumatismale, on enregistrait cette anomalie, en admettant qu'il s'agissait d'une coïncidence sans établir un lien de
cause à effet entre les deux maladies.

Pour admettre ce lien il fallait sortir du système anatomo-
pathologique universellement admis, rompre avec la conception
de la tuberculose, maladie fermée, caractérisée toujours par
des formations histologiques pareilles ou comparables à elles-
mêmes, spécifiques. En effet l'examen macroscopique ou
microscopique des articulations atteintes ne montre nulle part
rien qui ressemble aux produits caséeux, aux fongosités, aux
follicules tuberculeux. On constate simplement des altérations
d'ordre inflammatoire, des lésions de sclérose, des modifications dystrophiques.

Poncet et ses élèves ne s'embarrassent guère de ne pas trouver de formes de transition entre la tuberculose classique et

ces modalités anatomo-pathologiques. Il faut simplement changer de système. La tuberculose classique n'est pas, ne peut être toute la tuberculose. En dehors du domaine de la tuberculose spécifique, il convient d'admettre une sorte de para-tubeculose, une tuberculose inflammatoire.

Cette doctrine ne paraît à vrai dire aucunement illogique. Pendant un temps on a exclu arbitrairement de la tuberculose toutes les lésions où l'on ne trouvait pas la granulation grise ; des travaux ultérieurs ont fait justice de cette conception qui fut la conception classique et dont l'étroitesse est aujourd'hui manifeste aux yeux de tous. Pourquoi nos idées au sujet de la tuberculose spécifique ne seraient-elles pas devenues elles-mêmes une conception trop étroite ?

Les arguments cliniques ne sont pas sans valeur. Depuis que l'attention est attirée sur cette question, on ne saurait mettre en doute la fréquence relative chez les tuberculeux des accidents rhumatoïdes, et notamment du rhumatisme subaigu avec tendance ankylosante.

On rencontre des sujets porteurs d'une tumeur blanche, et d'autres arthropathies n'ayant aucunement la marche des arthrites fongueuses. Il arrive encore que des articulations primitivement touchées par le rhumatisme dit tuberculeux, deviennent ultérieurement le siège de tumeurs blanches vulgaires.

Il semble établi d'autre part que si les formations tuberculeuses communes résultent constamment de l'action du bacille de Koch, le bacille de Koch ne crée pas forcément des lésions toujours aussi différenciées. D'après ARLOING il est possible dans certaines conditions de culture d'obtenir une espèce de bacille de Koch produisant seulement des lésions inflammatoires simples. — Il pense que le rhumatisme tuberculeux est peut-être une expression clinique de cette sorte de tuberculose[1]. BRAILLON, BERNARD et SALOMON, CARNOT ont, à propos d'organes divers, montré que la réaction des tissus au bacille de Koch pouvait être une sclérose pure et simple.

Aussi, PONCET et LERICHE peuvent-ils déclarer que le bacille

[1] *Congrès tuberculose*, 1905.

de Koch permet « d'obtenir des inflammations simples a marche aiguë ou chronique se terminant par résolution ou par cirrhose indéterminée ».

Mais on n'a pu que dans des circonstances tout à fait rares constater la présence du bacille de Koch dans les articulations atteintes de rhumatisme dit tuberculeux (Bezançon. Griffon).

On est alors conduit à penser que les lésions sont provoquées par les produits toxiques du bacille — analogues aux arthropathies déterminées par les injections de tuberculine —; ainsi s'expliqueraient aisément les arthrites rhumatoïdes développées à distance d'une tuberculose locale. Malheureusement ce que nous savons le mieux des toxines sécrétées par le bacille de Koch ne vient guère à l'appui de cette opinion. Nous avons plus haut rappelé les recherches d'Auclair, conduisant à la découverte de poisons adhérents, dont l'action s'exerce nécessairement dans le voisinage même du parasite, si bien que la tuberculose est une maladie d'intoxication surtout locale. — Si importants que soient les travaux d'Auclair et ceux qui en dérivent, on ne saurait toutefois rejeter l'hypothèse d'une localisation toxinaire à distance sur les articulations. Ces poisons adhérents ne sont peut-être pas les seuls; il n'est pas déraisonnable d'en supposer d'autres, qu'un artifice de préparation dévoilera quelque jour. Poncet et Leriche avouent qu'il « devient difficile de prendre parti » et qu'ils ne sauraient dire encore s'il s'agit de lésions toxiniennes pures ou de lésions bacillaires directes.

A la vérité on peut formuler encore une autre hypothèse qui ramènerait le rhumatisme tuberculeux dans la tuberculose commune; Bard (de Genève) et ses élèves Pallard et Lasserre (Th. Gen. 1903) envisagent les arthropathies rhumatoïdes comme des manifestations d'une éruption discrète de granulie. On peut supposer en effet que des granulations en petit nombre soient susceptibles de provoquer une réaction articulaire assez vive, et cependant d'avoir une durée éphémère, de disparaître, laissant survivre les lésions inflammatoires dont elles ont été la cause occasionnelle.

Et, à ce propos, il y aurait lieu de faire intervenir le terrain, dont on ne saurait trop souligner l'importance dans les variations des formes morbides. — Quel que soit d'ailleurs l'interprétation que l'on adopte pour ces arthropathies, il est permis de supposer que leur aspect spécial tient dans une certaine mesure à ce qu'elles évoluent chez des arthritiques dont l'organisme lutte plus énergiquement que d'autres sujets contre la tuberculose. Cette notion ancienne ne paraît plus satisfaisante à quelques médecins dont l'autorité n'est pas discutable. Pourtant elle nous semble aujourd'hui s'accorder encore avec les enseignements de la clinique, et nous n'avons pu nous défendre d'y songer en présence des malades atteints de rhumatisme dit tuberculeux qu'il nous a été donné d'observer.

Des travaux prochains nous apporteront sans doute des solutions définitives, mais les arthropathies elles-mêmes ne sont pas contestables et leur bénignité relative contraste assez étrangement avec le caractère habituellement sérieux de la tuberculose commune.

Diagnostic. — Le diagnostic en est même facile quand le sujet est porteur en un point de l'économie d'une tuberculose commune bien caractérisée. — Il est infiniment plus délicat. quand on se trouve en présence d'une forme aiguë, chez un malade dont les antécédents sont inconnus, et qu'un examen complet ne révèle aucune lésion tuberculeuse profonde ou superficielle, éteinte ou en activité. — On peut alors avoir recours à l'épreuve de la tuberculine. qui, quand elle est positive, indique l'existence d'un foyer tuberculeux chez le sujet; à l'examen bactériologique et cytologique des épanchements articulaires, à l'inoculation au cobaye, au séro-diagnostic d'ARLOING et COURMONT. Ce sont là des moyens certes très précieux, mais leur complication en limite forcément l'emploi dans la pratique. JUNÈS déclare que « le diagnostic reste problématique dans la grande majorité des cas. La clinique ne nous fournit à cet égard que des probabilités; le laboratoire ne nous offre que des moyens d'investigation d'un intérêt encore purement scientifique et doctrinal, incapables de

passér dans le domaine de l'art médical courant ». Junès parle
des cas primitifs, « éclatant dans un terrain vierge en apparence ». — Pour soupçonner la nature réelle de la maladie, il
ne faut alors rien moins qu'une observation attentive et patiente. poursuivie pendant des jours et des semaines. L'échec
des médicaments habituellement efficaces dans le rhumatisme
articulaire aigu donnera quelque consistance à ce soupçon.

Dans les formes chroniques on sera souvent guidé par l'existence d'une tuberculose ; autrement on est amené par exclusion à interpréter certaines arthropathies chroniques, comme
tuberculeuses dans le sens que donnent à ce mot les Lyonnais.
Il ne faut pas abuser pourtant de ce diagnostic ni le faire à
la légère. Les tuberculeux les plus avérés ont droit à des arthrites non tuberculeuses ; le rhumatisme chronique n'est pas
absorbé tout entier par le rhumatisme tuberculeux ; l'arthrite
sèche garde son autonomie. — D'autre part un grand nombre
d'ostéo-arthropathies chroniques, et particulièrement celles de
la syphilis pourraient être l'objet de fâcheuses confusions.

Traitement. — Le rhumatisme dit tuberculeux guérit parfois spontanément et sans traces durables ; tels certains cas
aigus chez des sujets jeunes. Ce n'est certes pas, nous l'avons
vu, la terminaison commune ; et malheureusement nos moyens
d'action sont très limités. La cryogénine aurait dit-on une
influence favorable, elle amènerait surtout une prompte sédation des douleurs. — La révulsion, la compression, la bande
élastique, l'immobilisation, suivant l'articulation lésée et la
forme de la maladie trouvent quelques indications. Dans les
arthrites avec épanchement, les ponctions, suivies d'injections
d'éther iodoformé ou de naphtol camphré, combinées à la compression élastique, peuvent rendre service. La mobilisation
graduelle et méthodique des articulations enraidies permet de
leur rendre une partie de leurs mouvements. Eventuellement
enfin une résection anaplastique pourrait être pratiquée, pour
restituer ses fonctions à un membre ankylosé ; ou les améliorer, ou simplement pour corriger une attitude vicieuse.

V. — DES ARTHRITES CONSÉCUTIVES
A L'OSTÉOMYÉLITE

Les os sont pour les jointures un dangereux voisinage : la moindre lésion épiphysaire ou juxta-épiphysaire peut être l'occasion d'une grave arthropathie.

Léger ou grave, ce retentissement articulaire des affections osseuses, est très fréquent et les diverses ostéomyélites nous en offrent de nombreux exemples.

Les arthrites liées à l'évolution des ostéomyélites sont à la vérité moins communes qu'autrefois : l'ostéomyélite mieux connue est constamment soupçonnée ; son diagnostic est devenu, en somme, facile dans la majorité des cas ; le traitement convenable, institué d'une manière précoce, arrête ordinairement le processus phlegmasique et, du même coup, sauve la jointure menacée.

Devenues plus rares, les arthrites ostéomyélitiques sont aussi d'un pronostic général moins alarmant, la chirurgie articulaire s'étant notablement améliorée, parallèlement à celle des os. Et cependant nous voyons encore, du fait de ces lésions, nous voyons trop souvent des existences compromises, des membres perdus, ou gravement exposés, des infirmités ou des difformités contre lesquelles il faut lutter péniblement.

Étiologie. — Ce n'est pas toujours l'articulation en contact immédiat avec l'os malade, qui s'enflamme au cours de l'ostéomyélite. Maladie infectieuse, parasitaire, elle peut évidemment s'accompagner d'arthrites développées à distance du foyer osseux initial.

Ces manifestations rentrent dans le cadre général des arthrites infectieuses, dans lesquelles l'apport microbien se fait par voie sanguine. Les arthrites de ce genre ne sont pas absolument rares au cours de l'ostéomyélite, et j'en ai pour ma part observé plusieurs exemples. Notamment dans trois cas d'ostéomyélite de l'extrémité supérieure du fémur, j'ai vu se produire des arthrites de la hanche opposée.

Ce n'est pas ainsi toutefois que les choses se passent ordinairement. L'arthrite ostéomyélitique est presque toujours une complication locale et résulte de la propagation directe du processus phlegmasique. La disposition des sacs synoviaux par rapport aux épiphyses, aux cartilages conjugaux, et aux parties adjacentes de la diaphyse laisse aisément concevoir la fréquence et la facilité de cette complication. Pour certaines localisations de l'ostémyélite, l'arthrite apparaît comme une conséquence naturelle, presque nécessaire de la lésion osseuse. Telles sont par exemple les ostéomyélites dont la hanche est le siège. Qu'elles aient pour point de départ le squelette du bassin, autour du cartilage en Y ou l'extrémité supérieure du fémur, l'affection aura pour ainsi dire constamment une évolution articulaire.

Le col du fémur est en effet formé presque exclusivement aux dépens de la diaphyse ; le cartilage de conjugaison voisin de la tête, se trouve plongé dans l'articulation. La partie de la diaphyse proche du cartilage conjugal est on le sait un lieu d'élection pour l'éclosion de l'ostéomyélite. Il en résulte que l'inflammation débutant par le col du fémur est, dès le principe, extrêmement menaçante pour la synoviale environnante. La disposition des os du bassin autour du cartilage en Y lequel répond au fond du cotyle, n'est pas moins alarmante dans le cas d'ostéomyélite, puisque les portions de ces os les plus susceptibles de s'enflammer, contribuent à former la cavité cotyloïde. Tant que ces pièces osseuses ne sont pas soudées, c'est-à-dire dans toute la période de l'existence qui précède la puberté, il existe autour du cotyle, dans les parois mêmes du cotyle, un triple foyer d'activité et d'accroissement, trois points de moindre résistance où peut facilement s'installer l'infection osseuse. Or en pareil cas l'infection se propage d'emblée à l'articulation, à telles

enseignes que l'arthrite aiguë qui en résulte est habituellement la manifestation première et dominante de la maladie.
Il en est de même dans les faits plus rares où l'affection débute
par la tête fémorale elle-même.

Les dispositions anatomiques sont également défavorables
pour l'articulation du coude, les cartilages de conjugaison
des trois os correspondants étant en rapport direct avec la
cavité articulaire, si bien qu'une ostéomyélite du coude s'accompagne normalement d'une arthrite.

L'épaule, le genou, le cou-de-pied se trouvent à cet égard un
peu mieux défendus, les cartilages de conjugaison, et partant
les parties adjacentes, les plus dangereuses, des diaphyses, ne
sont pas en rapport aussi intime avec la cavité de l'article.

De fait on observe assez rarement les accidents qui nous
occupent à l'épaule, à l'articulation tibio-tarsienne, au poignet.
Par contre en raison de l'extrême fréquence des ostéomyélites
de l'extrémité supérieure du tibia et de l'extrémité inférieure
du fémur, les arthrites du genou se rencontrent assez souvent.

Le genou est même la localisation la plus commune de l'arthrite ostéomyélitique, mais l'infection de la jointure n'est
plus, comme à la hanche, une complication presque fatale.
C'est surtout à propos des arthrites du genou que nous avons pu
en commençant affirmer qu'elles devenaient plus rares, parce
que, dans une large mesure, elles étaient évitables. Dans l'ostéomyélite à début classique, prise à temps, l'articulation pourrait
même être sauvegardée dans l'immense majorité des cas.

L'infection des jointures, au voisinage d'un foyer d'ostéomyélite est réalisée par des procédés divers. Supposons toujours
qu'il s'agit de l'articulation du genou, du point de départ habituel juxta-épiphysaire, et d'une forme aiguë suppurée. Le
pus s'est creusé une cavité, un abcès intra-osseux existe tout
contre le cartilage conjugal. Il peut traverser ce cartilage,
s'ouvrir une voie à travers l'épiphyse et perforer le cartilage
diarthrodial pour tomber dans l'article et l'inoculer ainsi
d'une manière abondante et directe. La suppuration d'autre
part tend à évoluer vers la superficie, gagne le périoste qu'elle
soulève et décolle. Il arrive que le décollement s'étende jus-

qu'aux limites du cartilage articulaire, et qu'en ce point une perforation s'établisse qui permette l'irruption du pus dans la synoviale.

La disjonction du périoste et du cartilage d'encroûtement est réalisée bien plus aisément quand s'est produite un décollement épiphysaire, ou une séparation diaphysaire juxta-chondrale. L'arthrite accompagne d'une façon constante la disjonction épiphysaire, phénomène autrefois si fréquent qu'il a pu servir un instant de dénomination à la maladie causable, et qui heureusement est devenu exceptionnel.

La pénétration brutale du pus en nature dans la cavité articulaire n'est d'ailleurs pas indispensable pour expliquer la production d'une arthrite suppurée dans le voisinage d'un foyer d'ostéomyélite. Les germes diffusent de proche en proche dans l'épaisseur des tissus, pénètrent dans les voies lymphatiques, cheminent dans les espaces celluleux, et peuvent infecter la synoviale de dehors en dedans.

Ce mode d'infection par progression interstitielle graduellement effectuée est en somme rare pour les arthrites suppurées mais il doit intervenir au contraire très fréquemment dans les arthrites non suppurées. La dose n'est pas suffisante pour déchaîner la grande arthrite, elle provoque seulement une phlegmasie subaiguë avec ou sans épanchement.

Outre la question de dose, il faut évidemment faire intervenir la nature du microbe et son degré de virulence. Les arthrites non suppurées sont souvent produites par des microbes à virulence atténuée, et s'observent surtout chez des malades dont l'infection a été dérivée, diminuée par le traitement chirurgical.

Le foyer initial de l'ostéomyélite est habituellement mais non d'une manière constante la zone juxta-conjugale de la diaphyse. Les épiphyses en sont parfois la localisation initiale. Cette éventualité serait assez fréquente chez les tout jeunes enfants, les nouveau-nés, les nourrissons, les lésions seraient alors très circonscrites et occupant la surface même de l'épiphyse.

Un certain nombre des arthrites suppurées que l'on observe

chez ces très jeunes sujets trouvent ainsi une interprétation vraisemblable.

L'ostéomyélite présente des aspects si divers qu'il faut un grand effort pour admettre que tant de manifestations tellement variables dans leur intensité et leur physionomie clinique constituent un seul et même tout. On ne saurait dès lors s'étonner de retrouver des variétés d'arthrites correspondant aux diverses formes de l'ostéomyélite. Ainsi les « douleurs de croissance », s'accompagnent parfois d'une hydarthrose de croissance. Ainsi l'ostéomyélite prolongée est susceptible de retentir tardivement sur la jointure désignée par sa situation pour en subir le contre-coup. Enfin il existerait une arthrite chronique d'emblée et pourtant ostéomyélitique comparable à l'ostéomyélite chronique d'emblée. M. Tillaux et ses élèves Salmon, Wassilieff, Lautier ont décrit cette affection qui nous met bien loin des arthrites à évolution suraiguë de l'enfance et de l'adolescence.

Anatomie pathologique. — L'arthrite suppurée peut entraîner la mort, elle nécessite des interventions étendues, arthrotomie, résection, amputation : ainsi les occasions ne font pas défaut d'en étudier les lésions. Les recherches faites dans ces conditions montrent des altérations considérables. La synoviale est remplie de pus jaune verdâtre ou blanchâtre, visqueux, épais ; elle-même est épaissie, rougeâtre, couverte de dépôts fibrineux.

La pyarthrose communique souvent avec des abcès périarticulaires, habituellement volumineux. Ceux-ci fusent dans les directions que commandent les nappes celluleuses et la déclivité. Les caractères du pus, l'aspect de la synoviale ne diffèrent pas beaucoup de ce que l'on pourrait noter dans les arthrites suppurées survenant dans d'autres circonstances.

Du côté des os on note des lésions plus caractéristiques, lésions dont l'interprétation est même généralement très facile.

L'os malade présente tout d'abord les altérations bien connues de l'ostéomyélite, abcès intra-osseux juxta-épiphysaire, collection sous-périostée, etc. En outre on arrive le plus souvent à établir sans grand'peine qu'il existe une communication entre le foyer initial et l'articulation. Nous avons déjà indiqué que la pénétration directe du pus dans la cavité articulaire pouvait être réalisée de façons différentes.

Traversant le cartilage conjugal qui pendant un temps lui oppose une barrière, le pus chez certains sujets, a gagné l'épiphyse cheminant dans l'épaisseur de celle-ci, il atteint la face profonde du cartilage conjugal, et le perfore : puis la perforation s'agrandit, ses bords s'érodent ; simple pertuis d'abord, elle devient perte de substance d'une notable étendue.

Dans le stade où l'inflammation commence à modifier et à détruire le cartilage, ce cartilage aminci, rongé par sa face profonde, s'infléchit, se déprime, présente un *godet* arrondi. A un degré plus avancé la lamelle cartilagineuse formant les parois du godet se désagrège elle-même et de sa destruction résulte une *perforation*, qui semble parfois comme taillée à l'emporte-pièce. Elle s'agrandit promptement et devient une *ulcération* plus ou moins étendue et irrégulière.

Les bords de cette brèche se décollent par la progression de la nappe de pus sous-chondrale. Il en résulte par la suite que des portions assez étendues du cartilage sont détachées du plan sous-jacent.

Sur d'autres pièces au pourtour du cartilage, on retrouve l'orifice grisâtre à bords irréguliers qui a permis à une collection sous-périostique de se déverser dans l'articulation. Dans les cas de disjonction épiphysaire l'arthrite suppurée ne manque pour ainsi dire jamais, et de larges désinsertions périostiques établissent une libre communication entre la jointure et le foyer. Il arrive même que l'épiphyse complètement dépouillée forme une sorte de séquestre. A la hanche ce fait particulier de la séquestration épiphysaire se produit pour la tête fémorale avec une grande facilité.

Ces gros désordres n'existent évidemment pas dans les arthrites non suppurées, arthrites de voisinage, dans lesquelles aucune communication directe n'existe avec le foyer d'ostéomyélite. Par opposition avec les précédentes on peut dire que ce sont des arthrites closes. Les lésions consistent dans un épaississement de la synoviale dont l'endothélium tombe ou se modifie, qui s'infiltre de cellules embryonnaires, et dans laquelle s'épanche avec une abondance plus ou moins grande un exsudat séreux ou louche.

L'épanchement devient l'élément principal dans les petites arthrites torpides liées aux formes très atténuées de l'ostéomyélite.

Nous avons mentionné déjà les arthrites des nouveau-nés, des nourrissons, des tout jeunes enfants, arthrites qui sont constamment purulentes. Leur point de départ est une petite ostéite *épiphysaire* et superficielle. Cette lésion originelle est en elle-même peu de chose, étant très circonscrite, en étendue comme en profondeur. Mais en raison même de son siège *superficiel* et épiphysaire, elle infecte nécessairement l'articulation. L'arthrite devient alors l'expression clinique de la maladie; la minuscule altération osseuse passerait même inaperçue au cours d'un examen morgagnique pratiqué avec trop de hâte; elle demande à être cherchée: on hésiterait à la considérer comme la lésion primitive, mère de l'arthrite, si nous n'étions familiarisés avec les faits de ce genre, communs dans la pathologie ostéo-articulaire.

Dans le pus des arthrites, dans l'épaisseur des synoviales enflammées, on trouve le microbe de l'ostéomyélite causale. L'ostéomyélite n'est plus la maladie, nettement définie, dont l'unité s'affirmait par la présence dans toutes ses formes et à tous leurs degrés, d'un microbe unique, le staphylocoque doré.

Il y a quelques années cette conception était absolument classique; la synthèse de l'ostéomyélite était obtenue; cette maladie avait son microbe; ce microbe déterminait ailleurs d'autres maladies: dans les os, il déterminait l'ostéomyélite et seul avait ce pouvoir. L'ostéomyélite, une et indivisible, était une ostéo-staphylococcie. Cette conception était séduisante, mais inexacte. Des microbes très différents provoquent dans le tissu osseux des réactions analogues.

Les phénomènes qui traduisent cliniquement l'inflammation

des os par l'infection staphylococcique, comme les altérations macroscopiques et microscopiques qui en résultent peuvent être reproduites, sans aucune différence fondamentale, par une infection à pneumocoques ou à streptocoques, ou par l'association de deux ou trois microbes. On est donc conduit à décrire des ostéomyélites à streptocoque, à pneumocoque, à tétragène, même à microbes anaérobies. L'ostéomyélite n'est donc plus une maladie homogène, définie, fermée. Il n'y a plus une ostéomyélite mais un nombre indéfini d'ostéomyélites. Sous ce terme on peut décrire aujourd'hui toutes les inflammations des os, et il serait à la fois plus exact et plus simple de dire *ostéite*, chaque fois que nous avons aujourd'hui à parler d'*ostéomyélite*.

Il est vrai que GENKE considère le staphylocoque doré et autres microbes connus, comme de simples parasites compliquant l'infection primitive, laquelle serait imputable pour lui à un bacille particulier et spécifique.

Quoi qu'il en soit on a trouvé dans le pus des arthrites comme dans les abcès intra-osseux ou sous-périostés, des staphylocoques, des streptocoques, des pneumocoques, mais bien plus souvent des staphylocoques.

Les arthrites des nouveau-nés et des petits enfants en général sont fréquemment streptococciques. Les suppurations de la plaie ombilicale, souvent infectée par le streptocoque, les amygdalites si communes dans l'enfance et si communément à streptocoques, sont en effet les portes d'entrée les plus habituelles de l'infection. Les ostéomyélites à streptocoques s'accompagneraient plus volontiers de manifestations articulaires.

CHASSAIGNAC prétendait que l'articulation prise répondait toujours au bout central de l'os, mais cette remarque du grand chirurgien n'a pas été confirmée.

Quand elle n'est pas mortelle, l'arthrite suppurée compromet toujours gravement la jointure atteinte. L'arthrite non suppurée elle-même laisse constamment des traces durables sinon permanentes. Nous reviendrons un peu plus loin sur ce sujet.

En décrivant son arthrite ostéomyélitique, TILLAUX a surtout fait œuvre de clinicien, en mettant à part de la tumeur blanche classique une maladie à début sans éclat, à évolution chronique et douloureuse. « Cette affection, dit-il, doit être rattachée à une ostéomyélite très ancienne, qui pendant de longues années est restée à l'état latent... L'inflammation se propage à l'article, peu à peu, lentement, mais d'une manière modérée et les lésions principales occupent toujours les extrémités osseuses. » — Le genou a été jusqu'à présent la seule articulation où cette maladie ait été reconnue. D'après LAUTIER, la synoviale est peu altérée, ou ne l'est que secondairement, les ligaments sont rarement altérés. Entre les deux surfaces articulaires existent des tractus fibreux des adhérences. Il n'y a généralement pas d'épanchement articulaire. Les cartilages d'encroûtement présentent des pertes de substance tantôt circulaires ou ovalaires, tantôt irrégulières et très étendues. Dans les points occupés par ces ulcérations, les extrémités osseuses sont atteintes d'ostéite raréfiante, le tissu spongieux est ramolli et friable. Enfin ces pertes de substance conduisent dans des cavités anfractueuses de petites dimensions, renfermant du pus plus ou moins concrété et de minuscules séquestres. — Le travail de LAUTIER contient certes des observations intéressantes, mais n'apporte en réalité aucune démonstration. On est d'ailleurs surpris du peu de rigueur apporté par TILLAUX et les siens à l'étude de ce sujet. Il est tout entier à reprendre depuis les travaux récents sur le rhumatisme tuberculeux.

Ce qui avait retenu surtout l'attention de TILLAUX et l'avait conduit à repousser les faits observés par lui en dehors du domaine de la tuberculose, c'était l'absence de fongosités.

Or, d'après les données actuelles, ce caractère n'est plus suffisant pour justifier une telle interprétation.

Signes. — L'arthrite aiguë est une complication très précoce des ostéomyélites du bassin ou de l'extrémité pelvienne du fémur. Il en est de même pour le coude ; et à l'occasion les choses se passent de la même manière pour la plupart des jointures. Donc, régulièrement pour certaines articulations. exceptionnellement pour d'autres, mais au total assez souvent,

les signes de l'arthrite font partie du complexus symptomatique initial. Ailleurs il y a succession manifeste entre les
symptômes imputables à l'ostéite, et ceux qui révèlent l'extension de la maladie à une articulation. Dans le premier groupe
de faits l'arthrite force l'attention dès l'abord. et c'est derrière
elle qu'il faut soupçonner, chercher, reconnaître, ou deviner.
l'ostéite causale. L'infection brusque de l'articulation se traduit par une réaction locale intense et des phénomènes généraux très sérieux. — La douleur dans ces cas d'arthrite quasi-
primitive est toujours le premier indice. Elle s'accroît rapidement, devient en quelques heures très vive et presque intolérable. Elle n'est un peu calmée que par l'immobilité complète.
Elle entraîne une contracture de défense des muscles de la
région ; le malade s'interdit autant qu'il le peut tout déplacement du membre atteint. Quand il s'agit de la hanche, le sujet
est non seulement incapable de faire un pas, mais même de
quitter le lit. Le moindre changement d'attitude détermine les
plus pénibles souffrances.

L'aspect de la région se modifie promptement, par l'empâtement œdémateux qui envahit toutes les parties molles péri-
articulaires, le développement des réseaux veineux superficiels.
et enfin quand la jointure n'est pas profondément située par
l'apparition d'une coloration rosée, rouge ou rouge vif des
téguments.

La palpation, outre une augmentation de la température
locale, facile à constater par la simple application de la main,
permet de sentir les modifications de consistance des parties
et surtout de reconnaître le siège exact de la douleur. C'est
dire avec quelle douceur prudente cette exploration doit être
conduite, et combien il importe de ne pas la prolonger au delà
du strict nécessaire.

La température s'élève dès l'apparition de la douleur, parfois très brusquement. Elle monte à 40, 41° ; avec quelques
oscillations, la fièvre persiste, très forte, tant que n'intervient
pas une solution chirurgicale, ou. fait malheureusement rare,
une évacuation spontanée abondante.

Ainsi dans des circonstances relativement fréquentes l'arthrite très aiguë se manifeste d'emblée. Ailleurs l'ostéo-myélite suit pendant un certain temps son évolution classique, sans que l'articulation y soit en rien mêlée. Tous les signes révélés par l'examen se rapportent à la lésion osseuse : siège de la douleur, de la tuméfaction, de l'œdème, cependant que l'article conserve sa mobilité, son intégrité. Mais graduellement les lésions s'étendent, le processus phlegmasique gagne la jointure. Cette propagation peut être soulignée, par une ascension de la température déjà très élevée du fait de l'ostéite, par des douleurs plus vives, mais chez beaucoup de ces malades les phénomènes généraux sont si graves, la dépression de l'organisme tellement accentuée, que le fait nouveau passerait inaperçu sans un examen local attentif.

Nous n'assistons plus d'ailleurs que par exception à cette prise *secondaire* de l'articulation ; car nous ne sommes plus les témoins inactifs d'ostéomyélites abandonnées à leur marche progressive.

L'impotence plus complète, l'attitude vicieuse, la constatation d'un épanchement dans la synoviale, à tout le moins l'extension de la tuméfaction, de la rougeur au niveau de l'articulation attirent l'attention de ce côté.

Quelles que soient les conditions dans lesquelles a lieu l'envahissement de la jointure, l'infection réalisée à dose massive et l'arthrite aiguë déclarée, les signes révélateurs de celle-ci ne diffèrent point, et du reste ne diffèrent de ceux des autres arthrites aiguës suppurées que par une évolution plus rapide et par l'état des os. Même quand l'infection est circonscrite à la synoviale, que celle-ci est encore close, la tuméfaction est considérable et occupe toute la région articulaire dont elle modifie complètement la configuration, voilant les saillies et les dépressions ; le genou devient globuleux, le poignet cylindrique, la hanche prend l'apparence d'un gigot. Voici par exemple le dessin très exact d'un poignet atteint d'arthrite ostéomyélitique (fig. 34). La peau tendue est lisse et amincie. Sa coloration varie avec l'épaisseur des parties molles et la date de la maladie.

Dans les jointures superficielles, telles que le coude, le poi-

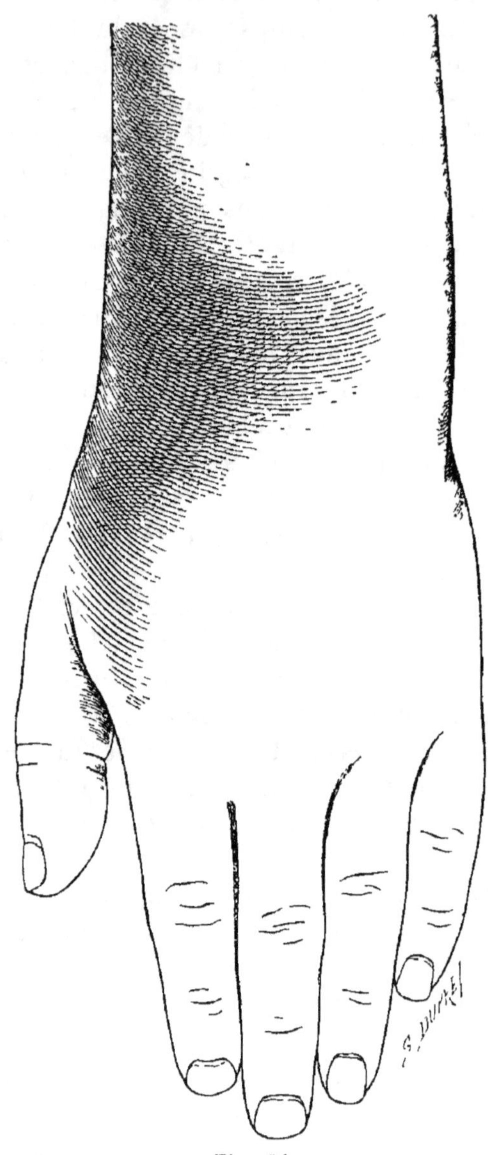

Fig. 34.
Arthrite du poignet.

gnet, le cou-de-pied, de très bonne heure les téguments pren-

nent une teinte rose clair, rose vif, rose carmin, ou rouge. La
coloration anormale s'accentue en certains territoires assez
circonscrits quand les abcès devenus superficiels tendent à
s'ouvrir au dehors. S'il s'agit du genou le membre se fléchit ;
de la hanche, à la flexion de la cuisse sur le bassin se joint
l'abduction ou l'adduction ; chaque jointure présente ainsi
des attitudes vicieuses bien connues. classiques, et qui se
retrouvent dans toutes les arthrites aiguës et chroniques, suppurées ou non. L'exploration directe ne permet généralement
pas de reconnaître la fluctuation, indiquant la présence d'un
épanchement intra-articulaire. Au genou. cette recherche est
facile, et encore pas toujours ; mais ailleurs il faut y renoncer.

La palpation locale ne révélera guère que l'empâtement. la
douleur vive. tant que la lésion restera confinée dans le foyer
articulaire. Mais en rapprochant de ces constatations l'intensité de la fièvre et l'altération profonde de l'état général, on
arrivera sans peine à établir sa conviction sur la nature de
l'arthrite. Un peu plus tard perforant la synoviale. dissociant
le manchon ligamenteux, fusant le long des coulisses tendineuses, le pus s'épanche au loin et la fluctuation, aisément
perçue, indique la présence de ces collections péri-articulaires.

Quand une épiphyse s'est séparée de la diaphyse par destruction du cartilage conjugal, on détermine quelquefois au
moindre déplacement du membre de gros craquements
rudes. Ce signe constaté dans les conditions ordinaires de
l'ostéomyélite est presque pathognomonique. Il a été surtout
constaté à la hanche ; la tête fémorale est alors libre dans la
jointure et constitue un gros corps étranger.

L'arthrite aiguë suppurée non traitée, quand il s'agit d'une
grande jointure, met en peu de jours l'existence en péril.

La synoviale distendue et rendue friable, cède, et le pus
s'épanche dans les interstices celluleux ; même sans rupture
l'infection se propage aux coulisses tendineuses, aux bourses
séreuses voisines, au tissu conjonctif périarticulaire. De vastes
phlegmons profonds prennent ainsi naissance. aboutissant très
promptement à la production d'abcès volumineux. Les gan-

glions souvent engorgés dès le début de l'arthrite suppurent quelquefois de leur côté.

En cas d'ouverture spontanée, le malade à la rigueur peut ne pas mourir, mais guérir complètement il ne le peut pas. Il garde de cette terrible aventure des traces indélébiles. Même quand les soins nécessaires ont été institués, même quand la chirurgie est intervenue de bonne heure pour prévenir ou limiter le désastre, même s'il s'agit de ces arthrites liées à un tout petit foyer superficiel de l'épiphyse, il faut compter avec les complications, avec les suites fàcheuses, avec les infirmités qui sont la rançon de la maladie.

D'autres arthrites nous l'avons dit s'observent au cours de l'ostéomyélite aiguë. Elles ne suppurent pas ; leur évolution est infiniment moins bruyante et moins grave. Elles restent au second plan. et se laissent même oublier, au milieu des symptômes de l'ostéite. Parmi ces arthrites, les unes évoluent à distance de l'os malade, et chose singulière l'articulation prise est quelquefois symétrique d'une autre jointure atteinte d'arthrite suppurée, les autres sont dans le voisinage du foyer d'ostéite. Elles se traduisent par des douleurs, une augmentation de volume. de la région un certain épaississement de la synoviale, un léger épanchement, de la raideur, de la contracture des muscles. Nous retrouvons là des signes indiqués précédemment pour les arthrites graves. mais dans un mode mineur. Il existe d'ailleurs des cas de transition, des cas où la marche de la maladie n'est pas dès le début clairement orientée vers la suppuration. d'autres qui auraient dû se terminer par résolution et qui finissent par suppurer. Si effacée soit la symptomatologie de ces arthrites subaiguës, en dépit de leur évolution sans relief, elles aboutissent aussi à de sérieuses altérations des jointures, sournoisement développées.

Suites et complications. — Après avoir résisté aux premiers accidents le sujet est exposé à des retours offensifs, à des reprises de la suppuration ; lentement miné par la septicémie il est parfois enlevé tardivement. Certains gardent éternellement des fistules ostéo-articulaires.

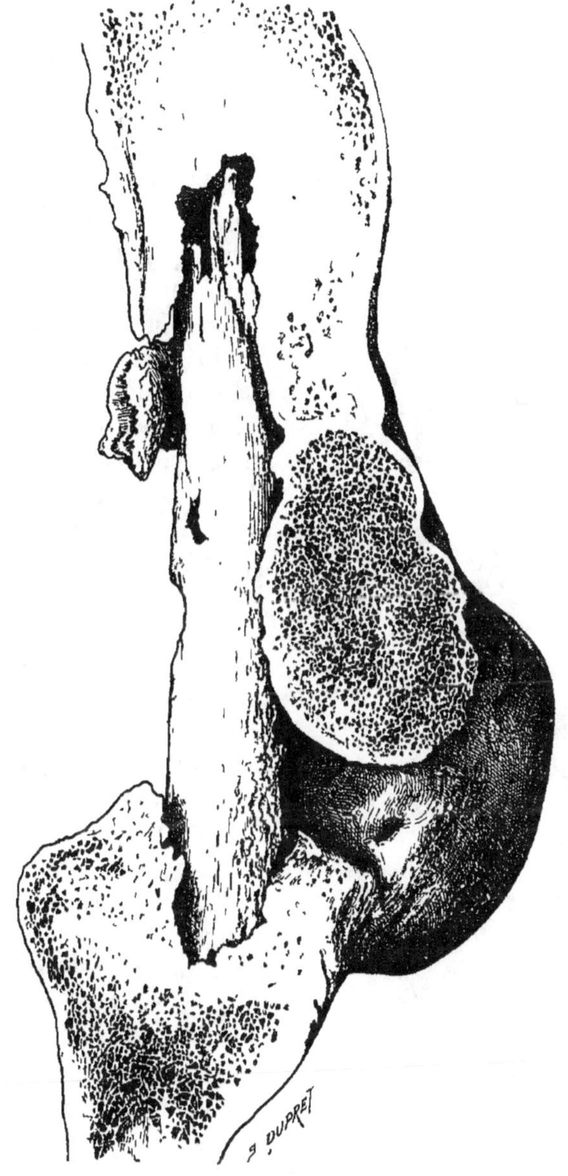

Fig. 35.

Au cours des arthrites aiguës on observe parfois un curieux

accident, la luxation spontanée, dont le lieu d'élection est naturellement l'articulation coxo-fémorale. Chez une de nos malades.

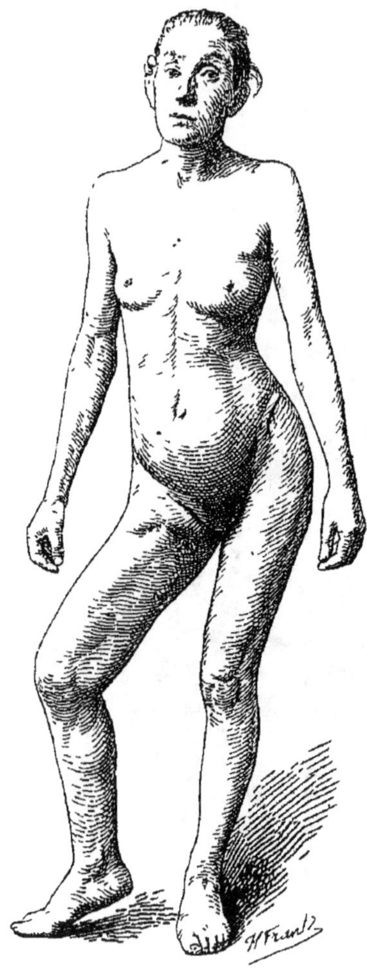

Fig. 36.

dont l'existence presque entière fut remplie par une ostéomyélite de la hanche, cette
luxation était survenue comme
l'indiquent les deux figures ci-
jointes (fig. 36 et 37) représentant l'une l'attitude du sujet.
l'autre la radiographie du
bassin et du fémur. Ces os
étaient soudés, réunis par un
énorme bloc osseux. véritable
chaos hyperostosique. sans que
d'ailleurs l'infection prit fin, la
malheureuse fille n'ayant jusqu'au bout cessé de présenter
des accidents [1].

Chez quelques sujets, on voit
par suite de la constante progression des lésions osseuses.
et du remaniement qu'entraîne
ce continuel travail pathologique des séquestres pénétrer
dans l'articulation. A cet égard
nous ne saurions rien citer de
plus démonstratif que le cas
ici figuré (fig. 35) d'après une
pièce du musée Dupuytren.
Un énorme séquestre diaphysaire du fémur, traverse du
haut en bas l'articulation du
genou, et pénètre dans l'extrémité supérieure du tibia.

Chez de tout jeunes sujets la destruction, l'élimination

[1] *Soc. anatomique*, 26 juillet 1901.

de l'épiphyse supérieure du fémur peut laisser une difformité particulière, une luxation flottante de la hanche qui au premier abord simule la luxation congénitale. Telle est du moins l'opinion de DUCROQUET et BEZANÇON (*Presse Médicale*, 1903).

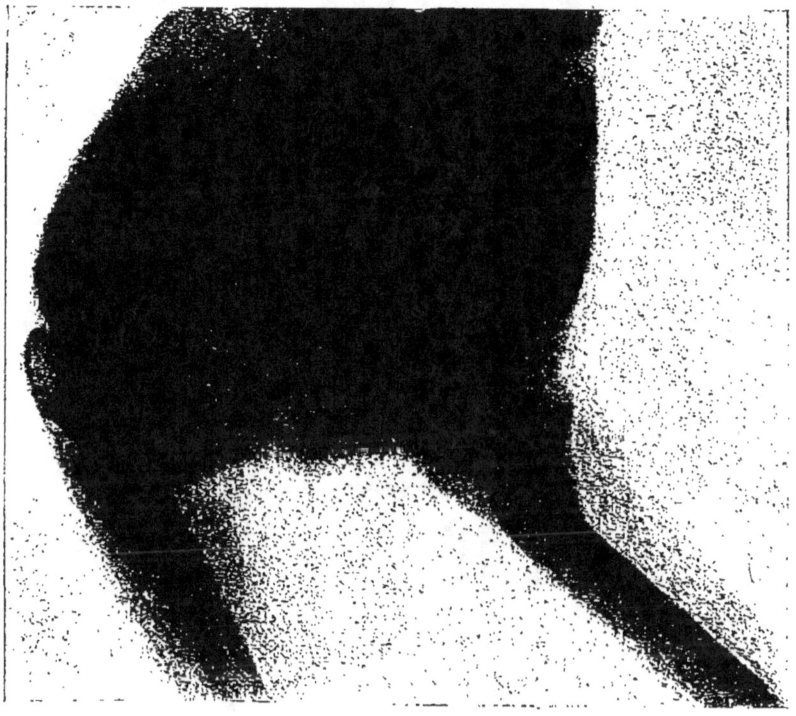

Fig. 37.

Parmi les les troubles imputables à l'ostéomyélite avec évolution articulaire signalons la possibilité des coxa vara et valga, difformités dont l'origine est très variable.

Mais la séquelle la plus commune de la grande arthrite ostéomyélitique comme de l'arthrite atténuée est l'ankylose, avec ou sans fistule, avec lésion osseuse éteinte ou prolongée, avec ou sans attitude vicieuse. Il n'est pas rare que l'ankylose soit complète, que les os en contact soient reliés l'un à l'autre par des productions osseuses périphériques ou même complètement fusionnés. C'est ce qui s'était produit chez le sujet dont

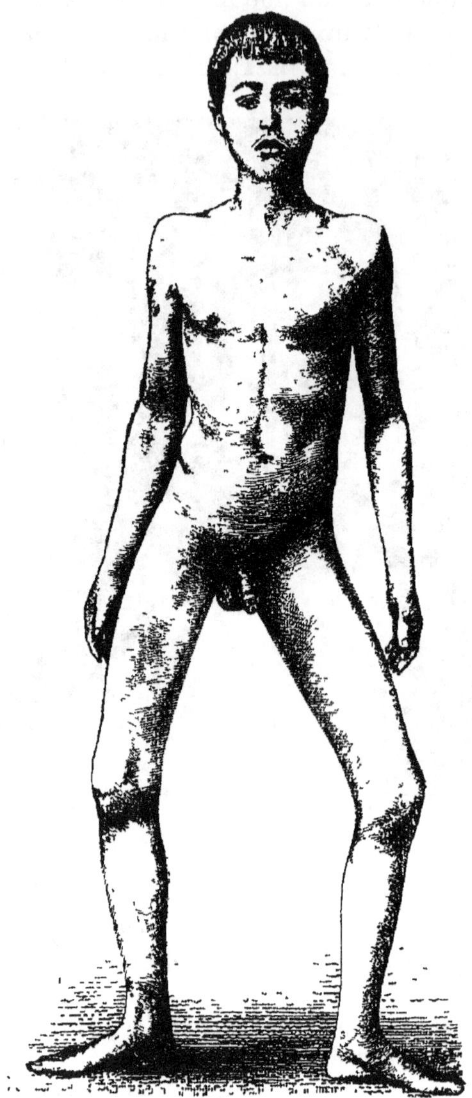

Fig. 38.

nous donnons ici la radiographie (fig. 37). Mais plus fréquemment ce sont des tractus fibreux plus ou moins denses, serrés

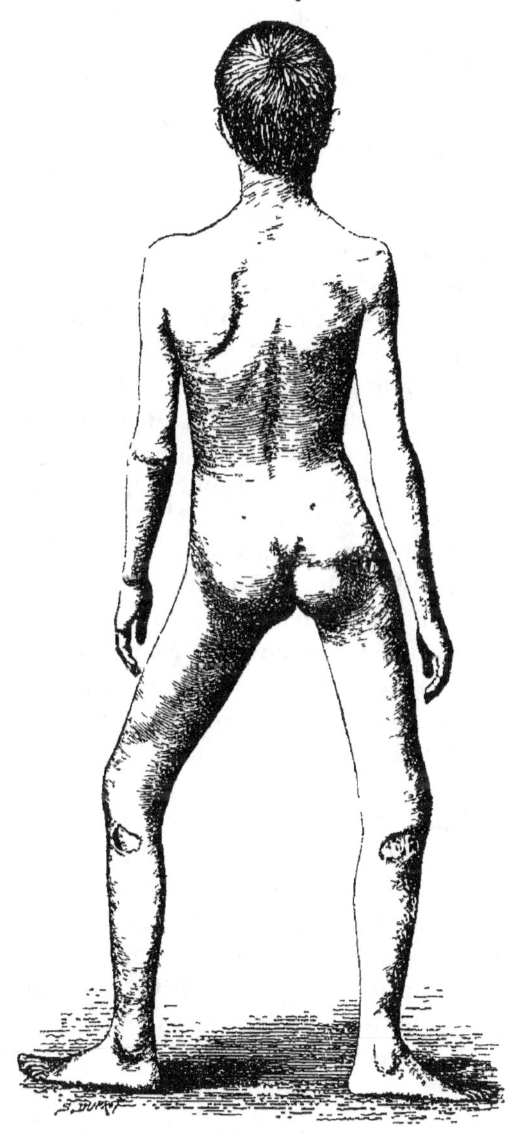

Fig. 39.

et résistants, qui unissent les surfaces osseuses, partiellement dépouillées de leurs cartilages. Dans ces conditions le jeu des surfaces peut être totalement aboli, ou s'exercer encore dans une certaine étendue.

On peut voir dans une articulation complexe certains mouvements abolis complètement, alors que d'autres sont conservés avec leur amplitude normale. Ainsi chez une femme à laquelle j'ai donné des soins pour une ostéomyélite prolongée de l'humérus droit, l'examen du coude droit révélait une ankylose *huméro-cubitale.* dans l'extension incomplète. Mais tandis qu'on se heurtait à une résistance invincible en essayant de modifier d'un seul degré cette attitude, aucun obstacle ne s'opposait à la pronation ni à la supination, ces mouvements s'exécutaient dans leurs limites habituelles avec une extrême facilité. L'articulation radio-cubitale supérieure ou bien avait été épargnée, ou bien avait guéri parfaitement ; la partie radiale de l'articulation du coude n'avait pu échapper à la phlegmasie qui avait conduit à l'ankylose complète la partie trochléenne de la même jointure, mais grâce à la laxité plus grande de l'interligne dans cette région de l'article les surfaces articulaires avaient gardé leur indépendance.

L'ankylose du genou, provoquée par l'ostéomyélite est assez commune ; j'ai eu des occasions relativement fréquentes de l'observer. Le plus souvent chez ces sujets l'ostéite n'était pas éteinte, et continuait sourdement son évolution, entretenait des fistules permanentes.

Une de mes malades qui avait perdu pour ainsi dire totalement les mouvements de flexion et d'extension, présentait des mouvements anormaux dans le sens transversal, mobilité latérale qui gênait considérablement la marche.

Si l'évolution de l'arthrite n'a pas été surveillée de très près, l'ankylose s'accompagne toujours d'attitudes vicieuses, flexion pour le genou, équinisme pour le cou-de-pied.

L'ankylose de la hanche s'accompagne souvent de flexion, d'abduction ou d'adduction. Quand elle est bilatérale la situation du sujet devient très pénible. Chez deux malades dont j'ai pu recueillir l'observation, il y avait ainsi ankylose des deux hanches, à la suite d'une ostéomyélite fémorale (fig. 38, 39, 40, 41).

La présence d'hyperostoses, et surtout de fistules intarissables, de foyers infectés au voisinage des articulations ankylosées, rend le traitement très difficile, en contrariant les tentatives de redressement, de mobilisation, et principalement les ostéotomies juxta-articulaires.

Variétés. — *Arthrite ostéo-myélitique des nouveau-nés.* — Nous avons déjà mentionné cette forme, intéressante à plusieurs égards, et indiqué les points particuliers concernant l'étiologie et l'anatomie pathologique. Il convient d'insister ici sur leur évolution, qui est relativement bénigne. Le peu d'étendue de la lésion originelle permet d'espérer une élimination spontanée du territoire osseux malade et une réparation sans action directe sur l'os altéré. L'arthrite est pour ainsi dire toute la maladie. Comme il s'agit d'une arthrite suppurée, le pronostic en est grave, si le pus séjourne longtemps dans l'article, mais aussi puisqu'il s'agit d'un simple abcès articulaire, l'ouverture large et prompte suffit pour procurer la guérison.

Hydarthrose de croissance. — La plupart des hydarthroses survenant chez les jeunes sujets sont dues à la tuberculose : par exception il en est pour lesquelles cette interprétation n'est pas valable. Quelques-unes seraient dues à de légères poussées de congestion des os, à des ostéo-myélites larvées, à peine ébauchées.

On sait qu'un certain nombre de phénomènes douloureux, ayant pour siège les extrémités des os longs, observés pendant la croissance, ont peut-être un lointain rapport avec l'ostéomyélite : il paraît établi que certaines hyperostoses, que des déviations des os, genu varum ou valgum, sont imputables à l'ostéomyélite ; on veut dire par là simplement que l'activité exagérée ou anormale de quelques parties du squelette doit être attribuée à une sollicitation microbienne, ou à l'action de toxines produites par des microbes.

Cette supposition est parfaitement vraisemblable, — celle qui fait rentrer dans le même groupe l'hydarthrose de croissance ne l'est pas moins.

Tout d'abord nous ne concevons plus une hydarthrose essentielle, indépendante d'une altération de la synoviale, des

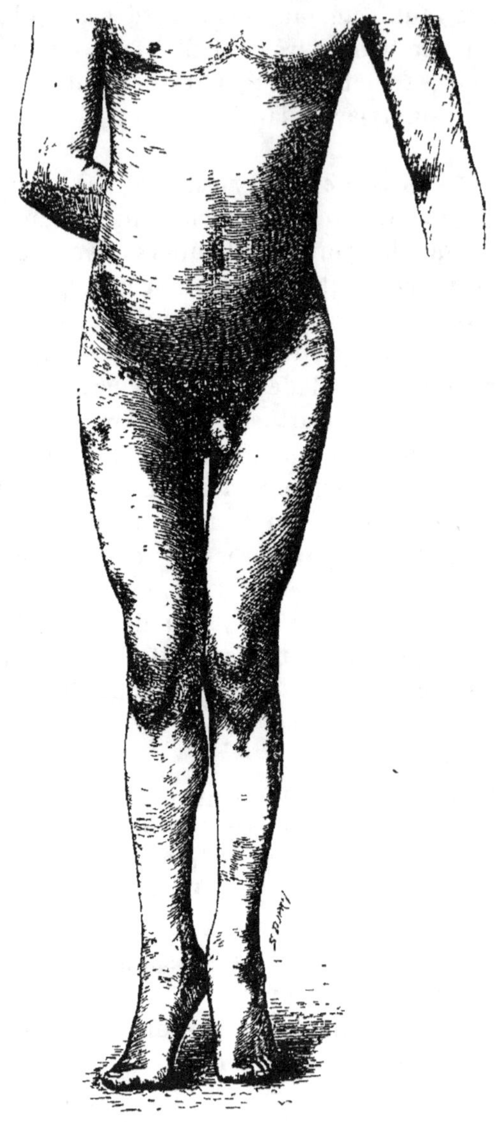

Fig. 40.

extrémités osseuses ou des parties molles voisines. L'épanchement séreux articulaire est donc un fait toujours secondaire.

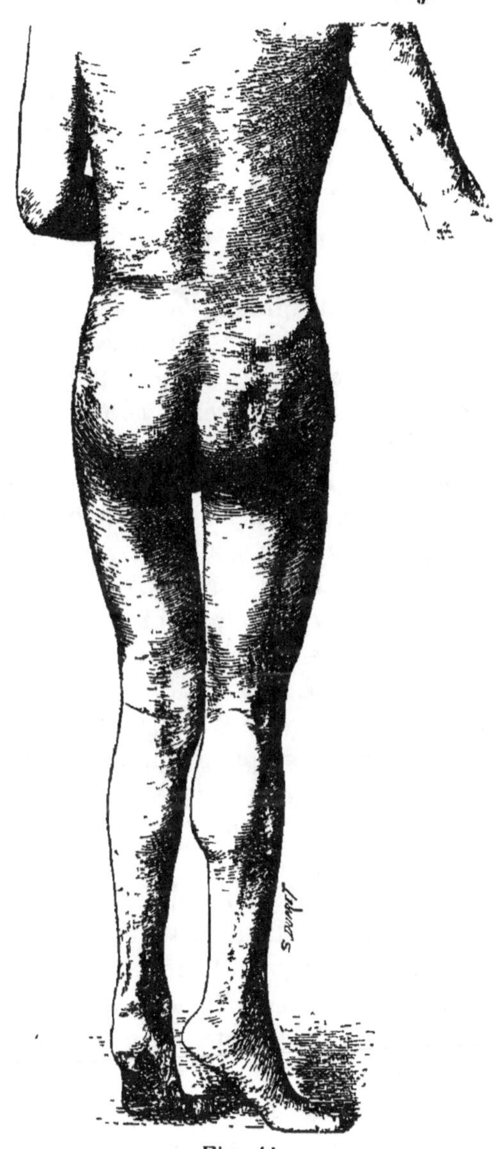

Fig. 41.

C'est de plus un phénomène d'une grande banalité; nous

sommes accoutumés à le rencontrer dans les altérations pathologiques des os, et même dans leurs traumatismes. Il est d'ailleurs plus facile de constater cette relation et d'enregistrer sa fréquence que d'en fournir l'explication. Les ostéites atténuées. plus ou moins douloureuses, de la croissance pathologique, ne peuvent faire exception à une règle aussi générale, et doivent retentir aussi sur les jointures. Lésions atténuées et obscures, elles ont un retentissement lui-même atténué, dont l'hydarthrose est l'expression.

Le début est tantôt insidieux, tantôt en rapport cliniquement appréciable avec une poussée d'ostéite douloureuse et fébrile. se terminant par une résolution apparente.

L'épanchement articulaire reste comme un témoin du trouble survenu dans la nutrition de l'os voisin. Il est susceptible de disparaître spontanément, à courte ou longue échéance, de présenter des recrudescences et enfin de persister indéfiniment. Ce dernier cas est exceptionnel, et la guérison tôt ou tard avec ou sans traitement paraît être la règle. Plus le sujet approche du terme de la période de croissance, plus cette terminaison favorable devient probable.

Arthrite chronique ostéomyélitique de Tillaux. — Cette variété appartient à l'adulte et son siège constant est l'articulation du genou. L'évolution est chronique d'emblée. bien que la recherche soigneuse des antécédents permette à certains indices, ou même à des stigmates indéniables, de retrouver chez le sujet un processus ancien d'ostéomyélite.

Les douleurs, l'impotence, la limitation des mouvements sont les signes les plus nets de cette affection. Les douleurs révèlent le début de l'état pathologique; elles s'installent graduellement, présentent des périodes d'exacerbation, et des accalmies, mais en fin de compte tourmentent le malade avec une persistance cruelle.

La marche et d'une façon plus générale tous les mouvements tendent à les faire apparaître ou à les exaspérer. Aussi le sujet est-il amené à réduire peu à peu son activité, à limiter le plus possible le jeu de l'articulation atteinte. Il y est conduit non seulement par la souffrance, mais par l'impotence

du membre. dont les muscles atrophiés deviennent incapables
d'effort utile. Bien plus les surfaces articulaires altérées ne
sont plus susceptibles d'exécuter les mouvements réguliers,
elles se déforment et entre elles s'établissent des adhérences.

Extérieurement toutefois la région articulaire est peu modifiée ; la tuméfaction est très modérée, l'articulation reste sèche.
il n'y a ni épanchement séreux, ni tendance à la suppuration.
ni fongosités. On peut constater parfois de vieilles cicatrices
déprimées, vestiges indéniables d'ostéomyélites, ou une augmentation de volume de l'os.

Telle est dans ses lignes principales la description que donnent de cette affection TILLAUX et ses élèves.

Diagnostic. — L'arthrite survenant au cours de l'ostéomyélite aiguë peut être l'objet d'une double erreur : les désordres
articulaires peuvent être masqués et méconnus au milieu des
symptômes généraux et locaux dépendant de l'ostéomyélite ;
mais la difficulté est souvent inverse ; l'arthrite est évidente et
s'il y a incertitude ou interprétation fautive, c'est au sujet de
l'état des os. Ce sont là sans doute des situations qui se précisent d'elles-mêmes au bout de peu de jours. Mais l'expectation
en pareil cas est préjudiciable, et remettre sa détermination
serait souvent chose grave.

Un examen soigneux conduit avec un peu d'expérience.
permet d'ailleurs presque toujours de se faire une opinion
raisonnable. Il n'en est pas moins vrai que les circonstances
sont délicates.

Ainsi. dans une ostéomyélite du tibia ou du fémur, la rougeur et la tuméfaction s'étendent fréquemment à la région du
genou, des abcès fusent dans le tissu cellulaire, entourent parfois la synoviale et soulèvent le cul-de-sac sous-tricipital :
l'impotence du membre est complète et les mouvements provoqués déterminent de très vives douleurs qu'il y ait ou non
arthrite ; le sujet est habituellement un jeune enfant, observé
souvent dans un état de dépression et d'adynamie qui ôte
toute valeur à ses réponses. Le doute peut persister jusqu'à
l'intervention, et il arrive que l'on soit obligé d'évacuer des

abcès périarticulaires, et d'explorer de tout près la jointure pour être fixé sur son intégrité.

Chez un petit garçon de vingt mois, j'ai récemment éprouvé ces difficultés. Le point de départ de l'ostéomyélite était la partie supérieure de la diaphyse tibiale. Depuis la partie moyenne de la jambe jusqu'à la racine de la cuisse le gonflement était considérable. Les téguments d'une rougeur très vive au niveau de la face interne de la jambe étaient sur toute la région du genou et la partie inférieure de la cuisse d'un rose vif. L'enfant laissait le membre immobile dans une légère flexion, criait dès qu'on y touchait et retombait ensuite dans la prostration. La fluctuation était nette au niveau de la face interne du tibia. Mais l'articulation du genou était noyée dans un empâtement diffus, donnant une vague impression de fluctuation. Il ne me fut pas possible de rien affirmer au sujet de l'état de l'articulation. L'intervention immédiatement pratiquée me montra un vaste décollement du périoste tibial, et un abcès intraosseux juxta-épiphysaire. Suivant pas à pas les lésions, je fendis les téguments en dedans et en dehors du genou, et prolongeai ces incisions sur la cuisse pour mettre à découvert une épaisse nappe de pus non encore collecté qui enveloppant comme d'un manchon l'articulation, se prolongeait dans le tissu cellulaire superficiel et profond de la cuisse. Ainsi l'état de la jointure avait été masqué par un énorme phlegmon. Cette nappe traversée, il me parut que la synoviale ne contenait pas d'épanchement appréciable, je ne découvris nulle part d'effraction articulaire. les mouvements exécutés à la faveur de la narcose ne révélèrent ni craquements, ni frottements anormaux. Bref, je ne crus pas devoir pratiquer sur-le-champ l'arthrotomie. Emporté de l'hôpital par ses parents, l'enfant a succombé le lendemain, sans que ce point particulier ait pu être définitivement éclairci. Cette observation prouve que l'hésitation peut persister jusqu'à l'intervention. et que celle-ci même laisse parfois subsister certains doutes.

Dans les articulations naturellement ouvertes à l'infection par ostéomyélite, telles la hanche ou le coude, toute arthrite aiguë doit chez un jeune sujet faire soupçonner l'origine osseuse. Autrement les erreurs seraient constantes. Les symptômes sont pendant quelques jours exclusivement articulaires. Sans la connaissance de ces faits et de leur fréquence, on se tromperait sûrement: mais à défaut d'une longue expérience, leur connaissance suffit pour éviter les méprises désastreuses. Donc en présence d'une arthrite à début brusque, à marche rapide, s'accompagnant d'une forte réaction fébrile, chez un sujet dans la période de croissance, et sans cause locale, il convient de toujours se souvenir qu'à l'origine de telles arthrites se trouve souvent une infection osseuse, une ostéomyélite. Cette supposition sera confirmée si par ailleurs on ne découvre aucune cause d'arthrite infectieuse. Elle prendra la forme d'un diagnostic ferme si l'on découvre dans le voisinage de l'articulation malade de sûrs indices de l'inflammation osseuse. Ainsi un empâtement de la partie supérieure du fémur, ou un abcès pelvien, juxta-cotyloïdien, s'il s'agit d'une arthrite de la hanche. Au besoin une courte expectation dans le repos complet, avec immobilité de l'article, jugerait le diagnostic, et permettrait à l'indication de se formuler d'elle-même, car en dépit de ces conditions qui agissent favorablement sur tant d'autres processus articulaires, on assisterait à la persistance à l'aggravation de tous les symptômes. Ceci s'entend de l'arthrite suppurée commune.

Mais les arthrites subaiguës, les arthrites non suppurées frappant les mêmes jointures sont au contraire favorablement influencées par le séjour au lit, l'extension, l'application d'appareils d'immobilisation. A propos de ces arthrites liées à des poussées osseuses légères, il est souvent délicat de se prononcer. En particulier quand il s'agit de la hanche, on est chez l'enfant facilement amené au diagnostic de coxalgie, cette affection si commune pouvant se révéler d'une manière assez brusque et s'accompagner d'une réaction fébrile. Ce sont des nuances dans l'appréciation des symptômes qui permettent de se former une opinion. Encore celle-ci n'est-elle pas toujours bien ferme dès le premier examen. Ces cas incertains n'exigent bien souvent aucune solution opératoire; on dispose du temps nécessaire pour suivre l'évolution de la máladie. Au bout de quelques jours dans le cas de poussée ostéomyélitique ou bien la résolution est obtenue, ou bien les choses s'aggravent et aboutissent soit au complexus symptomatique alarmant qui dissipe toute équivoque, soit à l'apparition de signes osseux manifestes. S'il s'agit de tuberculose, la maladie se précise aussi, prend l'allure lente et interminable qui lui est particulière, avec ses contractures et ses attitudes; et la suppuration. torpide et froide. n'apparaît que beaucoup plus tard.

Traitement. — L'arthrite suppurée ostéo-myélitique appelle un traitement énergique et rapide, un traitement d'urgence. L'ouverture de l'articulation s'impose de la manière la plus pressante, et cette ouverture doit non seulement être précoce et large, mais pratiquée de façon à établir un drainage parfait, à assurer d'une manière complète et permanente l'évacuation de tous les produits morbides déversés dans l'article. Pour réaliser un tel drainage, il faut souvent aborder et ouvrir l'articulation de deux ou trois côtés, faire à la synoviale de larges fentes laissant passer d'énormes drains. Bien entendu ce traitement articulaire serait sans valeur si l'on n'avait d'autre part attaqué comme il convient le foyer osseux cause première de tout le mal.

L'arthrotomie bien faite suffit au drainage du genou, mais elle est insuffisante au poignet, au cou-de-pied, à la hanche.

Dans les cas graves, on est alors conduit à des opérations beaucoup plus importantes. Il est tout à fait impossible de bien drainer une arthrite suppurée du poignet si l'on ne se résigne à l'ablation des os du carpe. La voie cubitale que j'ai préconisée me paraît trouver une de ses formelles indications dans ces circonstances où s'impose la nécessité d'un libre et complet drainage.

L'extirpation de l'astragale est une mesure qui s'impose dans le cas d'arthrite suppurée du cou-de-pied, quelque soit sa nature.

La décapitation du fémur est aussi un sacrifice nécessaire pour empêcher une suppuration de la hanche de se terminer fàcheusement.

Même au genou, au coude, à l'épaule, les résections sont parfois nécessaires pour enrayer les accidents ; mais il n'y a pas lieu d'y recourir d'emblée. C'est seulement après échec de l'arthrotomie qu'il convient d'en discuter l'opportunité.

Dans certains cas particulièrement graves, on est même amené à des déterminations plus pénibles encore ; l'amputation du membre est en effet une ressource ultime dans les ostéomyélites avec décollement, arthrite, phlegmon diffus.

C'est encore une façon de mettre un terme à des suppurations intarissables, épuisant le malade et l'exposant à succomber dans un avenir prochain à la septicémie.

Les arthrites non suppurées commandent-elles un traitement chirurgical immédiat? Pour ma part je pense que ces arthrites non suppurées ne doivent pas être incisées à la légère. Elles bénéficient par contre indirectement de l'action exercée sur l'os coupable. Cette question osseuse réglée, l'arthrite se termine habituellement assez bien ; une surveillance attentive est toutefois nécessaire et c'est seulement par l'application rigoureuse et patiente des précautions convenables que l'on peut rendre à la jointure compromise la plus grande partie de ses mouvements.

La luxation spontanée au cours d'une arthrite non suppurée doit être traitée par la reposition. S'il s'agit d'une arthrite suppurée, il est préférable d'assurer le drainage par une résection.

Les suites de l'ostéomyélite sont désespérantes quand la maladie n'a pas été jugulée ou limitée dès son début. La présence des foyers osseux en activité permanente apporte les plus sérieux obstacles au traitement des ankyloses et difformités articulaires. Même quand l'ostéite est éteinte en apparence, on peut craindre de lui rendre l'activité en troublant le sommeil des germes au cours des manœuvres thérapeutiques.

C'est donc avec beaucoup de prudence et de douceur qu'il faut s'attaquer aux vieilles suites articulaires de l'ostéomyélite. Les ankyloses incomplètes seront mobilisées avec lenteur, très graduellement par l'application de la traction élastique ou de

l'extension par les poids, par la mécanothérapie très méthodiquement appliquée, le massage sans violence.

Les ostéotomies au voisinage des jointures fixées en attitude
vicieuse, les résections, sont ici des opérations aléatoires,
dont il ne faut user qu'avec circonspection, après avoir désin-
fecté patiemment les clapiers, les orifices fistuleux. Les interventions préliminaires sur l'os malade, ablation de séquestres,
évidements sont souvent indispensables.

D'après TILLAUX, la résection est le traitement régulier de
l'arthropathie par lui décrite.

TROISIÈME PARTIE

DIFFORMITÉS ARTICULAIRES

Les difformités sont congénitales ou acquises. Les difformités congénitales des articulations sont certes du plus grand intérêt, mais ne se prêtent guère à une étude générale, et nous ne pensons pas pouvoir la tenter utilement ici. Nous examinerons donc seulement les ankyloses, l'arthrite sèche et les corps étrangers, rangés par nous dans les difformités acquises.

I. — LES ANKYLOSES

Chemin faisant nous avons déjà parlé des ankyloses et nous savons que ce sont des séquelles d'un grand nombre d'affections articulaires.

Une articulation est ankylosée quand, à la suite d'un processus pathologique, ses mouvements sont limités d'une manière permanente ou définitivement abolis.

Aussi ce terme d'ankylose peut-il s'appliquer à des états très variés, depuis les simples raideurs dues à de légères modifications de la synoviale ou de l'appareil ligamenteux jusqu'à la fusion complète des os.

Étiologie. — Ainsi comprises les ankyloses sont communes et surviennent dans des circonstances très diverses.

Les traumatismes fermés ou non, intéressant plus ou moins les articulations : entorses, fractures articulaires, ou juxta-articulaires, plaies articulaires, comportent dans leurs suites la perte totale ou partielle des mouvements de la jointure lésée. Il en est de même des arthrites infectieuses, et principalement des arthrites puerpérales et blennorrhagiques, des arthrites consécutives aux ostéomyélites, des tumeurs blanches, du rhumatisme tuberculeux.

La plupart des maladies articulaires peuvent donc se terminer par ankylose ; et c'est là en effet une terminaison très fréquente des arthropathies, tantôt recherchée par le chirurgien comme un pis aller souhaitable, tantôt survenue malgré nos efforts, tantôt imputable à une thérapeutique défectueuse ou

tardivement instituée. Il importe de souligner ici le rôle considérable que jouent dans l'installation et la pérennité de
l'ankylose les traitements mal compris, insuffisants, sans
base physiologique, poursuivis sans règles précises, et comme
contre-partie de rappeler dans quelle large mesure ces résultats
désastreux peuvent être évités par une thérapeutique sage et
tenace, énergique et prudente.

En raison même de l'amélioration générale de la pratique, la
proportion des ankyloses tend à diminuer considérablement ;
les attitudes vicieuses qui aggravent singulièrement l'infirmité
causée par l'enraidissement d'une jointure sont elles-mêmes
moins fréquentes et d'une façon habituelle moins accusées. Ici
comme pour tant d'autres questions l'évolution de la chirurgie
a entraîné celle de la pathologie elle-même.

La doctrine soutenue avec tant d'autorité par LUCAS-CHAM-
PIONNIÈRE, la conservation systématique du mouvement dans
les jointures traumatisées, ou voisines de foyers de fracture,
voire même dans les articulations récemment opérées, contri-
buera puissamment à réduire le nombre et l'importance des
ankyloses.

Signalons à ce propos la fin d'une vieille querelle, déjà bien
ancienne quand elle prit un caractère d'acuité particulière en
1879 à la Société de Chirurgie. On s'est demandé pendant
longtemps s'il y avait intérêt à mobiliser les articulations me-
nacées d'ankylose ou au contraire à les immobiliser. L'immobilisation était-elle néfaste ou bienfaisante ? Fallait-il ou non
lui faire jouer un rôle dans la production des ankyloses ?

Mon maître VERNEUIL niait résolument que l'immobilisation,
même indéfiniment prolongée, put à elle seule amener l'ankylose ; celle-ci quand elle survenait, était exclusivement la conséquence du processus pathologique et l'immobilisation rigoureuse et prolongée demeurait pour lui le moyen le plus efficace
d'empêcher l'ankylose ou d'en préserver le mieux possible
l'articulation menacée. Ses idées étaient à cet égard en opposition avec celles de la plupart des chirurgiens, qui dans la
convalescence des arthrites s'efforçaient par des mouvements
communiqués de rendre aux jointures quelque peu de leur

souplesse et de leur jeu normal. Il ne modifia jamais la ligne de conduite qu'il avait adoptée à cet égard et nous l'avons souvent entendu railler spirituellement les *ankylophobes*. Aujourd'hui l'immobilisation à outrance telle que la comprenait mon regretté maître n'a plus aucun partisan, même parmi ses plus fidèles disciples ; et nous sommes tous devenus *ankylophobes*.

Mais il faut bien le dire les anciens défenseurs de la mobilisation la comprenaient fort mal, et leurs résultats laissaient grandement à désirer. Trop souvent ils intervenaient mal à propos, brutalisaient les jointures enraidies, traumatisaient les tissus malades. Ces violences restaient donc fréquemment stériles, n'ayant procuré au patient qu'une recrudescence de douleurs ; dans d'autres cas la mobilisation conduite avec l'énergie la plus inopportune réveillait une phlegmasie en train de s'éteindre et provoquait une rechute.

Pour obtenir de la mobilisation tout ce qu'on en doit attendre. il faut tout au contraire que le chirurgien s'applique avec un soin extrême à éviter toute manœuvre excessive. Les moyens de douceur, l'extension, la traction élastique, le massage. la mobilisation discrète, graduelle, poursuivie avec une très grande lenteur en évitant de provoquer aucune souffrance, simplifient merveilleusement les suites des arthrites et des fractures; et les rendent idéales quand on a pu les faire agir préventivement.

Ce qui n'empêche pas d'ailleurs l'immobilité d'être aussi à l'occasion un admirable agent thérapeutique, infiniment précieux dans certaines circonstances où rien ne peut le remplacer, comme je l'ai indiqué à diverses reprises au cours de cet ouvrage.

Ainsi s'explique qu'on ait pu présenter l'immobilisation absolue comme préventive de l'ankylose; et les faits ne manquent point pour prouver que le repos parfait d'une jointure malade peut influencer heureusement la marche de l'affection, en réduire la durée, la rendre plus bénigne, et par là même sauvegarder une partie des mouvements.

Il n'est pas douteux d'autre part que l'immobilisation, même très prolongée, ne soit insuffisante à provoquer l'ankylose d'une articulation saine. Des expériences ont été entreprises à ce sujet par REYHER (*Deut. Zeit. f. Chir.*, 1873), par MOLL (1887), par PHELPS (*New York, Med. J.*, 1891), NANOTTI (*Archiv. di Ortop.*, 1890), et toutes ces recherches sont concordantes : l'immobilisation d'une articulation normale entraîne seulement des raideurs périarticulaires. Les faits observés chez l'homme le prouvent eux-mêmes surabondamment. Sans parler des vieux exemples, toujours cités, et d'ailleurs toujours démonstratifs, d'ankylose d'une des temporo-maxillaires supprimant forcément le jeu de l'autre et lui laissant toutefois son intégrité (CRUVEILHIER. WALTHER, KUHNHOLTZ). n'avons-nous pas fréquemment l'occasion d'observer des ankyloses du coude, dans lesquelles la radio-cubitale inférieure n'est nullement influencée, bien qu'elle soit privée de tous ses mouvements, à telles enseignes que la pronation et la supination se rétablissent dès que l'on a pratiqué sur le coude l'intervention convenable ; ne voyons-nous pas journellement sur les membres emprisonnés pendant des mois dans de vastes appareils plâtrés tels qu'on en construit pour la luxation congénitale de la hanche ou la coxalgie les jointures saines ne présenter qu'un enraidissement léger et transitoire.

Il ne faut pas cependant exagérer la portée de ces constatations ; d'abord il s'agit le plus souvent de sujets encore jeunes, ensuite la conservation dans une intégrité apparente des cartilages et de la synoviale ne signifie pas que le fonctionnement de la jointure n'ait subi aucun dommage et que ce dommage ne soit à la longue très appréciable. Les muscles, les ligaments subissent avec le temps des modifications durables, susceptibles d'apporter de sérieux obstacles au retour des mouvements. Encore faut-il tenir compte de la position dans laquelle le membre est resté immobilisé. Chacun sait avec quelle sollicitude il convient de veiller, quand on place un appareil inamovible, à l'attitude du pied ou à celle des doigts sous peine de suites très fâcheuses. Si donc il est certain que l'immobilisation d'une jointure saine ne détermine jamais l'ankylose complète d'une articulation saine, on ne saurait dire qu'il n'en soit résulté rien de fâcheux.

Où le dommage devient très évident, sérieux et constant, c'est quand la jointure immobilisée est le siège d'un épanchement sanguin, d'une arthrite traumatique, quand elle subit le retentissement d'une lésion de voisinage. L'immobilisation appliquée dans ces circonstances a été sans aucun doute une des grandes erreurs de la chirurgie.

Toutes choses égales d'ailleurs les fâcheux effets de l'immobilisation sont plus accusés chez l'adulte et surtout chez le vieillard que chez l'enfant, réserve faite bien entendu du retard qui chez ce dernier peut en résulter parfois dans la croissance.

L'âge est un facteur très important dans la production des ankyloses ; elles surviennent chez les vieillards avec une grande facilité et parfois sans cause déterminée ; c'est ce que l'on observe notamment avec une fréquence relative pour les articulations du carpe et du tarse.

Même en dehors de la vieillesse surviennent parfois sans cause précise, des ankyloses frappant une, deux ou plusieurs jointures. Ces faits sont bien différents au point de vue pathologique de ceux que nous avons indiqués précédemment, lesquels surviennent dans des circonstances connues, succèdent à des altérations également connues d'une articulation ou d'un petit nombre d'articulations, et constituent les cas véritablement chirurgicaux. Il nous suffit de mentionner l'existence de ces formes de maladies ankylosantes, étudiées principalement par STRUMPEL [1], MARIE [2], BABINSKI [3], BRISSAUD [4], RAYMOND [5], BERGER [6].

Anatomie pathologique. — Les altérations que présente une jointure ankylosée sont très variables ; elles se réduisent souvent à d'insignifiantes lésions alors que dans d'autres cas leur complexité est extrême. La persistance d'une partie des

[1] *Deut. zeit. f. Nervenheilr.*, 1877.
[2] *Rev. med.*, 1898.
[3] *Rev. neurol.*, 1903.
[4] *Icon. Salpêtr.*, 1904.
[5] *Leç. sur les mal. du syst. nerv.*, 1901.
[6] *Bulletin méd.*, 1905.

mouvements ou leur disparition totale conduit tout naturellement à une distinction fondamentale : les ankyloses sont *complètes* ou *incomplètes.*

Dans une *ankylose complète* les extrémités squelettiques peuvent être soudées, unies par du tissu osseux et on dit alors qu'il
y a *ankylose osseuse.*

La fusion est *totale* ou *partielle, centrale* ou *périphérique* selon

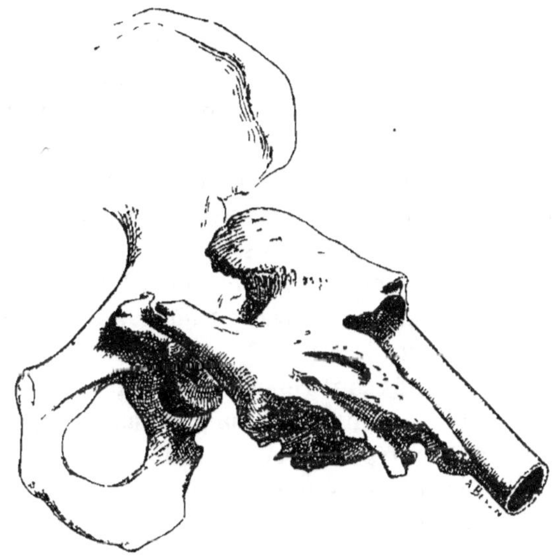

Fig. 42.

le siège et l'étendue de la soudure. Dans certains cas les os sont
fixés, immobilisés dans une attitude invariable par des ossifications périarticulaires, c'est l'ankylose *cerclée* (fig. 42) relativement rare chez l'homme, mais fréquente dans quelques
espèces animales. Enfin l'union des deux os peut encore être
réalisée par l'ossification de ligaments intra-articulaires, ou de
bandes fibreuses allant d'un os à l'autre. La configuration des
extrémités osseuses est ainsi conservée ; elles demeurent bien
distinctes, mais fixées par une pièce intercalaire de nouvelle
formation : c'est à cette variété que s'applique la dénomination
d'ankylose *par intermède*, proposée par Cruveilhier.

Il arrive très fréquemment que les mouvements soient abolis d'une manière absolue sans que pour cela l'ankylose soit osseuse. L'ankylose complète peut être et est souvent réalisée par des adhérences fibreuses. denses, serrées et abondantes.

L'ankylose *incomplète* est généralement due à des obstacles purement fibreux : mais cette règle comporte des exceptions assez nombreuses ; il n'est pas rare par exemple de voir aux adhérences intra-articulaires s'ajouter une saillie osseuse, une cale formée par le déplacement d'un fragment de fracture, d'une esquille, limitant beaucoup certains mouvements. Il en est de même quand à la suite d'un traumatisme se produit un ostéome ou une hyperostose. Les fractures péri-articulaires, et tout particulièrement les fractures du coude, si communes chez les enfants, offrent journellement des exemples d'ankyloses incomplètes où intervient un facteur osseux.

Les *ankyloses fibreuses incomplètes* sont toutefois plus communes encore ; elles sont *serrées* ou *lâches*, distinction importante dans la pratique.

Ces diverses variétés sont reliées entre elles par une foule de cas intermédiaires : bien plus le même cas peut passer d'une catégorie dans une autre ; l'ankylose fibreuse serrée peut devenir lâche : elle peut d'autre part et plus souvent encore aboutir à l'ankylose osseuse : enfin sur une articulation complexe comme celle du coude, il arrive par exemple que le cubitus soit soudé à l'humérus, alors que le radius a conservé une partie de sa mobilité.

Même dans un cas simple, l'articulation ankylosée a subi de profondes modifications portant sur la plupart des éléments de l'article ; quand il s'agit d'une ankylose ancienne et complète, et principalement quand elle est survenue dans l'enfance ce n'est plus seulement la jointure qui est modifiée ; des changements importants surviennent dans le membre tout entier et même au delà.

Une *vieille ankylose du genou*, par exemple, une ankylose *datant de l'enfance* et due à une ostéomyélite *ou une tumeur blanche* rassemble la plupart de ces lésions. Les extrémités osseuses sont déformées le plus souvent ; nous avons précédemment insisté sur les causes de ces déformations particulières au jeune âge, et sur leurs conséquences au point de vue de la forme et de l'attitude du membre. La tumeur blanche infantile non traitée ou mal traitée aboutit à l'ankylose avec flexion et rotation externe de la jambe, subluxation du tibia en arrière, allongement du condyle interne, aplatissement antéro-postérieur des deux condyles, incurvation de l'extrémité supérieure du tibia. Ainsi les extrémités osseuses modifient étrangement leur configuration et leurs rapports et ces changements sont plus accusés encore quand il y a eu élimination de séquestres, destruction d'une certaine quantité de tissu osseux par formation de noyaux caséeux, ou ostéite raréfiante, ou au contraire hyperostose.

Des altérations aussi considérables suffiraient à produire les plus graves perturbations dans le fonctionnement des jointures, mais bien d'autres obstacles s'opposent au jeu des surfaces articulaires. Les cartilages ont disparu en totalité ou en partie. Des trousseaux fibreux, dont la longueur, l'épaisseur, la forme, le nombre, la résistance varient à l'infini, unissent le fémur au tibia, la rotule au fémur. Parfois il ne reste plus aucune trace reconnaissable de la synoviale. Des masses fibreuses formées à ses dépens se confondent avec le tissu cellulaire environnant lui-même sclérosé et induré.

Ces brides, ces lames, ces masses fibreuses, sont en somme des cicatrices et résultent de la transformation des tissus et produits pathologiques. Les réactions cellulaires de défense conduisent finalement à un processus de sclérose qui survit à la maladie première après avoir contribué à la limiter et l'étouffer. Or la synoviale dans un cas de tumeur blanche est souvent atteinte dans sa totalité. Dans toutes les parties occupées par les fongosités, partout où se trouvaient des granulations tuberculeuses, du tissu lardacé, se sont constituées des masses fibreuses, denses, rigides et rétractiles. La synoviale a perdu son endothélium, elle n'est plus qu'une nappe irrégulière de tissu fibreux. Les fongosités logées dans les ulcérations osseuses, entre les extrémités osseuses, ont subi la même transformation. Des bandes fibreuses s'étendent d'un os à l'autre,

résultant les uns de cette transformation, d'autres de l'organisation des fausses membranes.

Parfois il n'existe plus vestige de la cavité articulaire, plus
trace de synoviale. Mais cela est assez rare chez l'enfant ;
habituellement on en retrouve des portions isolées. exclues et
privées de fonction, contenant un peu de liquide séreux ou
complètement vides.

Dans les ankyloses suite de tumeurs blanches infantiles, on
retrouve généralement aussi, en partie au moins, les cartilages
d'encroutement. Ils sont très amincis. formant des îlots séparés
par les insertions des adhérences interosseuses. Quand l'ankylose est très ancienne on peut il est vrai n'en découvrir aucune
trace. Les os sont alors réunis par une sorte de cal fibreux
presque continu. ou bien sont soudés par du tissu osseux ou
encore unis en certains points par de l'os, et d'autre par du
tissu fibreux.

Ce n'est pas seulement dans l'article et dans l'épaisseur du
sac synovial que se sont produits ces phénomènes de sclérose,
de rétraction ; le tissu cellulaire périsynovial, les gaines tendineuses péri-articulaires ont subi le même sort. Les anciens
foyers de suppuration ont laissé pour leur part des indurations.
des brides, des nappes fibreuses, extrêmement tenaces et rebelles. Les muscles sont atrophiés. les uns légèrement, d'autres
énormément sclérosés, ayant perdu de leur souplesse, de leur
élasticité, rétractés, raccourcis, opposant désormais une résistance énorme parfois insurmontable aux efforts exercés pour
leur restituer leur longueur normale. Les aponévroses subissent des rétractions analogues.

Il n'est pas jusqu'aux téguments qui n'aient perdu de leur
extensibilité. Adaptés à la situation nouvelle du membre, modifiés eux aussi, parfois fixés aux parties profondes et notamment aux os à l'endroit des anciens abcès et des vieilles fistules,
ils s'opposent dans une mesure notable au redressement du
membre.

Ajoutons également que les gros vaisseaux et les troncs nerveux, pris dans la gangue fibreuse, ont perdu également de
leur souplesse, de la mobilité qui leur permettaient de subir

sans dommages tous les changements de position imposés
brusquement par le jeu de l'articulation.

On voit quelle série d'obstacles à surmonter quand il s'agit
seulement d'améliorer l'attitude, et quel faible espoir de rendre
à une telle jointure une partie de ses fonctions.

On conçoit comment les manœuvres exécutées pour ramener de force la jambe en extension peuvent être dangereuses
pour la peau, l'artère poplitée, les branches du sciatique, comment elles exposent à l'arrachement de fragments osseux ;
on conçoit de même à quel point les méthodes de douceur
sont ici illusoires, et à supposer qu'elles puissent mobiliser les
os et les libérer l'un de l'autre, combien le résultat serait
stérile en raison de l'extrême déformation des surfaces articulaires et des extrémités osseuses !

Pareilles considérations peuvent être émises pour la hanche
coxalgique, ankylosée en flexion, adduction, rotation interne
avec subluxation de la tête en arrière, déformation du cotyle,
énormes masses fibreuses de nouvelle formation dans et
autour de l'article, rétraction des ligaments, des tendons, des
muscles pelvitrochantériens, adducteurs de la cuisse, du psoas.
Au total l'ankylose osseuse ou fibreuse s'accompagne de changements considérables dans tous les organes environnants.

Ce retentissement va même beaucoup plus loin qu'on ne
l'aurait supposé à priori : le membre tout entier est frappé
d'un véritable arrêt de développement ; et ces troubles de la
croissance s'observent avec une netteté particulière dans la
coxalgie, mais ne font pas défaut dans les autres tumeurs
blanches, quelque soit leur siège. Les os, ou certains os restent
plus courts, plus grêles que leurs congénères.

Examinons maintenant un autre type également fréquent,
ankylose du coude, d'origine traumatique. Chez un sujet encore jeune, une fracture articulaire s'est terminée fâcheusement par la limitation ou l'abolition des mouvements.

Nous trouvons des déformations squelettiques très variées ;
les unes sont dues au traumatisme lui-même ; la fracture a
porté le plus souvent sur l'extrémité inférieure de l'humérus,
et les fragments se sont déplacés, infléchis, écartés, retour-

nés. etc., et ces divers déplacements peuvent avoir persisté, faute d'une réduction précoce, ou malgré les tentatives de réduction.

En outre le périoste décollé, dissocié, dilacéré, a fourni de l'os nouveau, sous formes de nappes, de coulées irrégulières; des aiguilles. des masses osseuses pointent dans l'épaisseur du brachial antérieur, y forment parfois des tumeurs volumineuses.

Les solutions de continuité des cartilages sont comblées par du tissu fibreux ou du tissu osseux de nouvelle formation. Les portions de cartilages qui n'ont pas été atteintes au moment du traumatisme sont elles-mêmes altérées, dépolies, couvertes d'une couche fibreuse ou envahies par l'ossification. Des surfaces articulaires plus ou moins déformées partent des lames, des brides, des tractus fibreux, solidement organisés. qui les unissent aux surfaces opposées ou à la face articulaire de la synoviale, elle-même méconnaissable, épaisse, rigide, privée de son revêtement endothélial en totalité ou en partie. A la longue l'ossification peut envahir tout cet amas de tissu fibreux intra et périarticulaire, et les pièces squelettiques sont soudées d'une manière invariable.

Ailleurs les lésions sont plus discrètes. la prolifération osseuse anormale est moins désordonnée, ou même fait défaut, les surfaces articulaires ont conservé à peu près leur forme, les brides fibreuses intra-articulaires sont moins denses. moins nombreuses et la synoviale bien que modifiée garde encore son aspect général, son individualité, sa structure histologique, altérée il est vrai, mais pas irrémédiablement perdue.

Autre cas : l'*ankylose est la conséquence d'une arthrite infectieuse, d'une arthrite blennorrhagique.* Pas de déformations osseuses notables, mais production fibreuse surabondante dans et autour de l'articulation. Les limites de la synoviale ne peuvent plus être précisées; sa cavité s'est effacée; autour d'elle le tissu cellulaire sous-synovial s'est épaissi, induré sclérosé et se confond avec elle. Les cartilages sont ternes, grisâtres, détruits par places et de solides adhérences, courtes et drues s'interposent aux os plus ou moins complètement

dépouillés de leur revêtement cartilagineux. Ici encore à la
longue ces bandes, ces tractus fibreux sont susceptibles de s'os-
sifier soit au centre, soit à la périphérie, soit sur toute l'étendue
de l'article. Si l'arthrite a été abandonnée à elle-même, le
membre s'est enraidi et fixé dans la position, habituellement
défectueuse, observée pour chaque jointure en particulier, dans

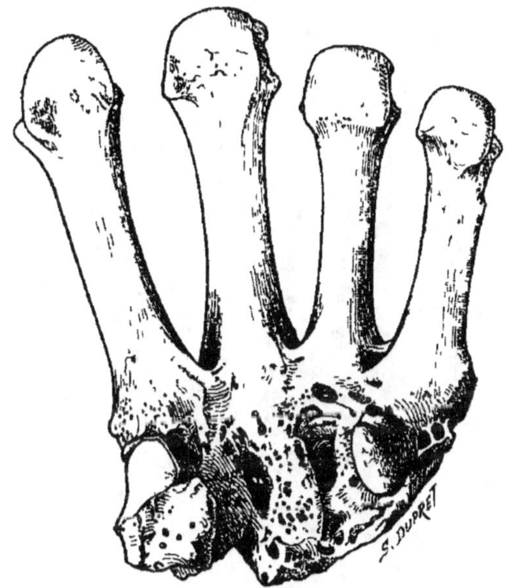

Fig. 43.

presque toutes les arthrites aiguës ou chroniques dont elle est
le siège.

Ces brides, ces adhérences sous forme de lames, de tractus,
ce processus de sclérose dont nous avons signalé l'abondance
dans les cas d'ankylose confirmée, se retrouvent dans les
formes relativement bénignes, dans les raideurs articulaires :
mais à un degré beaucoup moins accusé. Il arrive même assez
souvent qu'il n'y ait pas d'adhérence entre les os, que les cartilages ne soient aucunement altérés, que la synoviale, les ligaments, les gaines tendineuses soient seuls en cause.

Quelle que soit donc *l'origine et le degré de l'ankylose* nous

trouvons entre les divers types des éléments communs. Toutes
ces formations fibreuses sont des sortes de cicatrices ; elles
sont l'aboutissant des phénomènes phlegmasiques et des
troubles trophiques dont la région articulaire a été le siège.

On peut dans les arthrites, aisément reconstituer la série de transformations, qui conduisent de l'infiltration embryonnaire abondante de la synoviale avec desquamation de son endothélium et production à sa surface interne d'exsudats pseudo-membraneux, à l'organisation des bandes fibreuses, à la rétraction ou à la disparition de la séreuse, et éventuellement à l'envahissement ultérieur des tissus fibreux par l'ossification.

La symphyse, l'oblitération des sacs synoviaux s'effectue dans des conditions qui rappellent beaucoup ce que l'on observe au niveau de la plèvre ou du péritoine, atteints d'inflammation aiguë ou chronique.

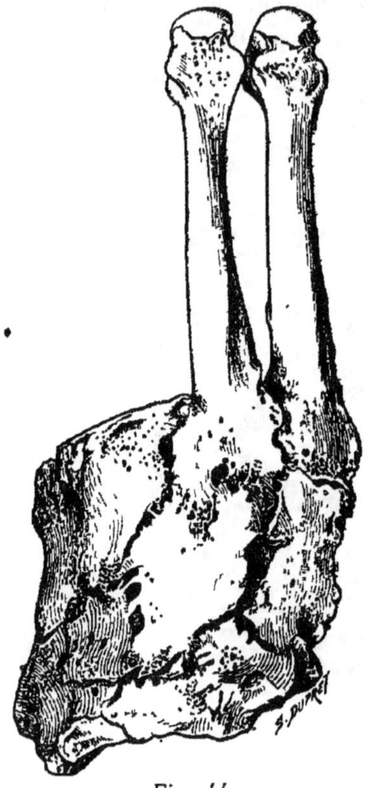

Fig. 44.

Le degré d'écartement des surfaces articulaires, et la laxité
plus ou moins grande dont jouit l'articulation à l'état normal
jouent un rôle important dans la constitution de l'ankylose et
dans la rapidité plus ou moins grande avec laquelle elle devient
osseuse. Il suffit pour s'en convaincre d'étudier comme j'ai eu
l'occasion de le faire les ankyloses du carpe[1] et du tarse[2]

[1] MORESTIN. *Soc. anatomique*, 1897.

[2] MORESTIN. *Soc. anatomique*, 1894.

(fig. 43, 44, 45). La marche de ces ankyloses est progressive et
subordonnée au degré de mobilité des jointures. Celles-ci se

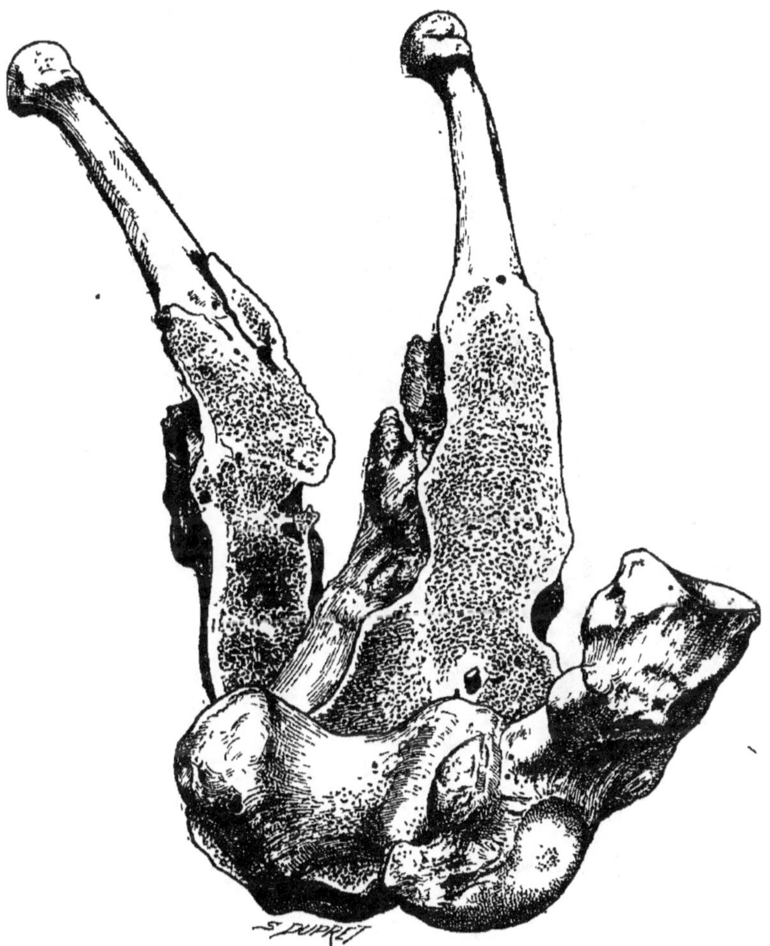

Fig. 45.

fusionnent successivement dans un ordre presque invariable,
et commandé par les dispositions anatomiques. Ainsi au carpe
les os de la deuxième rangée sont plus souvent et plus complètement soudés que ceux de la première. Le pisiforme est de

tous les os du carpe celui qui se soude le plus rarement et le
plus tard. Le métacarpien du pouce ne se soude presque
jamais, tandis que le 2ᶜ et le 3ᵉ métacarpiens s'ankylosent au

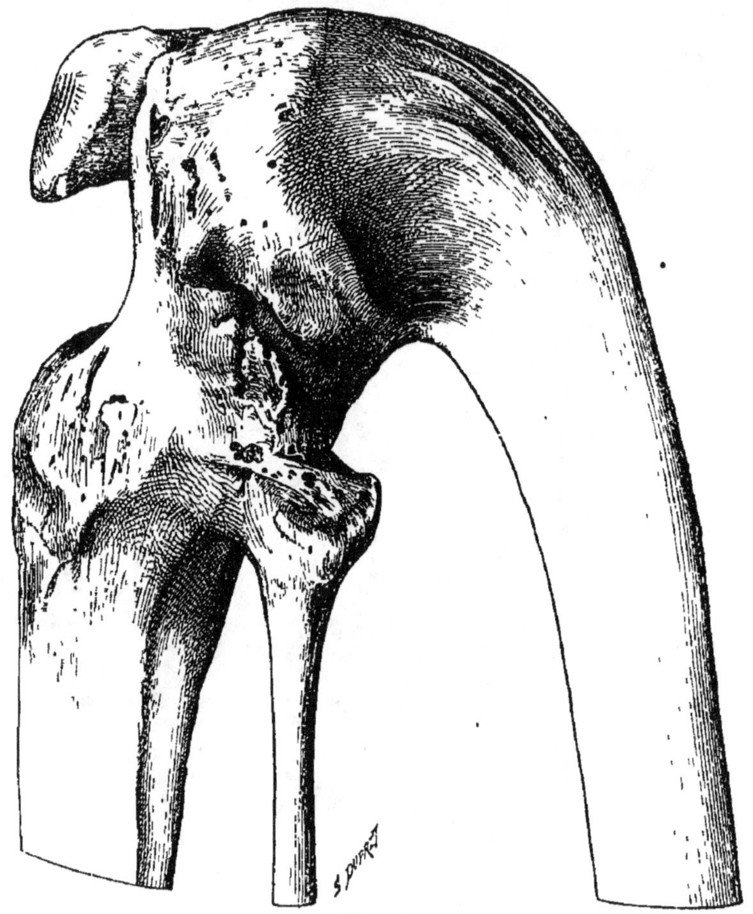

Fig. 46.

contraire facilement. L'ankylose radio-carpienne est accompagnée et précédée par celles des articulations intercarpiennes
et carpo-métacarpiennes.

Par contre dans d'autres circonstances si l'on en croit
HOLZKNECHT (Wien. *Klin. Kundsch*, 1902) qui s'est servi des

rayons de Röntgen pour étudier les ossifications anormales, il y aurait lieu de faire intervenir « l'adaptation fonctionnelle. » Dans des conditions de charge devenues anormales, des néoformations osseuses du tissu conjonctif tendent à compenser la statique troublée de l'os.

Si cette adaptation fonctionnelle n'est peut-être pas encore absolument prouvée pour les ossifications des capsules, ligaments et tendons péri-articulaires, elle est au contraire très manifeste pour le squelette lui-même. Les os d'un membre ankylosé offrent dans leur configuration et dans leur architecture des modifications en rapport avec les conditions nouvelles où s'exerce l'action musculaire. Les changements de forme s'observent fréquemment et avec une netteté particulière sur les os longs, dans les ankyloses des grandes articulations. Par exemple dans un cas d'ankylose de la hanche consécutive à une vieille luxation congénitale dont j'ai pu faire une étude nécropsique complète (*Soc. Anat.*, 1901), le fémur présentait une grande incurvation à convexité antérieure, et un aplatissement transversal. Il y a longtemps que L. MASSON (*Th. Lyon*, 1892) a signalé les modifications du squelette qui accompagnent l'ankylose du genou. JEANNE (*Soc. Anat.*, 1897), a fait des constatations analogues dans l'ankylose du coude.

Ces changements surviennent tardivement, l'ankylose étant constituée, en vertu d'une adaptation fonctionnelle. Ils sont distincts des modifications qui surviennent pendant l'évolution de la maladie causale, notamment de celles qui sont favorisées par une véritable ostéomalacie locale.

La pièce dont nous donnons ici la figure (fig. 46), doit être selon nous interprétée de cette manière. L'énorme incurvation que présente le fémur au voisinage de son extrémité inférieure date de la maladie initiale et n'a pu se produire qu'à la faveur d'une malléabilité pathologique du tissu osseux.

Sur des coupes d'une articulation ankylosée depuis longtemps, il est en général assez facile de saisir les principaux remaniements imposés à l'architecture osseuse par les nécessités nouvelles, orientation différente des travées, continuation de ces travées d'un os dans l'autre, raréfaction du tissu spongieux dans les parties où ne s'exercent plus ni traction. ni pression.

Signes, pronostic. — La symptomatologie des ankyloses se réduit à l'impossibilité d'exécuter certains mouvements et de modifier certaines attitudes.

On conçoit que les inconvénients résultant de la rigidité articulaire soient en somme tolérables dans un grand nombre de circonstances. Ainsi quand le fémur est soudé au tibia en laissant le membre en extension ou en flexion très légère, quand la hanche est ankylosée dans une bonne attitude, c'est-à-dire en flexion peu accusée sur le bassin. Si la lésion originelle est éteinte, si les os sont solidement maintenus par soudure osseuse ou adhérences fibreuses massives, le sujet tire de son membre difforme un assez bon parti. La perte d'une des grandes articulations du membre inférieur entraîne il est vrai une claudication qui persistera indéfiniment. Mais à la longue il se fait une adaptation ; les autres jointures subissent une hypermobilisation, le bassin se déplace, la colonne vertébrale s'incurve et s'assouplit; les muscles acceptent une éducation nouvelle et combinent autrement leur effort; bref au bout d'un certain temps l'organisme s'adapte aux conditions créées par l'ankylose, et le sujet non seulement marche, effectue de longues courses, mais arrive encore à masquer dans une certaine mesure la claudication. Il arrive même chez les femmes avec la complicité du vêtement qu'elle reste presque inaperçue.

Il n'en va pas de même quand l'*attitude est vicieuse*. Le genou fléchi à angle aigu ou à angle droit interdit la marche sans le secours d'un appareil ; l'ankylose de la hanche avec flexion et abduction très accusées la rend impossible sans béquilles. L'ankylose des deux hanches met le malade dans une des plus pénibles situations qui se puisse imaginer. Le coude immobilisé à angle obtus, ou dans la rectitude, rend le membre supérieur impropre à une foule d'usages. Enfin pour certaines articulations il n'est pas de bonne position d'ankylose; telle est la temporo-maxillaire.

Et nous supposons la lésion articulaire ou ostéo-articulaire formellement guérie.

Mais l'ankylose est bien plus pénible encore, quand elle s'accompagne de fistules, d'hyperostoses, comme il arrive trop souvent dans les ankyloses consécutives aux ostéomyélites. ou dans les vieilles tumeurs blanches. Certaines ankyloses restent douloureuses sans qu'il y ait de foyer suppurant et ces douleurs suffisent à empêcher l'emploi du membre : les douleurs siègent soit dans les extrémités osseuses, soit au niveau de l'interligne. Ces faits s'observent encore dans les arthrites ostéomyélitiques. Ils se rapportent pour la plupart à des ankyloses incomplètes.

On peut observer enfin l'association paradoxale de l'ankylose et de la laxité articulaire. Certains mouvements sont abolis ou très limités. alors que dans un autre sens l'articulation présente de la mobilité anormale. C'est ainsi qu'au genou j'ai vu la flexion et l'extension réduites à des déplacements insignifiants, tandis que dans le sens transversal on déterminait des mouvements assez étendus. De cette mobilité latérale résultait l'impossibilité de la marche faute de stabilité suffisante. des douleurs assez vives, et des difficultés particulières dans le traitement.

Sans parler des cas spéciaux tels que celui de l'ankylose temporo-maxillaire, qui crée une situation grave. ni des ankyloses multiples ou généralisées, spondylose rhizomélique, polysynarthrophise, ni même des cas d'ankylose bilatérale des coudes. des genoux, ou des hanches. il suffit de réfléchir aux conséquences qui découlent de la suppression physiologique ou de la déchéance de certaines grandes articulations pour comprendre la diminution qui en résulte pour l'individu. encore que cette tare soit variable avec le degré de l'ankylose et l'articulation considérée.

Beaucoup de carrières actives sont fermées aux sujets ankylosés : certaines sont interrompues définitivement du fait d'une ankylose. J'ai vu par exemple un jeune officier d'infanterie obligé de quitter l'armée, une arthrite blennorrhagique ayant déterminé chez lui l'ankylose du cou-de-pied. L'abolition des mouvements du coude ou du poignet rendent inutilisables un mécanicien, un ouvrier occupé à des besognes délicates.

La présence d'une ankylose rend le membre mal adroit, vulnérable, l'expose aux fractures, aux entorses.

Les entorses intéressent tantôt une articulation demeurée saine, tel le cou-de-pied dans l'ankylose du genou, tantôt et plus souvent la jointure enraidie elle-même.

Cet accident qui a été étudié avec soin autrefois par CAMPENON (Th. P. 1879) est relativement fréquent, et frappe surtout les articulations atteintes d'ankylose incomplète; son siège d'élection est le genou. Les ligaments raccourcis, privés de souplesse, mal défendus par les muscles, cèdent à une brusque élongation. Les brides, les adhérences intra-articulaires, la synoviale indurée, cloisonnée, sclérosée, cèdent, se déchirent partiellement. Des fragments osseux se laissent même arracher. Enfin du sang s'accumule dans la synoviale quand elle persiste, se répand dans l'intervalle des adhérences et dans les tissus péri-articulaires.

Cet accident est fort douloureux, mais n'entraîne généralement pas de suites fâcheuses. Au bout de peu de jours l'articulation revient au statu quo ante, et même il arrive que le sujet bénéficie du traumatisme et récupère des mouvements plus étendus. Presque tous les cas que j'ai observés, au nombre d'une douzaine, se sont terminés favorablement.

Cette bénignité n'est pas constante, et comme on pouvait à bon droit le supposer, on assiste parfois au réveil de la propathie. Les choses ont ainsi mal tourné chez chez un coiffeur auquel j'ai eu à donner des soins il y a quelques années. Il semblait guéri depuis longtemps d'une tumeur blanche du genou, marchait sans souffrance, et exerçait très activement sa profession. Il se fait un jour une violente distorsion du genou ankylosé ; immédiatement le processus mal éteint reprend la plus grande intensité et en quelques semaines des masses fongueuses se montrent de tous côtés.

Des entorses il faut rapprocher certaines fractures survenant dans le voisinage de la jointure ankylosée, quelquefois à l'occasion de légers traumatismes, de simples faux pas.

Ici encore l'accident a eu pour quelques malades des suites inespérées. Le trait de fracture étant tout au voisinage de l'article, on a pu profiter de cette ostéoclasie fortuite pour redresser une attitude vicieuse. Ces fractures se consolidant très bien, il en est résulté un changement heureux dans leur situation.

Chez trois individus ankylosés du genou j'ai eu à traiter des fractures portant sur le tibia pour l'un, le fémur pour les deux autres ; mais la solution de continuité siégeait trop loin du genou pour que l'on put à cette occasion tenter un redressement. Il fallut rechercher la consoladation dans l'attitude habituelle du membre et remettre à plus tard le soin de corriger cette attitude elle-même. Plus tard, leurs fractures consolidées, tous trois refusèrent d'ailleurs qu'on s occupât de leur genou.

Diagnostic. — Il est en général facile de reconnaître qu'une articulation est ankylosée ; mais néanmoins une foule de questions délicates se posent à propos du diagnostic des ankyloses. Le détail des lésions nous échappe souvent et il est fréquemment impossible de déterminer par les moyens cliniques la nature de l'obstacle et le degré de l'ankylose.

Quand la maladie causale n'est pas complètement terminée, et provoque des contractures musculaires, il est quelquefois indispensable d'avoir recours à la narcose pour établir ce qui dans l'immobilisation de l'article revient à la contracture des muscles d'une part, de l'autre aux adhérences, rétractions des ligaments, etc. qui sont le propre de l'ankylose.

Dans ces cas l'anesthésie est généralement indiquée par une attitude vicieuse, qu'il faut corriger ; les manœuvres destinées à établir le diagnostic sont le commencement du traitement.

Un examen suffisamment prolongé permet de dire qu'une ankylose paraît complète, mais jamais d'affirmer que l'ankylose est osseuse et bien moins encore de se prononcer au sujet du mode d'union des os. Même sous le chloroforme l'exploration reste impuissante à nous fournir aucun renseignement décisif à cet égard. Mais la radiographie nous aide beaucoup aujourd'hui à débrouiller ces faits obscurs: elle nous indique la plupart du temps avec une clarté suffisante les changements survenus dans les extrémités osseuses, et nous montre si elles sont indépendantes ou fusionnées.

Dans la recherche de la mobilité il faut tenir compte de certaines causes d'erreur. Il est classique en explorant la scapulo-humérale au point de vue de ses mouvements de fixer solidement l'omoplate pour ne pas être trompé par les mouvements qui se passent entre cet os et la clavicule, entre ces deux os et le thorax. On sait de même que les péri-arthrites peuvent donner le change: le diagnostic de la péri-arthrite scapulo-humérale et de l'ankylose de l'épaule est parfois assez embarrassant.

Les contractures hystériques peuvent assurément en imposer au médecin non averti car elles déterminent véritablement une pseudo-ankylose: les os sont fixés par la contracture dans une attitude invariable et pour un temps indéterminé. Sans doute l'examen complet du sujet. les stigmates hystériques, l'histoire de la maladie, les attitudes singulières imposées au membre, le siège et la répartition de la douleur, ne laissent guère dans l'incertitude, et l'exploration sous la narcose lève instantanément tous les doutes. Mais il faut savoir qu'à la longue les contractures hystériques entraînent des rétractions permanentes des muscles, tendons, ligaments et aponévroses, que l'attitude vicieuse devient ainsi permanente, et que même sur le sujet anesthésié les mouvements sont abolis. On voit les difficultés réelles qui entourent le diagnostic à cette période de la maladie.

Parmi les anomalies articulaires, il en est une particulièrement intéressante au point de vue du diagnostic différentiel. Il s'agit des synostoses, de la fusion de certaines pièces du squelette entraînant la suppresion d'une ou plusieurs articulations, en les rendant à jamais incapables de fonctionner. De tels faits ont été observés en particulier au niveau du tarse, où ils ont été étudiés notamment par LEBOUCQ. Les divers os du tarse peuvent être ainsi soudés les uns aux autres dès la naissance. Au membre supérieur on rencontre de temps à autre, et pour ma part j'en ai vu deux exemples, la soudure du radius et du cubitus dans leur tiers supérieur, au-dessous de l'articulation radio-cubitale. Il en résulte l'abolition des mouvements de rotation de l'avant-bras, qui se trouve placé dans une attitude de pronation permanente. Faute de connaître cette anomalie, on est porté à admettre une ankylose consécutive à un traumatisme ou à une arthrite infectieuse, et l'on n'y avait pas manqué dans les deux cas auxquels je viens de faire allusion. L'un d'eux a été publié dans les *Bulletins de la Société anatomique*, janvier 1904.

Signalons enfin combien il est parfois malaisé d'établir rétrospectivement l'origine d'une ankylose. Ce diagnostic causal, même pièces en main, reste souvent incertain sinon impossible.

Traitement. — Jusqu'au milieu du xviiᵉ siècle, les ankyloses ne suscitèrent aucune tentative thérapeutique sérieuse. Sans doute depuis les origines les plus lointaines de la chirurgie, on avait compris plus ou moins la nécessité d'imprimer des mouvements aux membres enraidis, de faciliter par l'exercice graduel le retour de leurs fonctions. Mais ces préceptes qui datent d'Hippocrate s'appliquaient exclusivement aux simples raideurs articulaires, et notamment à celles qui suivent les fractures.

Les ankyloses serrées consécutives aux arthrites infectieuses suppurées ou non, aux tumeurs blanches qui s'accompagnaient très ordinairement d'attitudes extrêmement vicieuses, n'étaient l'objet d'aucune intervention. L'ankylose passait donc pour à peu près complètement incurable et les attitudes même les plus défectueuses étaient acquises définitivement. On conçoit assez la réserve de nos anciens, quand on songe aux très vives douleurs déterminées par les tentatives de redressement, aux médiocres résultats des efforts manuels conduits sans connaissance précise de l'anatomie ni de l'anatomie pathologique.

En 1650, Fabrice de Hilden, imagina le redressement progressif et lent des ankyloses incomplètes du genou à l'aide d'une machine ingénieuse; et ce fut le premier pas dans la voie du traitement rationnel des ankyloses.

Un peu plus tard Verduc préconisa le redressement par étapes successives. méthode logique, qui a fourni de beaux succès. Verduc, comme Fabrice, n'avait d'autre ambition que d'obtenir ces améliorations que comporte un changement d'attitude.

Il y eut peut-être quelques déconvenues dans l'emploi des manœuvres conseillées par Verduc et l'on ne peut se défendre de croire que les insuccès furent nombreux, que les manœuvres énergiques sur des articulations encore malades furent suivies de fâcheux réveils ou d'exacerbations des arthropathies causales. Le silence se fit sur la thérapeutique des ankyloses jusqu'au commencement du xix° siècle.

Rhea Barton (1826) sectionna le fémur pour redresser le membre inférieur placé en mauvaise attitude par une ankylose de la hanche, plus tard une résection de la partie inférieure du fémur pour redresser un genou fléchi : il eut quelques imitateurs, heureusement peu nombreux, car à cette époque l'insécurité de la chirurgie ne pouvait autoriser de telles interventions.

Tout au contraire les sections tendineuses sous-cutanées. vulgarisées entre 1830 et 1840, étaient pour ainsi dire dépourvues de danger. On les appliqua au traitement des ankyloses; on en fit usage jusqu'à l'abus. Il n'est que juste de reconnaître. si l'on se reporte à ce moment, que c'était là un progrès important. et que ces sections sous-cutanées des principaux tendons facilitaient beaucoup la correction des attitudes vicieuses.

Vers le même temps (1839) Louvrier vint apporter une méthode nouvelle qui consistait dans le redressement instantané du membre difforme à l'aide d'une puissante machine. Il corrigea en effet quelques difformités, mais les désastres firent oublier les succès, d'ailleurs chèrement payés, si l'on songe à l'effroyable brutalité de ces manœuvres exécutées sans aucune anesthésie, puisque les chirurgiens d'alors ignoraient les anesthésiques.

Peu après l'anesthésie devait changer complètement les con-

ditions où s'exerçait la chirurgie. Sur un malade endormi le
redressement successif, devenait une bonne pratique, le redressement brusque une pratique défendable. BONNET pouvait dès
lors recommander l'association des sections tendineuses et des
manœuvres énergiques. pratiquées dans la narcose pour obtenir le redressement. Bien plus il saisit toute l'importance de
la mobilisation méthodique pour rétablir le mouvement et fit
construire dans ce but un grand nombre d'appareils très variés
si bien qu'il fut le véritable créateur de la mécanothérapie.

La chirurgie sanglante appliquée aux ankyloses ne pouvait
être avant l'antisepsie qu'extrêmement aléatoire, et partant
n'était que rarement justifiée pour des lésions qui ne mena-
çaient pas l'existence. On ne saurait donc s'étonner du peu
d'enthousiasme que témoignaient à leur endroit les opérateurs
prudents.

Mais depuis l'antisepsie ces interventions prennent rang au
contraire parmi les meilleures et les plus consolantes.

Le traitement des enkyloses n'a cessé dès lors de se per-
fectionner, bénéficiant de toutes les acquisitions nouvelles,
et nous donnant des résultats toujours plus satisfaisants.
Pas de toutes les ankyloses cependant : il serait souhaitable
assurément de ne jamais laisser persister une ankylose.
puisque cette infirmité diminue toujours notablement la valeur
du membre et atteint même la valeur sociale du sujet. Mais
comme de deux maux il faut choisir le moindre nous sommes
obligés très souvent de respecter la rigidité articulaire de l'accepter et même de la provoquer la considérant comme une
terminaison favorable. Notamment pour les grandes articulations du membre inférieur, ankylosées à la suite de tumeurs
blanches, et l'on sait combien le cas est fréquent, l'intérêt du
malade nous interdit le plus ordinairement de rechercher le
retour des mouvements. Nous devons il est vrai rendre s'il y a
lieu au membre ankylosé l'attitude qui permet le mieux de
l'utiliser.

Ainsi dans l'ankylose du genou la marche ne sera pas possible si la jambe n'est pas dans la rectitude ou dans une légère
flexion ; et l'on est autorisé à une thérapeutique très active

pour procurer au malade l'attitude qui permet un meilleur emploi du membre. Bien entendu les questions d'âge, de santé générale ont, quelque soit l'origine de l'ankylose une grande importance dans nos déterminations, et aussi la profession, la situation sociale du malade ; enfin les indications ne peuvent être comprises de la même manière pour toutes les articulations. D'une façon générale au membre inférieur il faut rechercher surtout la solidité, la stabilité nécessaires à la progression et à la station debout ; au membre supérieur la mobilité.

Mais ces règles comportent des exceptions. S'il est un cas où le redressement, la correction de l'attitude vicieuse soient indiqués, c'est bien dans l'ankylose du genou à angle droit. Eh bien j'ai vu il y a quelques années un homme dont le genou droit était depuis longtemps déjà dans cette position qui lui interdisait la déambulation sans béquilles. Il accepta d'abord avec joie ma proposition de l'opérer avec espoir d'abandonner ses crosses et de marcher convenablement. Mais le lendemain il me dit avec tristesse. « Je suis cordonnier ; pour travailler mon genou plié ne me gêne point, au contraire la chaussure à coudre est dans cette attitude parfaitement assujettie sur le genou ; la jambe étendue d'une manière fixe je ne pourrai plus travailler comme avant. Or il est tard pour changer de métier ou même d'habitudes. » Et il renonça à l'intervention.

Un autre jour je fus consulté par un jeune homme qui présentait une ankylose ancienne du coude droit, ankylose très serrée, à angle légèrement obtus. « Ce coude raide me gêne beaucoup ; voudriez-vous me rendre les mouvements comme vous l'avez fait à Mlle X. — C'est possible et même facile. — Mais cependant pouvez-vous me promettre que mon bras restera aussi solide ; j'en ai besoin. — Aussi solide c'est plus douteux. Que faites-vous donc. — Je suis fort de la halle et soulève des poids de 100 kilogrammes ». Je lui conseillai de garder cette infirmité, n'étant pas sûr de lui rendre un membre aussi utile, après la résection qui lui eût sans aucun doute restitué des mouvements étendus.

Dans un autre cas il s'agissait d'un jardinier dont le coude droit était ankylosé dans l'extension presque complète. Cette attitude très défectueuse à bien des égards ne l'empêchait pas de se servir admirablement de sa bêche. En raison de son âge et de l'atrophie extrême des muscles inutilisés depuis de très longues années, une résection n'eût peut-être pas donné un très beau résultat au point de vue de la solidité et de l'utilité du membre. D'autre part en plaçant le coude à angle droit, on lui facilitait l'emploi de sa main pour ses commodités personnelles, mais on lui rendait son métier plus difficile. Dans son état mieux valait donc ne pas chercher l'incertain, et d'un commun accord nous avons renoncé à l'intervention, reconnaissant que ce sacrifice était nécessaire à sa profession.

Ainsi notre pratique doit s'adapter aux circonstances, et les déterminations au sujet des ankyloses ne doivent être prises qu'après un sérieux examen des besoins du malade.

Il faut encore renoncer à intervenir dans certaines ankyloses ou différer, remettre à très longue échéance l'intervention. à cause de l'évolution persistante de la maladie causale. Ainsi dans quelques cas d'ankylose consécutive à l'ostéomyélite, l'ankylose de la hanche par exemple, alors que les lésions osseuses sont extrêmement étendues et diffuses, que l'infection persiste et s'éternise.

D'une façon générale il convient d'agir à coup sûr. d'attendre que les lésions soient complètement éteintes, à moins que l'on ne puisse à la fois par une résection, extirper les reliquats de la maladie originelle et combattre l'ankylose.

Ces réserves faites, un très grand nombre de rigidités articulaires exigent tous les actes chirurgicaux nécessaires, soit pour restituer à la jointure compromise partie ou totalité de ses mouvements, soit pour placer le membre dans l'attitude la plus convenable.

Or selon l'articulation en cause, le degré de l'ankylose. et la déformation des surfaces, on sera amené tantôt à poursuivre le rétablissement des fonctions de la jointure, tantôt à se contenter d'une attitude meilleure.

C'est surtout le degré de la rigidité qui nous guide dans le choix des méthodes. oriente le traitement. L'ankylose est-elle osseuse ou du moins complète? L'article a-t-il gardé quelques mouvements. et l'obstacle à son libre jeu n'est-il pas fait simplement de ces médiocres adhérences, de ces rétractions capsulaires et ligamentaires. dont le caractère n'est pas définitif? Aussi dans nos classiques expose-t-on successivement la thérapeutique des ankyloses complètes et des ankyloses incomplètes.

Cependant cette division ne nous paraît plus répondre à l'état actuel de la question. Nous y renoncerons pour envisager plus simplement le traitement selon qu'il est entrepris dans un but curatif, ou bien dans un but palliatif.

Traitement curatif. — Tant que persistent quelques mouvements, l'espoir d'une restauration fonctionnelle par des moyens simples n'est pas chimérique. Sauf contre-indications que pourrait révéler l'état local (subluxation, déformation des surfaces les rendant tout à fait impropres aux fonctions normales) on doit poursuivre avec ténacité le retour du mouvement.

Le massage, la mobilisation graduelle. patiente et méthodique fournissent quotidiennement les plus beaux résultats. La mobilisation a donné parfois peu de satisfaction à ceux qui l'ont employée et moins encore à ceux qui l'ont subie ; c'est qu'elle était mal administrée et mal dosée. Les chirurgiens impatients et pressés ne sont guère utiles à ces sortes de malades : non plus que les négligents qui s'en occupent seulement de temps à autre. L'erreur la plus commune est de précipiter la mobilisation et de lui donner ainsi les allures d'un traumatisme. Elle doit être au contraire poursuivie avec une douceur tenace et une lenteur voulue, dans l'indolence la plus complète. On évite ainsi les réactions phlegmasiques qui ne font jamais défaut après les entorses légères où graves infligées par les manœuvres brusques prétendues thérapeutiques. De plus la confiance du patient qui ne souffre pas nous est promptement acquise ; il nous apporte sa collaboration qui n'est pas négligeable tant s'en faut.

Au reste les moyens pratiques de réaliser la mobilisation graduelle, insensible. continue ou discontinue ne nous font pas défaut. N'avons-nous pas les tractions exercées par les poids, les bandes élastiques ; et ne peut-on pour chaque cas particulier improviser des appareils permettant d'en tirer le meilleur parti, en variant la position du membre, le point d'application et la direction des forces.

Les mouvements exécutés sous le contrôle du chirurgien peuvent être avantageusement confiés à des machines. Le vieil arsenal de Bonnet est aujourd'hui complètement démodé, et semble bien rudimentaire, bien insuffisant, quand on les compare aux merveilleuses installations que comporte actuellement la mécanothérapie. On est arrivé à construire des appareils d'une précision, d'une régularité et d'une commodité extrêmes. Cet outillage perfectionné et coûteux ne se rencontre, il est vrai, que dans de grands centres ; quand on en peut disposer il convient d'y avoir recours dans la plus large mesure ; mais il faut bien savoir que tout ce luxe de moteurs électriques et de rouages délicats n'est pas indispensable. Des résultats tout aussi beaux sont obtenus en tout lieu par la mobilisation manuelle et les tractions élastiques, pourvu qu'on apporte à la cure beaucoup de persévérance et d'attention.

La méthode de Bier paraît avoir donné ici des résultats favorables. Il est sage d'en faire au moins l'essai, puisqu'elle s'est montrée jusqu'à présent inoffensive et même utile [1].

Quand ces moyens ont échoué ou n'ont donné qu'un résultat imparfait alors que l'intérêt du malade comporte le retour des mouvements, on est autorisé à tenter sous la narcose la rupture des adhérences, opération qui exige de la prudence, car elle occasionne parfois l'arrachement des ligaments ou de fragments osseux, et qui reste stérile si elle n'est complétée par le massage, la traction élastique et la mécanothérapie.

Dans un cas d'ankylose serrée et *définitive* de telles méthodes ne sont plus de mise ; il est permis sans doute de faire sous la narcose quelques tentatives pour s'assurer que la rigi-

[1] BLACHER. *Deut. zeit. f. Chir.*, t. LX. 3-4.

dité est inflexible, mais à condition de prendre séance tenante le parti d'intervenir. Nous supposons, toujours bien entendu, qu'il s'agit d'une jointure où il convient avant tout de chercher le retour des mouvements, du coude par exemple. L'opération à laquelle on est ordinairement conduit est la résection. résection dont la technique offre des variantes, selon l'état des parties et les habitudes du chirurgien, mais ne diffère pas essentiellement de toutes les autres résections.

Les résections pour ankyloses sont souvent difficiles, en raison du processus scléreux intra et péri-articulaire, des ossifications musculaires. des hyperostoses ou cals des extrémités articulaires, du changement de forme et de rapports de ces extrémités. Pour éviter toute échappée malheureuse dans une région dont l'anatomie est modifiée, dans laquelle des organes importants, nerfs, vaisseaux ou tendons. sont parfois déplacés et méconnaissables. il est bon de se serrer aux os, d'en suivre autant que possible toutes les irrégularités avec la rugine.

Ces résections ne doivent pas être trop parcimonieuses ; autrement la nouvelle jointure s'enraidit. Le périoste lui-même doit être sacrifié dans une certaine étendue pour prévenir une trop abondante reproduction d'os.

Dans le but de lutter contre la tendance des surfaces osseuses sectionnées à se souder après les résections pour ankyloses on a proposé en outre divers artifices, dont la plupart sont. il est vrai sans portée pratique. NARATH a interposé un morceau de baudruche (*Centralb. f. chir.*, 1896). ROSER une lame d'or (*Cent. f. chir.*, 1898). FROELICH (Cong. Berlin, 1904) une plaque de celluloid ; FOEDERL [1] et CHLUMSKY [2] ont cru devoir étudier chez les animaux le sort des corps étrangers placés entre les os après résection.

Il nous semble qu'il n'est pas guère besoin d'expériences ni sur l'homme. ni sur les bêtes pour avoir mauvaise opinion d'une telle pratique.

Couvrir les extrémités osseuses de lambeaux cutanés, comme

[1] *Centralb. f. Ch.* 1896.
[2] *Centralb. f. Ch.*, 1900

le recommande GLUCK [1] est moins intéressant encore et même tout à fait déraisonnable.

L'interposition de fragments de muscles est au contraire assez logique, si l'on tient compte du rôle des interpositions musculaires dans la pathogénie des pseudarthroses. HUGUIER vient d'en faire une étude soigneuse dans sa thèse inaugurale [2] et cite des observations favorables. C'est donc là une ressource adjuvante, qui peut être de mise à l'occasion. Son principal avantage serait de permettre une résection plus économique.

Les résections anaplastiques fournissent certes de magnifiques résultats et les perfectionnements que nous venons de signaler n'y ajouteront guère ; mais il serait assurément préférable et plus élégant de ne pas sacrifier les os quand ils sont intacts, et de se borner à les libérer. C'est là le but poursuivi par l'arthrolyse [3] qui consiste, après ouverture de l'articulation. dans la destruction directement pratiquée de toutes les adhérences.

Cette opération n'a évidemment que des indications assez limitées ; elle n'est pas applicable aux cas dans lesquels existent des déformations des os. des ostéomes et des hyprostoses ni aux soudures osseuses.

Les seules ankyloses fibreuses médiocrement serrées en comporteraient l'emploi, mais dans ces conditions la rigidité sera le plus souvent vaincue par les procédés de douceur ; leur échec seul nous paraît justifier la délicate et d'ailleurs très séduisante intervention qu'est l'arthrolyse.

Le *traitement palliatif* s'adresse presque exclusivement aux ankyloses *définitives* du genou, de la hanche. parfois cependant dans certaines circonstances à celles de l'épaule, du coude et du cou-de-pied.

On renonce dès l'abord à ramener le mouvement dans la jointure et le plus souvent on se borne à faire passer le membre d'une mauvaise à une bonne attitude. Ce redressement

[1] *Soc. méd. Berlin*, 17 décembre 1902.

[2] Th. Paris, 1905.

[3] WOLFF, EISELSBERG, KOCHER. *Congr. Soc. all. Chir..* 1901.

est obtenu plus ou moins laborieusement soit par des tentatives manuelles ou instrumentales, soit par des procédés sanglants. Les efforts manuels échouent fréquemment ; l'échec est constant quand l'ankylose est osseuse et large.

Pour faciliter le redressement, on a pendant un temps libéralement pratiqué la *ténotomie*, la section des muscles diminue en effet notablement la résistance à surmonter pour ramener le membre à la rectitude. Dans la très grande majorité des cas pourtant elle ne s'impose pas. Aussi, bien que la ténotomie soit dépourvue de toute gravité elle ne tient presque plus de place dans le traitement des ankyloses. Pour ma part j'y ai eu recours une seule fois, à la Martinique, en redressant un genou ankylosé à angle droit, depuis dix-neuf ans, à la suite d'une arthrite puerpérale.

Le redressement, même simplement manuel, peut entraîner divers accidents. Parfois une fracture se produit sur un point plus ou moins distant de l'articulation. Si c'est dans son voisinage l'accident est assez heureux, car il permet d'améliorer quelque peu l'attitude. Néanmoins cette ostéoclasie involontaire devrait être toujours évitée.

Mais il y a plus, on a vu survenir des lésions nerveuses[1], l'anévrysme poplité[2], l'embolie graisseuse[3]. Ces dangers sont plus encore à redouter dans le redressement brusque à l'aide de machines.

L'arthroclasie imaginée par LOUVRIER et pratiquée par lui avec le retentissement que l'on sait a été préconisée par RIZZOLI, BRUNS, DANIEL, MOLLIÈRE, ROBIN (de Lyon) dont l'appareil est le plus précis et le meilleur. Cette méthode a rendu d'incontestables services quand l'anesthésie lui eut ôté en partie son allure barbare. Traumatisme fermé, ses suites étaient relativement bénignes par opposition à celles des interventions à ciel ouvert. Mais les choses ont changé ; nous restons impressionnés par l'apparence violente et l'insécurité de l'arthroclasie. Elle

---

[1] STAVRIDIS. Th. Paris, 1898-99.

[2] ALVARO ESQUERDO *Indépendencia medica*. Barcelone, 1886.

[3] DE QUERVAIN. *Semaine médicale*, 12 octobre 1904.

est non seulement brutale, mais aveugle et imprécise. Nous ne savons au juste ce qui se brise au cours de l'intervention ; nous sommes dans l'incertitude au sujet de foyers profonds, où toute virulence n'est peut-être pas éteinte et que pourrait réveiller le traumatisme. De plus nous avons vu à quel degré de complexité la difformité pouvait atteindre dans une vieille ankylose, combien dans les arthrites ayant évolué pendant la croissance les extrémités osseuses étaient susceptibles de modifier leur configuration et leurs rapports. Il est clair que l'arthroclasie ne peut suffire à corriger de telles difformités ; et ainsi une importante catégorie de faits lui échappent complètement.

Mais même pour les cas plus simples, les chirurgiens depuis longtemps déjà ne font plus d'arthroclasie instrumentale. Pourquoi s'embarrasser d'une machine encombrante, qui rappelle les appareils de torture de l'ancienne justice et se livrer à des pratiques inquiétantes, alors que les interventions directes, au moyen d'un outillage courant, donnent la plus entière satisfaction.

On en peut dire autant de l'*ostéoclasie*, ostéoclasie *préméditée*, complètement distincte de l'ostéoclasie accidentelle plus haut mentionnée. Elle a joui d'une certaine vogue autrefois[1]; et c'est la pure vérité qu'elle a été pendant une assez longue période beaucoup plus bénigne que l'ostéotomie. Les machines de Robin et de Collin permettent de la pratiquer avec une grande précision. Mais comme l'arthroclasie, elle n'a cessé depuis vingt ans de perdre du terrain : à une époque trouble de la chirurgie elle a pu constituer un pis-aller acceptable ; aujourd'hui elle n'a aucune raison d'être et ses indications ne sont même plus discutées, car dans le traitement des ankyloses elle ne comporte plus d'indications.

L'*ostéotomie*[2] a précédé l'ostéoclasie qui n'aurait pu se substituer à elle sans l'énorme gravité des plaies osseuses. Avant l'antisepsie, ostéotomies, résections orthopédiques constituaient

[1] Th. Pousson, 1886.

[2] Campenon. Th. agr. Paris, 1883.

des actes éminemment périlleux engageant lourdement la responsabilité de l'opérateur. MAISONNEUVE, l'homme de toutes les audaces, qui l'un des premiers avait pratiqué l'ostéotomie du fémur pour ankylose de la hanche y avait renoncé.

Comme le dit LUCAS-CHAMPIONNIÈRE[1] « la chirurgie n'existait pas » ; cela est particulièrement vrai du traitement sanglant des grandes difformités des membres.

Il n'en va plus de même aujourd'hui ; l'ostéotomie et la résection orthopédique sont des opérations quelconques, banales et dépourvues de caractère alarmant. Nous sommes donc parfaitement à l'aise pour en rechercher les indications actuelles. Dans l'ankylose de la hanche avec attitude vicieuse les interventions sur l'articulation elle-même sont toujours très laborieuses ; leur pronostic reste sérieux et enfin la marche est rarement satisfaisante. Aussi est-il habituellement préférable de se borner à la section du fémur dans le voisinage de l'articulation. Cette ostéotomie permet de redresser le membre et de le ramener dans la rectitude. Or, l'ankylose de la hanche dans la rectitude est une infirmité tolérable, permettant la station, la marche dans d'assez bonnes conditions. si le raccourcissement n'est pas porté très loin. Le traitement de choix sera donc ici le traitement palliatif par l'ostéotomie.

Le lieu d'élection pour la section osseuse est la partie immédiatement située au-dessous du petit trochanter, en ce point où l'os est aisément accessible, entouré d'organes peu vulnérables. L'ostéotomie sous-trochantérienne transversale est simple, efficace et très bénigne. Aussi est-il classique de la recommander dans l'ankylose unilatérale de la hanche. Une incision longitudinale conduit sur le fémur presque directement sans découvrir ni vaisseau, ni nerf de quelque importance ; l'os est divisé perpendiculairement à sa direction avec le ciseau ostéotome enfoncé à coups de maillet. La section accomplie et le redressement obtenu pour ainsi dire immédiatement, la petite plaie est refermée ; un appareil à extension est généralement appliqué. Les suites sont constamment bonnes

' *Congrès de Chirurgie*, 1901.

et le résultat satisfaisant, si toutefois l'on apporte au traitement post-opératoire l'attention qu'il mérite : au bout de deux mois environ les fragments sont soudés et le malade peut commencer à marcher.

Si l'on pratique comme le veut HENNEQUIN l'ostéotomie très oblique, en exerçant consécutivement une forte traction, on peut espérer faire chevaucher les fragments et obtenir ainsi un notable allongement, bénéfice non négligeable, puisqu'en pareille circonstance il existe presque toujours une réelle inégalité de longueur des membres, due à l'arrêt de développement du membre malade, à la destruction de la tête et à son déplacement en haut et en arrière.

NÉLATON a proposé de pratiquer successivement la résection de la hanche et l'ostéotomie oblique sous-trochantérienne [1]. Dans l'ankylose bilatérale, on admet généralement qu'il faut faire d'un côté l'ostéotomie, et de l'autre la résection, en cherchant d'un côté la solidité, de l'autre, la mobilité.

L'ostéotomie a été de même pratiquée sur l'extrémité inférieure du fémur dans le cas d'ankylose du genou ; on l'a faite linéaire ou cunéiforme.

La même opération a trouvé des indications dans les ankyloses du coude et de l'épaule. Mais ici encore la question a évolué, et l'ostéotomie n'a plus la même valeur que pour la hanche, qui constitue en somme une espèce à part.

Encore à l'épaule l'ostéotomie peut trouver son emploi ; peut-être aussi au cou-de-pied, s'il y a lieu de se borner à corriger un varus ou un valgus, mais pour le genou et le coude, qui nous offrent des occasions infiniment plus fréquentes de nous occuper des ankyloses, il n'y a plus lieu d'y songer puisque l'action directe sur l'articulation permet mieux qu'une section juxta-articulaire de rétablir la forme, et même permet seule dans un cas complexe de rendre au membre ankylosé une attitude irréprochable. N'oublions pas que le facteur gravité n'est plus en cause, que la résection articulaire et la section osseuse en sont également dépourvues.

[1] COVILLE. Th. Paris, 1899.

On a il est vrai songé dans quelques cas à demander à l'ostéotomie plus qu'une simple rectification d'attitude, on a voulu dans des circonstances déterminées créer une pseudarthrose

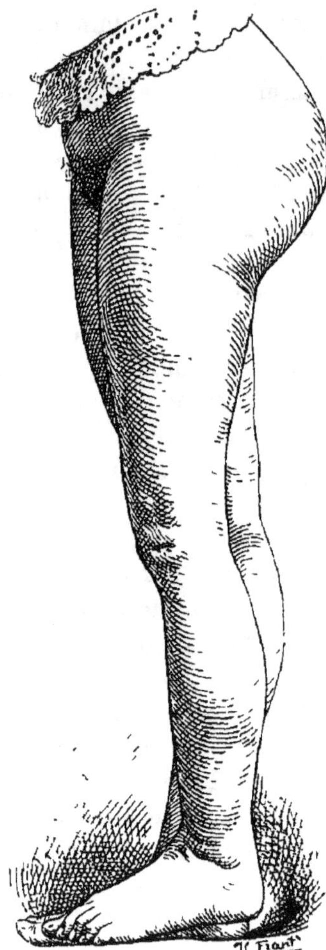

Fig. 47.

sous-trochantérienne sur le fémur, épithrochléenne sur l'humérus, en donnant au besoin une disposition spéciale au trait de scie (ostéotomie énarthrodiale de SAYRE ; ostéotomie trochléiforme de DEFONTAINE).

On cite toujours le beau succès obtenu par DEFONTAINE pour un coude ankylosé, par l'ostéotomie trochléiforme, mais on n'en cite guère d'autre. Peut-être des interpositions musculaires suffiraient-elles à assurer la persistance de la mobilité. Mais en attendant, l'ostéotomie des os longs dans les ankyloses reste un traitement palliatif ; un acte opératoire visant exclusivement une amélioration d'attitude, et même une opération dont les indications sont assez limitées.

La *résection orthopédique* est parfaitement appropriée à la correction des attitudes vicieuses du genou et aussi du cou-de-pied — dans les vieilles ankyloses — : elle est applicable aussi aux autres jointures, mais nous envisageons ici simplement la cure palliative. L'opération doit être économique, pour sacrifier le moins possible de la longueur du membre.

On a proposé de pratiquer une résection *arciforme* (HELFERICH)

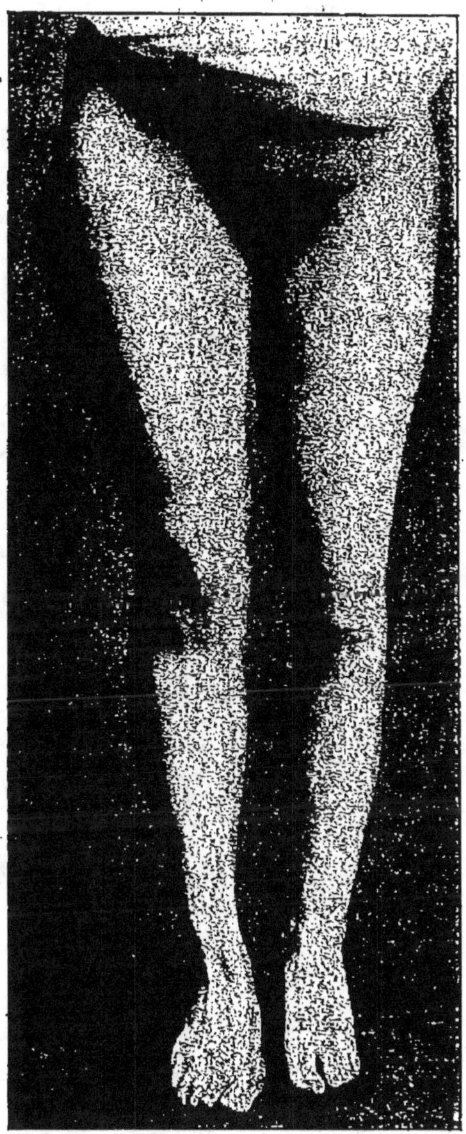

Fig. 48.

mais c'est là une proposition destinée à rester théorique dans les ankyloses complexes qui sont les plus fréquentes, et même dans les cas où existe seulement de la flexion du genou, quand il existe comme trop souvent des amas de tissus fibreux péri-

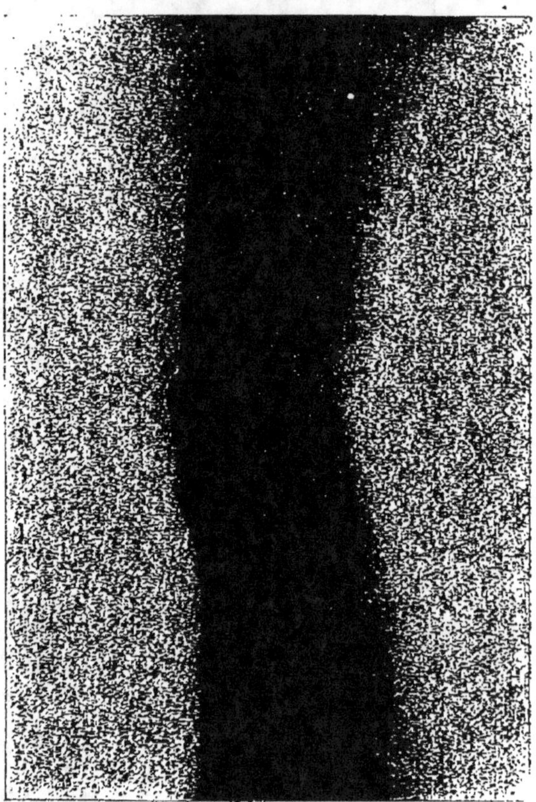

Fig. 49.

et surtout rétro-articulaire. En réalité aucune règle ne peut être formulée à l'avance au sujet du mode de section des os.

Les grandes lignes de l'intervention sont les mêmes que dans toute résection ; les os mis à nu, on supprimera selon les besoins un coin ou un trapèze à base antérieure, on inclinera plus ou moins les traits de scie, on fera même toutes les retouches convenables pour que les deux tranches de section s'appliquent l'une à l'autre sur une étendue suffisante. De même au cou-de-pied on s'inspirera des caractères de la difformité et de la nature de l'obstacle. s'attaquant tantôt à l'astragale, tantôt au squelette de la jambe.

Les figures 47, 48, 49 montrent le résultat d'une résection orthopédique du genou dans un cas où la jambe était fléchie à 90°. Ces résections ne doivent plus jamais comporter de suites fâcheuses, et leur terminaison favorable doit être une règle sans exception. Avec les ostéotomies elles constituent à peu près exclusivement le traitement chirurgical palliatif des ankyloses.

Par exception on est conduit à certaines interventions d'un caractère un peu particulier.

Ainsi chez une jeune femme qui présentait une ankylose fibreuse très serrée, blennorrhagique. laquelle demeurait extrêmement douloureuse et interdisait l'usage du membre, j'ai pratiqué l'*arthrectomie*, qui transforma l'ankylose fibreuse, en ankylose osseuse indolente [1].

Pour augmenter l'amplitude des mouvements compensateurs dans l'ankylose de l'épaule, j'ai conseillé la création d'une pseudarthrose claviculaire [2].

Parmi les opérations rarement justifiées; il convient de mentionner la transplantation des tendons, pratiquée par Bruns [3]. Heusner [4], Mansell Moullin [5]. Les tendons fléchisseurs sont sectionnés et transposés, greffés sur celui du quadriceps. Ils deviennent, ainsi extenseurs et s'opposent à la reproduction de l'attitude vicieuse.

Traitement préventif. — Ce qui précède montre que nous sommes à l'heure actuelle bien armés pour remédier aux ankyloses et que notre action est devenue très précise et très sûre. Mais il y a mieux à faire, car l'ankylose est une infirmité souvent, très souvent évitable.

Déjà la proportion absolue des ankyloses est moindre qu'au-

[1] *Soc. Chirurgie*, 26 juin 1901.
[2] *Soc. anatomique*, 10 janvier 1902.
[3] *Centrabl. f. Chir.*, 2 février 1901.
[4] *Congr. Soc., allem. Chir.*, 1901.
[5] *Brit. Med. Journ.*, 19 déc. 1903.

trefois. déjà les formes curables. incomplètes, s'observent dans des cas où l'on eût autrefois rencontré une ankylose définitive ; déjà les ankyloses en mauvaise attitude sont devenues beaucoup plus rares et ne se voient plus jamais chez les malades traités par des praticiens ayant quelque expérience de la chirurgie. On peut espérer que le chiffre de ces infirmes se réduira encore de beaucoup, à mesure que se diffuseront le massage et la mobilisation dans les fractures articulaires et para-articulaires. que le traitement des arthrites infectieuses sera plus rigoureux et plus précoce. que celui des tumeurs blanches sera conduit avec plus de sollicitude, que les arthrites de l'ostéomyélite seront plus souvent prévenues par la trépanation opportune du foyer osseux.

II. — ARTRITE SÈCHE

L'arthrite sèche est un état pathologique des jointures, caractérisé essentiellement par l'usure et la destruction des cartilages articulaires, la production exubérante des masses cartilagineuses ou osseuses au pourtour des extrémités squelettiques et dans l'épaisseur de la synoviale, et les déformations qui en sont graduellement la conséquence.

Ces lésions, très communes, sont assez difficiles à classer en raison des obscurités que présente encore leur pathogénie. Par contre leur anatomie pathologique a été complètement étudiée et leur expression clinique est parfaitement connue.

Tenant compte de l'importance des déformations, des attitudes vicieuses permanentes et des limitations fonctionnelles engendrées par l'arthrite sèche, il nous a paru qu'au point de vue chirurgical surtout, un tel état pathologique trouvait sa place naturelle parmi les difformités acquises des articulations.

Historique. — Au mois de novembre 1847, Broca montrait à la Société anatomique une articulation du coude recueillie sur un cadavre de l'Ecole pratique et présentant des altérations qui lui semblaient fort singulières. Deville seul formula une opinion au sujet de ces lésions et déclara qu'il s'agissait d'une arthrite chronique sèche, affection qu'il connaissait pour en avoir observé divers exemples, et qu'il se proposait de décrire.

L'année suivante, au mois de mai, à propos d'une autre présentation à la Société anatomique, concernant cette fois une articulation de l'épaule, dont tous les membres présents trouvaient l'interprétation extrêmement difficile, DEVILLE déclara qu'il s'agissait encore d'une arthrite sèche, et donna la première description de cet état pathologique, description concise, mais fort remarquable en sa brièveté.

La question était dès lors à l'ordre du jour de la Société, et les documents ne tarderent pas à s'accumuler dans les bulletins. Aussi en 1850, P. Broca, secrétaire, rendant compte des travaux de l'année, put-il faire de l'arthrite sèche une étude d'ensemble, la première. Il le fit en termes excellents, s'attachant à montrer combien féconde était l'activité de la Société anatomique, surtout à mettre en lumière la part considérable qui revenait à DEVILLE dans la description de l'arthropathie nouvelle.

A la vérité bien d'autres auteurs avaient auparavant plus ou moins vaguement connu ces lésions trop grossières pour avoir échappé totalement à l'observation, et il n'est que juste de rappeler à ce propos les travaux de SYDENHAM, de LANDRÉ-BEAUVAIS (Th. P. 1800), de HEBERDEN (1804), de HAYGARTH (1813), de LOBSTEIN (1833) d'ADAMS (1839), de BONNET (1845), de CRUVEILHIER. Mais comme le dit BESNIER, dans son remarquable article du *Dictionnaire Dechambre* : « lorsque DEVILLE fit ses premières communications à la Société anatomique, l'affection qu'il décrivit était positivement encore inconnue à la majorité des anatomo-pathologistes de tous les pays. C'est dans le sein de cette Société que l'attention fut définitivement fixée sur ce sujet pendant l'année 1850. »

Au reste P. BROCA avait lui-même fort exactement indiqué la portée des travaux de DEVILLE, qui avait su grouper des notions éparses, en faire la synthèse, en donner une vue d'ensemble : « Sans doute on savait déjà que certaines arthrites ne s'accompagnent d'aucune sécrétion purulente, et on avait même prononcé le nom d'arthrite sèche. Sans doute on savait que les cartilages diarthrodiaux peuvent subir la décomposition fibrillaire.

« On savait encore que les cartilages peuvent se détacher par

places et on avait considéré ce phénomène tantôt comme une
ulcération (BRODIE), tantôt comme une usure mécanique (CRU-
VEILHIER). On avait vu qu'après la chute des cartilages les surfaces osseuses s'éburnaient. On avait appris l'origine synoviale
des corps étrangers. Mais ce qu'on ne savait pas, c'est la liaison
qui existe entre ces nombreuses lésions ; ce qu'on ignorait
c'est l'existence de l'individualité morbide qui préside à la
formation de ces altérations complexes, à leur enchaînement
régulier. »

Dès ce moment les lésions macroscopiques étaient à peu près
complètement décrites. Leur étude histologique commencée
par MEYER, ZEIS, WEBER (arch. VIRCHOW. 1858) fut plus tard
traitée avec grand soin par CORNIL et RANVIER dont la description demeurée classique est partout reproduite.

Il ne restait plus dès lors qu'à établir l'origine, la nature de
l'arthrite sèche, à déterminer sa place dans la nosographie,
et notamment ses rapports avec le rhumatisme.

Une foule de travaux ont touché ce sujet directement ou
indirectement. En 1853, CHARCOT dans sa thèse étudiait le rhumatisme noueux des vieilles femmes, dont les lésions étaient
celles de l'arthrite sèche.

Le même CHARCOT devait plus tard révéler les arthropathies
du tabes, les distraire de l'arthrite sèche avec laquelle elles
étaient confondues. — La connaissance des troubles articulaires d'origine syringomyélique a plus récemment allégé encore
quelque peu le chapitre de l'arthrite sèche.

Depuis ces éliminations, les lésions dont nous nous occupons semblent groupées d'une manière définitive, qu'on les
désigne du nom d'arthrite sèche, ou d'arthrite herpétique, ou
de rhumatisme déformant, ou de rhumatisme chronique osseux. Mais leur interprétation demeure encore obscure, en
dépit d'une hypothèse récemment émise au sujet de leur origine tuberculeuse dans un certain nombre de cas. Parallèlement à ces discussions pathogéniques, se poursuivent des tentatives thérapeutiques conduites un peu à tâtons en raison
même de notre incertitude au sujet des origines de l'arthrite
déformante.

22.

Nous devons néanmoins signaler dès maintenant les efforts parfois couronnés, de succès des chirurgiens pour améliorer la situation des infirmes par arthrite sèche au prix d'interventions plus ou moins sérieuses qu'autorisent d'ailleurs les conditions où s'exerce la chirurgie actuelle.

Étiologie. — L'arthrite sèche est extrêmement répandue ; à des degrés divers elle est d'observation courante et même banale.

On la rencontre dans tous les pays et dans toutes les races. C'est à tort que Besnier[1] écrit : « Dans les régions intertropicales le rhumatisme chronique (dans lequel il fait rentrer l'arthrite sèche) est aussi inconnu que le rhumatisme articulaire aigu ».

Le rhumatisme chonique comme le rhumatisme aigu se rencontre, peut-être exceptionnellement, mais se rencontre dans ces régions, et notamment aux Antilles, où j'ai pu observer les plus beaux types d'arthrite sèche, en particulier chez des nègres. Il y a lieu en outre de supposer qu'elle a été également fréquente dans tous les temps : Del Chiaje (1853) en a retrouvé les stigmates sur des ossements recueillis dans les fouilles de Pompei ; Lehman Nitache a fait les mêmes constatations sur les os des anciens Patagons (Rivist. Sud. Amer de Ciencias Medic., 1903). — Il y a trois ans des fouilles pratiquées dans l'ancien cimetière de l'hôpital Saint-Louis m'ont permis d'examiner un grand nombre d'ossements deux fois séculaires. dont certains offraient des altérations articulaires caractéristiques. Bien plus, on en a relevé des marques jusque chez les troglodytes.

Ces lésions ne sont d'ailleurs pas spéciales à l'espèce humaine. On les rencontre souvent chez les vieux chevaux et chez d'autres animaux. J'en ai présenté à la Société anatomique un bel exemple chez le chat[2].

Toutes les articulations mobiles ou demi mobiles, grandes ou petites, peuvent être envahies par l'arthrite sèche : tantôt la

[1] *Dict. Dechambre.*
[2] *Soc. anat.*, 16 nov. 1901.

dystrophie frappe plusieurs jointures, ou la plupart des jointures, tantôt elle se localise à une articulation ou y prédomine.

Il est extrêmement rare de voir un sujet jeune atteint d'arthrite sèche. Elle se montre à partir de quarante ans. et débute le plus ordinairement après cinquante.

On a prétendu que ces arthropathies étaient beaucoup plus fréquentes dans le sexe féminin ; mais cette assertion est sûrement inexacte et les deux sexes sont à cet égard tout aussi mal partagés.

Les arthritiques y sont particulièrement exposés, et l'on retrouve parfois les mêmes lésions chez les ascendants. — Certaines circonstances favorisent leur apparition ou leur progression. Ainsi la fatigue chronique, la misère. le travail dans des conditions pénibles et malsaines, ou encore la vie sédentaire dans les habitations humides. D'autre part interviennent des causes déterminantes qui localisent la dystrophie. Ainsi les jointures traumatisées y sont particulièrement exposées, et de même celles qui ont été le siège d'une infection quelconque.

Ainsi à l'origine des arthrites sèches précoces se rencontre souvent un traumatisme, léger ou grave.

Requin avait déjà noté la fréquence des phénomènes dyspeptiques dans le cours du rhumatisme chronique. Il convient de renverser cette proposition. Le rhumatisme chronique et surtout l'arthrite sèche se développent souvent chez les individus dont le tube digestif fonctionne mal, chez ceux dont l alimentation est irrégulière, excessive ou grossière, et qui subissent ainsi une constante intoxication.

Anatomie pathologique. — Les lésions de l'arthrite sèche sont caractéristiques, reconnaissables au premier coup d'œil ; au point de vue de l'anatomie pathologique il n'est pas de type plus net et mieux défini (fig. 50, 51). On est surtout frappé, dans les cas un peu accentués, par les déformations des os et les productions ostéo-cartilagineuses au pourtour des surfaces articulaires, mais toutes les parties constituantes de l'articulation sont plus ou moins altérées.

Sur les extrémités articulaires le cartilage d'encroutement offre des pertes de substance, des ulcérations, occupant constamment les points où s'exercent les plus fortes pressions et les frottements les plus énergiques.

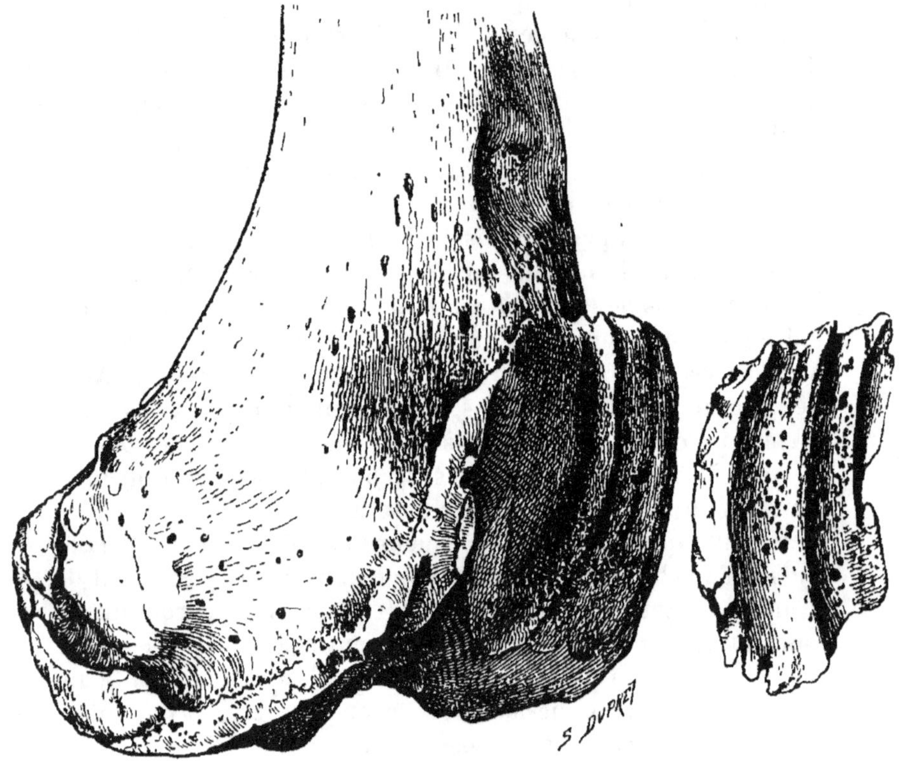

Fig. 50.

Les bords très irréguliers comme contours, descendent en pente douce vers le fond constitué par le tissu osseux, par une lame éburnée, polie, brillante, tantôt plane ou convexe, tantôt présentant des rainures, des sillons profondément creusés, dans le sens des mouvements principaux. La figure en représente un exemple que nous avons Souligoux et moi [1] déposé au

[1] Morestin et Souligoux. *Soc. anat.*, 22 avril 1898.

musée Dupuytren. Sur les limites du cartilage d'encroutement
on constate au contraire la présence de masses cartilagineuses
ou osseuses de nouvelle formation. On donne les noms
d'*ecchondroses* et *ostéophytes* à ces productions. Elles sont susceptibles d'acquérir un énorme développement. Ainsi à la partie

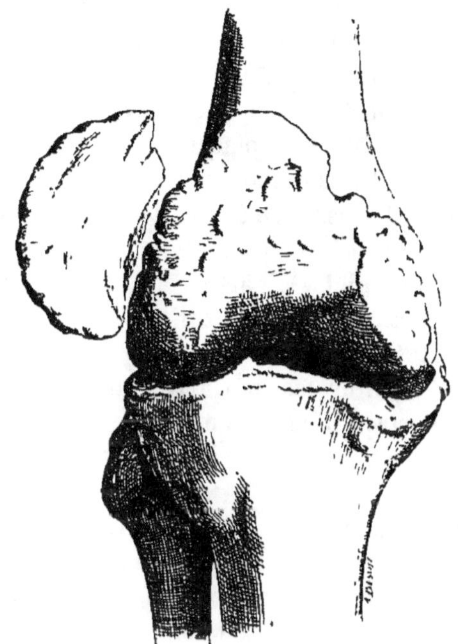

Fig. 51.

centrale les cartilages s'ulcèrent et se détruisent, à la périphérie ils prolifèrent abondamment.

Sur certaines pièces, on ne retrouve plus trace de cartilage.
Les extrémités osseuses sont elles-mêmes méconnaissables,
soit par usure et destruction, soit par prolifération osseuse à
à leur pourtour, soit par association des deux phénomènes. Ces
altérations sont quelquefois poussées à tel point que la jointure
est absolument méconnaissable.

Dans ces cas toujours anciens et complexes, il n'est pas rare
de trouver des productions calcaires ou osseuses dans l'épais-

seur des tendons, des ligaments intra et péri-articulaires.

En même temps que se produisent ces modifications du côté des cartilages et des os, la synoviale subit elle-même d'importantes transformations.

Elle s'épaissit, les franges de sa face interne augmentent de volume perdent de leur souplesse, des saillies nouvelles apparaissent, en forme de massue, semées au hasard sur la face articulaire de la membrane. Dans ces massues, dans les franges normales hypertrophiées, dans la synoviale même apparaissent des noyaux cartilagineux, des plaques cartilagineuses, auxquels succèdent des formations osseuses, susceptibles de tomber dans la jointure donnant naissance à une variété de corps étrangers articulaires.

Si nous ajoutons qu'il y a parfois un peu de liquide épanché dans la cavité articulaire, qu'il n'y a jamais d'adhérences fibreuses entre les surfaces osseuses ni les parois de la synoviale, et que les muscles périarticulaires offrent presque toujours un certain degré d'atrophie, nous aurons une idée générale assez exacte de la physionomie de l'arthrite sèche.

Il est très remarquable qu'il ne se produise jamais d'ankylose véritable. C'est là, avec l'usure des cartilages et des os et les proliférations marginales ostéo-cartilagineuses, un des caractères les plus curieux de ces lésions.

Cela ne veut pas dire que les mouvements ne soient pas entravés, contrariés et limités par les obstacles périarticulaires et l'état des extrémités osseuses, mais il n'y a jamais d'adhérences, de processus fibreux intra-articulaire.

Dans les cas très anciens la déformation des surfaces est telle qu'il se produit des inflexions latérales, des attitudes vicieuses plus ou moins bizarres, des subluxations.

Il semble en outre qu'à une certaine période de la maladie il y ait dans quelques cas tout au moins une sorte d'ostéomalacie, qui permette des inflexions plus ou moins accusées, et favorise des changements de configuration tels que aplatissement, tassement, autrement difficiles à interpréter.

Les grandes déformations dont nous venons d'esquisser la

description seraient elles-mêmes incompréhensibles si l'on n'avait pu suivre pas à pas les lésions depuis leur premier début jusqu'à ce degré extrême.

Chacun peut faire aisément cette étude. car les sujets ne manquent point qui présentent sur leurs diverses jointures des arthrites sèches à toutes les périodes de leur développement.

La dystrophie commence quelquefois par la synoviale. mais à l'ordinaire il n'en est pas ainsi : dans la très grande majorité des cas ce sont les altérations des cartilages qui sont d'abord apparentes, et c'est pourquoi CRUVEILHIER, sous le nom d'usure des cartilages, avait donné de l'arthrite sèche une description partielle.

Le cartilage atteint prend un aspect terne. comme dépoli. Sur cette surface dépolie se dessinent un peu plus tard de légères fissures, qui lui donnent un aspect plus ou moins craquelé, Les sillons et craquelures se multiplient et s'approfondissent, si bien que la partie malade du cartilage semble formée d'une infinité de petites languettes juxtaposées

On peut comparer tous ces brins cartilagineux, juxtaposés, indépendants et implantés par une de leurs extrémités sur une surface commune, aux poils d'une brosse. Cette disposition rappelle encore celle des touffes de gazon, ou celle du velours, et ces dernières images sont classiques. Pour caractériser ce stade on dit par exemple que le cartilage présente de l'*altération velvétique.*

L'état velvétique est lui-même de courte durée. Les brins cartilagineux sont détruits mécaniquement par les pressions et frottements que détermine le jeu de l'articulation. Ils sont peu à peu usés ou détachés de leur insertion, et tombent successivement dans l'article où leurs débris ne tardent pas à disparaître. L'os est dès lors à nu et ne se recouvrira plus jamais de cartilage ni même de tissu fibreux.

Nous avons vu qu'au contraire à la périphérie du cartilage se produisaient des masses cartilagineuses, sessiles ou pédiculées, à surface mousse ou mamelonnée. ces ecchondroses étant promptement envahies par l'ossification.

Or en dépit de ce contraste apparent, il existe une grande analogie dans les phénomènes dont le cartilage est le siège au centre et à la périphérie. L'histologie éclaire de façon satisfaisante cette sorte de paradoxe : elle montre le même processus conduisant à des lésions d'aspect absolument différent, comme le même vent peut pousser deux navires dans des directions opposées.

Quelle que soit la partie altérée, centrale ou marginale, les cellules cartilagineuses se mettent à proliférer d'une manière très active. Les cellules secondaires, filles et petites filles s'accumulent dans les capsules mères devenues énormes. Puis ces capsules se mettent bout à bout, se résorbent partiellement, se mettent en rapport, communiquent les unes avec les autres et ainsi se constituent de longs boyaux gorgés de cellules parallèles les unes aux autres et perpendiculaires aux deux faces des cartilages.

Entre les boyaux cellulaires la substance interstitielle réduite à des lames minces, prend un aspect fibrillaire.

Or dans la partie centrale du cartilage, les amas cellulaires les plus superficiels sont évacués dans la cavité articulaire par déhiscence de la mince lame amorphe qui les en séparait. Peu à peu les boyaux se vident des éléments qu'ils contenaient. Ce phénomène se répétant dans une certaine étendue, les territoires criblés de boyaux vides et réduits aux languettes ou aux brins de substance interstitielle offrent l'aspect velvétique.

Les cellules de la couche la plus profonde du cartilage peuvent aussi, comme l'ont établi et figuré Cornil et Ranvier s'ouvrir dans les espaces médullaires de l'os sous-jacent et contribuer ultérieurement à former la lame compacte qui après la ruine du cartilage servira de surface de frottement.

Sur le pourtour du cartilage, même prolifération cellulaire intense ; seulement ces cellules ne se vident pas dans l'articulation ; elles s'accumulent, forment des amas irréguliers et considérables. Pour expliquer cette différence, Cornil et Ranvier insistent sur la disposition de la synoviale qui en s'unissant au cartilage couvre ses bords et empiète même quelque peu sur sa surface. La présence de cette lame empêcherait l'effusion des cellules dans l'article. Il est certain qu'il faut en effet tenir compte de ce facteur, mais la raison véritable de la répartition marginale des ecchondroses, d'ailleurs admise dès le principe, est l'absence de pression sur le pourtour du cartilage. L'effort s'exerce constamment sur ses parties centrales, qui se désorganisent mécaniquement, avec une rapidité d'autant plus grande que le travail cellulaire dont nous avons parlé lui a fait davantage perdre de sa résistance.

Pathogénie. — Comment interpréter cet étrange processus de dystrophie, de désorientation trophique, aboutissant d'une part à la destruction, d'autre part à la prolifération exubérante des mêmes tissus ? De telles lésions sont assurément la conséquence d'un vice de la nutrition entretenu pendant fort longtemps. Or quelles influences peuvent déterminer à longue échéance de telles perturbations des actes nutritifs ?

Il est certain tout d'abord que l'arthrite sèche ne se développe pas indifféremment chez tous les sujets, qu'il existe à cet égard des prédispositions, que certains individus y sont très fâcheusement exposés, alors que d'autres, astreints aux mêmes conditions d'existence, d'hygiène, d'alimentation, etc., n'en ressentiront aucune atteinte. Ainsi ne fait pas de l'arthrite sèche qui veut. Il faut un terrain spécial, un organisme préparé, offrant certains défauts de résistance, transmis par hérédité ou acquis.

Il est en effet facile de se convaincre que tous les porteurs d'arthrites sèches sont des arthritiques, ou des herpétiques, comme le dit LANCEREAUX.

Cette notion est ancienne déjà et on peut dire qu'elle a précédé la connaissance de l'arthrite sèche, celle-ci étant auparavant perdue dans le vaste groupe du rhumatisme chronique. Si elle constitue un type anatomique et clinique parfaitement défini, il n'en est pas moins vrai qu'aujourd'hui encore elle doit rentrer dans le cadre général du rhumatisme chronique. C'était là l'opinion de CHARCOT, de BESNIER. C'est celle qui a été admise récemment à l'important congrès de Liège, et qui est d'ailleurs celle de la plupart des auteurs.

Quant au mécanisme de la dystrophie, on peut essayer de l'expliquer de diverses manières. Ainsi WEBER, en 1883, s'est demandé s'il n'y aurait pas intervention médullaire, comme pour les arthropathies du tabes. LANCEREAUX suppose de même « qu'une influence nerveuse préside à la genèse du rhumatisme chronique » et insiste sur l'analogie de l'arthrite herpétique avec celles qu'engendre l'ataxie locomotrice.

Que des altérations, même très légères et fugaces, du système nerveux central ou périphérique puissent retentir sur les articulations, et y déterminer des troubles trophiques, il n'y a pas lieu de le mettre en doute. La moelle ou les nerfs périphériques, altérés, quelque peu sollicités par voie réflexe, ou impressionnés par les poisons que véhicule le sang circulant, peuvent évidemment contribuer dans une certaine mesure à créer l'état pathologique ; mais rien dans l'histoire de l'arthrite sèche ne met en évidence le rôle exclusif ou dominant du système nerveux.

TEISSIER dans son rapport au Congrès de Liège admet que l'affection peut résulter de l'action lente et prolongée sur le système nerveux de toxines à faible pouvoir nocif, ces toxines pouvant avoir des points de départ très variés. Il pense en outre que l'arthropathie déformante préventive peut dépendre exclusivement du froid humide agissant soit par l'intermédiaire d'un germe spécial mais non encore démontré pathogène, soit par suite d'un fonctionnement défectueux de la peau, ou bien de la défaillance d'un organe à sécrétion interne.

Plusieurs auteurs ont songé à faire jouer un rôle dans la pathogénie du rhumatisme chronique, et de l'arthrite déformante en particulier, aux troubles fonctionnels des organes à sécrétion interne, tels que l'ovaire et le corps thyroïde. Ainsi PARHON et PAPINIAN[1] pensent que l'hypofonction thyroïdienne créerait des conditions particulièrement propices pour l'apparition de cette maladie, opinion que VIOLA partage également[1].

L'insuffisance ovarienne semble déterminée ou favoriser aussi l'apparition des arthropathies déformantes. D'après PARHON et

[1] *Presse médic.*, 1905.

Papinian le corps thyroïde intervient activement dans l'assimilation du calcium, « tandis que l'ovaire antagoniste de la première glande favorise au contraire la désassimilation ».

Dans un travail récent[1] L. Levi et de Rotschild déclarent aussi « que le rhumatisme chronique progressif évolue sur un terrain préparé par un trouble endocritique (thyroïdien, hypophysaire, ovarien), et qu'à la faveur de la dysendocrasie se produisent des auto-infections locales à répétition ou des auto-intoxications chroniques qui se localisent sur les articulations, émonctoires accidentels, ou retentissent sur elles par l'intermédiaire des centres nerveux articulaires régionaux ou du centre général bulbaire. »

Je n'ai été pour ma part aucunement frappé par les états thyroïdien ou ovarien chez les malades atteints d'arthrite sèche. Sans vouloir nier que dans certains cas les troubles fonctionnels du corps thyroïde ou de l'ovaire, soient susceptibles de préparer le terrain, il m'est impossible de croire que l'on puisse étendre beaucoup cette doctrine et attribuer à ces organes un rôle très spécial dans la genèse des arthropathies. Par contre l'altération des jointures paraît pouvoir s'expliquer par l'action lente, fréquemment répétée de poisons, de toxines. agissant d'une manière élective sur les articulations. Les poisons les plus variés peuvent contribuer à vicier la nutrition des cartilages ou des os, qu'ils proviennent des déchets de l'organisme, qu'ils soient introduits et absorbés dans le tube digestif sous forme de substances minérales toxiques, de ptomaïnes ou de leucomaïnes apportées par l'alimentation carnée, qu'ils soient produits et résorbés dans l'estomac ou l'intestin par suite d'une digestion imparfaite, qu'ils séjournent plus qu'ils ne conviendraient dans l'économie par suite de l'insuffisance des émonctoires, qu'ils résultent d'une infection générale ou soient diffusés secondairement à une infection localisée, comme on l'a admis pour le rhumatisme tuberculeux par exemple. Il ne s'agirait donc ni d'une infection déterminée, ni d'une intoxication définie, mais d'un mode

[1] Léopold-Levi et de Rotschild. *Soc. biol.* 24 juillet 1906.

particulier, de dystrophie, sous l'influence de causes très diverses.

Si des arthropathies dues à des intoxications variables sont sensiblement analogues, cela tient d'une part au terrain qui réagit d'une certaine manière, d'autre part aux propriétés des tissus composant certains appareils. Obéissant à des sollicitations dissemblables ils peuvent présenter des lésions sensiblement analogues. Ce fait de la non-spécificité de certaines lésions se retrouve dans bien d'autres états pathologiques ; l'hyperostose est provoquée par une infinité de causes irritatives, de même l'ostéite raréfiante, la formation des séquestres ; et dans la pathologie articulaire les épanchements séreux, les processus d'adhérences, etc.

Signes. — A des lésions aussi caractéristiques correspondent pour peu qu'elles soient nettement accusées, des signes qui les traduisent fidèlement et constituent un ensemble symptomatique parfaitement défini et tout aussi caractéristique. Il n'en est pas moins vrai que très souvent les altérations passent inaperçues : il en est ainsi quand elles sont discrètes, qu'elles évoluent avec une très grande lenteur, qu'elles occupent des articulations petites ou profondément situées. Les troubles apportés dans le fonctionnement de la jointure sont alors parfois insignifiants, ou ne retiennent pas l'attention, soit parce que le sujet est négligent, soit parce qu'il est âgé et que les phénomènes imputables à son arthrite sèche se perdent dans les misères de la vieillesse, soit parce qu'elle ne détermine réellement ni douleurs, ni gène fonctionnelle appréciable. Il s'en faut d'ailleurs que l'impotence fonctionnelle et les souffrances soient en rapport constant avec le degré d'altération de la jointure, et l'on voit des malades tirer encore le meilleur parti d'articulations extrêmement usées et déformées. Inversement de petites lésions entraînent parfois une impotence presque complète.

L'arthrite sèche débute silencieusement chez la plupart des sujets ; elle s'installe sournoisement, avec une lenteur extrême, et il est généralement impossible au malade comme au médecin

de dire à quelle époque remonte le début de l'arthropathie.
Parfois il est vrai l'attention est attirée assez brusquement sur
une jointure qui jusque-là passait pour normale par un gonflement douloureux; mais il s'agit le plus souvent de l'exacerbation d'un processus chronique évoluant depuis longtemps
comme le prouvent l'interrogatoire soigneux du malade, l'examen d'autres articulations encore indolentes et déjà malades,
et celui de l'articulation en cause, montrant des lésions trop
accentuées pour être récentes. Même dans les cas d'origine
traumatique. on note le début insidieux et obscur, car il existe
habituellement un intervalle libre même assez long entre le
traumatisme causal et l'arthrite sèche consécutive.

La dystrophie articulaire s'annonce peu à peu par des douleurs, de la gêne et une sorte d'enraidissement de la jointure.
C'est surtout le matin au réveil que le malade éprouve cette
sensation de raideur douloureuse, de gêne dans les mouvements. Elle diminue et cesse bientôt par l'exercice. Il y a
ainsi une période de mise en train, variable d'un jour à
l'autre, selon qu'il fait chaud ou froid, humide ou sec, selon
la fatigue de la veille, variable en outre avec l'alimentation.
avec les diverses intoxications auxquelles le sujet s'est soumis
les jours précédents. L'assouplissement obtenu, l'articulation
reprend son fonctionnement à peu près normal. Après chaque
période de repos, on observe ainsi un enraidissement passager.

Ce même phénomène de la sédation par le mouvement peut
se produire du reste à toutes les périodes de la maladie, c'est-
à-dire indéfiniment.

A mesure que s'accentue la désorganisation articulaire. les
mouvements deviennent plus irréguliers, plus pénibles, plus
limités.

L'aspect de la région se modifie et des attitudes vicieuses
s'établissent à la longue.

Pour en donner une idée et mieux préciser les signes physiques, prenons comme exemple une arthrite sèche du genou
localisation des plus banales et fréquemment symétrique.

Le genou est augmenté de volume, élargi surtout dans le
voisinage de l'interligne femoro-tibial; il est irrégulièrement

renflé, noueux. Il n'est pas rare de constater une inflexion latérale de la jambe, inflexion qui se fait presque constamment en dehors. Le genou fait donc saillie en dedans, et c'est là une variété de genu valgum pathologique.

Les téguments sont sains, mobiles sur les parties sous-jacentes et gardent leur coloration normale, sauf dans le cas de poussée aiguë, où ils prennent parfois une teinte légèrement rosée

Le relief articulaire est rendu plus accusé par un certain degré d'atrophie musculaire de la cuisse.

A la palpation, on constate que la tuméfaction ne répond pas à une altération des parties molles, mais qu'elle fait corps avec le squelette; on délimite des masses dures, d'une dureté osseuse, à surface irrégulière, qui appartiennent aux extrémités osseuses. Les condyles fémoraux, le plateau tibial, la rotule semblent plus épais et plus longs. Cette exploration est indolente. Il n'y a pas de laxité articulaire.

En aucun point on ne retrouve la sensation si spéciale que fournissent les fongosités accumulées dans la synoviale. Pas de fluctuation, pas d'épanchement dans la cavité articulaire, du moins dans la majorité des cas.

Si l'on fait exécuter quelques mouvements de flexion et d'extension pendant que la main reste appliquée sur le genou on perçoit tant que durent les mouvements, et autant de fois qu'ils se reproduisent, des craquements et frottements rudes qui ne laissent aucun doute sur la nature des lésions, et constituent un signe pathognomonique. Il y a des nuances dans ces frottements et craquements engendrés par le contact des surfaces dépouillées de cartilages, par le déplacement des corps étrangers, par les ostéophytes ou les ecchondroses rencontrant d'autres ecchondroses ou ostéophytes. On peut les comparer selon les circonstances au bruit d'une meule, d'un moulin à café, d'une râpe, du cuir neuf. Les craquements ne font jamais défaut dans l'arthrite sèche; on les perçoit même de très bonne heure, dès que les cartilages commencent à se détruire, et pendant longtemps chez un grand nombre de sujets ce signe reste isolé.

Nous avons en effet envisagé un cas avancé, réunissant tous les éléments principaux du complexus symptomatique. Mais nos malades pour la plupart se présentent à nous bien avant cette période, et très souvent nous ne trouvons ni attitudes vicieuses, ni grosse déformation ; tout notre examen se réduit à constater l'existence des craquements rudes, constatation d'ailleurs suffisante pour affirmer la nature de l'arthropathie.

A la hanche l'arthrite sèche est décrite quelquefois sous le nom de *Morbus coxæ senilis*. Il ne s'agit nullement d'une maladie à part ; les lésions sont les mêmes et les signes identiques : douleurs, raideurs, craquements, formations ostéocartilagineuses périarticulaires, reconnaissables à la palpation, impotence fonctionnelle et claudication. A la longue l'usure, la destruction de la tête fémorale peut entraîner un raccourcissement du membre.

L'arthrite sèche des doigts a été et est même encore décrite comme une affection distincte de l'arthrite sèche, qui serait le rhumatisme noueux. Cette distinction est absolument arbitraire et ne saurait être maintenue. Aucune raison sérieuse ne peut être invoquée pour séparer de l'arthrite sèche le rhumatisme noueux, dont les lésions, chacun le reconnaît, sont absolument identiques.

L'évolution de l'arthrite sèche est constamment progressive, mais la progression n'est pas régulière. L'état de la jointure reste parfois pendant fort longtemps sans subir de changement bien appréciable, puis survient une poussée d'accroissement qui laisse l'articulation toujours plus déformée.

Les poussées aiguës sont caractérisées par le gonflement de la région articulaire, un épanchement modéré dans la synoviale, de vives douleurs, réveillées par les mouvements.

Ces phénomènes ne s'accompagnent le plus souvent d'aucune réaction générale appréciable.

Chez certains malades ces crises se répètent très fréquemment, surtout dans les saisons humides et froides ; quelques-uns deviennent ainsi presque complètement impotents et sont de véritables infirmes.

La présence de corps étrangers multiples contribue spécialement à rendre l'arthrite sèche douloureuse et à contrarier le fonctionnement de la jointure atteinte.

Mais quelle que soit l'étendue et la complexité des lésions elles ne conduisent jamais à l'ankylose; c'est là un fait assez rare dans les maladies articulaires pour qu'on n'omette pas de le souligner.

D'autre part l'arthrite sèche ne suppure jamais. A la vérité une infection générale par voie sanguine peut se localiser dans une jointure atteinte d'arthrite sèche, mais la maladie restant pure de toute association morbide, on ne voit jamais de suppuration, quelque violentes que soient les poussées aiguës. Il est même assez remarquable que les altérations de l'arthrite sèche ne favorisent pas davantage la localisation des germes qui peuvent pénétrer dans l'économie.

Les traumatismes, entorses, fractures. agissent d'une manière très fâcheuse sur l'évolution de l'arthrite sèche. On a prétendu depuis Lobstein que des fractures spontanées pouvaient survenir dans le voisinage de l'articulation atteinte. Evidemment il n'y a à cela rien d'impossible, mais la vérité est que le fait ne s'observe jamais, et que cette notion s'est glissée dans la pathologie à une époque où l'on ignorait encore les arthropathies tabétiques et syringomyéliques.

Les saillies ostéophytiques périarticulaires sont susceptibles de comprimer des troncs nerveux importants, de déterminer des névralgies très pénibles ou des parésies ; ainsi en est-il au coude pour le cubital, à la hanche pour le grand nerf sciatique.

Le *pronostic* de l'arthrite sèche est peu satisfaisant. Sans doute la santé générale n'est guère influencée par la marche des lésions : mais ces lésions ne rétrocèdent jamais. Elles constituent pour le malade une source indéfinie de souffrances et d'ennuis : les attitudes vicieuses. les limitations fonctionnelles restent acquises une fois produites ; et si lente que soit l'évolution de la dystrophie, il est clair qu'elle diminue toujours dans une mesure faible ou forte, mais certaine. l'utilité du membre, son aptitude au travail et la valeur sociale du sujet.

Celui-ci est un véritable infirme quand les déformations sont
accentuées, qu'elles occupent une grande articulation, et plus
encore quand elles siègent sur deux articulations symétriques ou deux articulations du même membre. Tout ce que
l'on peut espérer en présence d'une arthrite sèche c'est qu'elle
reste stationnaire ou progresse avec lenteur. Or rien dans
l'examen de la jointure atteinte ni du reste de l'économie ne
peut nous renseigner positivement à cet égard.

Diagnostic. — Reconnaître une arthrite sèche est habituellement très simple; pas n'est besoin de revenir ici sur les
signes qui rendent ce diagnostic presque toujours évident.
Quelques erreurs néanmoins peuvent être commises. Les
arthropathies d'origine nerveuse ressemblent par certains côtés
aux arthrites sèches et ont été pendant un temps confondues
avec elles. Aujourd'hui ces arthropathies du tabes et de la
syringomyélie nous sont familières dans leurs formes typiques,
aisément reconnues en tenant compte de leur mode de début
brusque, soudain. de l'abondance de l'épanchement articulaire et de la promptitude avec lequel il se constitue, de la dislocation, de la mobilité anormale, des attitudes spéciales, de
l'atrophie des extrémités osseuses, de l'indolence complète de
l'articulation malade, et enfin des signes du tabes. Néanmoins
faute d'y penser, surtout s'il s'agit d'une articulation profonde
comme la hanche, on se trompe parfois temporairement : on se
trompe surtout dans les variétés hypertrophiantes d'arthropathie tabétique. Pour éviter cette erreur il faut attacher une
grande importance à la marche des lésions, beaucoup plus
rapide dans le cas de tabes, à leur indolence, à la mobilité
anormale coïncidant avec les masses de nouvelle formation,
mais surtout rechercher avec soin les symptômes du tabes,
troubles oculaires, troubles de la sensibilité, de la motilité,
perte des réflexes ! Dans quelques circonstances en dépit d'un
examen complet et méthodique on doit se résigner à demeurer
dans l'incertitude. On pourrait enfin rencontrer des arthropathies déformantes non tabétiques chez un tabétique[1]. Le rhu-

[1] G. Etienne. Congrès franç. de méd., Liège, 1905.

23.

matisme chronique fibreux se distingue de l'arthrite sèche
justement par l'absence de signes osseux, par la raideur permanente des articulations, la multiplicité des jointures
atteintes. Les extrémités osseuses sont peu ou pas modifiées, et
dans un cas douteux la radiographie en fournirait la preuve.

Les arthropathies d'origine goutteuse siègent surtout au
niveau des extrémités : la présence des tophus et la connaissance des attaques de goutte antérieures ne permet guère
d'hésitation à leur égard. L'absence de tophus rendrait parfois
le diagnostic très difficile dans certains cas exceptionnels où
les déformations rappellent de tous points celles du rhumatisme chronique. Il y aurait enfin des cas mixtes, hybrides,
où la goutte s'associerait au rhumatisme chronique, donnant
lieu à des types fort délicats à interpréter[1].

Mais la radiographie permettrait de reconnaître les lésions
de l'arthrite déformante et de faire ainsi à chacune des deux
affections évoluant côte à côte la part qui lui revient.

L'arthrite sèche reconnue, il serait intéressant d'aller un
peu plus loin dans le diagnostic, et tâcher d'établir quels sont
ses facteurs pathologiques.

Ainsi puisque le rhumatisme tuberculeux intervient parfois
dans sa genèse, il convient de rechercher si les antécédents
du sujet, et son état actuel, permettent d'envisager cette hypothèse.

Ces investigations dans le passé et le présent du malade
fournissent parfois quelques indications, dont la thérapeutique pourra s'inspirer.

Traitement. — Il importe au plus haut point d'écarter sans
retard, et dans la mesure du possible toutes les causes susceptibles d'accélérer et d'aggraver l'évolution de l'arthrite sèche.

Ainsi il est élémentaire de modifier les conditions défectueuses d'existence, d'imposer une meilleure hygiène tant au
point de vue de l'habitation, que du vêtement, du genre de
vie, et de l'alimentation. Tel qui, dans un logement humide

---

[1] Courtois-Suffit et Beaufumé. *Gazette des hôp.*, 1906.

et froid était douloureusement perclus, se meut avec une aisance relative dans une maison ensoleillée. Fuir un climat sombre et maussade, pour habiter un pays tiède et confortable, suffit à faire oublier l'articulation infirme, ou à la rendre tolérable.

On peut beaucoup attendre également d'améliorations dans le régime ; en faisant cesser notamment les intoxications qui résultent de l'alimentation carnée excessive, des viandes de conserve ou faisandées, des épices, des boissons alcooliques. on arrive à raréfier les poussées douloureuses et rendre un peu meilleure la situation du sujet.

Contre les poussées aiguës et contre les douleurs habituelles on a essayé de tous les topiques connus, calmants, irritants, révulsifs, sous toutes les formes médicamenteuses. Baumes, onctions, sinapismes, vésicatoires, procurent tous quelque soulagement plus ou moins éphémère. L'action de la chaleur, en particulier les applications de sachets de sable chaud rend parfois service. Il en est de même des eaux minérales thermales de Bourbonne, Neris, Aix, etc., qui agissent comme modificateurs généraux et locaux — La cautérisation ponctuée avec le thermo, toujours inoffensive, est constamment bien accueillie des maladies, qu'elle contente et dont elle contribue même à calmer les souffrances.

Le massage périarticulaire est sans aucun doute une bonne pratique, qui rend aux muscles un peu de leur tonicité perdue et assouplit tous les tissus plus ou moins rétractés.

On a vanté à diverses reprises l'électricité, principalement sous la forme de courants continus [1].

La méthode de Bier peut être essayée, tout au moins à titre d'expédient de temps à autre pour varier la médication.

A l'intérieur on a fait usage d'une foule de médicaments : iodure de potassium, de sodium. huile de foie de morue. L'iodure de sodium à faible dose me paraît assez indiqué. — On peut encore prescrire utilement les alcalins.

Une sage précaution est de lutter contre les intoxications

---

[1] Liebert. Th. Paris, 1906.

digestives par des purgatifs légers, mais périodiquement administrés.

Moffat-Allison a cru pouvoir prescrire utilement de la moelle osseuse aux malades atteints de déformations ostéo-articulaires.

Badt [1] s'inspirant de la prétendue fréquence plus grande de l'arthrite déformante chez la femme et presque toujours à l'époque de la ménopause, a traité ses malades par l'ovarine, concurremment d'ailleurs avec les massages, bains chauds, etc. et a obtenu des résultats très satisfaisants. Mais si c'est là le bon traitement, comment faire pour les arthropathies masculines.

D'autre part, Lancereaux et Paulesco, Hertoghe et Parhon et Papinian [2] ont signalé l'heureux effet du traitement thyroïdien dans le rhumatisme chronique.

Claisse, dans une communication à la société médicale des hôpitaux, cite un cas d'arthrite déformante où le traitement thyroïdien a procuré une notable amélioration en augmentant les échanges nutritifs.

L'opothérapie est une ressource incertaine sans aucun doute, mais que nous sommes autorisés à mettre à l'épreuve.

Les idées pathogéniques peuvent, même à notre époque, conduire aux conséquences thérapeutiques les plus singulières. Weber avait émis l'opinion que l'arthrite déformante pouvait être d'origine médullaire. Besnier [3] s'est « souvent demandé en voyant les effets parfois merveilleux produits par le cautère actuel appliqué le long du rachis dans les affections de la moelle, s'il n'y aurait pas quelque chose à tenter de ce côté, et si l'on ne pourrait pas obtenir à distance des effets aussi favorables que ceux que l'on réalise dans certaines paraplégies »; « mais, ajoute-t-il, les circonstances ne m'ont pas mis à même d'examiner cette question de près ni de prendre une semblable décision ». Plus récemment P.-W. Latham pense modifier le rhumatisme chronique par la révulsion spinale [4].

---

[1] Badt. XVI⁰ Congr. allem. de Méd. Int.. Wiesbaden, 1898.

[2] *Presse médicale*, 4 janvier 1905.

[3] *Dict. Dechambre*. Rhumatisme.

[4] *In Semaine médicale*, 1901.

Mais voici que G. Tull (de Philadelphie) imagine de traiter des arthrites déformantes multiples par la réfrigération permanente du rachis[1]!

Toutes ces tentatives, des essais si divers, l'emploi de si nombreuses médications, montre hélas! et l'incertitude de la thérapeutique et son impuissance à procurer la guérison, et même l'instabilité des améliorations, les déceptions trop fréquentes dans l'effort entrepris pour arrêter la marche progressive de la maladie.

Dans ces conditions la chirurgie ne doit-elle pas intervenir, tantôt avec l'espoir de remplacer l'articulation mauvaise par une néarthrose indolente et utile, tantôt en éliminant l'articulation pour obtenir au prix d'une ankylose la suppression définitive des attitudes vicieuses et des souffrances? Il y a longtemps en effet que cette question a été examinée par les chirurgiens, puisque dès avant l'antisepsie, Fock (de Magdebourg) avait cru pouvoir entreprendre en 1859 la résection de la hanche et même avait guéri son opéré, succès qui pour le dire immédiatement ne justifiait nullement une opération aussi périlleuse que l'était à cette époque la résection coxo-fémorale.

Depuis que la sécurité est à peu près acquise en chirurgie, le traitement opératoire de l'arthrite sèche est défendable : un grand nombre d'interventions ont été pratiquées à diverses périodes de la maladie ; des mémoires nombreux eux aussi ont été consacrés à cette étude et l'on peut déjà commencer à se faire une opinion à cet égard. Entre autres travaux publiés sur ce sujet, citons ceux de Muller[2], Chocquet[3], Weyprecht[4], Cornils[5], Zesas[6], Klein[7], Lejars[8], Painter et Erving[9].

[1] *In Semaine médicale*, 1901.
[2] *Arch. f. Klin. Chir*, 1894.
[3] Thèse Lille, 1896.
[4] Thèse Wartzberg, 1896.
[5] Th. Iena, 1890.
[6] *Deut. Zeit. f. Chirurg.*, 1888.
[7] Th. Rouen, 1897.
[8] *Semaine médic.*, janv. 1905.
[9] *Med. News*, nov. 1903.

Parmi les opérations pratiquées il en est dont l'utilité n'est pas démontrée ; telles les arthrotomies pour évacuer un peu de liquide, ébarber quelques franges, promener une curette à la face interne de la synoviale ou sur le contour des cartilages. Des actes aussi insignifiants sont évidemment de nulle valeur pour enrayer l'évolution de l'arthrite sèche. Si l'on ne saisit pas l'opportunité de ces manœuvres, par contre on conçoit fort bien qu'elles puissent dans une certaine mesure abîmer une articulation déjà malade en déterminant une hémorragie articulaire, en provoquant un certain degré d'arthrite traumatique, en créant des adhérences. Et dans ce bilan nous comptons pour rien les ennuis de l'opération et ses risques.

L'arthrotomie est au contraire bienfaisante si elle a pour but de donner issue à des corps étrangers. La suppression d'un obstacle défini, connu, limitant le jeu de l'article, dans un cas monoarticulaire, traumatique, peu avancé, est aussi une intervention satisfaisante dans quelques circonstances. Ainsi PAINTER et ERVING (de BOSTON) observent un malade qui porte au niveau du genou un éperon osseux résultat d'un accident de foot-ball. L'éperon était entouré de villosités hypertrophiées. Ils enlèvent l'éperon et les franges et la guérison est obtenue avec un résultat fonctionnel excellent.

L'arthrodèse après abrasion des masses ostéo-cartilagineuses ne peut être que très rarement indiquée, elle est excessive pour les cas où les déformations ne sont pas très accusées, insuffisante quand existent de grandes déformations et attitudes vicieuses, d'ailleurs pratiquement réalisable seulement pour le genou dans la lésion qui nous occupe.

C'est en effet à la résection que l'on est conduit presque nécessairement quand les douleurs sont assez vives, les mouvements assez compromis, les fonctions du membre assez troublées pour que le sujet accepte une telle détermination.

La résection, on peut du moins en concevoir théoriquement l'espérance, permettra de supprimer la totalité des lésions, puis, selon l'articulation considérée, de reconstituer une jointure neuve, ou d'obtenir une ankylose dans l'attitude la plus convenable. Les choses se passent en effet de cette manière dans quelques cas, et sur ces cas favorables il est facile de s'entendre : nous voulons parler des arthrites sèches monoarticulaires, en particulier de celles qui sont consécutives au traumatisme, quand le porteur est robuste, résistant et relativement jeune. Encore faut-il faire une réserve pour la hanche, dont la résection, laborieuse et grave, ne procure pas toujours une entière satisfaction. Mais pour le coude, le genou, l'intervention donne les plus beaux résultats, et de même pour les petites jointures telle que la métatarsophalangienne du gros orteil.

Or ces conditions heureuses sont-elles souvent réunies? Hélas non. Nos malades à grandes déformations, à grosses masses ostéophytiques, avec ces articulations qui appelleraient la résection, ces malades sont pour la plupart des vieux, usés, sans résistance, trop âgés pour que la résection soit bonne et sans péril. Or, il s'agit de résections toujours délicates et même difficiles. En outre les lésions sont fréquemment multiples, disséminées, occupent plusieurs grandes jointures, ou deux symétriques. — On est donc contraint le plus ordinairement de s'abstenir d'autant plus que les lésions, pour pénibles qu'elles soient, ne menacent jamais l'existence. En somme, les arthropathies déformantes justiciables d'une résection sont exceptionnelles, et parmi ces malades dont une jointure envisagée isolément comporterait la résection, un très petit nombre sont en état de subir utilement l'intervention.

Dès lors il est permis de se demander si quelque opération inoffensive et de petite chirurgie, ne pourrait être alors employée à titre palliatif. C'est ce qu'a pensé II. Delagenière[1], qui a imaginé d'introduire dans la jointure malade de la vaseline stérilisée. Ces injections de vaseline semblent d'une inocuité complète. Elles ont été suivies de sédation des douleurs et d'une amélioration fonctionnelle très appréciable.

K. Budinger[2] se loue également de leur emploi. Seulement Delagenière avait constaté la cessation immédiate des douleurs

[1] *Journ. med. de Paris,* 13 sept. 1903.
[2] *Semaine med.,* 4 mai 1904.

et lui a vu au contraire survenir des souffrances très vives. — Néanmoins Budinger a toujours obtenu des améliorations et recommande les injections de vaseline pour toutes les jointures sauf la hanche.

Th. Rovsing[1] a essayé lui aussi de cette méthode et s'en montre très satisfait.

[1] Hospilalstidende, 1904.

III. — CORPS ÉTRANGERS ARTICULAIRES

Les balles, les éclats de mitraille, les aiguilles, les morceaux
de verre peuvent ouvrir les jointures et y demeurer. Ce sont
bien là de véritables corps étrangers ; mais les corps étrangers articulaires sont tout autre chose. Ce sont des productions libres ou pédiculées. cartilagineuses ou osseuses, plus
ou moins mobiles dans la cavité synoviale. On a beaucoup cri-
tiqué ce mot, et l'on a eu raison : le corps n'est pas étranger
à la jointure, il a pris naissance aux dépens des tissus qui
entrent dans sa constitution ; d'autre part, on lui applique une
dénomination partout ailleurs réservée aux corps venus de
l'extérieur. A ce terme défectueux les synonymes ne manquent
point : cartilages libres (S. Cooper), cartilages mobiles des
articulations (Velpeau), corps mobiles ou flottants (Nélaton) ;
ils ne sont pas beaucoup meilleurs, car la mobilité est incons-
tante et le cartilage n'entre pas toujours dans la composition
des corps étrangers articulaires. M. Panas a fait, pour les
désigner, un mot grec qui est préférable; il les appelle des
arthrophites. Mais les mots savants ne détrônent pas facilement les termes usuels, même incorrects. D'ailleurs, celui-ci
ne s'applique pas exactement aux corps dont l'origine est traumatique.

Des processus distincts conduisent à la mise en liberté de
productions intra-articulaires, et l'on rapproche forcément des
choses différentes en tenant compte seulement de cet accident
d'évolution, la mobilité. Aussi, en allant à l'extrême, arrive-t-
on à une confusion absolue. Dans certains livres on voit ranger
sous cette rubrique, non seulement les corps cartilagineux et

osseux, mais les grains riziformes, les hyperplasies tuberculeuses de la synoviale et même les infiltrations sanguines ou les hématomes des franges ou replis synoviaux. Quel rapport y a-t-il entre des lésions aussi dissemblables ? Je ne vois aucune raison valable pour expliquer ce groupement hétérogène. Ces artifices de classification sont sans portée pratique. Quand on parle d'un malade porteur d'un corps étranger, qui songe à soulever l'hypothèse des grains riziformes, ou des hématomes synoviaux ? Ils n'ont même pas de justification théorique, car cette façon d'envisager les choses n'apporte aucune clarté. Les hématomes des franges synoviales doivent trouver, à l'histoire des traumatismes, la petite place qui leur revient. Les arthrites à grains riziformes n'ont rien à voir avec les corps étrangers ordinaires. Ce sont des manifestations de la tuberculose.

Si, au cours des synovites à tendance adipogène, un lobule graisseux plus ou moins pédiculé s'isole et tombe dans la jointure, le corps graisseux mobile qui en résulte diffère tellement des productions mobiles cartilagineuses ou osseuses, qu'il n'y a vraiment pas grand avantage à les rapprocher.

Dans le langage habituel, on s'entend mieux que dans les livres sur ce qu'il faut entendre par corps étrangers. A l'hôpital, au lit du malade, dans la discussion du diagnostic, quand on parle de corps étrangers articulaires, on fait allusion aux productions cartilagineuses ou osseuses, plus ou moins mobiles dans l'intérieur des jointures. C'est à eux seulement que se rapportent les descriptions données par les classiques des accidents liés à la présence des corps mobiles ; l'examen des théories pathogéniques, ordinairement invoquées, doit se poursuivre séparément pour eux et pour les autres variétés précédemment mentionnées ; enfin, c'est à leur propos qu'on a dû surtout se préoccuper de l'importante question du traitement Tous les travaux, toutes les discussions des Sociétés de chirurgie sur les corps étrangers les visent exclusivement, et ce sont les seuls dont nous nous occuperons dans cette courte étude.

Anatomie pathologique. — Cette manière de voir, conforme à nos habitudes cliniques, rend inutile une division que l'on établit ordinairement en corps organisés et non organisés. Il est clair que cette distinction perd tout intérêt.

On a essayé de les classer d'après leur structure. mais leur composition histologique est susceptible de se modifier par une évolution spontanée, et l'on ne peut établir sur cette base des catégories répondant à des origines sûrement distinctes. L'étiologie est un guide meilleur, et l'on peut admettre que parmi les corps étrangers, les uns sont traumatiques, acciden-tels, les autres pathologiques, conséquence d'une véritable maladie de l'articulation. Mais les limites de ces deux groupes sont beaucoup plus difficiles à établir qu'on ne pourrait le croire à priori, et l'on reste souvent dans l'incertitude quand on étudie chaque cas en particulier. Suivant l'interprétation que l'on adopte. on peut ranger les mêmes faits dans l'un ou dans l'autre.

La fréquence absolue des corps étrangers ne peut être établie d'après les cas que nous observons cliniquement. Ceux-ci sont relativement rares, et des années se passent sans qu'on ait l'occasion d'en voir dans un service même très actif. Ce n'est nullement une maladie banale. C'est que les corps étrangers qui déterminent des accidents assez sérieux pour amener le malade à l'hôpital et déterminer le chirurgien à une interven-tion sont des exceptions.

L'immense majorité de ces productions demeurent ignorées, tolérées, ne déterminant que des troubles insignifiants ou des phénomènes perdus dans la symptomatologie d'une arthrite déformante. On les découvre par hasard, quand on a l'occa-sion d'ouvrir les articulations après la mort; les exercices de dissection et de médecine opératoire en fournissent un grand nombre, et quand, vers 1850, 1851, les recherches sur ce sujet furent à la mode, il suffit aux prosecteurs de cette époque de faire le tour de leur pavillon pour en trouver à foison, au point qu'il ne se passait pas de séance de la Société anatomique qu'on n'en présentât quelque exemple. Les corps étrangers des articulations profondes ou des petites jointures, des join-tures compliquées, de toutes celles enfin dont l'exploration est difficile, échappent souvent, très souvent au diagnostic, qui est loin d'être toujours possible, même quand il s'agit d'une articulation superficielle et accessible.

Le genou en est le siège le plus fréquent, de beaucoup, et la presque totalité des interventions se rapportent à cette jointure. Puis viennent le coude, l'épaule, le cou-de-pied, la hanche, la temporo-maxillaire. Chez quelques malades on en observe simultanément dans plusieurs jointures et parfois dans des articulations symétriques.

On en peut rencontrer dans toutes les articulations pourvues d'une synoviale, même dans les arthrodies. Il est de tradition de citer à ce propos le fait observé par BICHAT, de corps étranger de l'articulation du pyramidal avec le pisiforme.

J'ai publié moi-même un cas de ce genre[1]. Un corps ovoïde, du volume d'un petit haricot, était logé dans l'articulation pisi-pyramidale de la main droite, occupant la partie postérieure légèrement distendue de la synoviale. La pièce avait été recueillie sur le cadavre d'une vieille femme.

Le corps étranger est fréquemment solitaire, mais il n'est pas rare d'en rencontrer deux ou même plusieurs. Enfin, on peut voir par exception leur nombre devenir très considérable. M. HEURTAUX en a extrait d'un même genou plus d'une trentaine (*Soc. chir.*, 16 févr. 1881). LISTER en aurait compté plus de 200; SANTESSON (*Schmidt's Jahrbuch*, t. 183, p. 60), 81; HALLER en aurait trouvé 22 dans l'articulation temporo-maxillaire; DUBAR, 319 dans un genou atteint d'arthrite sèche[2].

On cite généralement aussi le cas de VELPEAU, dans lequel 54 corps étrangers seraient sortis du genou. Le malade, étudiant en médecine, les recueillait lui-même avec sollicitude, pour les garder avec soin dans un bocal. Mais il est impossible de savoir de quelle nature étaient ces corps, que d'aucuns considèrent comme de simples grains riziformes. Dans l'absence de toute indication rigoureuse, cette observation trop ancienne doit être laissée de côté. Elle est périmée.

[1] *Soc. anal.*, juillet 1900.
[2] DUBAR. *Echo médical du Nord*, 14 novembre 1897.

On pourrait facilement multiplier ces exemples, en s'adressant surtout aux variétés peu chirurgicales. Mais il est inutile d'entrer ainsi dans le domaine des arthropathies trophiques.

Les malades que nous avons à traiter n'ont habituellement qu'un très petit nombre de corps étrangers, un seul en général, parfois deux, rarement davantage.

Quand ils en ont beaucoup, ces corps sont un détail dans leur maladie, et ce n'est pas pour eux qu'ils viennent consulter. Plus ils en ont, moins ils sont chirurgicaux.

Leur volume est des plus variables, et l'on trouve tous les degrés entre des corps minuscules, gros comme des grains de blé, de riz, des pois, et des masses relativement énormes. On a vu plusieurs fois des corps comparables par leur volume à des rotules, comme ceux de S. COOPÉR, JOBERT, comme celui présenté par M. BERGER à la Société de chirurgie, en 1894.

M. CHAMPIONNIÈRE a cité à propos de ce dernier cas un fait analogue, mais plus curieux encore, car il y avait dans chaque genou un très gros corps étranger tout à fait semblable comme forme et comme volume à celui que présentait M. BERGER.

Leur forme est sphérique, ovoïde, ou aplatie, ou réniforme, des plus variables en somme.

Dans un grand nombre d'observations, on note que le corps étranger présente la configuration d'une petite rotule.

On a fait encore bien des rapprochements plus ou moins imagés pour donner idée de leur forme, de leur volume ou de leur aspect, « amande dépouillée de sa pellicule et prête à être croquée » (DENONVILLIERS), marron, noisette, gâteau desséché au four, croûte de fromage de Brie (TRÉLAT), fragments de savon, etc.

Leur consistance est habituellement très ferme.

Quelques-uns sont mûriformes, bosselés ; la plupart ont une surface unie, très lisse et fort glissante, quand elle est encore enduite de synovie. Aussi échappent-ils facilement entre les doigts, comme le ferait un morceau de savon mouillé, pris avec des mains déjà couvertes de mousse savonneuse.

Leur coloration est généralement blanche, parfois d'un blanc éclatant, nacré, ou laiteux ; parfois bleuâtre ou jaunâtre, ou légèrement ocreux; parfois gris jaunâtre, ou rougeâtre.

Dans la même jointure, outre le ou les corps libres, on en trouve parfois d'autres dont la mobilité est relative, ou très restreinte, ou même absolument nulle, étant fixés par un pédicule plus ou moins grêle, lamelleux. ou arrondi.

La rupture de cette attache rend libres, dans la cavité articulaire, des productions primitivement fixées et pédiculées. A la surface du corps mobile, on retrouve une dépression plus ou moins accentuée, vestige de l'insertion du pédicule.

On aurait vu des arthrophytes pourvus de deux pédicules, ou deux artrophytes supportés par la même tige. MOREL-LAVAL-LÉE parle de trois arthrophytes articulés bout à bout.

Tout cela est bien rare. Dans le cas de double pédicule, il ne s'agit point d'une adhérence secondairement contractée par un arthrophyte. Ces productions ne paraissent guère susceptibles d'adhérer, secondairement, en raison d'une part de leurs déplacements incessants, de l'autre du peu de vitalité de leurs tissus. Aussi, quand on observe deux pédicules, il nous semble que, pour certains cas tout au moins, on doit admettre l'interprétation suivante : le pédicule était primitivement une membrane mince et relativement large, dont la partie moyenne s'est résorbée et perforée.

D'autres corps étrangers n'ont jamais eu de pédicule, ayant été brusquement détachés par un traumatisme, et, ainsi que nous le verrons plus loin, leur nombre est beaucoup plus considérable qu'on ne l'avait supposé jusqu'à ces dernières années.

L'état de l'article est des plus variables. Les corps étrangers ne sont pas produits par un processus univoque, et naturellement l'articulation offre, selon les cas, des aspects différents.

Il n'en faut pas juger exclusivement d'après les pièces cadavériques et, surtout, d'après celles des musées qui représentent des lésions très avancées et très anciennes.

Le corps libre n'est alors qu'un détail dans la maladie. Sa présence est liée à des altérations complexes et plus ou moins considérables de certaines parties constituantes de l'article.

Chez les malades que nous opérons, il n'existe ordinairement aucune altération grossière de la jointure, et le corps mobile prend une importance prépondérante. C'est ce qui explique que son ablation ait pour conséquence une guérison rapide et complète dans un grand nombre de cas. Si l'intégrité de l'article est toujours compromise, elle l'est donc dans une mesure très variable, et cela se conçoit. Les corps étrangers sont tantôt la cause, tantôt la conséquence de l'état pathologique de l'articulation.

Ces divers états seront mieux compris après un court exposé de la pathogénie, question obscure, qui a donné lieu à de longues controverses et au sujet de laquelle la discussion est loin d'être close.

Pathogénie. — Quand A. Paré, incisant « une apostème du genouil », donna issue à une « pierre », il vit là un jeu de la nature, et se contenta de faire figurer cette curiosité au chapitre des Monstres. C'était la première observation, et il y aurait vraiment lieu de s'en étonner, si l'on ne connaissait l'horreur des anciens et des hommes du moyen âge pour les investigations cadavériques. Il eût suffi de préparer quelques articulations pour faire cette découverte.

Il fallut attendre un siècle encore avant que l'affection ne fût étudiée par Pechlin[1]. Monro, au milieu du XVIIIe siècle, trouve dans un des genoux d'une femme de quarante ans, un corps étranger qui s'appliquait exactement à une perte de substance d'un condyle, et il en conclut qu'il avait pu, qu'il avait dû en être détaché par un choc. L'origine traumatique fut acceptée par Abernethy et depuis par une foule d'autres chirurgiens comme le mode de production habituel.

Malgré les critiques de Morgagni, c'était là une opinion assez générale quand Laennec émit une hypothèse dont la fortune a duré jusqu'à nos jours. Il pensait que le corps étranger prenait naissance en dehors de l'article, dans le tissu sous-synovial ; augmentant peu à peu de volume, il se coiffait de la séreuse, la repoussait, proéminait dans la cavité articulaire. Il

[1] Obs. physico-méd., 1681.

était ainsi enfermé dans un sac synovial auquel il adhérait intimement ; le pédicule s'allongeait, s'amincissait, on sait le reste.

C'était admettre un processus pathologique, indépendant des traumatismes, et souligner ce fait que le corps ne devenait libre qu'au terme d'une longue évolution.

Combien ces idées étaient supérieures à celles de LARREY, qui croyait que la substance cartilagineuse épanchée à la surface des extrémités osseuses et encore imparfaitement organisée, était susceptible de s'agglomérer, se concréter pour former le noyau du corps étranger qui grossissait ensuite par apposition de « molécules de phosphate calcaire, à l'instar du calcul urinaire » (LARREY. Soc. philomatique, 1810).

Cependant l'opinion de LAENNEC s'adaptait mal à tous les cas, et en particulier à certains faits où l'existence d'un traumatisme ne paraissait pas niable.

VELPEAU[1] reprit la théorie de l'origine traumatique, mais sous une forme spéciale. Il admettait pour différents organes, et en particulier pour la mamelle, la transformation des caillots sanguins en tumeurs. Cette explication lui parut suffisante pour les corps étrangers. Il pensa qu'ils résultaient des caillots accumulés dans les culs-de-sac de la synoviale, durcis et peu à peu métamorphosés en cartilage. Ainsi formulée, cette hypothèse n'est pas viable. Elle était déjà difficilement acceptable du temps de VELPEAU. Aujourd'hui il est inutile de discuter les pauvres arguments qui, à cette époque, parurent suffisants à quelques-uns, puisque M. LAVALLÉE admet que les corps étrangers reconnaissant cette origine sont incontestablement les plus fréquents. Qui sait, cependant, s'il n'y a pas là un fond de vérité ? L'arthrite traumatique peut conduire à l'arthrite sèche, mère des corps étrangers.

Les études sur l'arthrite sèche, poursuivies principalement à la Société anatomique, vers le milieu du XIXᵉ siècle, ouvrirent une voie plus féconde en mettant en évidence les rapports étroits qui unissent à cette maladie toute une série de corps

---

[1] *Dict. de médecine.*

étrangers. De fait, la pathogénie de la plupart de ces productions est intimement liée à l'évolution de l'arthrite sèche.

Les corps étrangers, plus ou moins directement liés à l'arthrite sèche, sont une variété très répandue. Dans les vieilles arthrites déformantes, il y en a presque toujours. Leur mode de production est très facile à élucider par l'examen de quelques-unes de ces jointures. On voit des extrémités articulaires devenues difformes, modifiées dans leur volume, leur configuration, leurs rapports, usées en certains points, hypertrophiées en d'autres. Le pourtour des surfaces articulaires est semé d'ecchondroses, d'ostéophytes développés au voisinage immédiat du cartilage, sous le périoste. Ces saillies sont pour la plupart sessiles, plus ou moins régulièrement arrondies. D'autres sont pédiculées. Il arrive que sous l'influence de quelque léger choc, d'un frottement un peu rude, le pédicule fragile cède, laissant tomber dans l'article la tumeur qu'il supportait (VERNEUIL, Soc. anat., 1852).

Ces corps, devenus mobiles, n'appellent pas forcément l'attention, tant s'en faut. Ils restent parfois indéfiniment dans une des anfractuosités naturelles de l'article, comme l'arrière-fond de la cavité cotyloïde, les dépressions coronoïdienne et olécranienne de l'humérus, ou les culs-de-sac de la synoviale. Il n'est pas rare de rencontrer sur le cadavre des corps étrangers s'adaptant exactement à des pertes de substance d'une des extrémités osseuses. On peut être tenté de considérer comme partie détachée de l'os, ce corps qui, appliqué sur la dépression, épouse les irrégularités de sa paroi et comble sa cavité. Il faut se garder de cette erreur, car c'en est une. On ne peut raisonner ainsi que pour des pièces fraîches recueillies après un traumatisme récent ; l'argument serait encore valable pour le cas où le corps mobile serait indiscutablement formé par un fragment reconnaissable d'une extrémité osseuse. Le tissu osseux est excessivement malléable ; il s'accommode de tout, il épouse les formes des organes ou productions organiques environnantes. Si le corps articulaire est fixe, et s'il reste pendant très longtemps en contact avec une extrémité osseuse, celle-ci se laissera déprimer peu à peu, et il se formera une petite loge qui sera le moule fidèle de l'arthrophyte.

Ainsi, il n'est pas douteux que beaucoup de corps étrangers, que la plupart même, si l'on envisage, comme nous le disions en commençant, la totalité de ces productions, et non pas seulement celles que l'on observe en clinique, se développent par le mécanisme de l'arthrite sèche.

Mais on a étendu cette manière de voir à la presque totalité des cas, ce qui est excessif.

En ouvrant certaines articulations contenant des corps étrangers, on se rend compte immédiatement que le processus qui leur a donné naissance n'a pas eu pour siège les extrémités articulaires. Celles-ci sont intactes, ou si leur intégrité n'est pas parfaite, il s'agit de lésions peu importantes, bornées à quelques érosions superficielles d'un cartilage, à l'usure, à la striation des surfaces articulaires. C'est la synoviale qui est intéressante à considérer. C'est à sa surface que les arthrophytes se montrent et évoluent. Sur certaines pièces favorables à cette étude, on peut suivre tous les degrés de leur développement. On pourrait citer à cet égard beaucoup d'observations déjà bien anciennes de MORGAGNI (Lettre 57), de LAENNEC (*Dict. des sc. méd.*), MOREL-LAVALLÉE (Th., 1853, planche I), celle de MOURLON (*Soc., chir.*, 1865). Je mentionnerai comme tout à fait typique celle de BRUX (*Soc. anat.*, 1897). Sur un malade que j'ai opéré en 1891 (Th. BERTRAND, 1892), j'ai pu voir, au niveau de l'articulation tibio-tarsienne, tous les différents stades de la genèse des corps étrangers. On voit saillir dans l'article des productions plus ou moins nettement pédiculées, aplaties ou renflées en massues, et présentant la structure cartilagineuse. On a tendance à les considérer comme des franges synoviales, hypertrophiées, indurées, transformées. Mais on les observe aussi en des points de l'articulation où ces appendices n'existent pas habituellement. D'autre part, il en est de complètement sessiles. Elles paraissent donc susceptibles de se produire sur les parties lisses de la synoviale, aux dépens de la membrane elle-même. On a décrit des cellules cartilagineuses dans l'épaisseur de la séreuse articulaire et, notamment, au niveau des franges (KÖLLIKER). Cette disposition devait être invoquée pour interpréter la genèse des arthrophytes et cette explication, était, en effet, fort séduisante.

Cependant, l'existence à l'état normal de ces cellules de cartilage est un point contestable, ainsi que le font remarquer POULET et VAILLARD. Dès lors, il devient difficile d'utiliser un détail d'anatomie dont il reste encore à faire la preuve, et les conjectures que l'on peut émettre à ce propos sont de nulle valeur. Mais les recherches de TOURNEUX et HERMANN (*Soc. biologie*, 1889) ont apporté dans ce débat une notion très intéressante. Ces auteurs ont montré par l'étude du développement la parenté étroite du cartilage articulaire et de la synoviale.

La couche interne de celle-ci est embryologiquement un dérivé du cartilage fœtal. Au cours d'un processus pathologique, il n'est donc pas impossible de voir les cellules revenir à un état ancien et refaire du cartilage.

Ce sont les cas de ce genre, cas d'origine pariétale, qui ont dû servir en partie à appuyer la théorie de LAENNEC.

Celle-ci mettait en relief deux données importantes : d'une part, l'origine pathologique des corps étrangers, de l'autre, cette notion capitale que le corps n'était pas primitivement libre, mais subissait une longue évolution pariétale avant de tomber dans la cavité. Il n'est évidemment plus possible d'accepter cette doctrine, car elle ne cadre plus du tout avec les faits bien mis en lumière par les travaux de ces dernières années ; mais il faut reconnaître qu'elle était bien séduisante, et que cette conception est justifiée dans une certaine mesure par l'évolution d'un certain nombre d'arthrophytes.

Il faut même la garder pour quelques cas, car on voit de temps à autre des productions absolument identiques aux corps mobiles, de véritables arthrophytes par la consistance, l'aspect et la structure, qui restent toujours sous et juxta-synoviales et se développent manifestement en dehors de l'article.

On cite toujours un cas où, à la suite d'une maladie infectieuse, la séquestration partielle des têtes radiales s'était produite, aux deux coudes, d'une façon absolument symétrique. Ainsi serait établie une variété très rare de corps étrangers par nécrose, sans suppuration d'une partie des extrémités osseuses.

Broca a décrit encore un autre processus de séquestration pouvant donner naissance à des corps étrangers. Il s'agit de l'élimination d'une plaque du cartilage articulaire, d'un véritable séquestre chondral ; la séparation commencerait par la profondeur et la chute de la partie détachée laisse une cavité dont la paroi est toute entière cartilagineuse. Une des figures du remarquable travail de Morel-Lavallée représente cette disposition. Ces cas sont forcément de rares exceptions, mais puisque Broca les a vus et en a fourni la preuve à la Société anatomique, il n'y a pas à mettre en doute leur existence.

De ces faits on peut rapprocher ceux que décrit Kœnig en invoquant le processus de l'ostéo-chondrite disséquante. D'après lui, on observerait chez certains sujets la séquestration d'un fragment ostéo-cartilagineux d'une extrémité articulaire tantôt spontanément, tantôt à la suite d'un traumatisme. La partie frappée de mort s'éliminerait à la manière d'une eschare et tomberait au milieu de l'articulation. Les idées de Kœnig à ce sujet sont loin d'être acceptées par tous les auteurs, même en Allemagne. Barth s'est élevé dans plusieurs de ses travaux contre cette manière de voir. Après d'autres, Schmieden s'associe à ces critiques, et ne dissimule pas son scepticisme. Bref il est visible que si l'on enregistre cette opinion, c'est surtout par déférence pour Kœnig. Cependant je ne vois, pour ma part, aucune difficulté à admettre que les choses puissent éventuellement se passer ainsi.

Voilà donc toute une grande catégorie de corps étrangers dont l'origine est pathologique. Ils se développent par divers processus, mais tous sont la conséquence d'une maladie de l'articulation. Un corps étranger prenant naissance dans ces conditions n'est, à vrai dire, qu'une complication, un épiphénomène d'une arthropathie. Dans ce vaste groupe, il y a plusieurs variétés, dont deux principales, celle de l'arthrite sèche celle de la synovite hyperplasique chondrifiante. Cette dernière est plus chirurgicale que l'autre ; c'est elle que Morel-

Lavallée avait prise pour type de sa description générale des corps étrangers. Ce faisant, il exerçait une sage réaction contre la tendance de quelques observateurs de cette époque qui, à la suite de Deville, voulaient tout rapporter à l'arthrite sèche.

D'autres corps mobiles ont une origine absolument différente. Ce sont ceux qui sont imputables à un traumatisme.

A cet égard, la question a un peu changé de face depuis une vingtaine d'années, et l'on tend avec raison à agrandir considérablement ce groupe autrefois fort restreint.

Il y a longtemps qu'on en admet l'existence et il ne faut pas croire, avec quelques auteurs, que leur découverte soit absolument récente ; mais les travaux de ces dernières années ont apporté à cet égard des notions très importantes et prouvé jusqu'à l'évidence que les corps libres d'origine traumatique étaient en somme assez communs.

Sans parler des idées anciennes de Monro et de l'opinion de Velpeau, il existe des observations déjà lointaines de corps sûrement traumatiques ; ainsi, par exemple, les cas de Cruveilhier (*Arch. gén. de méd.*, 1824), de Lisfranc, de Bégin (*Gazette des hôpitaux*, 1840), de Malherbe (*Gaz. méd.*, 1840), de Vidal (de Cassis), de Velpeau et Richet (*Annales de la Chirurgie*, 1841), de Follin (*Soc. chir.*, 1865), celui de Tarnier (*Soc. anat.*, 1855), dont on peut voir encore la pièce au musée Dupuytren. Les fractures articulaires fournissent trop d'exemples de fragments osseux complètement détachés pour que le fait pût être mis en doute. A la vérité, il s'agit là de traumatismes graves ; ce sont des cas grossiers et l'on conçoit que de tels faits se prêtent mal à un rapprochement avec les arthrophytes ordinaires.

Si de temps à autre on pouvait enregistrer quelque arrachement d'une parcelle osseuse sans désordre articulaire, c'était une curiosité qui ne pouvait servir à édifier une doctrine générale.

Aussi, il y a une trentaine d'années, l'origine traumatique des corps étrangers tels que nous les observons en clinique, n'était ni prouvée ni même soutenable, d'après les documents qui existaient dans la science, et Morel-Lavallée, Ollier. Paxas, ne pouvaient faire autrement que de repousser cette interprétation. Il fallait des recherches microscopiques nombreuses et bien conduites pour montrer clairement le rôle du traumatisme dans la production des corps libres articulaires.

Les travaux de F. Poncet [1]. de Poulet et Vaillard [2], de Kragelund, de Réal (*Deut. Zeitsch. f. Ch.*, 1894). et autres, parmi lesquels je citerai surtout les mémoires récents et considérables de Barth (*Arch. Langenbeck*, 1898) et de Martens (*Deutschd Zeitsch. f. Chir.*, 1899) et celui de Schmieden (*Arch. f. klin. Chir.*, 1900), ont montré la fréquence relative de ces faits et déterminé les conditions dans lesquelles ils semblent pouvoir se produire.

Et d'abord la mise en liberté de parcelles osseuses, d'éclats provenant des cartilages articulaires par de légers traumatismes est actuellement hors de doute. Une grande violence n'est nullement nécessaire. L'existence de fragments ainsi détachés est abondamment prouvée par les faits d'autopsie ou les résultats d'opération. Bachelet, Chipault (*Soc. chir.*, 1879), Gaujot (*Rev. chir.*, 1881), Poncet (*Rev. chir.*, 1882). Schwartz (*Soc. chir.*, 1890), Pichon (*Th. Paris*, 1899), Boeri (*Th. Lyon*, 1897-1898), Dejean (*Th. Paris.* 1900), etc.. etc.

J'en ai notamment observé un cas à l'hôpital Necker, en 1898, chez un jeune homme entré pour une hémarthrose du genou consécutive à une chute. L'épanchement sanguin fut vidé par la ponction et l'exploration ne montra alors rien d'anormal ; mais quelques jours après, quand on commença à masser l'article, la présence d'un corps mobile fut reconnue. L'arthrotomie ayant permis d'extraire ce dernier, on put constater qu'il était formé d'un morceau de cartilage et d'une portion d'os détachés de la surface articulaire du fémur. loin, par conséquent, de toute attache ligamenteuse [3].

C'est en vain qu'on essaierait d'expliquer la mise en liberté

<hr>

[1] F. Poncet. *Revue de chirurgie*, 1882.
[2] Poulet et Vaillard. *Arch. de physiol.*, 1889.
[3] Th. Dejean, Paris, 1er février 1889.

de ces éclats ostéo-cartilagineux par un choc direct, bien que dans l'espèce ils proviennent généralement de la partie antérieure de l'articulation qui est mal protégée contre les traumatismes. On remarquera que sans un broiement des parties molles une telle interprétation est peu vraisemblable. L'expérimentation eût d'ailleurs facilement reproduit de telles lésions si cette pathogénie était habituelle.

Poncet avait essayé d'établir expérimentalement leur production. Il a essayé sur le cadavre différentes manœuvres destinées à agir immédiatement sur l'article, sans obtenir de résultat net. Puis, par des chocs directs et latéraux, en percutant, avec un marteau, un autre marteau appliqué sur les condyles par son côté mince, il a réussi à obtenir des fragments mobiles ostéo-cartilagineux. A la vérité, ce peut être là un moyen d'étudier l'évolution de ces fragments esquilleux, d'en élucider la destinée ultérieure, mais, au point de vue même de la pathogénie, de telles expériences ne peuvent apporter aucun éclaircissement, tant les conditions sont différentes de celles où ce détachement est produit d'une manière accidentelle.

Il est probable que pour certains cas tout au moins, on peut invoquer le mécanisme suivant : la surface articulaire du fémur présente, on le sait, sur chaque condyle, une dépression transversale dans laquelle vient se loger, dans l'extension complète, le bord supérieur du ménisque inter-articulaire. Le ménisque est fortement pincé à chaque mouvement d'extension entre le tibia sur lequel il repose à plat et la rainure précitée. Eh bien, dans un brusque mouvement d'hypertension on conçoit que la lèvre antérieure de cette gouttière puisse céder, et qu'il se détache ainsi un éclat ostéo-cartilagineux. Les choses sont susceptibles de se passer ainsi dans une chute sur le pied.

L'expérimentation cadavérique ne pourra que très difficilement reproduire ce mécanisme. Faut-il s'en étonner ? Sur le vivant intervient un facteur d'une importance capitale, la contraction des muscles, qu'aucun artifice d'expérimentation ne peut imiter exactement.

L'élasticité des os, les déformations momentanées des extrémités articulaires expliquent encore que des fragments de cartilage puissent s'en détacher à distance des insertions ligamenteuses et des points de percussion.

L'arrachement par les bandes ligamenteuses de portions d'os plus ou moins considérables est un fait très commun, et l'on admet que la plupart des fractures juxta-articulaires relèvent de ce mécanisme. Dans les articulations où existent des ligaments intra-articulaires, les fragments arrachés sont susceptibles de devenir libres secondairement dans la jointure. C'est à ce mécanisme que BARTH attribue d'une manière exclusive la production des corps d'origine traumatique, au genou tout au moins, exagération contre laquelle ont déjà protesté avec raison MARTENS et SMIEDEX.

Enfin, dans certaines fractures sans grands fracas, mais intéressant les articulations, des portions d'os peuvent être complètement ou incomplètement détachées, et dans ce dernier cas, il n'est pas impossible qu'elles puissent rompre au bout d'un certain temps les derniers liens qui les rattachent au reste de l'os. Le même fait peut se produire dans les luxations. Sur une pièce que j'ai présentée à la Société anatomique (1899) on voit un fragment détaché de l'extrémité inférieure de l'humérus, à demi flottant, maintenu seulement par une lame périostique. Cette fracture ne présentait aucune tendance à la réunion. Elle avait été complètement méconnue ; le malade était entré à Saint-Louis pour une luxation du coude en arrière compliquée de plaie et infectée. C'est en pratiquant la résection du coude que j'ai vu tous les détails de la lésion (V. *Soc. anat.*, 1899).

La radiographie systématiquement appliquée aux traumatismes articulaires, permet de découvrir chaque jour de ces fragments d'os qui auparavant étaient complètement méconnus. LOISON en a cité des exemples à la Société de chirurgie (1900) et au XIII⁰ Congrès international de médecine.

Il importe seulement d'interpréter avec soin les images radiographiques et aussi d'avoir quelque teinture d'anatomie, pour ne pas prendre, comme MARTENS, le sésamoïde du jumeau externe pour un corps étranger.

Physiologie et histologie pathologique. — Que deviennent ces fragments détachés?

D'après PONCET, l'idée d'après laquelle ils pourraient continuer à vivre « ne repose sur aucune observation sérieuse. C'est une hypothèse ingénieuse qui a pour elle la tolérance même des artrophytes libres... Mais l'étude histologique ne permet pas d'admettre un mouvement de prolifération... Si l'on peut admettre une conservation prolongée de ces tissus fibreux, osseux, cartilagineux, tout tend à prouver une résorption lente ou graduelle des arthrophytes ».

QUÉNU [1] se refuse à admettre dans les corps libres d'autres modifications que celles d'ordre purement régressif. Il ne conteste pas l'origine traumatique de certains corps étrangers, mais pense que si le fragment ostéo-cartilagineux subit quelque changement qui ne soit pas une simple régression, cela tient à ce qu'il n'a pas été complètement détaché. Relié à l'un des os par un débris de périoste ou par une lamelle osseuse, il a pu continuer à se nourrir. Cette manière de voir est celle de FLESCH [2] et celle de BARTH paraît s'en rapprocher beaucoup. De nombreux faits viennent à l'appui de cette opinion; on a eu souvent l'occasion, en ouvrant les jointures qui avaient été le siège d'un traumatisme récent, de rencontrer des fragments ostéo-cartilagineux incomplètement détachés et mobiles autour d'une véritable charnière. J'ai pu faire moi-même avec une grande netteté cette constatation, en pratiquant la résection du coude chez le malade déjà cité.

On peut admettre encore, les expériences et quelques observations semblent du moins le prouver, que le fragment complètement détaché puisse se greffer sur l'os même dont il s'est séparé. Une pseudarthrose se constitue, le fragment ne se soude pas complètement et les liens fibreux qui l'unissent

---

[1] *Traité de chirurgie* de DUPLAY et RECLUS, t. III.
[2] *Congrès de la Soc. all. de chir.*, 1882.

à l'extrémité osseuse sont susceptibles de s'allonger plus tard et de se rompre.

La nutrition assurée pendant un certain temps par ces connexions conjonctives, vite établies, permet au fragment de modifier son aspect et sa forme. Dans d'autres cas, c'est sans doute avec la synoviale, comme dans les très intéressantes expériences de Poulet et Vaillard, que le fragment osseux contracte des adhérences. Celles-ci s'établissent très rapidement, et de petits vaisseaux de formation nouvelle peuvent aller dans l'épaisseur du corps mobile, ou dans la membrane conjonctive qui couvre bientôt toute sa surface cruentée.

Il n'est pas impossible non plus que la vie puisse être entretenue pendant quelque temps, tout au moins par imbibition. C'est le mode naturel de nutrition du tissu cartilagineux hyalin qui ne contient point de vaisseaux.

La partie cartilagineuse du fragment peut se conserver sinon indéfiniment, du moins pendant assez longtemps, non sans toutefois subir quelques légères modifications, conséquence bien naturelle du changement apporté dans ses conditions d'existence.

Ainsi les capsules sont plus grêles, plus petites, moins nombreuses, et l'on n'y trouve point d'éléments en voie de multiplication. Le tissu osseux n'offre pas la même résistance ; il subit une régression plus ou moins rapide, mais constante, raréfaction de la substance osseuse, des ostéoblastes, transformation fibreuse ou cartilagineuse. Le fragment s'entoure dans toute la partie osseuse, et parfois complètement, d'une sorte de capsule fibreuse.

Mais avant de succomber, les cellules de la moelle osseuse contenues dans les aréoles du tissu spongieux prolifient.

Il se produit manifestement une « activité formative » dont Poulet et Vaillard ont démontré la réalité. Ce n'est sans doute le plus souvent qu'une ébauche, mais il est difficile de la mettre en doute, quand on voit, comme ils ont pu le constater, « des phénomènes de cicatrisation se produire au niveau des déchirures superficielles ou profondes constatées dans le cartilage diarthrodial du corps traumatique ».

Ils ont soin d'ajouter que ce processus s'observe dans des limites restreintes, seulement dans les portions périphériques du corps étranger.

Les conclusions de ces auteurs n'ont pas été généralement admises, mais cependant on ne saurait contester ces transformations dont les corps détachés par un traumatisme sont le siège pendant un certain temps, et qui en modifient l'aspect, la configuration, la structure et tendent à augmenter leur volume.

Ce sont précisément ces modifications qui ont tant obscurci la question de l'origine des corps étrangers.

Les belles figures du travail de Schmieden montrent clairement le résultat final de ces divers changements. Le cartilage articulaire est encore reconnaissable à ses cellules, devenues seulement plus rares, plus petites, plus ratatinées. Dans les cas très anciens, elles disparaissent même complètement, ne laissant que des vestiges méconnaissables. Au pourtour, on voit tantôt de simples excroissances, tantôt des masses plus ou moins volumineuses constituées par des cartilages de nouvelle formation. Des productions analogues s'observent aussi sur la face non articulaire du corps étranger ; elles sont irrégulièrement disposées et forment tantôt une couche continue et uniforme, plus souvent des îlots disséminés, ou une plaque d'épaisseur très inégale.

Ce cartilage de formation nouvelle est parfois à découvert, parfois dans l'épaisseur de la couche conjonctive qui se montre toujours sur la tranche de cassure du corps libre, peu après l'accident.

Au centre est un noyau formé par de l'os ancien nécrosé et raréfié. On note çà et là dans le cartilage de nouvelle formation des points calcifiés.

Les néoformations cartilagineuses offrent sur certaines pièces des dispositions très curieuses ; on en voit se développer isolément à la surface de l'ancien cartilage articulaire nécrosé, ou même pénétrer dans son épaisseur par sa face profonde.

Cet aspect est donc assez caractéristique pour que l'on

puisse, dans un grand nombre de cas, soupçonner ou même affirmer l'origine traumatique d'un corps étranger.

Il n'est pas douteux que le nombre des corps étrangers d'origine traumatique ne soit beaucoup plus important qu'on ne le supposait autrefois.

Ainsi Schuller compte 85 cas traumatiques pour 39 pathologiques et 19 d'origine indéterminée. Mais il s'agit, bien entendu, des cas observés en clinique, dans les services de chirurgie.

Malgré tout, il reste très délicat dans certaines circonstances d'affirmer que le corps étranger est traumatique, même en s'aidant de l'examen histologique. Si quelques cas doivent être rangés d'emblée dans ce groupe, du fait de leur structure, pour d'autres, cette origine, quand elle est lointaine, reste douteuse, obscure, improbable ou franchement contestable.

Signes. — Un grand nombre de corps étrangers n'ont point d'histoire clinique et demeurent ignorés ou méconnus. Aucun signe particulier n'indique leur existence d'une façon précise : parfois même, rien n'appelle l'attention du côté de l'articulation. Ou bien encore les troubles présentés par le malade ne cadrent point avec la symptomatologie habituelle. Enfin, les signes physiques seuls permettant d'affirmer ce diagnostic, il en résulte que l'on reste forcément dans le doute quand il s'agit d'une articulation profonde, entourée de masses musculaires épaisses, comme la hanche.

Au point de vue clinique, les corps étrangers de l'arthrite sèche sont relativement peu intéressants, quand il s'agit de volumineuses arthropathies déformantes, anciennes, avec lésions considérables, modification des surfaces, ecchondroses et ostéophytes en grande quantité. Dans de pareils cas, la mise en liberté de quelques grains osseux n'apporte guère de modification à la symptomatologie. Cependant il peut se présenter telle circonstance où quelqu'une de ces productions détachées joue un rôle moins effacé, devienne gênante par sa mobilité ou son volume, et légitime quelque détermination opératoire spéciale.

En réalité, nous n'avons guère à nous occuper que des corps solitaires, ou peu nombreux, développés dans une jointure, sinon saine, du moins ne présentant pas de lésions grossières. Les sujets qui en sont porteurs sont pour la plupart de jeunes adultes, et en général des hommes. VERNEUIL fait remarquer que ce sont toujours des arthritiques.

La découverte de l'artrophyte est parfois toute fortuite, mais le plus souvent des signes fonctionnels ou physiques attirent l'attention du côté de l'article.

Étant données les conditions diverses dans lesquelles prennent naissance les corps étrangers, on conçoit que le mode de début est loin d'être identique. Ainsi, chez les uns, c'est peu après un traumatisme, et dans un examen pratiqué à ce propos, que l'on reconnaît la production anormale. Traumatisme léger le plus souvent, mais ayant amené soit de l'hémarthrose, soit un certain degré d'arthrite. Les suites sont un peu longues, la guérison met du temps à s'établir, les mouvements restent douloureux. On explore l'articulation et l'on reconnaît le corps mobile, et pas toujours du premier coup. Chez mon malade de NECKER, c'est en massant le genou, après ponction de l'hémarthrose, qu'une dureté anormale a attiré l'attention.

Dans d'autres cas, c'est une hydarthrose à répétition qui nous amène le malade, ou bien une arthrite subaiguë dont la cause, au premier abord, ne paraît nullement évidente. Mais la manière dont commencent ces crises est parfois assez caractéristique. On note par exemple, chez ces sujets, un arrêt brusque de la marche, avec vive, très vive douleur. La synoviale se distend ensuite.

Chez d'autres, enfin, les douleurs et les troubles moteurs ne s'accompagnent point d'épanchement et constituent la dominante dans les phénomènes présentés par le malade.

La douleur est donc un signe tout à fait important des corps étrangers, et chez certains sujets elle est assez caractéristique.

On ne le constate nulle part avec la même netteté et avec une aussi grande fréquence qu'au genou, siège d'élection des corps mobiles chirurgicaux. Pendant la marche, brusquement survient une douleur violente, atroce, poignante ; le mouvement commencé demeure inachevé ; le malade est forcé de s'arrêter, de s'asseoir. Puis la souffrance se calme spontanément ou sous l'influence des moyens les plus simples. et la marche redevient possible, au bout de quelques instants.

La cause de ces pénibles sensations est attribuée d'ordinaire à l'écartement soudain des surfaces articulaires, le corps étranger s'interposant entre elles et agisant à la manière d'un coin. Il est probable, en effet, que tel est le mécanisme des accidents chez quelques individus. On remarquera cependant que, sauf le cas d'une articulation absolument disloquée, les surfaces sont séparées par un interligne fort étroit ; il faut donc des conditions particulières pour qu'un tel phénomène puisse se produire. Il paraîtra d'autant plus surprenant que le corps étranger, baigné dans la synovie, est lisse, glissant, cède à la moindre pression, et qu'il est très difficile à pincer.

Il ne saurait être question de son engagement à fond entre les os. Il faut, dans tous les cas, un corps de petit volume et, aussi, d'autres conditions difficiles à préciser. Si l'on songe qu'au genou, où cette explication semble particulièrement de mise, l'interligne est défendu par les cartilages semi-lunaires, et que l'espace intercondylien est absolument comblé par les ligaments croisés, on reconnaîtra que pour séduisante qu'elle soit à priori, cette hypothèse paraît beaucoup moins satisfaisante quand on l'examine de plus près.

Aussi RICHET, la repoussant, admettait-il qu'un pincement de la synoviale était la source de ces crises douloureuses. Des franges synoviales peuvent, en effet, être comprimées par le corps étranger s'engageant dans certains culs-de-sac de la synoviale, de même que celle-ci peut être serrée entre l'os sous-jacent et le corps étranger. Un pincement véritable de la séreuse entre les surfaces articulaires est à vrai dire presque impossible à réaliser. On doit incriminer surtout la distension subite, les tiraillements de la synoviale, quand le corps étranger change de place, vient se loger dans une rainure, est surpris dans un cul-de-sac, frôlé ou brusquement repoussé par le déplacement d'un ligament. Il peut lui arriver d'être emprisonné, refoulé dans un diverticule, soulevant, décollant, contusionnant la séreuse en des points où elle présente à l'ordinaire peu de laxité. En pareille circonstance, le malade localise mal le point de départ et le maximum des douleurs, et leur intensité suffit à expliquer l'arrêt du mouvement.

J'ai examiné une femme qui ne souffrait point de son corps étranger quand il était à sa place habituelle, à la partie externe du cul-de-sac sous-tricipital. Il suffisait de déplacer cet arthrophyte, même avec douceur, pour provoquer une sensation très pénible, qui cessait seulement quand le corps étranger avait repris sa place. Toutes les parties de la synoviale qui n'étaient pas habituées à son contact le supportaient très mal. Cet arthrophyte sédentaire brusquement délogé déterminait, en frôlant la synoviale, de soudaines et vives souffrances. Si l'on ne peut faire cette constatation avec une aussi grande netteté sur la plupart des malades, c'est qu'un peu de liquide épanché facilite la locomotion de l'arthrophyte, distend la synoviale qui devient ainsi plus spacieuse, et dont la sensibilité s'émousse.

Dans quelques cas, on aurait noté que l'interruption subite du mouvement commencé était en rapport avec un obstacle mécanique temporaire, et des faits de ce genre ne permettent pas de négliger absolument la théorie de l'interposition.

Les phénomènes si curieux et si caractéristiques dont nous venons de parler suffisent, sinon à faire le diagnostic de corps étranger, du moins à faire examiner cette hypothèse de très près. Malheureusement, ces caractères de la douleur sont bien loin d'être constants.

Un autre signe est absolument pathognomonique, c'est la présence constatée par la palpation d'un corps dur et mobile dans la jointure. Cette particularité, quand elle est évidente, ne laisse en effet aucun doute sur l'existence du corps étranger.

Celui-ci fait parfois un léger relief, arrondi et noueux. Il faut pour cela qu'il ait acquis un certain volume, qu'il n'y ait pas d'épanchement notable dans l'articulation, enfin qu'il soit recouvert de parties molles peu épaisses.

On ne peut pas toujours palper à loisir l'arthrophyte, car il fuit sous les doigts, il se déplace. Si bref qu'ait été le contact, il suffit pour renseigner la main qui n'est pas absolument dépourvue d'expérience. Le corps revient en général spontanément à la place qu'il occupait primitivement, mais quelquefois il demeure caché pendant plusieurs heures et même plusieurs jours. Il arrive fréquemment que la production reconnue par un observateur, échappe obstinément à d'autres. Pourtant ces migrations s'exécutent dans une étendue qui n'est pas très considérable, variable d'ailleurs avec l'articulation considérée ; c'est presque exclusivement au genou qu'on remarque cette extrême facilité au déplacement.

Quoi qu'il en soit, l'instabilité du corps étranger rend délicate l'appréciation de son volume, de sa forme et de sa consistance. Aussi la palpation doit-elle être pratiquée avec une grande douceur, et, s'il le faut, à plusieurs reprises.

Il est bon de commencer par circonscrire avec les doigts la région occupée par l'arthrophyte, de façon à lui barrer la route et à le maintenir dans un espace étroit ; mais cette manœuvre ne réussit pas toujours, et quand le corps a été fixé, le moindre mouvement du malade, un léger changement dans la position des doigts suffit pour qu'il glisse, échappe et même disparaisse momentanément. Quand le corps est solitaire, on le reconnaît à ce que ses caractères sont toujours les mêmes, ainsi que le fait remarquer M. Duplay.

Quand il en existe plusieurs, la palpation révèle parfois un signe particulier, dû à leur collision, une sorte de crépitation, de « cliquetis », dont l'intensité varie avec leur volume, leur consistance, leur nombre, l'abondance du liquide contenu dans l'articulation.

Les arthrophytes encore reliés à la paroi présentent bien en général une certaine mobilité, mais leurs excursions se font dans des limites restreintes, proportionnelles à la souplesse ou à la longueur du pédicule et à la laxité de la synoviale sur laquelle ils s'implantent.

Quelques-uns sont complètement fixes, même quand leur

pédicule est rompu. Ainsi, ceux du coude, qui vont se loger dans les creux coronoïdien ou olécranien, ceux de la partie postérieure du genou, ceux de la partie postérieure de la tibio-tarsienne.

La synoviale est peu tolérante aux irritations et la présence d'un corps mobile entraîne à la longue quelques modifications ; elle s'épaissit et perd de sa souplesse. Toutefois il est malaisé de faire le départ de ce qui revient à l'arthrophyte, car ce sont souvent des lésions synoviales qui ont entraîné sa genèse.

Desault avait été frappé de voir des corps étrangers qui avaient séjourné longtemps dans l'article « sans qu'il soit survenu d'hydropisie » et déclarait qu'il « était encore permis de douter si ces deux maladies, lors même qu'elles existent simultanément, ne sont pas indépendantes l'une de l'autre ».

De fait, si l'hydarthrose est fréquente, elle n'est pas constante ; elle manque très souvent, et quand elle existe, elle peut être sous la dépendance des altérations antérieures ou concomitantes.

Elle peut apparaître, reparaître ou augmenter brusquement à la suite d'une de ces secousses imputables à quelque déplacement intempestif de l'arthrophyte.

On voit même survenir, à l'occasion de ces déplacements, des hémarthroses dont le mécanisme paraît avoir été surpris par Félizet (*Soc. chir.*, 1893), sur un malade opéré par Isambert. L'hémorragie avait eu pour point de départ le pédicule du corps étranger en partie déchiré par élongation.

M. Redard, qui a fait autrefois des recherches sur la température locale dans les états pathologiques des articulations, aurait constaté une élévation de la température au niveau d'un genou contenant un arthrophyte (*Soc. chir.*, 1882).

Toute maladie articulaire retentit sur les muscles ou plus exactement sur certains groupes de muscles. Celle-ci ne fait pas exception, et par exemple l'on note habituellement de l'atrophie du triceps quand il s'agit du genou.

Aussi, même en dehors des vives douleurs survenant de temps à autre, le jeu de l'articulation finit par être très compromis à la longue. L'hydarthrose, la parésie, l'atrophie musculaires en troublent le fonctionnement. Quand il s'agit du membre inférieur, la marche, d'abord simplement défectueuse, finit par devenir très pénible. Ces accidents n'ont rien de fatal, car ils sont en grande partie subordonnés à la mobilité ou à la situation du corps étranger.

Celui-ci peut encore contrarier mécaniquement le jeu d'une articulation, rendre certains mouvements impossibles. ou limiter leur étendue. Au coude par exemple, un corps logé dans la cavité olécrânienne sera un obstacle formel à l'extension parfaite. De même, s'il occupe la partie antérieure, il empêchera la flexion totale.

La limitation mécanique des mouvements s'observe en somme dans toutes les articulations serrées, et particulièrement dans les ginglymes.

La saillie formée par un corps étranger immobile peut encore amener des troubles de voisinage. Chez un malade dont j'ai communiqué l'observation à la Société anatomique (1899), le nerf cubital était soulevé et irrité par un arthrophyte du coude ; il en résultait de l'atrophie des muscles auxquels ce nerf donne des branches, et de l'anesthésie dans son territoire cutané.

La présence d'un arthrophyte peut avoir des conséquences encore plus inattendues. Une femme que j'ai observée est prise soudain d'une violente douleur dans le genou droit. Elle tombe et se brise le col du fémur. En explorant le genou légèrement douloureux, on trouve le corps mobile qui a causé la chute, corps arrondi, volumineux et manifestement ancien.

Diagnostic. — Le diagnostic est fait quand on a une fois perçu nettement dans une jointure une masse arrondie. dure et se déplaçant sous les doigts avec une facilité extrême. Dans les cas simples, typiques, et notamment au genou, la maladie est donc reconnue sans aucune peine. Bien plus, le malade lui-même, dès les premières paroles, vous apprend tout ce qu'il faut savoir. Il sait où se réfugie le corps mobile et vous aide à le découvrir ; il en connaît les habitudes et vous renseigne à cet égard d'une façon très exacte et bien utile.

Mais les choses ne se présentent pas toujours avec cette évidence grossière, puisque, nous l'avons vu, il est des cas où le caractère principal, la mobilité, fait complètement défaut, et que d'autre part certaines complications peuvent masquer la présence du corps étranger. En outre, les signes fonctionnels, et même quelques-uns des signes physiques peuvent être simulés par d'autres affections. Si d'ailleurs ce diagnostic est souvent porté sans grande peine, c'est qu'il s'agit presque toujours du genou, articulation qui, mieux que toute autre, se prête à l'exploration. Partout ailleurs, reconnaître l'existence d'un corps étranger n'est jamais facile et, pour quelques jointures même, il faut y renoncer complètement.

Une hydarthrose ou une hémarthrose peuvent masquer momentanément le corps mobile, qui est méconnu temporairement, soit parce que l'idée n'en est pas venue, soit parce qu'il a échappé aux recherches. Ce que nous avons dit plus haut de ses déplacements implique qu'il peut se soustraire absolument aux recherches pendant plusieurs jours.

De même pour les cas où l'articulation est atteinte d'arthrite sèche, il arrive qu'on n'aille pas plus loin et qu'on ne cherche pas à reconnaître individuellement des corps mobiles dont la constatation ne changerait guère le pronostic ni les indications.

D'ailleurs, c'est surtout dans ces cas que manquent les signes caractéristiques des corps étrangers et particulièrement les troubles fonctionnels un peu spéciaux dont nous avons parlé précédemment.

Il est, par contre, très important d'étudier les conditions dans lesquelles certaines maladies articulaires peuvent simuler les corps étrangers.

Les signes fonctionnels du corps étranger peuvent être reproduits au genou par la subluxation de l'un des ménisques de l'articulation, et il est parfois plus malaisé d'éviter cette erreur qu'on ne voudrait le croire après la lecture de nos livres classiques. Les accidents imputables au déplacement du ménisque se montrent surtout quand le genou passe de la flexion exagérée à l'extension ; ils consistent dans un obstacle à l'accomplissement de ce mouvement qui se fait en deux temps, la résistance étant vaincue par un effort qui permet au membre d'arriver douloureusement à la rectitude. Les souffrances sont moins vives, mais durent plus longtemps. Leur siège est assez caractéristique et l'exploration directe permet de sentir au niveau de l'interligne une petite saillie confuse répondant au fibro-cartilage.

J'ai eu l'occasion d'observer un cas bien curieux, où les troubles fonctionnels avaient fait songer à un corps étranger. Il n'y en avait point, l'extension s'exécutait en deux temps, comme dans le doigt à ressort, et de temps à autre survenaient des crises de douleurs vives pendant la marche. Il existait des épaississements synoviaux au-dessus du ménisque et le genou présentait quelques lésions d'arthrite sèche. D'ailleurs, tout le membre était atrophié depuis l'enfance, atrophie numérique, dont la cause avait été un ancien traumatisme du genou.

Les lipomes synoviaux plus ou moins pédiculés déterminent aussi la symptomatologie des corps étrangers. JALAGUIER, LE DENTU, DELBET et d'autres ont récemment cité à la Société de chirurgie des exemples de ces faux corps étrangers du genou.

Toutes les productions circonscrites dépendant de la synoviale, ou même développées dans le tissu cellulaire sous-synovial, et formant tumeur, peuvent donner le change.

En 1842, MALGAIGNE[1] écrivit un mémoire pour appeler l'attention sur ces faits, cliniquement bien connus de MARJOLIN. A propos d'un malade de concours, MARJOLIN ayant émis l'opinion qu'il s'agissait d'une production sous-synoviale, MALGAIGNE fit quelques recherches à Bicêtre, put démontrer la réalité du processus et décrivit même un flocon graisseux siégeant à la partie supérieure et externe du genou et dont l'hypertrophie devait simuler un corps étranger. MALGAIGNE a

---

[1] *Journal de chirurgie.*

fait beaucoup d'honneur à cette frange. A la vérité, il peut se produire des lipomes sous-synoviaux sur tous les points de l'articulation.

Plus souvent on verra des noyaux gommeux, qui constituent une variété, la plus commune peut-être, d'arthropathie syphilitique. De ce nombre était sans aucun doute ce corps étranger que Gosselin avait guéri en donnant de l'iodure de potassium.

Certains tuberculomes synoviaux donnent au premier abord l'impression de corps étrangers peu mobiles. De tels faits ont été signalés depuis longtemps par Kœnig et par Riedel (*Deuts. Zeit. f. Chir.*, 1880). Coudray a insisté sur ces cas au Congrès de chirurgie, en 1893. Potherat en a rapporté un exemple des plus instructifs (*Soc. chir.*, 1900). Moi-même j'ai observé à l'hopital Tenon un cas très analogue à celui de Potherat.

La radiographie nous a donné un excellent et sûr moyen de nous renseigner dans tous ces cas douteux ou difficiles. Elle a beaucoup simplifié cette question ardue. Il ne faut pas trop lui demander, mais elle peut nous donner éventuellement les plus précieuses indications, au sujet de l'existence des arthrophytes, de leur nombre et de leur siège. Schmieden[1] nous apprend que l'examen radiographique est toujours pratiqué dans ces cas à la clinique de Bergmann. C'est aussi la règle dans la plupart de nos hôpitaux. C'est un moyen très précieux, auquel il est bon de recourir dans toutes le maladies articulaires un peu obscures.

Les corps osseux seront ainsi très facilement mis en évidence, et les figures de Schmieden sont, à cet égard, tout à fait démonstratives. Mais comme l'auteur le reconnaît lui-même, c'est une ressource infidèle, puisque les corps purement cartilagineux ne laissent en général aucune image sur le cliché radiographique.

La palpation attentive permet d'ailleurs souvent, comme nous l'avons vu plus haut, de soupçonner la plupart des détails

[1] *Arch. f. klin. Chir.*, 1900.

utiles au sujet du traitement, c'est-à-dire le volume approximatif, la mobilité plus ou moins grande, de reconnaître si les corps étrangers sont multiples.

De ces données, quelques-unes ont perdu de leur intérêt ; plus heureux que nos devanciers, nous pouvons librement, avec impunité, ouvrir largement une articulation. Dès lors, peu importe que le corps étranger soit ou non pédiculé. La même incision permettra de faire sortir aussi bien deux, trois, dix corps étrangers qu'un seul. Cependant, l'examen de la jointure doit être pratiqué avec un soin extrême, car le pronostic est lié à l'état de l'articulation, de la synoviale, des extrémités osseuses, au degré d'atrophie des muscles. Il importe donc d'établir, avant le traitement, la situation exacte pour ne pas promettre trop facilement une guérison rapide et complète.

La suppression du ou des corps étrangers n'a pas toujours pour conséquence le rétablissement immédiat et parfait des fonctions et l'examen préalable permet, dans une certaine mesure, de dire quels cas seront de bons succès, quels autres sont moins favorables.

Le diagnostic de la nature et de l'origine du corps étranger est quelquefois possible ; les signes d'une arthrite sèche, la notion d'un traumatisme récent fourniront de bonnes indications. Mais ce peut être aussi une cause d'erreur ; les lésions articulaires développées secondairement peuvent faire méconnaître l'origine traumatique. Celle-ci, quand elle est lointaine, est facilement méconnue. On a vu des corps étrangers de cette catégorie qui remontaient à plusieurs années. SCHMIEDEN en cite un qui datait de cinquante-six ans. On conçoit, d'autre part, que le souvenir d'une chute, d'un faux pas ou d'un coup ne suffise pas à établir l'origine traumatique du corps étranger, attendu que ce léger accident a pu simplement déplacer un arthrophyte déjà parfaitement développé, en rompre le pédicule, en révéler la présence. Cette chute, ce faux pas ont été même quelquefois provoqués par le corps mobile. Il est donc sage, dans un grand nombre de cas, de formuler à cet égard quelques réserves. Non seulement l'examen clinique ne suffit pas à assurer pleinement ce diagnostic, mais l'aspect extérieur, les caractères macroscopiques de la production extraite de l'articulation ne sont pas toujours assez nettement tranchés pour qu'on puisse se prononcer, et l'étude histologique seule peut résoudre ce problème.

Traitement. — Ouvrir l'articulation, extraire la production gênante et refermer ensuite, nous paraissent aujourd'hui une formule irréprochable dans sa simplicité. Elle eût été mauvaise et blâmable il y a peu d'années. Inciser une jointure, créer une plaie articulaire, c'était une grave et téméraire opération, grosse de dangers, souvent, très souvent mortelle.

L'antisepsie ou l'asepsie donnent seules l'impunité en chirurgie articulaire ; aussi l'arthrotomie n'a-t-elle pu entrer dans la pratique courante que depuis une époque récente. Faut-il rappeler les résultats désolants qu'elle donnait autrefois ? 22 p. 100 de morts, dit la statistique de LARREY, et elle était en deçà de la vérité. La réprobation était donc générale et parfaitement justifiée, et il n'y a guère de chirurgien qui se serait cru autorisé à la tenter vers 1868-1870.

C'est la chirurgie nouvelle qui a permis de reprendre l'opération d'AMBROISE PARÉ, complètement tombée en désuétude. Simple et logique, pour faire fortune, il lui manquait la bénignité. Celle-ci acquise, en peu d'années elle a fait oublier à son tour toutes les autres méthodes. Elle est entrée elle-même dans le cadre des opérations dont on ne parle plus guère, étant devenue par trop classique. Et pourtant c'est en 1878, tout près de nous, que VERNEUIL venait raconter à la Société de chirurgie sa « première taille articulaire », ses hésitations à l'entreprendre, la lenteur et l'incertitude qu'il avait apportées dans l'acte opératoire, et trouvait que guérir son malade « en deux mois était un fort beau résultat ». Il mettait en outre sous les yeux de ses collègues le « remarquable tracé thermométrique » indiquant que l'opéré était resté dans l'apyrexie.

Une discussion mémorable suivit cette communication ; l'arthrotomie n'avait pas encore fait complètement sa preuve ; le souvenir de ses méfaits était trop vivace pour qu'on pût l'accepter sans réserves. De fait, sans compter DESPRÈS. plusieurs membres de la Société lui firent un tiède accueil. Trélat demandait une centaine d'observations probantes pour pouvoir juger en connaissance de cause. Tillaux déclarait qu'il n'aurait jamais recours d'emblée à l'ouverture directe de la jointure, et qu'il commencerait toujours par employer la méthode de Goyrand, c'est-à-dire l'extraction en deux temps.

La taille articulaire était donc encore une hardiesse en 1878, malgré les succès déjà connus de Saxtorph (*Soc. chir.*, 1875), de Lister, de Lucas-Championnière (*J. méd. et .chir.*, 1877), de Barwel, de Bœckel, de Tillaux (*Th. Bernard.*, 1877). Les observations devinrent rapidement assez nombreuses, et Nepveu, en 1880, pouvait en relever 38 depuis 1875 (*Soc. chir.*, 28 juillet 1880, rapport sur un travail adressé par Houzel). Cependant l'arthrotomie resta quelque temps encore une opération sortant de la banalité. Le 18 janvier 1882, mon excellent maître, M. le Dentu, alors secrétaire de la Société de chirurgie, résumant les travaux de l'année précédente, lors de la séance solennelle, disait : « J'ai réservé pour la fin, à titre de nouveautés, quatre arthrotomies du genou à terminaison heureuse. »

La méthode de Goyrand a aujourd'hui un intérêt purement historique. Son rôle est terminé, et selon toute vraisemblance définitivement. Mais au temps de la chirurgie malheureuse, cette opération, d'une innocuité à peu près complète, était en grande faveur, et c'était justice. car elle ne tuait presque personne et guérissait plus de moitié des opérés. Elle nous paraîtrait inutilement compliquée, mais il faut se reporter à 1840. Pour l'époque, c'était une conception ingénieuse et bienfaisante, et Morel-Lavallée était bien dans le vrai en disant « qu'elle avait de prime abord changé la face de la question [1] ».

Il s'agissait de déloger l'arthrophite sans faire pénétrer l'air dans l'articulation. C'était une application de la méthode sous-cutanée, alors en vogue pour d'autres interventions.

Desault, Abernethy. Boyer avaient déjà fait quelque chose dans ce sens, par l'incision très oblique, mais ces tentatives

---

[1] Morel-Lavallée. Thèse pour l'agrég., Paris, 1853.

imparfaites n'apportaient point une solution valable. Goyrand était arrivé, au contraire, à un manuel opératoire correctement établi d'après cette idée. A l'aide d'un long ténotome, il ponctionnait la peau à plusieurs centimètres de l'articulation et incisait la synoviale. Le corps étranger était luxé à travers cette plaie de la séreuse, et entraîné dans le tissu cellulaire sous-cutané où l'opérateur le forçait à cheminer par des pressions énergiques. Quelques jours après, alors que la plaie articulaire était cicatrisée, une incision de la peau permettait l'extraction de l'arthrophyte. Celui-ci était en général abandonné à quelques centimètres de la boutonnière synoviale, mais quelques chirurgiens trouvaient meilleurs de lui faire parcourir des distances considérables, et l'on voit par exemple Denonvilliers le faire descendre jusqu'à mi-jambe et Chassaignac jusqu'à la cheville.

Enfin, une variante consistait à supprimer le second temps, l'extraction, et à laisser simplement le corps articulaire isolé dans le tissu conjonctif, où il était susceptible de s'enkyster et même de se résorber (Richet, *Soc. Chir.*, 1865 ; Chassaignac, *ibid.*).

Le principal reproche que l'on pouvait faire à l'opération de Goyrand, c'était sa difficulté. Des chirurgiens très habiles avaient dû renoncer à l'énucléation du corps mobile. Un échec isolé ne prouve rien, mais ici, les échecs étaient nombreux ; souvent, très souvent l'intervention demeurait stérile. En particulier dans les cas où l'arthrophite était encore retenu par un pédicule, cet insuccès était la règle. C'était donc là une ressource précieuse, mais infidèle. Telle quelle, elle réalisait un progrès immense, et l'on conçoit qu'elle ait constitué pendant longtemps un traitement acceptable.

De telles pratiques n'ont heureusement plus leur raison d'être dans aucun cas, et il n'y a plus lieu de plaider la cause de l'arthotomie. L'accord est fait depuis longtemps sur ce sujet ainsi que le constatait déjà Kirmisson en 1886 (*Soc. chir.*, rapp. sur les obs. de Krug-Basse et Boppe, et *ibid.*, 1888, rapp. sur les obs. de Krug-Basse et Claudot). Il n'est plus question de mortalité et les suites de l'opération sont devenues si constamment favorables, qu'une suppuration de l'article survenue dans ces conditions causerait au chirurgien beaucoup d'humiliation et de chagrin.

Est-ce à dire que tout corps étranger doive nécessiter la taille articulaire? Non, sans doute. Sans parler de ceux que nous ignorons, il en est qui ne méritent aucune intervention, ceux qui se font oublier dans un coin de la jointure et ne déterminent ni douleur, ni gêne fonctionnelle ; ceux, plus nombreux, qui coïncident avec des lésions très étendues d'arthrite déformante chez des vieillards. Enfin, il est des cas où l'état général, la présence d'autres lésions plus importantes rendent inutile l'extraction du corps étranger. Par exemple, une femme de 68 ans se casse le col du fémur : dans le genou du côté de la fracture est un arthrophyte qui a été la cause des accidents. Elle échappe à la congestion pulmonaire et à la broncho-pneumonie et parvient à se traîner à l'aide de béquilles. Vaut-il la peine de faire subir une opération à cette pauvre vieille ? Non : elle est impotente du fait de sa hanche et le corps mobile ajoute peu de chose à ses ennuis. Pour l'empêcher de se déplacer, il suffit d'une genouillère. Je la lui ai fait donner, et depuis elle ne se plaint plus. Le port d'un appareil de ce genre peut donc trouver dans certains cas des indications. Quant aux procédés de fixation à l'aide de scarifications, de l'acupuncture, etc., il vaut mieux n'en pas parler.

En principe donc, tout corps étranger gênant doit être extrait par incision à ciel ouvert. L'opération ne présente à l'ordinaire aucune difficulté bien particulière, mais elle n'est pas si simple qu'il n'y faille apporter quelque attention.

Il est arrivé bien des fois que le corps étranger ne pouvait être retrouvé au moment convenu pour l'opération. On peut à la rigueur passer outre et ouvrir la jointure pour aller à sa recherche ; mais une pratique plus sage est d'attendre qu'il soit redevenu accessible à la palpation (TILLAUX, *Cliniques*, p. 458), à moins qu'on ne puisse le faire reparaître extemporanément à l'aide de quelque manœuvre particulière. Il est bon, comme le dit MOREL-LAVALLÉE, de se mettre au courant des habitudes du corps étranger. Chez certains malades, la flexion du genou, la percussion du talon, suffisent parfois pour qu'il se montre à nouveau. Le malade est en général très au courant de ce qu'il faut faire pour cela et peut aider efficacement le chirurgien.

L'anesthésie générale, amenant la résolution musculaire et changeant de ce fait la tension des capsules articulaires, est une cause fréquente de déplacement. Aussi est-il bon de reconnaître et de fixer l'arthrophyte avant d'endormir le patient et d'assujettir le membre tout entier, pour qu'il n'exécute aucun mouvement. Il est préférable encore de se borner à l'anesthésie locale à la cocaïne, quand le cas s'y prête, et cela arrive habituellement quand il s'agit du genou.

Il faut tâcher d'inciser le plus près possible du corps étranger, préalablement amené vers un point superficiel et facilement abordable de l'article, quand toutefois il se prête à cette migration.

La mobilité de l'artrophyte rend sa situation instable, et il faut le maintenir par la pression des doigts jusqu'au moment où l'on pourra le saisir. On a imaginé divers instruments pour ce temps préalable : anneau hérissé de pointes, fourches, aiguilles. C'est un matériel démodé et complètement inutile. On se contente de la fixation manuelle. Ce rôle est souvent dévolu à un aide, rôle ingrat s'il en fût, car un mouvement du malade, un instant d'inattention ou de fatigue des doigts suffisent pour que le corps étranger disparaisse. Aussi voit-on dans nombre d'observations imputer au malheureux aide l'insuccès d'une tentative d'extraction.

Ces reproches sont souvent un peu injustes, et pour s'éviter de les proférer à tort, le mieux est d'immobiliser soi-même l'arthrophyte avec les doigts de la main gauche, pendant que la droite incise.

La jointure ouverte, le corps mobile doit être bien saisi du premier coup ; autrement il s'éloigne, glissant au-devant des mors de la pince qui le chassent vers la profondeur. Les pinces à griffes de Museux ou de Kocher sont excellentes pour cet usage. Si, pour une cause ou une autre, le corps mobile a disparu pendant les premiers temps de l'opération, celle-ci ne doit pas être interrompue. Une articulation n'est pas si complexe qu'on ne puisse le retrouver. On est autorisé à explorer la cavité synoviale, à faire une incision en un autre point. à laver avec de l'eau chaude, ainsi que le conseille DUPLAY (Clin. de l'Hôtel-Dieu).

Si le corps est pédiculé, ce pédicule doit être lié, et, s'il se peut, fixé en dehors de la synoviale pour éviter tout ennui. On a vu des hémarthroses résultant du suintement de ces pédicules (Pozzi, *Soc. chir.*, 1881).

Quelques chirurgiens ont hésité à réunir la plaie opératoire. C'est une question aujourd'hui réglée : toute solution de continuité aseptique comporte la réunion immédiate. Mais cette réunion doit-elle être absolument complète ? N'est-il pas prudent de laisser un drain ? Certains auteurs le conseillent encore, les uns voulant que le drain plonge dans la jointure, d'autres que son extrémité soit seulement au contact de la synoviale. Enfin, on a fait une distinction entre les cas où il existe de l'hydarthrose et ceux où elle fait défaut. Utile dans le premier cas, il pourrait, sans inconvénient, être supprimé dans l'autre. Il me semble que le drainage ne trouve aucune indication dans l'arthrotomie pour corps étrangers. Il n'y a ni infection, ni hémorragie notable, ni suintement consécutif, quand tout s'est passé correctement; il n'y a pas lieu de placer de drains. Ils ne sont pas sans inconvénients si on les glisse dans la jointure, où ils créent des adhérences et éventuellement portent l'infection ; laissés en dehors de la synoviale, ils ne servent absolument à rien. La règle me paraît donc être de refermer très exactement la plaie.

Sauf le cas envisagé tout à l'heure, il est inutile de laver la jointure. Il est tout à fait mauvais de se livrer à des irrigations antiseptiques. Il y a quelques années, la Société de chirurgie a entendu, je pense avec stupeur, l'observation d'un malade auquel on avait, dans un cas de corps étranger, lavé l'articulation avec de l'eau phéniquée, parce que « l'air y avait pénétré ».

Il n'y a pas lieu d'immobiliser le membre. Les suites sont, doivent être des plus simples, indolentes, apyrétiques, et la guérison survenir en quelques jours. Il reste seulement à lutter contre l'atrophie musculaire et à surveiller la jointure convalescente.

Toutes ces considérations s'adressent particulièrement aux corps étrangers du genou. C'est là surtout que l'opération est simple et bien réglée. Et encore est-on obligé quelquefois d'aller chercher par le creux poplité un arthrophyte postérieur. (Championnière). Pour les autres articulations, les choses sont habituellement un peu plus compliquées. D'une manière générale, il faut aborder le corps à extraire par la voie praticable la plus directe ; pour le coude, par exemple, s'il siège en avant, l'incision antérieure sera de mise ; une arthrotomie postérieure sera indiquée dans le cas contraire.

Si les corps étrangers sont multiples, répartis en des points différents, et s'accompagnent de lésions de la synoviale et des extrémités osseuses, on peut être amené à des interventions beaucoup plus sérieuses que la taille articulaire. Ainsi, chez un malade j'ai été amené à faire une résection du coude. Les arthrophytes volumineux et nombreux, les uns libres, les autres appendus à la synoviale, formaient, en avant et en arrière, de grosses masses qui, un instant, avaient pu faire songer à un sarcome de l'humérus. Les extrémités osseuses étaient dépouillées de leur cartilage et entourées d'ostéophytes. Les mouvements s'exécutaient très mal, et le cubital, soulevé et comprimé, était atteint de névrite. La résection a rendu à cet homme un membre indolent et très utile (*Soc. anat.*, 1899).

Chez un autre, j'ai fait dans des conditions analogues l'astragalectomie (Th. Bertrand, 1892).

Ce sont là, est-il besoin de le dire, des indications tout à fait exceptionnelles. De telles interventions sont justifiées, non par les corps étrangers eux-mêmes, mais par des lésions concomitantes étendues et incurables de la synoviale et des extrémités osseuses.

QUATRIÈME PARTIE

ARTHROPATHIES D'ORIGINE NERVEUSE
ET DYSTROPHIES D'ORIGINE ARTHROPATHIQUE

I. — ARTHROPATHIES D'ORIGINE NERVEUSE

Le système nerveux est dans une certaine mesure le régula-
teur et le gardien de l'équilibre trophique. Mais son action
peut être viciée et imprimer violemment à la nutrition des
organes des désorientations singulières. C'est ce qui arrive
dans les jointures au cours de certaines altérations du système
nerveux, et ces troubles trophiques créent des lésions fort
étranges, dont l'étude est bien loin d'être terminée De telles
artropathies se rencontrent principalement au cours du tabes,
mais peuvent aussi se montrer chez des syringomyéliques,
chez des malades atteints d'affections médullaires ou cérébrales diverses, et même, dans quelques cas, elles seraient
imputables à des lésions traumatiques ou pathologiques des
nerfs périphériques. Ces derniers faits sont les plus mal connus;
et à l'heure actuelle nous devons même nous réserver à l'égard
de quelques observations jadis considérées comme démonstratives. Mais les artropathies tabétiques et syringomyéliques
sont des maladies relativement fréquentes, les premières surtout, et il arrive souvent de voir de tels malades s'égarer dans
les services de chirurgie. Quand, il y a un quart de siècle, il
fallut reviser toute la chirurgie au point de vue opératoire, on
put nourrir à l'endroit de ces infortunés quelques illusions
thérapeutiques. Mais ils ont bientôt rebuté les meilleures
intentions, et de plus en plus on s'accorde à y toucher le
moins possible, les interventions pratiquées chez eux donnant
des ennuis ou des échecs plutôt que des satisfactions. Après
avoir brièvement passé en revue les principaux types et les

caractères essentiels des artropathies d'origine nerveuse, nous examinerons les diverses circonstances où le chirurgien peut être amené à intervenir, dans quelle mesure, et comment.

ARTHROPATHIE TABÉTIQUE

Pour une fois, il n'est pas besoin de remonter à Hippocrate, ni même à Galien. L'affection dont il s'agit est de connaissance très moderne, et son histoire ne remonte pas au delà de 1868. Charcot décrivit alors [1] les lésions articulaires du tabes, et, dit Brissaud « ce fut un événement », tant cette découverte était inattendue. Mais Charcot avait bien vu et si nettement tracé les caractères dominants de la maladie, que maintenant encore son enseignement est toujours valable. On a ajouté naturellement, mais il n'y a rien à retrancher à son œuvre en ce qui concerne cette importante question. Au reste un grand nombre des travaux consécutifs émanent d'élèves de Charcot, ainsi les mémoires connus de Ball (1868, 1869), de Bourneville (1870-71), de Joffroy, etc. Parmi la multitude de publications concernant ce sujet, citons les thèses de Dubois (1868), de Blum (1875), de J. Michel (1877), Prudhomme (Lille 1885), de Fort (1891), les leçons de Marie sur les affections de la moelle épinière, les cliniques de Brissaud (1894), *Iconog. Salpêtr.*, les recherches de Marinesco, de Déjerine. Au point de vue chirurgical la question a été introduite en France par M. Kirmisson (leçons sur les maladies de l'appareil locomoteur), étudiée par Chipault dans divers articles (*Gaz. hôp.*, 1889, *Rev. clin.*, 1891. *Icon. Salp.* 1894, *Travaux de neurologie.* 189) par Mouchet et Coronat (*arch. méd.*, 1896, *Widiez, Th.* 1892). Plus récemment la radiographie a permis d'intéressantes constatations, faites notamment par Gibert (*Nouv. Icon.*, 1900), Dupré et Devaux (*ibid*), etc.

Étiologie. — La gravité du tabes ne fournit aucune présomption au sujet de la fréquence de cette complication; dans

---

[1] *Archives de physiologie*, t. I.

des cas très avancés et du plus mauvais pronostic, on ne relève souvent aucune manifestation articulaire. D'autre part chez un certain nombre de sujets la lésion ostéo-articulaire est considérable et suffit à entraîner une impotence presque complète, alors que l'affection primitive est peu accusée. C'est même parfois un phénomène précurseur que l'apparition d'une arthropathie chez un individu en puissance de tabes, un accident de la période préataxique. On peut estimer à un sur dix les tabétiques pris par les jointures. M. Brissaud a fait remarquer que ce sont surtout ceux qui présentent des troubles accentués de la sensibilité, ceux qui sont atteints de tabes sensitif.

Au sujet de la répartition entre les sexes, les auteurs donnent des chiffres contradictoires, ce qui prouve simplement que les séries ne sont pas concordantes. De huit malades atteints d'arthropathies tabétiques, observés par moi dans les trois dernières années, il y avait quatre hommes et quatre femmes. Les articulations prises étaient quatre fois le genou, deux fois la tibio-tarsienne, une fois la hanche et une fois l'épaule.

Tous les auteurs ont noté en effet l'énorme prédominance des lésions de ce genre aux membres inférieurs et particulièrement au genou. On signale assez fréquemment la bilatéralité symétrique, et de temps à autre la coïncidence de deux arthropathies sur le même membre. Si les grandes articulations sont généralement frappées, les jointures de deuxième, de troisième ordre peuvent l'être également, et en particulier la localisation aux articulations du pied est bien connue (pied tabétique) [1].

La plupart des malades ont entre quarante-cinq et cinquante-cinq ans.

On ne sait encore s'il convient de faire une part même minime dans la localisation de la maladie au traumatisme, au

---

[1] Charcot et Féré. *Arch. Neurologie*, 1883. — Féré. *Revue de Médecine*, 1884. — Chauffard, Troisier, Féréol. *Soc. Med. hôp.*, 1885, 1886. — Paulidès. Thèse de Paris, 1883. — Chipault et Souques. *Gazette des hôpitaux*, 1889.

rhumatisme, aux infections ou altérations antérieures de l'articulation, s'il faut leur attribuer un rôle quelconque. On ne trouve généralement rien de bien net en dehors de l'affection nerveuse.

Anatomie pathologique. — Les lésions constatées sur les pièces provenant d'autopsies ou d'amputations, c'est-à-dire dans les cas où elles sont très caractérisées, ont un aspect si étrange qu'on peut, avec BRISSAUD, se demander comment elles ont pu échapper totalement aux anatomistes. L'articulation est en effet disloquée, les extrémités osseuses amoindries, réduites, effilées, usées, flottantes dans une capsule anormalement spacieuse et distendue par du liquide. Il existe donc des modifications considérables du côté des os, des moyens d'union, de la synoviale et même des parties molles péri-arti_ culaires. Les os subissent une curieuse raréfaction, perdent parfois plusieurs centimètres de leur longueur, sans qu'on puisse retrouver les parties disparues, qui se sont graduellement résorbées, l'os paraissant avoir été usé sur une meule. C'est en effet l'usure par frottement d'un os extraordinairement raréfié et fragile qui amène les choses à ce point. On voit donc des fémurs privés de tête et de col, des humérus terminés en haut dans leur tiers supérieur par une extrémité en baguette de tambour (comparaison très classique) des tibias dont toute la région condylienne est détruite, etc. Dans quelques cas l'épiphyse s'est détachée et fragmentée et ses débris informes, ou encore reconnaissables, sont mobiles dans l'intérieur de l'articulation.

Très souvent il ne persiste aucun vestige des cartilages d'encroûtement. Dans d'autres circonstances on en retrouve des morceaux dans les parties relativement conservées de l'article, le processus de destruction étant inégalement réparti.

La synoviale très épaissie et modifiée est fusionnée avec la capsule et celle-ci s'est incorporé le tissu cellulaire avoisinant, de manière à former une coque plus ou moins épaisse, dans l'épaisseur de laquelle il faut généralement renoncer à retrouver les ligaments normaux.

Des ligaments intra-articulaires, comme les croisés du genou ou le ligament rond de la hanche, il peut ne demeurer aucune trace.

Le contenu est un liquide séreux ou visqueux, plus ou moins hématique. Il devient purulent, quand se produit une infection de la jointure altérée. Il y a alors arthrite suppurée d'une articulation pathologique.

Cette forme atrophique de l'artropathie tabétique est la plus typique. Sa production suppose une raréfaction extraordinaire du tissu osseux qui devient poreux, friable. Ainsi transformé, tantôt il s'use graduellement, tantôt il s'effrite et s'émiette, par le mécanisme des fractures parcellaires.

D'ailleurs le squelette du membre tout entier perd de sa résistance et il n'est pas absolument rare d'observer chez ces malades des fractures spontanées des diaphyses.

Chez d'autres sujets on note tout au contraire une tendance à la prolifération et à la néoformation osseuse et cartilagineuse. On voit alors se former au pourtour des surfaces articulaires des multitudes d'ecchondroses et d'ostéophytes, distribuées de la façon la plus singulière. C'est une sorte de végétation désordonnée, d'éléments osseux et cartilagineux. Il se produit également des plaques cartilagineuses ou osseuses à la surface ou dans l'épaisseur de la synoviale, des végétations ostéo-cartilagineuses susceptibles de devenir libres secondairement et de former des corps étrangers différents de ceux dont il a été parlé précédemment. Enfin on observe parfois l'ossification des tendons autour de l'articulation, et même la production d'ostéophytes à la surface des os voisins, longs ou plats.

Dans des cas très nombreux les deux ordres de lésions s'associent, ici destructives, là proliférantes, amenant par leur association les attitudes vicieuses et les déformations les plus imprévues. Il faut d'ailleurs dans l'appréciation clinique des cas tenir compte de l'énorme épaississement que présente quelquefois la capsule. Au palper elle donne alors l'impression d'une masse de consistance très ferme, que l'on supposerait volontiers osseuse ou cartilagineuse, alors qu'en réalité il n'y a que d'insignifiantes néoformations ostéo-chondromateuses. Au point de

vue des difformités et attitudes vicieuses les fractures irrégulières des épiphyses, non consolidées, ou ayant donné lieu à
une pseudarthose jouent dans certains cas le rôle principal.

On constatait très nettement ces faits sur une pièce que
j'ai présentée à la *Société anatomique* (18 juillet 1902). Il s'a-
gissait d'une articulation tibio-tarsienne avec fracture non
consolidée de l'extrémité inférieure du tibia. Les fractures
produites dans ces circonstances détachent en effet parfois des
fragments osseux importants, n'ayant encore aucune tendance
à se désagréger. Les solutions de continuité se font au gré des
diminutions de résistance des os et les traits de fracture ne
rappellent en rien, est-il besoin de le dire, ceux des fractures
ordinaires. Ainsi dans le cas précité, le fragment tibial détaché
comprenait la malléole interne et la moitié environ de la surface articulaire du plateau tibial inférieur, une ligne très
oblique de haut en bas et de dedans en dehors le limitait.
Il s'était déplacé et le pied s'était de ce fait fortement dévié en
dedans. Pareil fait s'est produit chez une femme observée plus
récemment : chez elle, c'est une fracture spontanée du condyle interne du tibia qui entraînait la jambe en valgus; nous
l'avons constaté par l'examen radiographique. De même chez
un autre sujet c'est une fracture du péroné qui était la cause
principale de l'attitude vicieuse et le facteur essentiel de la
difformité. Ce sont là des notions que l'on ne pouvait, que
l'on n'avait guère l'occasion de vérifier avant l'emploi de la
radiographie, car on n'étudiait guère que des lésions arrivées
au degré extrême, ou à un stade très avancé de leur évolution.

De divers côtés on a fait d'ailleurs l'application fructueuse des
rayons X aux recherches concernant les arthropathies tabé-
tiques. Nous pouvons citer à cet égard les intéressantes publica-
tions de GIBERT, de DUPRÉ et DEVAUX, dans la *Nouv. Iconog. de la
Salpêtrière*, 1900, de KIENBOCK (*Neurol. Centralb.*, 1901), de
WILNES (*Forsch. a. d. Gebiète de Rontgenst.*, 1900), de JACOB
(*Ebend*, 1899), de BLOCK (*Dent. Méd. Woch.*, 1901), de WILDE
(*Deut. Zeit. f. Chir.*, 1902).

Les radiogrammes recueillis dans ces conditions constituent

des documents d'une grande précision, et permettent de se rendre compte de l'état des os aux périodes peu avancées et complètent ainsi ce que nous apprennent les pièces d'arthropathies tabétiques des musées, lesquelles montrent la maladie sous ses aspects terminaux. Il est impossible notamment en n'observant que ces cas trop avancés de comprendre le rôle des fractures spontanées articulaires dans le mode de début des arthropathies, et leur part dans les attitudes vicieuses.

Cette notion éclaire immédiatement un fait plusieurs fois constaté, à savoir la présence dans les articulations atteintes de liquide hématique ou de sang pur, par BRISSAUD, (clinique 1894), par CHARCOT et DUFOUR (*Trav. Neurologie*, 1898), par moi-même, qui chez trois malades ai obtenu par la ponction du liquide très fortement chargé de sang, les ponctions ayant été faites peu de jours après la crise *révélatrice*, considérée généralement comme début des accidents. SYDNEY LOYD (BOSTON *Med. J.*, 1900) signale aussi le caractère hémorrhagique fréquent de l'épanchement.

Symptômes. — C'est avec une brusquerie déconcertante que se manifestent en effet la plupart des arthropathies tabétiques. Chez nombre de malades le début est véritablement soudain. Parfois un léger traumatisme a servi de prétexte. Une de nos malades se baissant au lavoir pour soulever un paquet de linge sent son genou craquer et se dérober sous elle. L'article devient immédiatement le siège d'une tuméfaction, d'ailleurs indolente, et le membre désormais privé de solidité s'incurve en dedans sous le poids du corps, demeure ballant et anormalement mobile (fig. 53).

Un autre, concierge très actif, s'endort tranquillement, après une journée consacrée aux devoirs habituels de sa fonction, et notamment à un consciencieux nettoyage des escaliers. Au réveil, c'est sa femme qui lui fait remarquer une volumineuse saillie déformant son épaule gauche, et dont l'apparition a eu (fig. 52) lieu pendant la nuit. Il demeure stupide en constatant l'étrange phénomène d'autant plus incompréhensible qu'il n'éprouve aucune souffrance et que les mouvements ne sont nullement contrariés. Un troisième descendant d'un trottoir sur la chaussée remarque que son pied est instable, et tourne en dedans, quelque effort qu'il fasse pour le poser à plat. A partir de ce

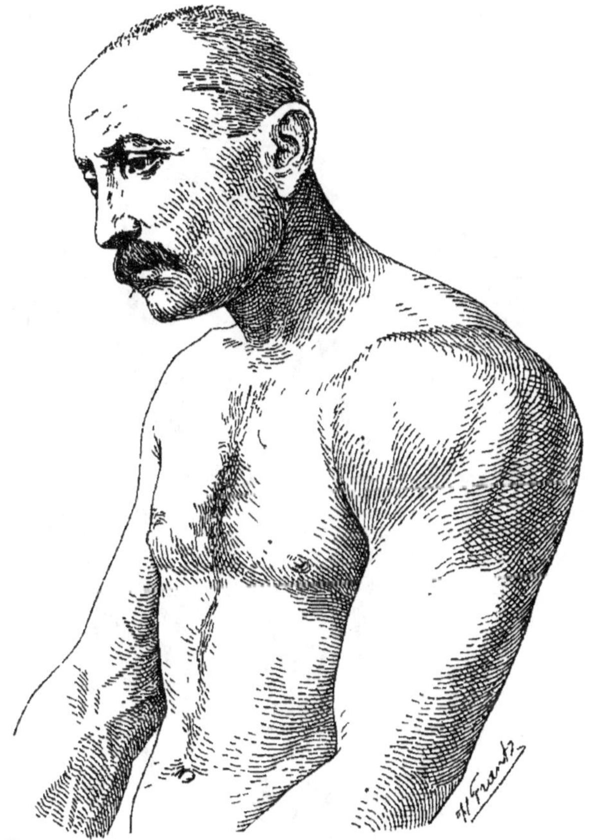

Fig. 52

moment précis la marche devient défectueuse. Rentré chez lui notre homme se déchausse et constate un empâtement consirable du cou-de pied. Un autre encore de nos malades accuse un faux pas dans un escalier. Chez quelques-uns les lésions s'installent avec une lenteur relative et l'articulation se désorganise doucement, sans forcer l'attention du malade.

Le début est donc selon les circonstances soudain et spon-

tané, brusque et lié en apparence à quelque léger traumatisme, ou enfin graduel. Les exemples d'artropathie à manifestation subite sont très communs et ont particulièrement
retenu l'attention. Il est facile de se rendre compte que même

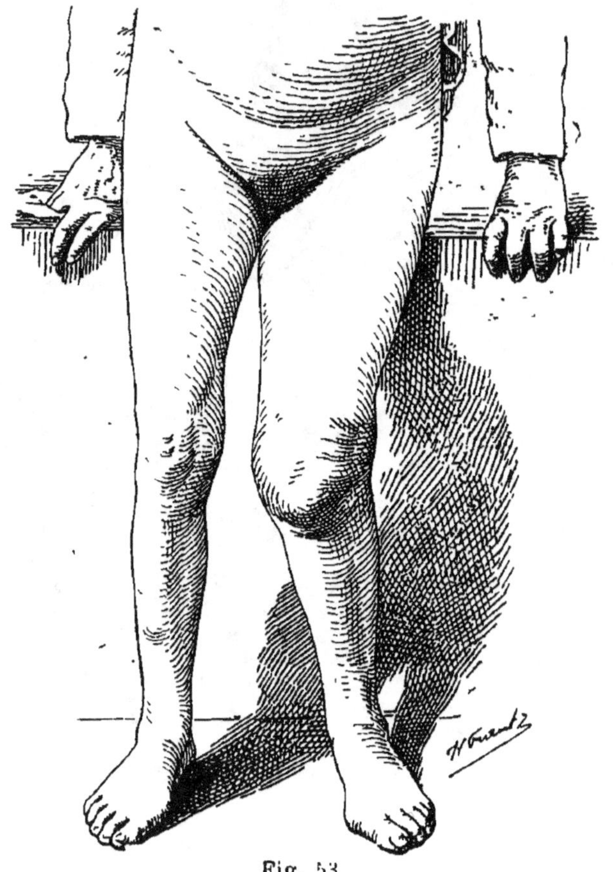

Fig. 53

dans ces cas l'accident *révélateur* a été précédé par une phase
préparatoire sourde et presque silencieuse.

A peine indiquée cliniquement cette période répond aux
modifications trophiques qui ruinent la solidité des extrémités articulaires et les amènent au point où la cause la plus

insignifiante peut en provoquer l'effondrement. Il en résulte la production de fractures spontanées intra-articulaires plus ou moins complexes, dont la conséquence immédiate est la production d'une hémarthrose considérable. Telle est du moins pour moi l'explication la plus plausible de ces énormes et brusques tuméfactions. Et cela est si vrai qu'il existe une phase préparatoire, que les anatomo-pathologistes en mesure de faire des autopsies de tabétiques, ont remarqué à différentes reprises des jointures en état d'arthropathisation virtuelle et que certains malades déjà pourvus d'une artropathie, ont pu en vertu de cette expérience, prévoir l'éclosion des mêmes accidents sur une autre jointure, « sentent venir » la localisation nouvelle.

En examinant une articulation tabétique peu après cette crise violente qui a forcé l'attention et fait entrer la maladie dans sa période d'état, on constate toujours une déformation extérieure très visible. La région articulaire est globuleuse (fig. 52, 53, 54), très volumineuse, sans notable changement de coloration des téguments. La tuméfaction peut même s'étendre loin des limites de l'articulation ; si c'est le genou par exemple s'étendre jusqu'à la racine du membre et doubler momentanément le volume de la cuisse. La palpation quand il s'agit du genou, fait reconnaître immédiatement une fluctuation grossière. Cette fluctuation est encore assez mise en évidence pour

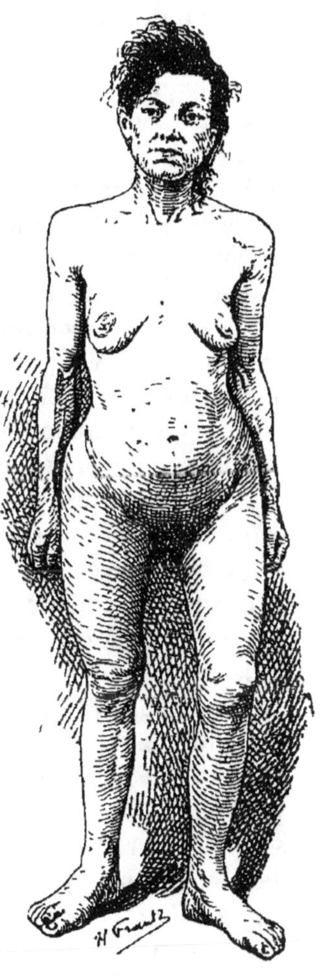

Fig. 54

d'autres jointures, mais les circonstances sont naturellement beaucoup moins favorables et l'on ne peut percevoir constamment ce signe avec netteté. On peut tenir pour certain cependant que l'épanchement ne fait jamais défaut.

L'épanchement est susceptible de rétrocéder partiellement pour augmenter plus tard, diminuer encore, sans jamais disparaître tout à fait.

Dès ce moment l'articulation est habituellement déjà le siège de mouvements anormaux.

Cette laxité ne saurait s'atténuer. Bien au contraire les désordres anatomiques s'aggravant sans cesse, l'instabilité de l'articulation ne peut que s'accentuer davantage.

On peut se livrer à un examen très minutieux sans provoquer la souffrance. Malgré l'étendue des lésions que laisse supposer un tel épanchement, s'accompagnant de mouvements anormaux, de craquements articulaires, d'attitude vicieuse, on voit avec surprise les malades exécuter les mouvements les plus étendus, se lever, marcher avec des claudications effrayantes sans accuser aucune douleur. L'affection est indolente à peu près complètement.

Il arrive un moment où les difformités sont extraordinaires. La jambe se porte dans un valgus ou un varus invraisemblable, et la possibilité de la marche avec de telles dislocations paraît la réalisation du plus étrange paradoxe. Mais l'impotence est liée plus encore à l'incohérence de l'action des muscles qu'à l'état de l'articulation, et l'on voit des malades tirer un parti presque inconcevable d'articulations conplètement désorganisées. Il se produit des subluxations, des luxations, ou du moins des déplacements très étendus intracapsulaires, dont la réduction s'opère avec une facilité extrême, et presque toujours spontanément. Ces pseudo-luxations se rencontrent particulièrement à l'épaule et à la hanche.

L'usure et la résorption des os entraînent non seulement des attitudes vicieuses, mais des raccourcissements vrais de plusieurs centimètres.

Tôt ou tard d'ailleurs les progrès de la destruction articulaire joints à ceux de la maladie primitive finissent par entraîner une impotence complète. Le malade devient un triste infirme, alité définitivement si les arthropathies occupent les deux genoux ou les deux hanches.

La forme hypertrophique suppose une réaction différente des tissus qui entrent dans la constitution de l'article, une déchéance moindre, une évolution plus lente. Nous ignorons encore si cette marche spéciale doit être attribuée au terrain sur lequel évolue la maladie, si les arthritiques y sont plus prédisposés.

Ici donc interviennent des néoformations osseuses et cartilagineuses qui par leurs proliférations désordonnées bouleversent la configuration des extrémités osseuses, de l'articulation, de la région tout entière et changent l'attitude et l'aspect des membres. Les attitudes vicieuses ne diffèrent pas essentiellement de celles qui ont été signalées précédemment, elles sont toutefois d'une manière générale moins excessives et moins étranges, et s'accompagnent d'une mobilité anormale bien plus restreinte. Localement la difformité est plus irrégulière, caractérisée par la présence de masses dures entourant ou englobant les extrémités osseuses. Il est souvent impossible de reconnaître, de retrouver ces dernières, de déterminer ce qui leur appartient respectivement. La recherche des mouvements détermine la production de craquements et de frottements rudes. Contrairement à ce qu'on observe dans la forme atrophique il arrive que les mouvements soient limités, en raison de l'imbrication, ou du développement des productions ostéophytiques. Il y a généralement peu de liquide. L'atrophie des muscles périarticulaires est parfois assez prononcée dans cette forme, alors qu'elle est peu accentuée dans la précédente.

Il arrive que l'on note chez certains sujets la coexistence des deux formes. ainsi d'un côté l'arthropathie sera hypertrophique, alors que sur une jointure d'un autre membre elle sera atrophique. Il semble même que certaines articulations aient une tendance à faire de l'hypertrophie alors que d'autres adopteraient plus volontiers l'évolution du type atrophique. Ainsi ce dernier est très habituel à la hanche et à l'épaule.

Il est bien plus intéressant encore de voir les deux processus juxtaposés dans la même jointure, la dystrophie se traduisant dans certains points par un processus de destruction rapide, alors que d'autres parties deviennent le siège d'hypertrophies considérables. D'ailleurs il est bien certain que dans l'appréciation clinique de la fréquence des formes hypertrophiques, on peut être aisément induit en erreur. Nombre d'artropathies sont pseudo-hypertrophiques en ce sens que la néoformation osseuse est insignifiante, par rapport aux transformations de la synoviale, de la capsule des parties molles périarticulaires. Celles-ci sont parfois très épaissies, et forment autour de l'articulation une gangue rigide, véritable blindage, rendant tout examen illusoire en ce qui concerne l'état du squelette. On peut s'en assurer d'une part par l'examen de certaines pièces provenant d'amputations, d'autre part en faisant appel aux ressources nouvelles que nous apporte la radiographie. Ce fait s'observe notamment chez les sujets qui marchent, et fatiguent et traumatisent sans cesse l'articulation malade. Du reste dans l'épaisseur de ces coques fibreuses si dures se développent secondairement des plaques cartilagineuses ou osseuses. Il n'est pas démontré que la forme hypertrophique malgré les alliages plus haut mentionnés, conduise tardivement à l'atrophique ; on ignore en un mot si ces végétations ostéophytiques sont susceptibles de se résorber comme les os eux-mêmes sur lesquels elles sont implantées, si elles sont transitoires ou permanentes. Il n'est pas déraisonnable de supposer que ces arthropathies où la production d'os est très abondante tiennent dans une certaine mesure à l'arthrite sèche, qu'il s'agit même d'une sorte d'arthrite sèche évoluant chez des tabétiques. Ce sont d'ailleurs là des faits en somme assez rares dans le tabes que ces artropathies hypertrophiques.

Marche. — L'évolution, quelle que soit la forme atrophique, ou pseudo-hypertrophique, ou même hypertrophiante est la désorganisation rapide ou lente, mais certaine et sans rémission, de l'articulation. D'ailleurs l'affection primitive continue sa marche, et la lésion articulaire finit par n'être plus qu'un malheur accessoire dans l'infortune du tabétique. Mais parfois surgissent des complications qui remettent la question articulaire au premier plan. Sans parler des fractures spontanées diaphysaires ni plus ni moins fréquentes que chez les tabétiques non arthropathiques, certaines fractures se produisent au niveau de l'articulation malade sous l'influence des contractions musculaires (rotule) ou résultent de traumatismes véritables, provoqués par l'instabilité articulaire, les chutes qui en sont la conséquence.

D'autre part la jointure tabétique devient aisément le siège d'une infection, dont on ne peut toujours déterminer la porte d'entrée. C'est quelquefois une infection légère, simulant un rhumatisme infectieux. Il semble bien que ce soit à des infections atténuées que l'on doive attribuer le début présumé, la manifestation révélatrice dans certains cas, comme ceux qui ont fait l'objet de la thèse de FORT (1891).

Il est plus commun de voir des infections graves, très graves même, avec rougeur et tuméfaction intense, fièvre et symptômes généraux inquiétants. Les tabétiques ont une facilité particulière aux infections, et leurs articulations malades sont plus que tout le reste de leur pauvre organisme à la merci de tous les germes pathogènes. Donc à la suite de toute plaie, de toute lésion suppurative, de toute maladie infectieuse, ils sont très exposés à des arthrites qui généralement suppurent et mettent promptement en danger leur précaire existence. C'est ce que j'ai observé chez un de mes malades, qui dut son salut temporaire tout au moins à une amputation hâtivement pratiquée.

On a vu la tuberculose se développer dans de telles jointures. et l'on conçoit que l'aspect clinique en reçoive quelques modifications.

Le *pronostic* de ces sortes de lésions est donc constamment défavorable, l'arthropathie ne rétrocédant jamais, suspendant tout au plus sa progression inexorable, exposant le malade à diverses complications, entraînant facilement l'impotence partielle ou complète du membre.

S'il s'agissait d'un phénomène ultime, il ne faudrait voir là qu'une des nombreuses misères du tabes, et une des moins pénibles. Mais l'arthropathie se manifeste communément chez des sujets à peine entrés dans leur tabes, encore vigoureux, et relativement jeunes, et les prive promptement de leur travail, les oblige à quitter la vie active, et en fait d'emblée des épaves lamentables ou des pensionnaires d'hospices.

Diagnostic. — Les signes locaux sont si nets que le diagnostic est ordinairement facile avant même d'avoir fait l'inventaire du malade et découvert quelque autre preuve du tabes, incoordination, perte des réflexes, troubles sensitifs, ou sensoriels, crises viscérales.

Il est bien rare que l'examen complet du malade ne fournisse à cet égard quelque utile renseignement mais dans un grand nombre de cas ce sont là de simples recherches de contrôle, le diagnostic étant fait par l'état même de désorganisation analgésique où se trouve la jointure, et par les circonstances dans lesquelles elle s'est produite. Donc pour la grande majorité, ces faits sont en eux-mêmes assez caractéristiques pour n'être pas méconnus, pour être toujours soupçonnés dès le premier examen.

Mais quelquefois le sujet est observé avant que l'aspect clinique ne soit bien caractérisé, à un moment où les signes du tabes ne sont eux-mêmes pas assez nets pour être aisément décelés par de simples chirurgiens.

Certaines circonstances peuvent contribuer à égarer, par exemple un traumatisme assez important pour qu'on puisse lui imputer des troubles articulaires même sérieux. Il faut être averti de la fréquence relative des manifestations articulaires d'origine nerveuse, et au plus léger indice longtemps chercher sur cette piste.

C'est surtout dans le domaine des arthrites sèches, des arthrites déformantes que l'on trouvera des cas ambigus, dont quelques-uns resteront toujours au moins pour un temps, d'une interprétation fort délicate. Dans les conditions ordinaires il suffit de rappeler que l'arthrite sèche est une maladie très lentement progressive, qu'elle est douloureuse, qu'elle donne lieu à des épanchements très modérés, que la difformité est tardive et que l'articulation n'est jamais disloquée.

Il est à peu près impossible de distinguer l'arthropathie tabétique d'autres troubles trophiques articulaires d'origine nerveuse. principalement des arthropathies syringomiéliques si l'on s'en tient aux signes locaux. Ce sont les autres manifestations de la myélopathie initiale qui fournissent les éléments du diagnostic.

Pathogénie. — La découverte de Charcot était trop imprévue, pour être acceptée d'une manière immédiate et générale. Aussi plusieurs opinions furent-elles formulées pour interpréter les faits signalés par lui comme nouveaux. Pour Volkmann c'était des arthrites traumatiques, pour Strumpell des lésions syphilitiques, pour d'autres des arthrites déformantes. Ce sont là des erreurs, si l'on veut par ces assimilations nier l'influence du système nerveux dans la pathogénie des arthropathies tabétiques. Sous cette forme, la question est jugée et nul ne songe aujourd'hui à contester l'autonomie de ces lésions. Mais le traumatisme n'intervient-il en rien, sinon dans la genèse, au moins dans la détermination de l'arthropathie? Et le processus de l'arthrite sèche ne saurait-il s'exercer sur une articulation touchée par le tabes? Et l'ostéopathie syphilitique, insidieuse, ignorée souvent, encore presque inconnue de nous, qui peut dire si elle n'a pas joué un rôle préparatoire? C'est là une simple vue de l'esprit mais rien ne permet de rejeter à priori cette cause adjuvante, étant donné la fréquence de la syphilis dans les antécédents de ces sujets.

Au cours de cette description nous avons à diverses reprises signalé déjà le rôle des fractures articulaires et des traumatismes répétés. Sans doute, on ne peut dire qu'il s'agisse là simplement d'arthrite traumatique, mais il n'en est pas moins vrai que ce phénomène d'une fracture articulaire plus ou moins complexe avec hémarthrose abondante a contribué puissamment à mettre en train l'arthropathie et à la particulariser. — Affirmer cela n'est pas formuler une considération théorique, mais reconnaître un mécanisme commun de la production des lésions. Le problème reste d'ailleurs entier en ce qui concerne le processus dystrophique frappant les parties constitutives de l'articulation, c'est ce processus qui a sourdement miné les os en contact et permis leur usure, leur effrittement ou leur fracture.

La théorie des névrites périphériques (PITRES et VAILLARD) est très discutée, et paraît insuffisante, en présence d'examens négatifs. Celle d'une action médullaire semble avoir plus de partisans. Il y aurait dans l'axe gris et notamment au niveau des cornes antérieures à des hauteurs diverses, des centres trophiques articulaires, qui impressionnés directement ou à distance, réagiraient en déterminant les perturbations nutritives que l'on sait. C'était la manière de voir de CHARCOT et il faut reconnaître qu'elle est encore bien séduisante.

M. MARINESCO, suivi en cela par M. BRISSAUD, a émis de son côté des vues ingénieuses faisant dépendre l'équilibre trophique de la conservation de la sensibilité. Or celle-ci est altérée, diminuée ou abolie au niveau de l'articulation et la moelle ne recevant plus l'excitant périphérique constant, ne saurait donner en retour l'influx trophique normal et régulier. Au sujet des voies suivies par cet influx trophique de la moelle vers les articulations, il est difficile de savoir s'il emprunte les nerfs ordinaires, ou les vaso-moteurs.

Traitement. — Quoi qu'il en soit de ces opinions, il est malheureusement trop clair que les causes de la désorganisation de la jointure ne sont pas purement locales. Nous aurions alors le pouvoir d'y remédier au moins dans une large mesure. L'influence occulte et néfaste du système nerveux nous réduit au contraire à une chirurgie très limitée. En présence de ces articulations de pantins, péniblement instables, on a eu la tentation bien légitime d'intervenir pour rendre aux membres fixité et rigidité. Au membre inférieur, au genou, il est impossible de ne pas songer à quelque arthrodèse quand on a affaire à un malade dont l'impotence résulte en majeure partie de sa laxité articulaire. On devait fonder sur l'action chirurgicale des espérances d'autant plus légitimes que la bénignité des frac-

tures chez les ataxiques, la rapidité et la facilité de leur consolidation sont bien connues. En mettant en contact des surfaces correctement taillées, il semblait que la soudure dût
s'obtenir promptement. On supprimait une articulation sans
valeur et déchue, et la rigidité du membre lui rendait un rôle
utile. Mais on a eu beaucoup de désillusions.

Envisageons d'abord les cas ordinaires, formes atrophiques,
ou pseudo-hypertrophiques. On a fait l'arthrotomie (CZERNY,
1884), l'arthrodèse (WOLFF, 1887), la résection (MÜLLER [1], KIR-
MISSON, 1889), etc. (S. ROTTER (Arch. f. Klin. Chir. t. XXXVI),
SONNENBURG (16e Congrès de Chir. All. (1887). La clinique de
M. KIRMISSON, la thèse de WIDIEZ (Paris 1891, 1892), celle de
SCHIESMAN, relatant la pratique de BRAUN (KÖNIGSBERG, 1894),
le mémoire de MOUCHET et CORONAT, 1896, les divers travaux de
CHIPAULT condensés dans son exposé de la chirurgie nerveuse en
1900 contiennent à cet égard de très utiles renseignements.

La plupart de ces interventions ont donné peu de satisfaction.
Les articulations tabétiques s'infectent avec une facilité extraordinaire; dans plusieurs cas la suppuration a mis en péril l'existence du malade, ou même entraîné la mort. D'autre part les
résultats locaux ont été des plus médiocres, les os ne sont pas
consolidés, des attitudes vicieuses se sont reproduites ; l'impotence est redevenue promptement aussi grande, des fistules
ont persisté. Enfin au prix de beaucoup d'ennuis on n'a généralement obtenu pour le mieux que des améliorations transitoires. Aussi d'une manière générale est-on devenu fort réservé
à l'égard de ces interventions.

De tels malades ont surtout besoin d'appareils destinés à soutenir, fixer, immobiliser dans une certaine mesure l'articulation atteinte, au membre inférieur principalement. Ces appareils sont assez délicats à construire, ils doivent être solides
sans être lourds et appliqués avec un soin extrême. Il faut
veiller à ce que les pressions soient largement réparties pour
éviter les escharres, se souvenant que chez ces sujets, la sensibilité est modifiée ou abolie, et la nutrition des plus défectueuses.

Le massage peut être utile à ces malades, en relevant un

peu la tonicité des muscles. La rééducation qui paraît donner maintenant quelques bons résultats contre l'ataxie (CONSTEN-SOUX. *Archives de neurologie,* 1903) semble par contre moins indiquée, ou même contre-indiquée, en raison des efforts qu'elle impose au malade et de l'obstacle qu'oppose la lésion locale à l'utile répartition de ces efforts.

La ponction est utile, quand on se trouve en présence d'un vaste et brusque épanchement, ou d'un épanchement très abondant. Il faudra considérer cette ponction chez un tabétique comme une chose sérieuse, et y apporter la plus scrupuleuse asepsie. Elle devra être suivie de l'application d'un pansement compressif.

S'il se produit quelque fracture juxta-articulaire, l'application d'un appareil approprié exige une attention particulière. Dans l'immense majorité des cas il n'y aura rien de plus à tenter, notre rôle doit se borner à surveiller une lésion incurable.

Les interventions telles que la résection, l'artroxésis doivent être rejetées en principe. Dans certaines circonstances peu fréquentes, chez un préataxique, ou dans une forme à marche très lente et très déformante, il est cependant raisonnable de tenter une arthrodèse ou une résection. Je me suis trouvé en présence d'un malade réalisant ces conditions favorables, à l'hôpital Lariboisière en 1901. Il me paraissait justiciable d'une arthrectomie ou d'une résection ; je me réservais d'opter pour l'une ou l'autre après avoir examiné de visu l'état des surfaces articulaires ; mais le malade refusa toute intervention.

On peut encore admettre la légitimité d'une amputation dans certaines dislocations effroyables, qui suffisent à priver le sujet de toute activité alors que l'ensemble du tabes est encore à une période tolérable, et ce grave parti est surtout acceptable quand l'amputation n'est pas trop importante. Ainsi on se décidera plus facilement pour le cou-de-pied que pour le genou.

En présence d'une suppuration de l'article déjà frappé par le tabes il convient d'agir sans délai et très énergiquement. L'arthrotomie large avec un bon drainage est en pareil cas un minimum. On peut commencer par là, prêt à amputer si l'on n'obtient pas une cessation très rapide des accidents. L'intensité de ceux-ci commande même parfois l'amputation d'emblée. C'est ce que j'ai dû faire pour le malade dont j'ai communiqué l'observation à la *Société anatomique*.

ARTHROPATHIES SYRINGOMYÉLIQUES

Parmi les travaux concernant les arthropathies de la syringomyélie, il faut citer tout d'abord les mémoires fondamentaux de Sokoloff (*Deut. Zeit f. Chir.* 1892, t. XXXIV), de Graf (*Berl. Z. Kl. Chir..* 1893, t. X) Schlesinger, Wien, 1895, les publications de Blocq (*Soc. anat..* 1887); de Charcot (*Progrès Méd.*, 1893); le travail important de Perrey et Londe (*Icon. de la Salpét.*, 1894); la thèse de Perrey (1894), celle plus récente de Hitoff (Lyon, 1901), une clinique de Brissaud (*Archiv. gén. de méd.*, déc. 1903).

La syringomyélie se traduit cliniquement par de l'athrophie musculaire, de la dissociation de la sensibilité, des troubles trophiques qui se manifestent surtout du côté des mains. Elle s'accompagne assez fréquemment d'incurvations latérales du rachis, scoliose à début tardif, dont l'étude a été faite avec soin par Hallion (*Th. P.* 1892). L'atrophie des muscles, les troubles trophiques siègent ordinairement au membre supérieur, souvent d'un seul côté, et s'accompagnent de douleurs vives. Quand à ces divers symptômes vient s'ajouter une arthropathie, il est aisé d'en établir les rapports avec une lésion médullaire. Mais il arrive que les troubles articulaires précèdent l'apparition des grands symptômes.

L'arthropathie se présentant ainsi isolée de toute autre manifestation bien claire de la syringomyélie, ne peut être immédiatement reconnue d'une façon certaine comme syringomyélique, mais presque toujours on n'aura pas de peine à soupçonner ou à établir qu'elle est d'origine nerveuse. Les signes sont en effet ceux que nous avons attribués plus haut aux articulations tabétiques. Il convient toutefois de remarquer que ces arthropathies syringomyéliques siègent presque exclusivement au membre supérieur. au coude, au poignet. qu'une seule jointure est ordinairement prise. Mais l'aspect clinique, l'évolution, les complications sont les mêmes. « Il n'y a pas de caractère arthropathique distinctif. Aussi le diagnostic doit-il s'appuyer sur une analyse minutieuse des symptômes présentés par le malade. » (PERREY et LONDE.)

Le diagnostic est donc délicat quand ces symptômes sont frustes, et surtout quand quelque complication ou circonstance accessoire vient accaparer l'attention, traumatisme ou infection de l'articulation malade.

Le rôle du chirurgien sera d'ailleurs le même, aussi réservé, aussi prudent que dans le cas d'arthropathie tabétique.

ARTHROPATHIES DANS LES AFFECTIONS MÉDULLAIRES OU RACHIDIENNES

Les arthropathies du tabes et de la syringomiélie ont une importance prépondérante dans le groupe des troubles trophiques articulaires par leur fréquence autant que par leur gravité. Celles dont il nous reste à parler sont des faits beaucoup moins communs et encore imparfaitement étudiés. Au cours d'une foule d'affections du système nerveux central on peut en effet voir éclore des arthropathies, qui toutes ont été mises indistinctement sur le compte de l'affection cérébrale ou médullaire en cours.

Il est probable que parmi les arthropathies sommairement interprétées comme étant d'origine centrale, quelques-unes reconnaissaient une pathogénie tout autre. Il s'agissait par exemple de malades porteurs d'eschare, de plaies suppurant abondamment, ou encore de sujets dont les poumons, ou les voies urinaires étaient infectées. Comment ne pas songer chez ceux-là à des arthrites secondaires, comparables aux divers rhumatismes infectieux? Il n'en est pas moins vrai que la plupart des cas paraissent être une conséquence de la lésion centrale, sans que d'ailleurs le mécanisme en soit pour cela bien élucidé.

Les affections cérébrales ont ici une petite part. On voit de temps à autre chez des hémiplégiques par hémorragie, ou ramollissement, des épanchements peu abondants, séreux ou séro-sanguinolents se produire dans le genou, persister indéfiniment, ou disparaître au bout d'un certain temps. Chirurgicalement ces faits sont de nul intérêt.

Les myélopathies, en dehors du tabes et de la syringomyélie, ont donné lieu à de nombreuses manifestations articulaires, peu variées d'ailleurs dans leur expression et dans leur siège. C'est toujours d'épanchement séreux, plus ou moins teinté de sang, qu'il s'agit, avec ou sans attitude vicieuse consécutive, par paralysie du triceps et rétraction des fléchisseurs. On a vu ces faits se produire dans diverses myélites, la maladie de Friedreich, l'hématomyélie, la tuberculose de la moelle (Schlesinger), l'atrophie musculaire progressive. (Londes) et Lemaire (Th. Nancy, 1901) en a fait une bonne revue.

Il est plus intéressant de noter les cas observés au cours de lésions chirurgicales. Ces derniers ont été l'objet de travaux récents dignes d'attention, de Morandeau (Th. Paris 1899), de Delprat (Th. Paris, 26 oct. 1899), de Chipault (*Soc. Neurologie*, 1er fév. 1900 et *État de la chirurgie nerveuse*, 1902).

On a observé de ces arthropathies au cours du mal de Pott (Charcot, Lannelongue. Vincent, Chipault, Ménard. (*Le mal de Pott*, 1900). Il y a lieu de se demander maintenant si quelques-unes ne doivent pas être attribuées au *rhumatisme tuberculeux*, dont les Lyonnais sont entrain d'élargir sans cesse le domaine.

Les tumeurs du rachis ou des méninges (Chipault) seraient encore susceptibles de retentir sur les articulations du membre inférieur.

Enfin les traumatismes rachidiens ouverts ou fermés ont plus d'une fois provoqué ces lésions articulaires, ainsi les coups de feu (Lannelongue), les coups de couteau, comme en témoigne l'observation déjà vieille de Viguès (*Moniteur des hôpitaux* 1855). celles plus récentes de Joffroy et Salmon, Kirmisson (*Soc. Chir.* 1885), les fractures (Alessandrini, Morandeau, Delprat. Chipault).

La symptomatologie est assez terne et tout se borne en général à la constatation d'un épanchement survenu plus ou moins brusquement quelques jours après la lésion.

Encore faut-il avoir soin d'écarter la possibilité d'une lésion traumatique concomitante quand il s'agit d'un traumatisme par chute.

Les lésions sont surtout congestives, mais la radiographie, dans un cas encore unique, avait apporté à CHIPAULT la preuve de la possibilité des déformations osseuses.

Les déviations secondaires par rétractions tendineuses sont susceptibles d'être très prononcées, dans le cas de survie prolongée, et conjointement avec quelques altérations des surfaces articulaires.

On peut être alors amené à une intervention tardive, pratiquée dans un but orthopédique, comme l'a fait avec succès M. JEAN-NEL, qui pratiqua dans un cas d'arthropathie consécutive à une myélite la résection des deux genoux (*Arch. prov. de Chirurgie*, 1er août 1893).

ARTHROPATHIES DANS LES LÉSIONS
DES NERFS PÉRIPHÉRIQUES

Etudiés par MM. MITCHELL, CHARCOT, COUYBA, BLUM, CHIPAULT, ces cas sont très rares ou constamment méconnus. Les faits récents manquent, et nous vivons presque exclusivement sur des observations anciennes.

Or les descriptions datant seulement de quelques années sont entachées d'erreur, parce qu'on ne faisait pas la part assez large aux arthrites infectieuses subaiguës. Ces arthropathies imputées à des lésions de troncs nerveux plus ou moins importants ont toujours été bénignes, caractérisées par un léger gonflement, par de l'enraidissement, la tendance à l'ankylose fibreuse.

On les a vues survenir à la suite de plaies des nerfs, par coup de feu (WEIS MITCHELL), par éclat de verre (BLUM).

Il se produit alors une névrite par infection directe, mais même dans des lésions aseptiques on pourrait observer de pareils accidents, témoin l'observation de CHIPAULT, qui aurait vu une arthropathie du coude résulter de la compression du plexus brachial par un cal claviculaire. Des faits signalés récemment par ROGER et VOISIN (*Presse médicale*, 1903) peuvent en être rapprochés.

On n'a eu jusqu'ici jamais à intervenir pour traiter directement les dites arthropathies.

II. — ARTHROPATHIE HYSTÉRIQUE

« Il est, dit Charcot [1], un grand fait dans l'histoire des
névroses en général, et de l'hystérie en particulier qui montre
bien que ces affections ne forment pas dans la pathologie une
classe à part, gouvernée par d'autres lois physiologiques que
les lois communes. C'est que leur symptomatologie se rap
proche toujours et souvent très étroitement de celle qui se
rattache aux maladies à lésions matérielles. Et la ressemblance
est parfois si frappante qu'elle rend le diagnostic des plus
ardus ».

Ces données générales s'appliquent tout particulièrement
aux manifestations articulaires de l'hystérie. Elles s'adaptent
si bien certains signes couramment observés dans les arthropathies aiguës ou chroniques, qu'elles ont été pendant fort
longtemps confondues avec elles, et qu'elles donnent lieu
encore à des erreurs journalières. C'est surtout à cause de ces
confusions fréquentes, de ces apparences qui les font considérer
comme les conséquences d'un traumatisme, ou comme des
tumeurs blanches, que le chirurgien est amené à s'occuper
de ces affections. Ne pas les méconnaître, ne pas les aggraver
en ignorant leur nature véritable, c'est le plus clair de son
rôle.

Elles sont plus fréquentes qu'on ne pourrait le croire et l'on
peut affirmer que souvent elles sont méconnues, qu'en dehors
des milieux spéciaux on ne les cherche pas, ou ne les soupçonne
pas assez. Cependant leur histoire, bien qu'elle commence

[1] Charcot. Leç. d'ouverture. *Prog. méd.* 1882.

à une date récente est déjà très avancée, complète même sur
bien des points, et les travaux de l'école de la Salpêtrière ont
si largement diffusé ces notions utiles, que les éléments du diagnostic ont été mis à la portée de tous, sans qu'il soit besoin
d'aucune compétence spéciale en neurologie.

On retrouve dans les livres anciens et surtout dans les rela-
tions de faits merveilleux et de miracles des cas parfaitement
typiques d'hystérie articulaire. Leur nature réelle n'était en
aucune façon soupçonnée, et pourtant de tous les diagnostics
rétrospectifs, il n'en est point que l'on puisse aujourd'hui
affirmer avec autant de certitude. L'ignorance est demeurée
complète à cet égard, jusque vers le milieu de ce siècle. En 1837,
Brodie donne la première description de l'affection hystérique
des jointures, description qui d'emblée en indiquait tous les
caractères essentiels.

Parmi les très nombreux travaux qui ont paru sur cet
intéressant sujet il convient de citer ceux de Coulson, de Bri-
quet (1859), de Paget, de Verneuil, mais surtout ceux de
Charcot et de ses élèves, Blocq [1], Berbes [2], Gilles de la Tourette [3], Pitres [4], les leçons cliniques de Trélat, de Duplay, etc.

De tout ce qui a été dit sur ce sujet, il résulte en premier
lieu que la maladie que nous connaissons sous les termes
d'arthralgie, d'arthrodynie, d'arthropathie hystérique est assez
difficile à définir et même à désigner. Il s'agit d'un complexus
symptomatique où la douleur et les contractures musculaires
ont une part prédominante, ayant pour siège exclusif, ou
pour centre la région occupée par une articulation. De lésion
articulaire il n'y en a point, de phénomènes nettement articulaires il n'y en a pas non plus le plus souvent, la douleur elle-
même est plutôt périarticulaire, en général même très superficielle. Quand on désigne cette affection du nom d'arthralgie
on n'en donne qu'une idée plus qu'insuffisante. Contracture

[1] Th. Paris.
[2] Th. P., 1888.
[3] G. de la Tourette. *Traité de l'hystérie.*
[4] Pitres. *Traité de l'hystérie.*

27.

hystérique périarticulaire serait également imparfait. Il est impossible cependant de ne pas faire entrer en ligne de compte l'article autour duquel sont groupés les symptômes et auquel se rapportent en somme toutes les perturbations fonctionnelles. En appelant cette affection arthropathie hystérique, on ne se sert pas d'un trop mauvais mot; il a pour principal mérite d'être très vague, et ne pas fixer exclusivement l'attention sur un seul symptôme. Il y a en effet des variantes, selon la manière dont s'associent l'élément douleur et l'élément contracture; il arrive que l'un des deux prédomine, mais il n'est pas absolument exact de ne faire intervenir qu'un seul de ces facteurs dans la désignation de la maladie.

Étiologie. — L'hystérie articulaire, disons-nous, n'est pas absolument rare. Mais il ne faut rien exagérer. Quand Brodie déclare que « dans les classes élevées de la société, les quatre cinquièmes des femmes qui se plaignent de maladies des jointures sont simplement atteintes d'hystérie », il semble obéir à cette impulsion singulière qui oblige les spécialistes à voir partout la maladie dont ils s'occupent. Cette assertion ne paraît cependant avoir encore choqué personne, car elle est fidèlement reproduite par presque tous les auteurs, qui ne formulant aucune réserve à cet égard semblent partager l'opinion de l'illustre chirurgien anglais. Il suffit d'y réfléchir un instant pour comprendre tout ce qu'elle a d'insoutenable, même en supposant que Brodie ait eu affaire à une extraordinaire série d'hystériques.

A la vérité l'abondance de pareils faits doit varier d'un pays, d'une race à l'autre, et selon le temps où l'on vit. Les hystériques suivent à leur manière le mouvement scientifique et s'adaptent aux progrès de la chirurgie. Ainsi depuis quelques années elles s'arrangent volontiers pour se rendre intéressantes par leurs organes pelviens; les maladies articulaires sont démodées et les tentent beaucoup moins. Il y a donc de ce chef quelques sujets perdus pour l'arthralgie.

Dans les services où les hystériques sont accumulées et cultivées, les arthralgies sont d'observation courante. Dans les hôpitaux ordinaires, on les rencontre dans une faible proportion, par rapport aux autres affections des jointures si bien que dans un service de chirurgie, on n'en voit guère plus de deux ou trois cas par an.

Le milieu y est pour quelque chose. Dans ce monde de pauvres gens, les névropathes sont rares.

Ils sont rares mais ne font pas défaut; l'hystérie ne choisit pas seulement ses sujets dans les classes dites cultivées, ni dans le sexe féminin. On voit avec surprise les manifestations qui nous occupent se montrer parfois chez des individus très robustes, que leur origine ni leur profession ne semblent en rien prédisposer à de tels accidents.

Souvent l'arthropathie est la première marque frappante de l'hystérie, la névrose étant jusque-là sinon latente et complètement dissimulée, du moins inaperçue ou réduite aux proportions tolérables de simples bizarreries, colères ou crises de larmes, à ses formes vénielles. La cause déterminante est fréquemment un traumatisme léger ou grave. On en a pris prétexte pour décrire une névrose traumatique, différente de l'hystérie. Le traumatisme agit comme agent provocateur, et l'arthralgie est une des variétés de l'hystéro-traumatisme, groupe qui comprend trois catégories de phénomènes, la paralysie flasque, la paralysie avec contracture, la contracture avec douleur qui est précisément la maladie dont nous nous occupons.

Les circonstances dans lesquelles se produit l'accident sont parfois de nature à produire une impression profonde; c'est un train qui déraille, une voiture qui verse, c'est une explosion, une catastrophe quelconque. La terreur subite, légitime en somme dans de telles conditions, peut amener chez des sujets prédisposés, des perturbations profondes du système nerveux. Mais si les arthropathies peuvent prendre naissance de cette manière, ce n'en est pas une origine habituelle. Leur cause commune est une chute insignifiante, une contusion qui ne détermine pas même une ecchymose. un mouvement qui passe les limites normales, mais de si peu qu'on n'oserait désigner l'accident du nom d'entorse. Il arrive même qu'on ne puisse retrouver le plus léger choc, ni la moindre distension ligamenteuse et que la maladie soit en apparence spontanée.

Chez quelques sujets la suggestion est la cause et le mécanisme évident des phénomènes articulaires. Ainsi dans l'entourage d'un malade atteint d'une tumeur blanche, on peut voir, le fait s'est présenté bien des fois depuis le cas toujours cité de Brodie, quelque névropathe, de l'un ou de l'autre sexe, obéir au besoin inconscient de l'imitation, se suggestionner au point d'adopter la même attitude, présenter des troubles fonctionnels analogues, présenter en somme une arthropathie hystérique ayant plus ou moins les apparences de l'affection dont souffre son frère. son parent, ou son ami.

Les cas dont nous parlions précédemment bien que survenus dans des circonstances toutes différentes ne sont pas susceptibles d'une autre interprétation. Le traumatisme est en effet la cause occasionnelle, mais rien de plus. Il n'a déterminé ordinairement que des lésions fugaces et même complètement négligeables. Bien plus, les accidents ne se montrent pas d'une manière immédiate, ils surviennent un, deux, trois jours après et même plus tard encore ; pendant la durée de cet intervalle libre, le malade peut mouvoir, avec plus ou moins d'aisance, mais mouvoir. déplacer en tous sens le membre contus. élongé, ou tordu. Cette période est plus ou moins brève, mais ne manque point. Or, il est évident que les symptômes qui se montrent ultérieurement ne sauraient être considérés comme une conséquence directe du traumatisme.

On arrive à reconstituer de la manière suivante l'enchaînement des phénomènes. La condition première et indispensable est que le sujet soit préparé par son passé pathologique, par l'état de son système nerveux, qu'il soit en un mot hystérique avéré ou non, et même qu'il soit dans une période d'opportunité morbide particulière, qu'il soit en opportunité de contracture.

Le traumatisme a pour effet immédiat d'amener une obnubilation psychique plus ou moins complète et durable. Si courte soit-elle, elle suffit pour que le cerveau soit pour ainsi dire en état de moindre résistance, pour que l'impression du trauma-

tisme s'y implante et reste dominante. Cette notion prend
corps. se fixe, l'idée germe, se condense, la suggestion est produite. et le malade, au terme de ce temps de *méditation psychique*, réalise par un processus dont il n'a pas conscience. la
fiction qui s'est imposée à lui. Il y a eu auto-suggestion traumatique.

Ce ne sont pas là de simples vues de l'esprit. Ces idées
trouvent une base sérieuse dans les expériences de CHARCOT.
qui apporta à l'étude de ces questions obscures une méthode
si sûre et un si grand sens clinique. Disposant d'un matériel
considérable d'hystériques éprouvées et entraînées, il n'a pas
eu de peine à reproduire chez elles les arthralgies et contractures hystériques, à l'aide de légers traumatismes infligés
aux régions articulaires, des frôlements par exemple ou des
mouvements un peu forcés et brusques, alors que ces sujets
étaient plongés dans l'hypnose.

Toutes les articulations des membres. celles mêmes de la
colonne vertébrale. celle de la mâchoire peuvent chez les hystériques présenter ces singuliers phénomènes douloureux et
spasmodiques, mais avec une fréquence très inégale. De ces
localisations la plus commune est celle de la hanche ; elle l'est
à ce point et son importance est telle, que les auteurs classiques ont l'habitude de l'extraire du groupe général des arthralgies, pour la mettre au rang des maladies classées. et décrire
dans un chapitre à part la coxalgie hystérique. Si CHARCOT a
pu admettre, d'après sa statistique, que le genou était pris
plus souvent que la hanche. c'est que la plupart des coxalgies
hystériques sont traitées dans les services de chirurgie.

Puis viennent les localisations au cou-de-pied, au genou, à
l'épaule au poignet. Il y a des arthralgies du cou-de-pied et
des articulations du tarse dont on cherche vainement la cause
et qui sont simplement des déterminations de l'hystérie. Certains torticolis sont susceptibles de la même interprétation,
qui s'applique en outre à quelques faits étranges d'arthralgies
lombaires ou dorso-lombaires. C'est assez dire que dans toutes
les régions occupées par des diarthroses et des amphiarthroses
on pourra rencontrer les bizarres phénomènes dont nous nous

occupons. Mais il faut remarquer expressément que ce sont les
jointures les plus utiles et les plus mobiles, qui sont ordinairement atteintes, et en cela l'arthropathie hystérique se comporte comme les lésions organiques elles-mêmes.

Signes. — Il y a, nous l'avons vu, une pause entre le traumatisme initial, origine habituelle des accidents et le début de
ces accidents eux-mêmes. Cette phase n'est pas forcément
courte. Elle dure quelques heures, un jour, deux jours, parfois
même beaucoup plus, et sans qu'on puisse établir aucune
proportion entre l'intensité du traumatisme et la brièveté plus
ou moins grande de cette « méditation psychique ». C'est une
question individuelle, il y en a qui « méditent » peu, d'autres
longuement. Les applications de pointes de feu, de vésicatoires, de sinapismes précipitent quelquefois la crise.

Quoi qu'il en soit, dès que commencent à se montrer les
signes de l'arthropathie, ils réalisent pour ainsi dire d'emblée
le tableau clinique de la période d'état. Sans transition, ou
presque sans transition, et cette brusquerie s'observe dans
bien d'autres manifestations de l'hystérie, en quelques heures
au maximum, on voit le membre se placer dans une attitude
vicieuse plus ou moins prononcée en même temps que s'accuse la douleur jusque-là nulle ou très modérée.

Tel se réveille avec une arthropathie des mieux caractérisées,
qui s'était couché la veille jouissant de tous ses mouvements.

La douleur et la contracture des muscles sont les deux
symptômes essentiels, nous avons dû le dire dès l'exorde.

La douleur est souvent très vive ; elle est copieusement décrite par les malades, qui « souffrent horriblement ». Ils ana-
lysent leurs souffrances et ne vous font grâce d'aucune des
nuances qu'ils perçoivent dans les sensations de cuisson, de
brûlure, les lancinements, etc., qui les tourmentent.

En jetant les yeux sur le membre on est immédiatement
frappé de voir combien l'aspect extérieur est peu en rapport
avec des douleurs d'une pareille intensité. La région n'offre
aucune déformation, si elle diffère de la région correspondante de l'autre côté, c'est seulement le résultat de l'attitude

adoptée par le membre (fig. 55). Les téguments ont conservé leur

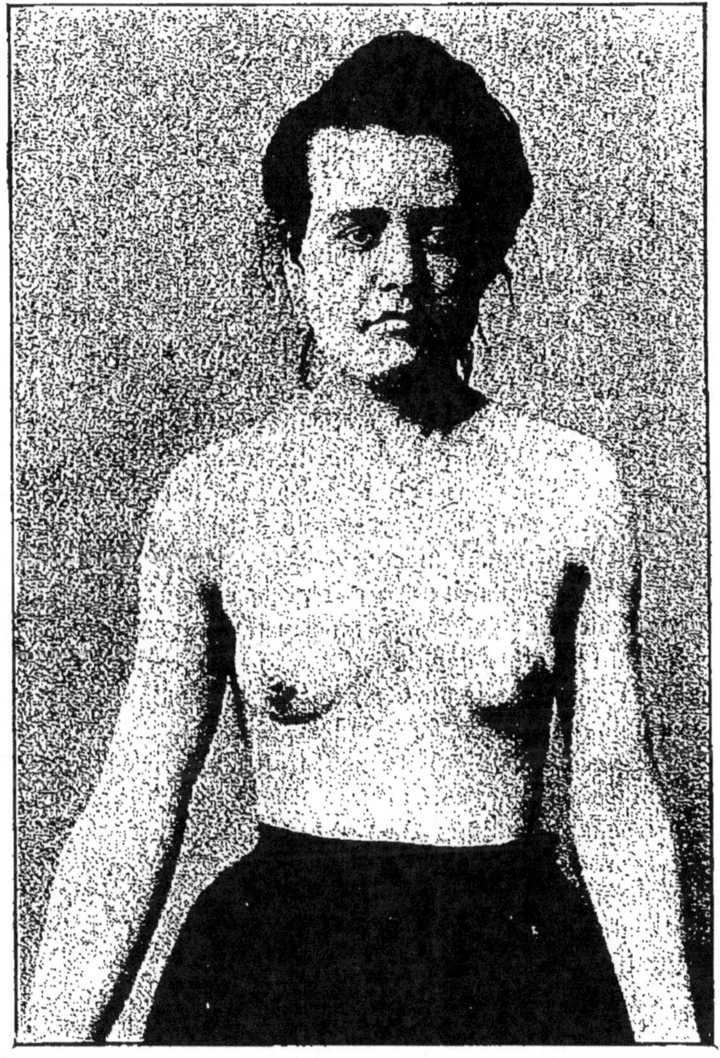

Fig. 55.

souplesse et leur coloration, à moins qu'ils n'aient été abîmés par les révulsifs appliqués mal à propos. La main appliquée sur l'article ne perçoit aucune élévation de température. Quand il s'agit d'une articulation superficielle, on reconnaît ainsi dès le plus sommaire examen que tout au moins il n'y a pas de grosse lésion. Et cependant on se rend compte aussi que le malade souffre réellement, et qu'il souffre beaucoup; car la douleur est réveillée par le simple contact de la main. Elle est très superficielle et semble avoir la peau pour siège principal. La palpation des tissus profonds est moins pénible, la percussion à distance amenant le choc des surfaces articulaires est même assez bien tolérée. L'hyperesthésie est cutanée et en général très vive. Le pincement, le frôlement sont insupportables. L'étendue de la zone douloureuse est très variable chez certains sujets, elle couvre toute la région et la dépasse en tous sens, dans d'autres cas elle est réduite aux proportions d'une bande ou d'une plaque de dimensions restreintes. Sa forme est d'ailleurs susceptible de se modifier au cours de la maladie. Cette zone d'hyperesthésie dessine des figures diverses selon l'articulation considérée. Au genou, au cou-de-pied, elle est circulaire ou à peu près, et couvre l'article le dépassant en haut et en bas, un peu plus étendu du côté de la racine du membre que de son extrémité libre.

Pour la hanche elle affecte volontiers la configuration d'un triangle, dont le sommet répondrait à la région pubienne, et dont l'axe, s'élargissant peu à peu, irait contournant la racine du membre pelvien, couvrant la région inguino-crurale, la saillie trochantérienne et la fesse, et s'arrêtant enfin au pli interfessier qui constituerait la base du triangle. C'est du moins ce que répètent les classiques, d'après les recherches faites à la Salpêtrière, et il est probable qu'il en est ainsi chez un grand nombre de sujets. En pratique toutefois, et malgré la tendance que présentent les troubles de la sensibilité imputables à l'hystérie à occuper des territoires limités par des lignes géométriques, il ne faut pas s'attendre à retrouver d'une manière constante et cette localisation et cette disposition schématique.

Les plaques ou zones hyperesthésiques sont parfois non seu-

lement douloureuses mais hystérogènes. L'exploration paraît
d'ailleurs d'autant mieux réveiller les souffrances ou les crises
que le malade apporte plus d'attention à l'examen dont il est
l'objet et suit de plus près les recherches pratiquées par le
médecin.

Quant à la douleur siégeant au niveau même des surfaces
articulaires on la rencontre parfois, mais elle est exceptionnelle, et s'il fallait réserver à ces seuls cas la dénomination
d'arthralgie, il faudrait sacrifier résolument la plupart des
faits enregistrés sous cette rubrique.

La contracture est l'autre grand fait qui caractérise l'arthropathie hystérique. Elle frappe tous les muscles, ou la plupart
des muscles périarticulaires. Ceux-ci immobilisent l'articulation, au point d'en amener la suppression physiologique. Les
extrémités osseuses paraissent soudées comme dans une ankylose. C'est en vain qu'on tenterait de leur imprimer quelque
déplacement; il semble qu'on briserait plutôt l'un des os que
de vaincre la résistance des muscles. L'attitude du membre est
commandée en général par l'action des groupes musculaires
dont l'action est normalement prédominante, ou encore elle
reproduit celle que l'on observe dans les maladies ayant un
substratum anatomo-pathologique.

Ainsi à la hanche on voit la cuisse se porter dans l'adduction, la flexion et la rotation en dedans; si c'est le cou-de-pied
qui est en cause il y a de l'équinisme, combiné ordinairement au varus. Mais cette attitude n'est jamais cependant la
reproduction absolument exacte de celle qu'on note au cours
des arthrites aiguës ou des tumeurs blanches des mêmes articulations. Et d'abord dans la position adoptée par le membre,
il y a quelque chose d'exagéré, d'excessif qu'on ne voit pas
dans les conditions normales. L'arthralgie du genou amène par
exemple le talon au voisinage de l'ischion et même sans aller
si loin, l'angle de flexion est beaucoup plus aigu que dans les
inflammations, de même pour le pied non seulement il y a
équinisme mais la plante se creuse, les orteils se recourbent
en griffe.

On remarquera en outre que c'est tout de suite, d'emblée,

que les choses arrivent à ce point alors que dans les arthrites c'est graduellement, lentement et dans un ordre de succession déterminé que s'établissent les attitudes anormales. Ainsi la coxalgie hystérique réalise immédiatement celle de la coxalgie tuberculeuse à sa troisième période.

Au palper les muscles contracturés paraissent durs, tendus, fermes et l'on peut comparer leur rigidité à celle que l'on observe au cours du tétanos. Leurs tendons font saillie, quand la région s'y prête ; au cou-de-pied, au poignet, l'œil en suit aisément le relief, ailleurs le doigt reconnaît leur trajet.

Ces contractures font partie du groupe des contractures spasmodiques. Le muscle dans cet état ne subit que de légères altérations et seulement à la longue. Pendant longtemps il n'offre même aucune atrophie notable ; les masses musculaires conservent leur volume. Il en résulte que les changements morphologiques de la région sont attribuables exclusivement à l'attitude du membre. Charcot l'a démontré pour la hanche en faisant imiter par un sujet sain la déformation de la coxalgie hystérique. Pour les articulations de l'épaule, du poignet, du cou-de-pied, on n'a nul besoin d'expérience pour acquérir la même conviction car le fait est trop évident pour demander confirmation.

La contracture jointe à la douleur entraîne une impotence fonctionnelle, dont les conséquences varient naturellement avec l'articulation considérée. Ainsi les arthropathies hystériques du genou, du cou-de-pied et de la hanche amènent dans la marche des perturbations énormes. Pour la coxalgie elle condamne fréquemment les malades à garder le lit.

Quand ils veulent essayer de faire quelques pas, la souffrance amène des mouvements irréguliers, brusques, mal coordonnés, et leur claudication bizarre mérite bien le nom de boiterie choréiforme. Ce type n'est toutefois réalisé que chez certains individus.

Les arthralgies du cou-de-pied sont fréquemment bilatérales et la déambulation est alors impossible même à l'aide de béquilles.

En dépit des souffrances, l'état général ne subit aucune

altération ; le sommeil est conservé et l'on note que les malades une fois endormis reposent tranquillement, sans les sursauts, les brusques réveils que l'on voit au cours des arthrites douloureuses au moindre déplacement du membre malade. La contracture persiste telle qu'elle pendant le sommeil, cependant chez quelques malades on observe alors une rémission légère.

On voit autour des signes positifs se grouper un assez grand nombre de caractères négatifs, dont l'importance est très grande. Absence de fongosités, d'abcès, de douleurs localisées sur les os, d'adénopathies, de douleurs nocturnes, d'altération de l'état général, voilà des éléments dont la valeur est considérable. Si l'on y ajoute l'ensemble des constatations faites au sujet des antécédents héréditaires et personnels du sujet, des stigmates d'hystérie qu'il peut présenter par ailleurs on reconnaîtra que ces arthropathies offrent une physionomie clinique bien particulière qui, très souvent, permettra d'en faire d'emblée le diagnostic sans hésitation.

Quand la maladie dure, sa *marche* est à ce point de vue très intéressante à suivre. La maladie qui a débuté brusquement, entrant d'emblée dans sa période d'état s'y maintient indéfiniment, sans modification appréciable. Au lieu que les maladies organiques guérissent, s'aggravent, présentent des poussées aiguës, s'accompagnent à un moment donné de complications locales ou retentissent sur l'état général, ici rien de pareil : la chronicité est uniforme et désespérante.

Enfin la manière dont elles se terminent parfois suffirait à elle seule pour classer tout à fait à part ces singulières arthropathies. Brusquement, à l'occasion d'une chute, d'un événemeut tragique, d'un état d'exaltation religieuse, une sorte de miracle s'accomplit. La déformation disparaît, les muscles se détendent et s'assouplissent, l'articulation retrouve son libre fonctionnement ; en quelques instants la guérison s'est effectuée. De tels faits ont puissamment contribué à fonder la réputation de quelques saints, à achalander certains sanctuaires, dont les hystériques sont les articles-réclames.

Chez d'autres c'est à la suite d'une grande attaque convulsive que les choses se transforment. Tout ce qui peut frapper violemment ces sujets, amener une perturbation physique ou morale, les impressionner vivement est susceptible de produire ce résultat. Il faut que la suggestion intervienne pour que la maladie prenne fin ; elle amène la guérison comme en avait déterminé l'éclosion. Et alors brusquement l'articulation est ramenée au statu quo ante. La volonté reprend sur les muscles le pouvoir dont elle avait été dépossédée momentanément et séance tenante tout rentre dans l'ordre habituel. La relation de ces faits tient véritablement du merveilleux, et l'on conçoit que de telles guérisons soient de nature à étonner beaucoup les profanes qui en sont témoins, et qu'ils puissent invoquer quelque intervention surnaturelle, alors que les moyens ordinaires de la thérapeutique ont été employés pendant longtemps sans succès.

Le traitement médical n'est pourtant pas sans influence et l'on obtient aussi des améliorations, même des disparitions complètes des arthropathies. Mais les rechutes ne sont pas rares. Parfois on n'arrive en dépit des meilleurs soins qu'à un résultat insignifiant et l'affection se prolonge, s'éternise, devient désespérante par sa durée.

Pronostic. — C'est là un des côtés les plus fâcheux de la maladie, que cette tendance à se fixer, à durer. Quand elle n'est pas prise tout au début, on est toujours dans l'incertitude au sujet du moment où les accidents se termineront. S'agit-il de jours, de semaines, de mois, ou d'années, nul ne peut le dire d'une façon formelle. Et pourtant c'est une question constamment posée au médecin, et bien légitime de la part des intéressés. « Dans combien de temps...? » Hélas on n'en sait trop rien, et pour répondre il est bon d'être Normand. Quand l'arthropathie est soignée peu après sa venue, à l'état naissant, le pronostic est bénin ; mais si elle immobilise une jointure depuis déjà plusieurs mois, il faut s'attendre à de très grandes difficultés pour l'en chasser. Si l'on songe que les malades sont souvent de toutes jeunes filles, que l'affection dont elles sont atteintes, pour peu qu'elle se prolonge compromet gravement leur avenir, impose de coûteux sacrifices. on comprendra que mieux vaudrait une maladie réelle et sérieuse. et que les familles sont alors très à plaindre.

A l'hôpital les malades atteints de ces arthropathies hystériques sont les fléaux des services. Ce sont les pires des chroniques.

Enfin de graves questions sociales peuvent se poser incidemment au sujet de ces malades, quand par exemple. l'affection est imputée à un « accident du travail », et qu'il faut établir les responsabilités.

Mais ce n'est pas tout. L'arthropathie hystérique se montre sans lésions nécessaires, et peut évoluer pendant des mois ou des années sans qu'il s'en produise du côté de l'articulation ou des tissus péri-articulaires. C'est là la règle, mais elle n'est pas constante. Chez certains sujets. on n'observe pas cette intégrité permanente de l'article. Loin de là. les surfaces articulaires s'érodent, se dépouillent en partie de leurs cartilages; certains muscles s'atrophient, ou encore subissent une rétraction permanente. Il en est de même des ligaments articulaires et en général des tissus fibreux qui environnent l'articulation. gaines tendineuses, aponévroses. tissu cellulaire. Ces parties molles perdent de leur élasticité. elles durcissent, leurs dimensions se réduisent du côté de la flexion, aussi quand cesse l'élément spasmodique, quand la contracture disparaît. au lieu de reprendre ses mouvements normaux comme dans les cas typiques envisagés précédemment. l'articulation demeure enraidie, fixée dans son attitude vicieuse. Celle-ci est devenue permanente. Ces cas de contractures spasmodiques. compliquées, ont été bien étudiées par CHARCOT et son élève BLOCQ qui les ont fait connaître et en ont signalé toute l'importance. Le pronostic est, en effet, bien différent. quand l'arthropathie laisse à sa suite de telles difformités, qui seraient définitives sans une intervention chirurgicale. La rétraction peut porter sur tous les muscles péri-articulaires. mais elle est bien plus manifeste sur ceux dont l'action est prédominante. et ici encore on observe quelque chose d'analogue a ce qui se passe dans les arthrites. Seulement les attitudes sont encore plus vicieuses. C'est surtout au cou-de-pied qu'on a l'occasion de les observer. Pour moi j'en suis depuis plusieurs années un des plus beaux exemples que l'on puisse rencontrer. L'arthralgie a disparu, les muscles ont perdu toute conctrature, mais le pied est dans équinisme considérable et irréductible.

En pareil cas, c'est moins le muscle que le tendon qui est rétracté. Quelques auteurs nient même toute participation du muscle à ce phénomène. Il est certain que le processus de sclérose frappe presque exclusivement les tissus fibreux et notamment les languettes aponévrotiques où s'attachent les faisceaux musculaires. Mais l'appareil musculo-tendineux n'est pas seul en cause tant s'en faut. On peut aisément se convaincre qu'il y a autre chose, en pratiquant la section des tendons. car cette ténotomie ne suffit pas pour corriger la mauvaise attitude. Il est nécessaire de compléter cette opération en brisant par des manœuvres plus ou moins énergiques d'autres résistances, dont le siège doit être rapporté aux bandes, gaines et expansions fibreuses qui entourent l'articulation.

Comme cette complication ne survient pas chez tous les malades atteints de contracture spasmodique, mais seulement chez quelques-uns, on a été conduit à rechercher la cause de cette évolution particulière à certains sujets. Charcot admettait que le terrain arthritique constituait une prédisposition, ce qui *a priori* peut paraître assez vraisemblable. Blocq a formulé l'hypothèse d'une fragilité particulière des tendons chez les malades ainsi affectés. Les tendons seraient soumis du fait de la contracture à une série très prolongée de petites entorses incessamment répétées et ces tiraillements amèneraient dans leur épaisseur la rupture de quelques fibrilles tendineuses. Leur cicatrisation entraînerait la rétraction du tendon tout entier. Cette vue de l'esprit n'a reçu aucune démonstration. D'ailleurs une telle interprétation n'est pas applicable aux ligaments et aux aponévroses qui subissent une transformation identique sans être aucunement tiraillés par les muscles. Au surplus ces rétractions des tissus fibreux sont très communes dans d'autres maladies articulaires. où l'on ne note pas du tout la contraction spasmodique. C'est une sorte de trouble trophique sur la nature et le mécanisme duquel notre ignorance est encore très complète.

Diagnostic. — L'appareil symptomatique est en général assez complet et assez caractérisé pour que le diagnostic demande seulement un peu d'attention. Il faut y penser, mais il suffit d'y penser pour ne pas méconnaître l'arthropathie hystérique sous sa forme typique. Cependant comme l'examen est loin d'être toujours facile chez de tels malades, comme on peut observer chez les hystériques des maladies organiques des articulations, que celles-ci pendant une période parfois considérable peuvent ne s'accompagner ni de fongosités, ni d'abcès, ni d'altération générale, un doute peut persister. C'est surtout quand il s'agit d'articulations profondes, entourées de masses musculaires épaisses que l'on a de ces hésitations. La hanche en est le type. Les os, la synoviale, enfouis sous des parties molles épaisses, échappent à une palpation rigoureuse et précise.

D'autre part l'immobilité de l'article prive de tout renseignement au sujet de l'état des surfaces. Cette abolition des mouvements répond-t-elle à une ankylose véritable ou à des raideurs périarticulaires. Il n'est qu'un moyen de s'en assurer, c'est d'obtenir la résolution musculaire. On peut à la rigueur se contenter de l'ischémie à l'aide de la bande d'Esmarch, comme l'a montré BRISSAUD. Les muscles privés de sang se relâchent au bout de quelques instants et l'articulation, dès lors soustraite à leur tyrannie, laisse clairement apprécier son degré de mobilité ou d'ankylose. C'est un procédé applicable pour la main ou le pied, à la rigueur pour le coude ou le genou. Mais son emploi n'est pas général et dans la pratique, on a recours à la narcose provoquée par les anesthésiques généraux, éther, chloroforme, etc. Dans le cas d'arthralgie hystérique, aussitôt la période de résolution, on peut redresser l'attitude vicieuse et faire exécuter au membre tous les mouvements dont il est susceptible, cependant que la main appliquée sur l'article ne perçoit ni craquements, ni déplacements anormaux, ni irrégularité des surfaces articulaires.

Si l'on place alors symétriquement les membres homologues on reconnaît qu'ils sont pareils et que les déformations ont disparu. C'est la preuve qu'elles sont liées exclusivement à l'attitude et c'est la pleine confirmation des données fournies par l'expérience de Charcot rapportée plus haut.

Dans le cas d'une lésion organique évoluant depuis quelque temps, il n'en est pas de même. Sans doute la contracture musculaire est un élément de la difformité, mais il n'est point le seul, et quand elle s'évanouit sous l'influence des anesthésiques, on constate que les mouvements restent limités, que la raideur persiste en totalité ou en partie, que les surfaces articulaires sont soudées l'une à l'autre, ou déformées, ou que leur revêtement cartilagineux a été plus ou moins modifié ou détruit.

Au moment où le malade se réveille, on peut faire encore quelques remarques utiles, d'après l'ordre dans lequel reparaissent l'hyperesthésie et la contracture musculaire. Dans les arthrites aiguës ou chroniques s'accompagnant de contracture, celle-ci reparaît d'abord, dès que cesse la narcose complète et avant même que le malade ne soit sorti de la torpeur où l'a plongé l'anesthésique. La douleur se montre ensuite. Au lieu que dans l'hystérie articulaire, c'est l'hyperesthésie qui reparaît tout d'abord, la contracture est nettement consécutive.

Il y a là évidemment un précieux moyen de diagnostic, sans lequel il n'est pas d'examen complet. Il est bon d'y avoir recours toutes les fois que l'on conserve un doute même léger. Dans nombre de cas la *narcose exploratrice* juge la question.

Mais cette ressource, si puissante soit-elle, peut elle aussi être insuffisante, si l'on s'en rapporte à elle seule. Il faut faire à son endroit quelques réserves en songeant aux éventualités suivantes :

1° Une maladie organique peut s'accompagner de contracture intense et pourtant n'intéresser l'article que dans une mesure très faible, si bien que la résolution musculaire obtenue, on

pourra sans peine faire exécuter au membre tous ses mouvements. Pour la coxalgie du jeune âge, au début, c'est un fait
dont on peut s'assurer aisément, car il est très commun.

Aussi ne faut-il jamais se hâter de formuler le diagnostic
sans avoir bien examiné et « retourné » son malade. L'ensemble des signes actuels, les commémoratifs et les antécédents permettent d'être affirmatif. Il est clair d'ailleurs que le
moment où l'on pratique cette anesthésie exploratrice doit
intervenir, comme un renseignement des plus importants
dans cette discussion. Si la maladie dure depuis deux ans, par
exemple, et que sous le chloroforme la mobilité est complète,
il est bien certain qu'il ne s'agit point d'une tuberculose.

2° Mais voici des difficultés plus sérieuses, auxquelles nous
avons dû faire allusion déjà en mentionnant la marche anormale de certaines contractures hystériques. Il y a parfois des
lésions, de véritables troubles trophiques surtout sur les articulations, les aponévroses et les tendons. Des rétractions permanentes en sont le résultat. La résolution musculaire ne
rend pas à l'article sa mobilité normale, et l'on en pourrait
déduire qu'une arthrite, qu'une affection organique a causé
cet état de la jointure. Il faudrait cependant apporter de la
légèreté dans l'examen du malade ou ignorer complètement
ce mode de terminaison des contractures hystériques pour
faire cette confusion.

Les sujets qui offrent ce genre de lésions sont ordinairement des hystériques avérés, présentant en abondance des
manifestations caractéristiques de la névrose. L'histoire de la
maladie, son mode de début, son évolution tout entière, longuement suivie parce qu'il s'agit de phénomènes tardifs, terminaux pour ainsi dire, mettent dès l'abord sur la voie. Ce
sont des malades qui ont vécu pendant plusieurs années
entourés de médecins ; tous les détails, toutes les phases de
leur maladie ont été enregistrés, et l'intéressé lui-même se
charge de vous conter tout cela par le menu, sans omettre
aucun détail.

Quand donc la narcose révèle des rétractions tendineuses.
le diagnostic fondamental était déjà posé depuis longtemps,

et cette exploration avait pour but principal de s'assurer de leur existence et de leur degré, à moins qu'elle ne fût le temps préliminaire de quelque tentative thérapeutique.

Il serait très singulier que pendant la période de plusieurs années qui a précédé celle des difformités permanentes il ne se soit produit aucun signe local, aucune altération de l'état général, aucun phénomène à distance qui ait révélé la véritable nature de la maladie organique s'il y en avait une. En examinant d'ailleurs avec soin la jointure en cause, on reconnaît que les extrémités osseuses ne sont pas augmentées de volume, qu'elles n'ont pas subi dans leur configuration de modification bien appréciable, et l'on peut quand l'élément spasmodique a disparu ou qu'il est momentanément aboli exécuter certains mouvements partiels, qui indiquent que les surfaces articulaires ont conservé leur forme, que l'obstacle à la flexion ou au redressement est la conséquence de raideurs surtout périphériques.

3° Le diagnostic devient beaucoup plus obscur quand à l'occasion d'une affection articulaire banale, se montrent chez un hystérique, des contractures excessives, de l'hyperesthésie, en un mot le syndrome, la physionomie de l'arthralgie hystérique.

A la base de la maladie, il existe une lésion réelle, mais les symptômes observés ne sont pas en rapport avec l'étendue, l'intensité, l'âge ou le siège de cette lésion. La maladie première est travestie et méconnaissable, et il arrive qu'elle soit en effet complètement méconnue. On peut s'exagérer la gravité de l'affection, en tenant compte des douleurs excessives et l'on peut se tromper encore en ne voyant que l'hystérie, sans soupçonner ce qu'il y a derrière.

Les deux affections s'associent, influent l'une sur l'autre, se mélangent dans des proportions variables. C'est ce que CHARCOT appelait la forme hystéro-organique. J'en ai vu des exemples à des degrés divers, à propos de tumeurs blanches du genou au début par exemple, d'arthrite blennorrhagique légère terminée par la guérison, d'arthrite traumatique consécutive à des uxations, à des fractures périarticulaires, etc.

Mais je n'ai pas eu l'occasion de rencontrer cette variété signalée par Cazin (de Berck) d'arthralgie se produisant sur une autre articulation, à distance de la lésion matérielle, et imputable à la seule hystérie.

Dans tous ces cas hybrides, ce qui éveille généralement l'attention, c'est quelque anomalie dans la marche ou les signes d'une maladie articulaire réputée organique, c'est la manière dont cette affection se comporte vis-à-vis du traitement; la thérapeutique qui aurait rapidement amélioré par exemple une tumeur blanche se trouve ici sans effet, ne donne aucun résultat appréciable ou paraît même aggraver les symptômes pénibles. C'est encore le nervosisme, les plaintes exagérées, contrastant avec la conservation de l'état général. l'absence de fièvre, l'absence de phénomènes locaux inquiétants. Les deux maladies ne sont pas solidaires l'une de l'autre, il est fréquent que l'une guérisse et disparaisse tandis que l'autre persiste ou s'aggrave.

Les arthrites tuberculeuses compliquées d'accidents hystériques, se terminent volontiers d'une manière favorable en tant que tuberculose et cela d'autant mieux que la jointure est parfaitement immobilisée par la contracture des muscles. Mais l'hystérie ne désarme point pour cela, et la douleur conserve toute son intensité. Il semble que l'on doive interpréter ainsi quelques-uns de ces cas que décrit Perrogon, dans sa thèse, sur lesquels Ollier a depuis longtemps appelé l'attention, et sur lesquels il est revenu à la Société de Chirurgie de Lyon en 1899.

Dans cet ordre de faits il faut s'attendre en dépit des meilleures considérations théoriques, à rencontrer pratiquement de sérieuses difficultés.

Il y a encore beaucoup d'inconnu dans cette question des arthralgies rebelles. Leurs causes, et leur substratum anatomopathologique sont tout ce qu'il y a de plus malaisé à élucider.

Traitement. — Le médecin se trouve dans une situation fort ingrate en présence des arthropathies hystériques. La médication la mieux comprise, les soins les plus éclairés peuvent être insuffisants ou même inutiles ; et il arrive qu'il soit bien mal récompensé de sa peine, quand l'affection après avoir résisté à des traitements variés, guérit spontanément, grâce à l'intercession de quelque saint. après quelque pèlerinage, ou à l'occasion d'une cérémonie religieuse, à propos d'un coup, d'une chute, ou de toute circonstance, grave, tragique, heureuse, ou simplement fortuite.

Mais ce n'est pas tout. S'il est beaucoup de maladies que l'on peut traiter convenablement sans les très bien connaître, en se bornant à remplir au jour le jour les indications que fournissent les symptômes, ce n'est pas ici le cas. — Le diagnostic exact est indispensable, car des moyens applicables à presque toutes les arthrites, même anodins, sans portée apparente, non seulement sont de nul effet thérapeutique, mais peuvent influer de la manière la plus défavorable sur la marche et le pronostic de l'hystérie articulaire. On peut sans exagération dire que certains de ces malades, loin de bénéficier de l'assistance médicale, en ont au contraire sérieusement pâti. — On doit donc être prévenu de ce qu'il ne faut pas faire. Ce qu'il ne faut pas faire, c'est l'application sur la région douloureuse des topiques irritants et révulsifs, sinapismes, vésicatoires, teinture d'iode, etc. C'est la cautérisation ponctuée, si libéralement distribuée dans la pratique courante. et complaisamment acceptée, voire réclamée par les malades, c'est l'usage des ventouses scarifiées ou des sangsues, c'est enfin et surtout l'emprisonnement du membre dans un appareil destiné à l'immobiliser. A priori tous ces divers moyens, journellement employés. ne paraissent capables d'aucun méfait. Ils sont bons à tout faire, satisfont tout le monde et constituent en général d'assez bonnes ressources. Et bien ici il n'en faut point. ils ne valent rien. ils sont nuisibles. Ces pointes de feu, ces vésicatoires. ces appareils fixent la maladie à une période où elle aurait volontiers disparu, cédant à d'autres remèdes et consacrent l'hystérie articulaire, aidant l'arthropathie à s'installer et à prendre sa forme durable. S'abstenir de toute mesure violente, ou même de toute action locale énergique, est donc le premier précepte et le plus important.

Il reste une foule de moyens de valeur diverse, dont l'emploi est mieux justifié et qui appliqués en temps opportun, procurent de nombreux et beaux succès.

Quand on observe l'arthralgie, tout près de son début, à l'*état naissant*, on peut en obtenir la disparition très rapide par un léger massage. Un matin je vois arriver à la consultation un jeune homme chez lequel l'arthralgie — siégeant à l'épaule — datait seulement de quelques heures, car le malade l'avait constatée à son réveil. La contracture était très intense, et le bras fixé dans une position bizarre, presque horizontalement placé, le coude en avant. Sous l'influence d'un léger massage superficiel, les muscles s'assouplirent et au bout de quelques minutes je pus ramener le membre à sa situation habituelle et renvoyer le malade guéri. Plus tard, le massage est moins actif mais c'est toujours une bonne ressource à condition qu'il soit pratiqué avec la douceur et le soin nécessaires.

La suggestion est plus rapidement efficace chez certains sujets, soit à l'état de veille, soit à l'état d'hypnose. Tout ce qui peut frapper vivement l'imagination des malades, leur inspirer confiance, peut devenir à l'occasion un agent thérapeutique; par exemple la narcose provoquée par l'éther, le chloroforme, ou le chloréthyle. Il faut savoir à l'occasion suivre la foi de son malade. Le jour où lui-même découvre ce qui doit le guérir, il faut le laisser faire, dût-il aller tout droit se livrer à ceux qui exploitent les reliques des saints ou les piscines miraculeuses. Au besoin même on pourrait les y encourager, quelque répugnance qu'on en puisse avoir.

L'hydrothérapie, les bromures, favorisent grandement le retour à l'état normal. Quand la maladie dure depuis longtemps on peut craindre, dans certains cas, qu'il ne se produise des adhérences et des attitudes vicieuses permanentes.

Duplay[1] a grandement raison d'insister sur cette indication ; en abandonnant ces malades à eux-mêmes on pourrait les voir estropiés définitivement. Il faut donc pratiquer le redressement suivi d'une immobilisation relative. L'extension continue peut aussi rendre alors quelques services.

C'est tout ce que le chirurgien peut se permettre comme intervention, tant que persistent les contractures et la douleur. Il est parfois sollicité de faire davantage, et l'on cite des opérateurs qui, persécutés par des hystériques en proie aux arthralgies, ont fini par céder à leurs instances. Ils ont dû, je pense, le regretter. C'était à une époque où la question était moins bien connue, et sauf erreur de diagnostic, l'on n'entend plus parler de pareilles tentatives. Si l'affection est chirurgicale, c'est surtout à cause des méprises auxquelles peuvent donner lieu ces affections, qui empruntent en partie les signes des véritables maladies articulaires. Les reconnaître, éviter de les rendre plus graves, c'est le plus clair de notre rôle.

La question est autre, quand on se trouve en présence des rétractions fibro-tendineuses posthumes à l'arthralgie. Il faut alors pratiquer toutes les sections convenables et ramener le membre à une attitude conforme aux fonctions qu'il doit remplir. TERRILLON qui avait la bonne fortune d'être, à la Salpêtrière, le voisin de CHARCOT, a fait les premières opérations de ce genre, et en a bien précisé les indications. Il faut les entreprendre alors seulement que l'élément spasmodique a complètement disparu.

¹ *Cliniques de l'Hôtel-Dieu.*

[1] *Cliniques de l'Hôtel-Dieu.*

III. — LES AMYOTROPHIES D'ORIGINE ARTICULAIRE

Au voisinage des articulations malades on voit souvent, très souvent des groupes de muscles s'atrophier. C'est un fait banal et d'observation courante. Au premier abord il peut paraître insignifiant ; mais il n'en est pas de plus important et de plus grave pour l'avenir des fonctions ; et l'on peut affirmer que sa connaissance a été un des plus grands progrès qui aient été réalisés dans l'étude des maladies des jointures.

L'état des muscles est, en définitive, un des facteurs avec lesquels il faut le plus compter dans la chirurgie articulaire, ou plus exactement dans toute la thérapeutique articulaire.

Il s'agit, en effet, d'une complication très générale des arthropathies, de toutes les arthropathies, et si fréquente. si commune, qu'on pourrait la décrire comme un de leurs signes les plus constants. Il n'est pas de bon examen d'une jointure malade, ni de conclusions valables au point de vue du traitement, si l'on a négligé de s'enquérir de cette notion précieuse, l'état des muscles qui commandent les mouvements de l'articulation.

On pourrait croire. dès lors, qu'un phénomène aussi commun que l'amyotrophie d'origine arthropatique n'avait pas échappé à la sagacité parfois très éveillée des médcins d'autrefois. Mais non, c'est une découverte presque contemporaine. Sans doute, en torturant les textes anciens, on arriverait à découvrir que les pères de la médecine avaient vaguement entrevu quelques faits de cet ordre. Peut-être, en effet, ne les ignorait-on pas complètement ; mais, on n'en saisissait ni la portée, ni l'interprétation, et leur importance pratique si considérable était, à coup sûr, totalement méconnue.

En réalité, c'est tout près de nous que leur histoire s'est constituée. C'est principalement à LE FORT que l'on doit la vulgarisation de cette notion aujourd'hui classique. Au moment où parurent ses travaux (1872, 1876), quelques auteurs seulement en avaient fait mention.

J. HUNTER, qui avait tant vu de choses et si bien, avait remarqué ces atrophies et en avait, le premier, ébauché l'histoire à la fin du XVIII⁰ siècle. Il les décrit assez exactement et, discutant leur pathogénie, leur trouve une explication qui contient peut-être en germe une théorie acceptée volontiers à l'heure actuelle. Mais ces idées ne se diffusèrent point, et pendant toute la première moitié du dernier siècle, il n'en fut, pour ainsi dire, plus question.

L'illustre arthrologiste BONNET paraît n'avoir pas attaché à ces faits l'importance qu'ils méritent et n'en parle que d'une façon très accessoire au sujet de l'entorse.

De même J. ROUX, à propos de l'hydarthrose de l'épaule, signale l'atrophie du deltoïde, pour en donner une interprétation plus qu'insuffisante.

Mais peu à peu les observations s'accumulent. Déjà NÉLATON avait fait remarquer l'atrophie musculaire dans la coxalgie (Soc. anat., 1835). MALGAIGNE, TRASTOUR[1], GUBLER, CRUVEILHIER[2] à défaut d'explication valable, constatèrent cliniquement l'existence de ces atrophies dans des cas divers; BEZIEL[3] et VERGELY[4] les signalent, l'un dans le rhumatisme aigu, l'autre dans le rhumatisme chronique. CHARCOT les mentionne dans ses *Leçons sur le rhumatisme et la goutte*, et A. OLLIVIER[5] leur consacre une brève description, et nous dit que VERNEUIL les avait fréquemment observées.

[1] Th. Paris, 1853.
[2] *A path.*, 1856.
[3] Th. Paris, 1864.
[4] Th., 1864.
[5] Th. agrég., 1869.

La chose était donc « dans l'air » quand Le Fort, en 1872 et 1876 attira sur ce point l'attention de la Société de Chirurgie. et inspira à son interne, Valtat, une thèse excellente. premier travail d'ensemble sur ce sujet (Th. Paris, 1877).

Depuis, un très grand nombre de mémoires ont été publiés. Quelques-uns ont surtout une portée clinique et sont destinés à établir l'existence de l'amyotrophie dans différentes arthrites, le sujet étant encore nouveau à cette époque. Ainsi Berghien [1] étudie : l'atrophie musculaire dans la coxalgie ; Urdy [2], dans le rhumatisme blennorrhagique ; Bocquet [3]. celle qui suit l'arthrite scapulo-humérale ; Picqué [4], les atrophies de cause chirurgicale ; Christen [5]. celle du triceps dans les arthrites du genou ; Guyon et Féré [6], celles qui surviennent après les traumatismes de la hanche.

La plupart de ces auteurs se rattachent, pour expliquer ces phénomènes, à la théorie réflexe déjà formulée par Brown-Séquard et Vulpian. Peu après parut le travail considérable de Mondan [7] sur les modifications des muscles et du squelette dans les arthropathies, celui de Moussous [8] ; les *Leçons* de Charcot; enfin, un peu plus tard, les travaux de Raymond [9] et de son élève Deroche [10]. La question entrait avec ces derniers dans une voie expérimentale, qui a permis de lui faire faire quelques progrès. Il faut citer principalement dans cet ordre de recherches le mémoire élégant et tout à fait remarquable de Duplay et Cazin [11], aux conclusions desquels s'est rangé Hoffa, après contrôle d'expériences contradictoires faites en Allemagne.

[1] Th. Paris. 1877.
[2] Urdy. Th. Paris, 1878.
[3] Bocquet. Th.. 1877.
[4] *Gaz. méd.*, 1880.
[5] Th. 1880.
[6] *Progrès médical.* 1881.
[7] Th. Lyon, 1883.
[8] Th. Paris, 1885.
[9] Raymond. *Rev. méd.*, 1890.
[10] Th. Paris, 1890.
[11] *Arch. génér. de médecine*, janv. 1891.

Depuis. ont paru encore d'autres recherches intéressantes portant sur l'anatomie pathologique, ou la clinique, parmi lesquelles il faut surtout citer celles de KLIPPEL, de MARINESCO [1], de DURANTE [2]. Enfin, cette étude a été reprise par MALLY et MIGNOT (Soc. Chir., 1899) et traitée à nouveau à différents points de vue dans les thèses de JONNART [3], DANIEL [4], GLIN [5], BETUEL [6], TASSIGNY [7].

Cet historique peut paraître un peu chargé, et cependant il est encore très incomplet, tant cette vaste question a suscité de recherches.

Tous ces travaux n'ont pas encore définitivement élucidé certains points délicats.

On rencontre de très grandes difficultés dans l'étude des altérations cellulaires de la moelle, et il faut grandement louer ceux qui se consacrent à ces recherches, toujours longues et souvent ingrates. Il s'agit, en effet, de mettre en évidence des modifications très légères, et malgré les perfectionnements considérables de la technique, nos procédés actuels sont encore presque grossiers, quand il faut percevoir de simples nuances dans la composition des éléments cellulaires.

Nous allons revenir successivement sur l'aspect clinique, la marche, les conséquences de ces atrophies, et les indications qu'on en peut tirer au point de vue de la thérapeutique.

Étude clinique. — Toutes les lésions articulaires, quelle que soit la jointure considérée, peuvent donner lieu à des atrophies musculaires.

Cette formule est exacte, mais trop générale pour qu'on puisse s'en contenter, et il importe d'indiquer immédiatement les caractères principaux de ces atrophies.

[1] *Soc. Biol.*, 189.
[2] Th. P., 1895, et *Rev. méd. avec Klippel*, 1895.
[3] Th. Paris, oct. 1899.
[4] Th. Paris, déc. 1899.
[5] Th. Paris, 1899-1900.
[6] Th. Paris, 1899.
[7] Th. Paris, juillet 1900.

D'abord sont-elles constantes, et toute maladie articulaire s'accompagne-t-elle fatalement d'un retentissement sur les muscles ? On peut l'affirmer sans crainte. Toute affection d'une jointure s'accompagne d'atrophie musculaire ; mais toutes ne sont pas égales à ce point de vue. Sans parler des maladies éphémères, insignifiantes et de très courte durée, qui n'ont pas le temps de compromettre notablement les muscles, et après lesquelles l'atrophie n'est pas constatée parce qu'on ne la cherche point, parce qu'elle ne détermine aucune gêne, et parce qu'elle est trop minime pour être facilement décelée, il existe de très grandes variations à cet égard.

Elles dépendent de la nature de la maladie, de sa durée, de son degré, de l'articulation malade, du sujet lui-même, et de la manière dont le traitement aura été compris.

Ainsi les traumatismes articulaires sont suivis d'atrophies très rapides, et parfois très rebelles, qu'il s'agisse d'une entorse, d'une fracture des extrémités osseuses, ou d'une luxation. Dans les cas d'entorse, l'atrophie prend souvent une part prépondérante et domine la maladie première.

L'arthrite blennorrhagique tire en grande partie son fâcheux pronostic des atrophies très tenaces qui l'accompagnent.

Il n'est pas de tumeur blanche qui ne produise des modifications profondes du système musculaire dans le membre correspondant.

Toutes les arthropathies, même syphilitiques, tabétiques, rhumatismales, etc., peuvent amener de telles perturbations.

Dans le rhumatisme articulaire aigu, les muscles subissent une sorte de fonte générale ; mais on a remarqué qu'au voisinage des articulations où le mal s'était un peu attardé, les muscles étaient plus profondément atteints. Cela se voyait surtout à l'époque où la thérapeutique était moins puissante, et où les attaques duraient en général plus longtemps.

Il est certain, en effet, que, sans être rigoureusement proportionnelle à la durée de la maladie, l'atrophie est, toutes choses égales d'ailleurs, plus accentuée quand l'affection causale aura évolué pendant un temps plus long ; mais on peut être assuré que c'est le retour des fonctions, l'aptitude à guérir, qui seront surtout diminués avec la prolongation de la maladie ou l'absence de traitement.

Le degré de la maladie n'a pas une importance moindre ; aux cas les plus graves correspondent habituellement les troubles musculaires les plus prononcés ; mais cette règle est loin d'être absolue, et l'on voit de minimes lésions s'accompagner d'atrophies considérables, et, d'autre part, de bien plus sérieuses respecter les muscles d'une manière presque complète.

Il y a aussi, d'une articulation à l'autre, des différences très grandes à cet égard. Ainsi le genou et l'épaule sont les jointures dont les maladies déterminent le plus sûrement les amyotrophies. Si l'on compare, par exemple, l'entorse du genou et celle du cou-de-pied, on voit la première déterminer avec une rapidité extrême l'atrophie de la cuisse ; au contraire, l'entorse du pied ne détermine que peu de troubles musculaires, en général.

Ces différences s'expliquent jusqu'à un certain point : les lésions dans les deux cas sont loin d'être identiques. L'entorse du genou est un plus grand traumatisme : le bras du levier est plus long, la jointure est vaste, et sa synoviale spacieuse est rapidement distendue par un grand épanchement

Il en est de même de celle de l'épaule, et l'on pourrait dire que plus l'articulation est importante, plus l'atrophie est accentuée.

Enfin, il faut tenir compte de l'élément individuel. Certains sujets sont évidemment prédisposés. Ils ont une fragilité particulière de leurs neurones et font de l'atrophie avec une facilité singulière. Ce qu'est cette prédisposition, et comment se crée cette moindre résistance, nous n'en savons rien au juste ; mais le fait est indéniable, car comment expliquer que des traumatismes de faible intensité et à peu près de même intensité, produisent chez l'un un trouble léger et insignifiant, chez l'autre une lésion rebelle et durable ? Cela s'observe d'ailleurs pour beaucoup de maladies sans qu'on en puisse fournir encore d'explication valable.

L'aspect clinique de ces atrophies est assez particulier. Dans la grande majorité des cas, il s'agit d'une atrophie partielle

d'un segment de membre, frappant un muscle ou un groupe
de muscles. C'est un fait qui a été mis en évidence dès les premières observations.

A chaque articulation correspond ainsi un groupe de muscles qui est le siège d'élection de l'atrophie ; ainsi, pour l'é-
paule, c'est le deltoïde ; pour le coude le triceps du bras, pour
le poignet les muscles extenseurs des doigts, pour le genou le
triceps de la cuisse. C'est une loi constante. Il arrive que le
processus d'atrophie se diffuse et que d'autres muscles soient
frappés, mais ils le sont toujours secondairement et à un
moindre degré.

L'atrophie est en général très apparente, en peu de jours on
voit diminuer les masses musculaires et l'aspect des parties se
modifier.

Avant même que cette atrophie ne soit appréciable à la mensuration, et elle le devient en très peu de temps, on constate
une parésie des muscles frappés, se traduisant par de l'impotence fonctionnelle, impotence qui ne permet pas de préjuger
du degré de l'atrophie.

On note aussi une exagération de la contractilité par excitation mécanique, et de l'exagération des réflexes.

Le même muscle peut être ainsi parésié, atrophié et présenter une tendance au spasme et à la contracture.

On noterait aussi parfois quelques troubles de la sensibilité
du membre malade, mais ils sont peu importants, et manquent
le plus souvent. Fréquemment on note de la contracture des
muscles antagonistes. Ainsi TERRILLON avait fait remarquer la
contracture du biceps dans les traumatismes du coude.

L'examen électrique des muscles frappés montre une diminution de la contractilité par les diverses modes d'électrisation
et cette diminution est graduelle et progressive, mais jamais
on ne constate la réaction de dégénérescence. Et en effet ces
muscles ne sont pas dégénérés, ils présentent ce qu'on désigne
sous le nom d'atrophie simple.

On note assez fréquemment une sorte d'hyperesthésie musculaire, la contraction est douloureuse, dans tous les cas le
passage du courant est beaucoup plus désagréable, si on le fait

agir comparativement sur les muscles correspondants du côté malade et du côté sain. Cela est particulièrement net pour les courants induits que les malades supportent moins bien que les courants continus.

La marche de ces atrophies diffère beaucoup selon les soins qu'on a donnés à la maladie, l'évolution et la durée de celle-ci. Si la lésion articulaire est promptement guérie, et que le sujet se remette très vite à utiliser ses muscles, ceux-ci reprennent graduellement et d'une façon toute spontanée leur volume et leur puissance. Ce sont donc des atrophies qui sont curables. Elles n'ont d'ailleurs, en général, aucune tendance à envahir d'autres groupes de muscles que ceux qui ont été primitivement atteints. Quand l'affection causale a été de longue durée, ou qu'on a été obligé de s'occuper de l'état des muscles, l'atrophie est singulièrement tenace ; elle s'éternise et devient de plus en plus rebelle, mais jamais pour ainsi dire elle ne cesse complètement de pouvoir être utilement modifiée, améliorée par une bonne thérapeutique.

C'est qu'il est extrêmement important d'instituer de bonne heure un traitement convenable, de prévenir ou de conjurer les funestes conséquences de ces atrophies, conséquences *prochaines* ou *éloignées,* et cela a particulièrement de l'importance quand la lésion survient avant l'achèvement de la période de croissance. Les extenseurs étant parésiés, diminués dans leur puissance comme dans leur volume, les fléchisseurs l'emportent et l'état d'équilibre qui assure l'harmonie des mouvements se trouve rompu. Aussi, très peu de jours après l'accident, à supposer que l'état de la jointure permette au sujet de s'en servir, on constate combien les fonctions s'exécutent d'une manière défectueuse. Si c'est l'épaule, par exemple, le malade ne peut ni élever le bras au-dessus de la tête, ni le porter horizontalement, ni placer la main sur l'épaule du côté opposé. C'est que le deltoïde n'est plus en mesure de remplir ses fonctions. On peut prédire, d'après l'aplatissement du moignon de l'épaule, cette diminution, cet amoindrissement de sa puissance.

Pour le genou, le préjudice est plus grand encore. Le triceps atrophié permet difficilement l'extension complète, il est dans l'impuissance de maintenir cette attitude quand elle a été obtenue, enfin dans certaines circonstances où sa contraction doit servir de frein à l'action des fléchisseurs, il est insuffisant. Aussi la marche normale est impossible, le genou se fléchit, quand on laisse porter le poids du corps sur le membre atteint pour porter l'autre pied en avant. Quand il s'agit de monter un escalier, les difficultés augmentent. le triceps n'élève ni assez haut, ni assez vite le pied du côté malade, et le sujet doit poser successivement les deux pieds sur chaque marche. De même pour descendre.

Quand le malade est obligé de garder le lit, ou tout au moins de ne pas se servir de l'articulation malade, l'atrophie musculaire, si elle n'est point surveillée, permet aux attitudes vicieuses de s'établir. La prédominance des fléchisseurs sur les extenseurs impose au membre une position généralement intermédiaire à la flexion extrême et à la position normale, position toujours très préjudiciable si on la laisse devenir permanente.

Un grand nombre de lésions des jointures tirent leur pronostic principalement de l'état des muscles. Ainsi l'entorse du genou, dont les suites sont longues, doit surtout cette gravité particulière à l'atrophie du triceps. L'impotence de ce muscle rend la marche malhabile, elle est la cause indirecte des douleurs articulaires, que n'explique plus en apparence l'état de la jointure. Le membre inférieur manquant de solidité, il se produit à tout instant de petits traumatismes de cette articulation convalescente, des entorses minuscules. Le malade souffre, et parfois l'on se méprend sur la cause des douleurs. On s'en prend à l'article, négligeant le triceps, et cette erreur prolonge la durée de la maladie. Il y a longtemps déjà que M. Bazy a insisté sur ces faits (*Prog. méd.*, 1889).

Autre exemple, la fracture de la rotule, la fracture articulaire par excellence, compromet gravement les fonctions du membre, quand on n'y applique pas sans retard le traitement convenable, qui doit être en général un traitement opératoire. Ces mauvais résultats sont imputables dans une certaine mesure à l'écartement des fragments, mais surtout à l'atrophie du triceps. Quand ce dernier, remis de la secousse première, commence à récupérer de sa puissance, on voit les fonctions s'améliorer, au point de permettre parfois la marche dans des conditions excellentes ou acceptables. Et cependant l'écartement n'a point diminué, au contraire. On conçoit donc qu'à une époque où la suture de la rotule était moins innocente qu'elle ne l'est aujourd'hui et encore discutée, TILANUS, TRIPIER, etc., aient pu conseiller de négliger la coaptation des fragments pour se livrer au massage, que VERNEUIL et RICHELOT aient pu conseiller de s'adresser principalement à l'électrisation du triceps.

On pourrait citer bien d'autres cas de cet ordre. L'athrophie des muscles entre pour une part considérable dans les suites longues que comportent la plupart des maladies articulaires. La durée de la convalescence, de la période de retour des fonctions, est en grande partie proportionnelle au degré d'atrophie. Tant valent les muscles, tant vaut le résultat.

Cela est surtout vrai, quand on a pratiqué sur les articulations des opérations dont on espère la mobilité. Il arrive qu'une opération très régulière, absolument correcte, donne un résultat imparfait, si l'on ne surveille de très près la rééducation des muscles, ou si ces muscles sont très atrophiés.

Les suites lointaines des atrophies ne méritent pas moins d'attention, car elles conduisent à des attitudes vicieuses permanentes. Avec le temps la déchéance des muscles devient définitive, ou du moins il s'y produit certains changements considérables.

De plus, les tissus environnants, aponévroses, tendons, lames celluleuses, se rétrécissent, s'adaptent à la situation des corps musculaires diminués, deviennent inextensibles. Il en est de même des muscles antagonistes qui, une fois raccourcis. ne reprennent pas facilement leur longueur première. La situation des os peut secondairement subir des changements très appréciables. Les extrémités osseuses se déplacent, se subluxent ou s'abandonnent, s'écartent l'une de l'autre suivant les articulations, la forme de leurs surfaces ou la solidité de leurs moyens d'union.

A la suite des luxations de l'épaule, on observe, par exemple, ce que M. HENNEQUIN a décrit sous le nom de *déplacement secondaire passif* de la tête humérale. Celle-ci s'abaisse entraînée par le poids du membre et se porte en dedans, attirée par la tonicité des muscles qui s'attachent à son pourtour, ce déplacement s'effectuant d'une manière insensible, grâce à l'impotence du deltoïde. M. MALLY a observé des cas identiques à la suite de simples contusions de l'épaule, et M. BÉTUEL en a fait une étude complète dans sa thèse.

Pour le genou, après les arthrites de longue durée, on voit le plateau tibial entraîné par le biceps et les muscles de la patte d'oie se porter peu à peu en arrière des condyles fémoraux, se subluxer par glissement.

Au cou-de-pied on observe un fait analogue, mais avec une fréquence plus grande encore. Ici, ce sont les muscles de la région antéro-externe qui s'atrophient, tandis que les muscles extenseurs du pied se contractent et se rétractent. Il suffit d'un temps très court, pour que cette rétraction devienne extrêmement difficile à vaincre. Le pied est fixé en équinisme, et cette attitude une fois établie, a la plus grande tendance à rester permanente. L'astragale, dégagé à moitié de la mortaise tibio-péronière, non seulement est maintenu dans cette situation par la rétraction des parties molles périarticulaires, mais souvent même change de forme; il se produit chez certains sujets arthritiques, au-devant de la mortaise, sur la surface articulaire de l'astragale, une barrière ostéophytique transversale, véritable cale; à supposer que l'état des parties molles ne s'y opposât plus, cette disposition serait un obstacle insurmontable à la remise en place de l'astragale.

Mais c'est surtout chez l'enfant que ces suites éloignées ont de l'importance. Dans le jeune âge, c'est au cours des arthropathies chroniques que ces atrophies sont le plus manifestes et le plus sérieuses. On rencontre proportionnellement bien moins d'atrophies consécutives aux traumatismes que chez les adultes. D'abord ces traumatismes articulaires sont relativement beaucoup plus rares. Les entorses du cou-de-pied et du genou ne s'observent guère ; les fractures de la rotule ne se voient jamais ; les luxations de l'épaule sont très exceptionnelles, etc.

Puis les enfants guérissent beaucoup plus vite de ces lésions traumatiques ; partant, l'atrophie est moindre. Enfin, ils sont à cet égard un peu comme les animaux qui font de la mobilisation spontanée et précoce. Mais, parfois, cependant, on voit comme conséquence des lésions traumatiques survenir des atrophies considérables. Contrairement à ce qu'on observe chez l'adulte, ces atrophies sont beaucoup plus diffuses.

On peut même observer un véritable arrêt de développement, portant sur tous les tissus et tous les segments du membre. C'est véritablement chez l'enfant qu'on observe la *dystrophie arthropathique*. Ce ne sont pas seulement les muscles, mais le squelette et toutes les parties constituantes du membre qui s'atrophient.

Mais c'est surtout dans les affections chroniques de l'appareil locomoteur que l'on aura l'occasion d'observer les faits de ce genre. Ils sont légion. Ils constituent la règle dans la coxalgie, dans la tumeur blanche du genou, si communes dans le jeune âge.

Indépendamment de ces arrêts de développement qui ne sont d'ailleurs pas spéciaux aux lésions articulaires, il y a à envisager les conséquences des atrophies portant sur certains groupes, et entraînant comme corollaire la contracture des muscles antagonistes. C'est là l'origine des attitudes vicieuses, et l'on sait leur rôle énorme dans la symptomatologie et l'évolution de ces maladies. Ainsi, dans la coxalgie, les conséquences lointaines des contractures et atrophies sont parmi les pires complications de la maladie. Ce sont elles qui amènent les difformités, les positions anormales qui, si on ne les prévient ou si l'on n'y remédie, rendent la marche impossible. Elles sont le principal facteur des ulcérations compressives, des déformations du cotyle et de la tête fémorale, et du déplacement de celle-ci.

Indépendamment de l'appoint qu'elles apportent aux lésions

destructives, les atrophies et contractures entrent pour une part considérable dans la déformation des surfaces articulaires, simplement par l'attitude où se place le membre. C'est que chez les enfants les extrémités osseuses en voie de croissance subissent des changements très rapides, et au bout d'un temps relativement court sont complètement déformées. Ce fait est facile à constater pour toutes les articulations, mais nulle part avec la même évidence et au même degré que pour la tumeur blanche du genou. Les os sont matière très malléable et se modèlent au gré des forces qui agissent sur eux.

Ici la faiblesse du triceps permet la flexion, les fléchisseurs entraînent en arrière l'extrémité supérieure du squelette jambier, et le biceps prédominant l'entraîne en dehors. Aussi le fémur et le tibia changent d'une manière insensible leur configuration.

L'aplatissement d'avant en arrière de l'épiphyse fémorale, l'allongement du condyle interne sont des détails bien connus. La jambe se place en flexion et rotation externe, et l'aspect du membre est tellement caractéristique qu'il suffit de l'apercevoir pour diagnostiquer l'attitude de la tumeur blanche datant de l'enfance. Le fémur et le tibia ont à ce point changé de configuration qu'il faut renoncer à rétablir leurs rapports réciproques. En cela les lésions diffèrent beaucoup de ce qu'on observe chez l'adulte, où la flexion du genou à la suite d'une arthrite n'entraîne qu'à la longue des changements de forme, infiniment moins accentués.

Il faut donc faire une part considérable aux atrophies musculaires dans la pathogénie des difformités articulaires de l'enfance.

Elles coïncident avec un arrêt de développement général du membre qu'on observe le plus souvent à la suite des maladies articulaires, mais qui ne leur est pas absolument spécial, car on peut l'observer à l'occasion de toutes les lésions locales sérieuses survenues dans le jeune âge.

Pathogénie. — Ces atrophies si communes, si graves par leur conséquences prochaines ou éloignées, comme on en peut juger par ces quelques exemples, quelle en est la nature et quelle en est la pathogénie? L'étude de l'anatomie patholo-gique se confond ici avec celle de la pathogénie; car ce qu'il importe le plus d'établir c'est l'existence ou l'absence de lésions des troncs nerveux, de leurs rameaux, ou des cellules centrales; et rechercher la pathogénie dans ce cas particu-lier, c'est surtout pour le moment tâcher d'établir un point d'anatomie pathologique. Du moins c'est bien ainsi que la question se pose en ce moment, et c'est sur ce terrain qu'il faut la laisser, si on veut lui faire faire quelques progrès.

L'étude des muscles atrophiés a été rarement faite chez l'homme dans les cas simples, mais par l'expérimentation on peut très facilement se procurer les pièces nécessaires. Or, tous ces examens sont concordants. Les muscles sont diminués de volume et de poids, et présentent quelques changements de consistance, mais leur couleur ne varie point, et les recherches microscopiques ne permettent d'établir d'autres changements que dans les proportions du tissu conjonctif interstitiel et des fibres musculaires. Celles-ci gardent leur double striation, et leur aspect normal. Elles ne dégénèrent point, ne se chargent pas de graisse et ne deviennent point granuleuses. Seul leur volume diminue, elles sont plus grêles. C'est de l'atrophie simple; ce n'est pas une atrophie dégéné-rative. Dans le muscle lui-même on ne trouve pas les causes de son atrophie.

Chez l'enfant, sur les membres qui ont été le siège de lésions articulaires, et qui présentent des arrêts de développement, le muscle est normal en apparence, et tous ses éléments sont en effet normaux, seulement il y a moins de fibres musculaires. C'est ce que KLIPPEL a heureusement caractérisé du nom d'atro-phie numérique. Celle-ci s'observe d'ailleurs dans tous les arrêts de développement consécutifs aux lésions locales, quelles qu'elles soient. Mais la période de croissance terminée, on n'observe plus cette variété.

L'absence de lésions dégénératives ou d'ordre inflammatoire permet d'éliminer immédiatement certaines théories proposées autrefois comme explications pathogéniques.

Ainsi J. Roux, à propos de son cas très souvent cité d'hydarthrose de l'épaule, et qu'il rapportait d'ailleurs à cause du traitement mis en cause, formulait cette opinion que l'atrophie du triceps tenait à son soulèvement par le liquide, à son étalement et à la compression qui en résultait. Cette opinion est aujourd'hui sans valeur et ne mérite point discussion.

Il en est de même de la théorie de la myosite par propagation, de M. Sabourin. Il la produisait à propos du rhumatisme de l'épaule. Il est très possible que, dans certains cas, un processus inflammatoire très intense, puisse d'une articulation s'étendre aux muscles immédiatement voisins, et il faut reconnaître qu'aucun muscle ne s'y prête mieux que le deltoïde, qui enveloppe les trois quarts de l'articulation de l'épaule, articulation dont la capsule est imparfaitement close, et dont toute inflammation peut et doit s'étendre plus ou moins au tissu cellulaire périarticulaire. Mais une telle explication ne peut s'appliquer en aucune manière à l'immense majorité des faits, et précisément ce qu'il nous faut, c'est une théorie valable pour tous les cas.

On ne peut davantage invoquer l'immobilité, l'absence de mouvements comme cause de l'amyotrophie. Cruveilhier cependant acceptait cette interprétation. Mais déjà Hunter en avait fait justice. Et en effet, elle ne résiste pas même à une critique sommaire.

Si l'on immobilise les deux membres inférieurs, dans une gouttière de Bonnet par exemple, seul le côté malade s'atrophie. Sur le même membre maintenu dans une altitude fixe, un seul groupe de muscles ou un seul muscle est frappé.

Sans doute les muscles d'un membre maintenu dans l'immobilité subissent une émaciation notable, mais cela n'a rien à voir avec l'amyotrophie si particulière dont nous nous occupons.

On est obligé, pour trouver une explication satisfaisante, de faire intervenir le système nerveux. C'était ce qu'entre-voyait peut-être déjà Hunter, quand il parlait vaguement de la sympathie qui unit les muscles aux articulations. Mais il y a plu-

29.

sieurs manières de concevoir une théorie nerveuse de l'amyotrophie arthropathique, suivant qu'on incrimine les conducteurs sensitifs, ou moteurs. ou les centres nerveux.

Les névrites périphériques ont pu être invoquées comme cause pathogénique. C'était l'opinion de POULET. M. MOUSSOUS, séduit par cette idée, se livra à des recherches minutieuses pour tâcher de lui fournir la base irréfutable, que donneraient seules les constatations anatomiques. Mais loin de lui procurer cette démonstration péremptoire, ses études, poursuivies avec grand soin, le laissèrent dans l'incertitude. Il trouva bien des lésions des rameaux nerveux intra-musculaires. mais ces lésions étaient inconstantes, peu caractéristiques, et avec une grande bonne foi, il admet qu'on n'en peut tirer une conclusion ferme, A la vérité, il n'est pas possible de voir là la cause des amyotrophies.

Au voisinage des articulations malades, sur leurs chiens en expérience, Cazin et Duplay ont bien constaté des névrites des petits nerfs. Ces rameaux avaient été englobés secondairement par le processus inflammatoire ; ils étaient médiocrement altérés et seulement au pourtour de la jointure. Les troncs nerveux et les filets intra-musculaires, étudiés comparativement du sôté sain et du côté malade, ne présentaient point de différence appréciable. Aussi n'hésitent-ils pas à admettre que l'amyotrophie est sous la dépendance de l'action réflexe.

Cette théorie de l'action réflexe a joué un grand rôle dans la pathogénie des phénomènes qui nous occupent. Elle est extrêmement séduisante, et pendant longtemps elle a pu passer pour absolument satisfaisante. On peut dire qu'elle est encore classique. BROWN-SÉQUARD avait déjà formulé une théorie réflexe en faisant intervenir les vaso-moteurs ; mais c'est surtout VULPIAN qui a établi cette doctrine. Elle fut acceptée et enseignée par CHARCOT et, depuis, adoptée généralement. Les lésions articulaires retentissaient sur la moelle, et celle-ci agissait sur les muscles, sans .qu'il y ait d'altération des conducteurs nerveux, ni des cellules nerveuses elles-mêmes. Les expériences de RAYMOND et ONANOFF, répétées par DEROCHE, vinrent donner une consécration à cette théorie en montrant que la suppression des voies conductrices ascendantes empêchait la production de l'atrophie. Ainsi en sectionnant les racines postérieures correspondant au membre en expérience, on pouvait déterminer une arthrite sans provoquer d'atrophie musculaire.

Un peu plus tard, cette étude fut reprise par Duplay et Cazin dont les recherches très bien conduites apportèrent le plus sérieux appoint à cette théorie réflexe.

Des animaux, chez lesquels on avait provoqué des arthrites, furent sacrifiés à des dates variant de quelques jours à plusieurs mois après le début de l'expérience, et successivement les muscles, les troncs et rameaux nerveux, les racines rachidiennes et la moelle furent examinés. Or, il y avait une intégrité parfaite des nerfs et des cellules de l'axe gris; on ne put percevoir sur les coupes aucune différence entre le côté sain et le côté malade. Ces expériences étaient assez nombreuses, assez concordantes et conduites avec un soin tel que les auteurs pouvaient à bon droit considérer leurs conclusions comme définitivement acquises. L'absence de lésions de la moelle était la plus sûre démonstration que l'on pût donner de la théorie purement réflexe.

Et en effet, jusque-là, aucun fait n'avait pu être produit démontrant la réalité des lésions médullaires, dont l'absence au contraire paraissait très vraisemblable après les minutieuses recherches de Cazin et Duplay. A la vérité, Klippel, en 1888, à la Société anatomique, avait publié un cas où il avait trouvé des altérations des cornes antérieures de la moelle, mais c'était un cas où la lésion était déjà très ancienne. Charcot, dans une leçon du mardi souvent citée, souligne cette notion de durée, et admet deux périodes dans l'évolution de l'amyotrophie, une première pendant laquelle il s'agit d'un trouble dynamique, à laquelle en succède parfois une autre où des lésions s'établissent.

Cette idée semble même trouver un certain appoint dans les expériences très importantes que nous venons de citer, car un des animaux ayant été sacrifié tardivement, un an après qu'on eût provoqué chez lui une arthrite, présentait des lésions médullaires. Les auteurs, sans éliminer ce cas, avaient préféré tirer parti des pièces provenant des autres animaux, pensant que la solution du problème devait être cherchée à une période moins ancienne de l'affection.

C'est précisément le reproche que leur adressent MALLY et MIGNOT. Pour eux, c'est le côté faible de ces expériences, qu'ils ont cru devoir reprendre, en s'attachant précisément à n'étudier la moelle de leurs animaux que longtemps, plusieurs mois après la production de l'amyotrophie. Le travail de MALLY et MIGNOT a été commmuniqué à la *Société de chirurgie*, et HARTMANN en a fait un rapport. Leurs recherches ont été poursuivies avec beaucoup de soin et de méthode, car ils se sont attachés à faire des coupes sériées du renflement lombaire, en étudiant comparativement le côté malade et le côté sain. Leurs conclusions sont toutes différentes de celles des précédents observateurs, et pour eux, les lésions des cornes antérieures sont constantes et d'observation presque grossière, car il y a une diminution du nombre des cellules.

Cette numération des cellules de la moelle est, on le sait, une opération très difficile, on se trompe aisément quand il faut compter des cellules dans le champ du microscope, et d'autant mieux qu'on n'est pas sûr de voir des éléments anatomiques placés rigoureusement sur le même plan. Cependant les auteurs en se contrôlant mutuellement, en étudiant des séries de coupes avec une patience infinie, et en faisant la part de l'erreur, croient pouvoir affirmer qu'il existe dans le nombre des cellules du côté sain et du côté malade une différence appréciable et constante au désavantage du dernier.

Il en découle cette conséquence logique, c'est que l'atrophie des muscles d'origine arthropathique n'est pas sous la dépendance d'un simple réflexe, mais qu'il s'agit d'un trouble bien plus profond et durable, d'une véritable maladie médullaire.

On remarquera que ces expériences n'infirment en rien celles de DUPLAY et CAZIN. Vous étudiez la moelle à des époques très différentes, il est bien naturel que l'on ne note point le même aspect. L'animal étant sacrifié de bonne heure, on ne voit rien d'anormal ; tardivement on constate une diminution du nombre des cellules médullaires. Or, la disparition d'un certain nombre de cellules de la moelle est une grosse, très grosse, irréparable lésion. Elle correspond à la perte définitive des fibres nerveuses qui en dépendent et des éléments musculaires auxquels ils transmettent l'influx moteur et trophique. Il doit en être ainsi dans les cas anciens, abandonnés à eux-mêmes, pour ces cas, où la déchéance musculaire est chose acquise. A l'articulation supprimée, aux muscles perdus, doivent correspondre des éliminations d'éléments médullaires, comme on en voit chez les amputés après l'ablation d'un segment du membre.

Pour ces cas il n'y a point de doute, et ces expériences viennent corroborer ce que KLIPPEL avait constaté dans son cas.

Mais le point délicat et que l'expérimentation doit éclaircir encore, c'est de savoir ce qui se passe dans la cellule dès le début. Ces atrophies s'installent avec une rapidité extrême, et elles sont rapidement curables, spontanément parfois, et pour ainsi dire toujours quand le traitement convenable est appliqué à l'heure opportune.

On ne saurait admettre, dans ces conditions, des perturbations très profondes du système nerveux, ni très graves, ni surtout tardives. Ces lésions tardivement constatées sont très intéressantes, mais elles constituent l'aboutissant d'un processus de longue durée. Elles ne sont pas les lésions de l'amyotrophie arthropathique, pas plus que l'ankylose qui termine une arthrite ne constitue la lésion de cette affection, pas plus qu'une cicatrice ne représente l'anatomie pathologique d'un abcès.

Leur constatation est donc de très grande importance, car elles montrent qu'à un moment donné la moelle est gravement atteinte ; mais sur les changements qui surviennent dès le début dans les cellules, nous sommes encore loin d'être éclairés. Et cependant ce sont ces modifications précoces dans la morphologie ou la composition des cellules qu'il importerait de saisir.

Il n'est point douteux, à l'heure actuelle, que l'état anatomique des cellules de la moelle ne doive subir une modification en rapport avec les phénomènes observés du côté des muscles. De plus en plus nous sommes porté à admettre des changements dans la composition du protoplasma de la cellule, la longueur et la forme de ses prolongements, non seulement dans les états pathologiques, mais même au cours des actes physiologiques les plus simples. A cet égard les recherches des neuro-histologistes nous ont apporté dans ces dernières années des notions très précieuses (Nissl, Forel, Marinesco) en montrant la solidarité étroite du tube nerveux et de la cellule dont il n'est qu'un prolongement très allongé, et la rapidité extrême avec laquelle les altérations de l'un retentissent sur la nutrition de l'autre. Déjà d'autres travaux, exposés et complétés par Klippel et Durante (*Rev. méd.*, 1895, Th. Durante 1891) avaient fait connaître la dégénérescence ascendante, processus très commun, et cependant jusque-là pour ainsi dire complètement méconnu.

Ces travaux ont une portée très générale et s'appliquent à toutes les lésions périphériques. Appliquant ces données à l'étude des amyotrophies d'origine arthropathique, Klippel et Durante se demandent s'il n'y a pas là l'explication de ces très curieux phénomènes.

Ces notions sont extrêmement séduisantes et nul doute que dans certains cas cette pathogénie ne puisse être invoquée, mais cependant on remarquera que le processus de dégénérescence ascendante bien que très précoce ne peut être décelé que quelques semaines après la lésion initiale, dans les cas les plus favorables à cette observation, tandis que l'amyotrophie s'installe d'une façon très rapide, et qu'elle est en quelques jours déjà très manifeste.

D'autre part, dans le cas particulier des amyotrophies arthropathiques, les recherches entreprises pour déceler une altération des nerfs sont restées encore complètement stériles.

Il semble donc encore aujourd'hui impossible de renoncer complètement à cette notion déjà ancienne de l'acte réflexe. C'est une explication commode, qui nous rend de grands services, et que l'on peut garder encore provisoirement tout au moins. Cela ne veut pas dire que cette action trophique réflexe soit purement dynamique, car il n'est plus admissible qu'un acte de la physiologie cellulaire s'accomplisse sans qu'il y ait dans les parties constituantes de la cellule, des modifications anatomiques concomitantes ; et cela est principalement vrai pour les neurones.

Mais ces nuances, ces légers changements, leur étude est encore à l'état d'ébauche.

Quand la lésion survient dans l'enfance, elle exerce une influence fâcheuse, non seulement sur quelques muscles, mais sur le membre tout entier, et pour peu que l'évolution de la maladie ait été de quelque durée, on observe d'une manière définitive une atrophie numérique. Un certain nombre de fibres musculaires sont pour ainsi dire supprimées. Des modifications de même ordre s'observent sur les os, les nerfs, et enfin on note la diminution du nombre des cellules motrices des cornes antérieures et l'atrophie globale de ces dernières. On le voit, il y a là quelque chose d'analogue à ce qu'on observe chez les animaux en expérience tardivement sacrifiés. Il y a eu disparition définitive d'un certain nombre d'éléments moteurs, nerveux, etc. C'est que le centre spinal chez l'enfant ne commande pas seulement l'action trophique. Il joue encore un rôle important sur le développement des parties. Ce rôle est temporairement entravé par la maladie, et il suffit d'une obnubilation très courte de cette fonction, pour qu'il en résulte une perturbation dans la croissance du membre.

Traitement. — Les conséquences de ces amyotrophies sont si sérieuses, qu'il importe au plus haut point de s'en préoccuper tant que dure l'affection articulaire, pour les prévenir, ou pour les combattre dès le début. Autant la guérison sera facilement obtenue par un traitement précoce, autant la thérapeutique tardive sera lente en ses effets. Au cours des entorses, le massage est de règle ; précoce, il est souverain contre l'atrophie, plus tard il est insuffisant (CASTEX. Étude clin. et exp. sur le massage. *Arch méd.*, 1891).

Pour les fractures articulaires, le massage bien fait peut rendre d'immenses services, ainsi que l'enseigne LUCAS-CHAM-

PIONNIÈRE ; cela est particulièrement vrai pour le coude. De toutes les fractures articulaires, la plus commune et la plus grave est celle de la rotule. En pareille circonstance, la thérapeutique par le massage peut rendre d'utiles services ; c'était déjà mieux que les nombreux appareils usités autrefois, tous ingénieux, mais peu utiles. Mais ce n'est cependant qu'une pauvre ressource comparée à la suture des fragments, actuellement entrée dans les mœurs. On rend au triceps sa longueur, son insertion, la possibilité de fonctionner au bout de quelques jours, en même temps qu'on libère l'articulation. L'intervention sanglante est en partie justifiée par la crainte de l'atrophie du triceps, dont elle devient le traitement préventif.

Des considérations du même ordre guident les déterminations du chirurgien dans d'autres circonstances. Il y a longtemps que M. OLLIER a donné l'atrophie musculaire comme une indication de la résection de certaines jointures, celle du poignet par exemple. La suppression de l'articulation malade suffit pour enrayer l'atrophie, et avec la reconstitution d'une néarthrose, les muscles reprennent de l'ampleur et de la puissance.

Le pronostic de certaines résections, au point de vue fonctionnel, dépend pour beaucoup de l'état des muscles. Ce sont naturellement celles pour lesquelles on recherche surtout de la mobilité (coude, épaule, poignet).

Les opérations articulaires constituent, il ne faut pas l'oublier, de véritables traumatismes. A leur suite, on peut voir aussi survenir des amyotrophies, et c'est une des raisons pour lesquelles le chirurgien doit veiller lui-même avec sollicitude sur les soins consécutifs. Mais tout d'abord il est indiqué de réduire au minimum ce traumatisme, en pratiquant des sections méthodiques, en coupant les ligaments au lieu de les arracher violemment, en extirpant sans précipitation les extrémités osseuses après les avoir mises à sec et préparées comme il convient au lieu de déchirer et contondre les tissus par des manœuvres irrégulières.

Cela est surtout vrai pour certaines opérations articulaires délicates, comme l'extirpation de l'astragale, par exemple.

A la suite de cette dernière opération, même très bien faite on voit survenir fréquemment une véritable fonte des muscles du mollet, contre laquelle on doit lutter préventivement par le massage et l'électrisation précoces, si l'on veut obtenir tous les bénéfices de l'intervention.

Il est sage aussi d'immobiliser le moins possible après toutes ces opérations, tant pour laisser aux surfaces articulaires la faculté de se déplacer, que pour permettre aux muscles de s'exercer un peu.

Une fois l'atrophie constatée, que l'on n'ait pas pu la prévenir, qu'on ait négligé de le faire, ou, ce qui arrive le plus souvent, que le malade vienne tardivement à notre observation, il faut commencer le traitement sans délai, sans perdre un jour. Tout retard est préjudiciable, et d'autant plus blâmable que ce traitement est simple. Il demande plus de patience, de bonne volonté et de dévouement que de science ou d'adresse. Deux cas sont à considérer, selon que la lésion articulaire est en évolution ou guérie. Dans le premier, on ne peut toujours instituer une thérapeutique rigoureuse, mais à moins de douleurs vives causées par les contractions musculaires, il faut électriser les muscles, ou prendre telle détermination convenable au sujet de la maladie articulaire dont le traitement prime tout et dont la guérison sera la première condition pour obtenir l'arrêt du processus amyotrophique.

Dans le second, on est plus à l'aise, et les agents physiques doivent être employés avec persistance, avec ténacité pour obtenir le rétablissement des fonctions. Quand le malade peut lui-même exercer des mouvements, c'est déjà un appoint considérable, et l'on peut affirmer alors que le succès sera obtenu d'une manière relativement facile. Au membre inférieur la situation sera en général moins bonne, car le malade fait mal cette distinction entre les mouvements modérés qui suffisent à la mobilisation d'une jointure et à l'entretien des muscles, et la marche qui peut être une fatigue, une imprudence et une source de graves rechutes quand elle est prématurée.

Le traitement comprendra donc en premier lieu la mobilisation spontanée de la jointure si le malade le peut ou le veut. L'éducation du muscle par la volonté est un facteur considérable. Mais on ne peut obtenir cet effort de tous les malades, et il y en a qui, malgré leur grand désir d'obtenir la guérison ne peuvent nous aider.

Ayant déjà réduit au minimum la période d'immobilisation, et abrégé autant que possible la durée de la maladie, même au prix d'une intervention sanglante, on doit faire des mouvements provoqués avec ou sans l'aide de machines. C'est là le secret d'un certain nombre de guérisons obtenues par BONNET.

Mais ce serait très insuffisant si l'on ne faisait plus. Le massage est un précieux adjuvant, à condition d'être quotidien, prolongé et pratiqué méthodiquement. Il est complètement inutile s'il est fait avec négligence, si les séances sont trop courtes, les manœuvres trop superficielles.

Les douches locales, les douches sulfureuses, les frictions chaudes, les bains dans le courant des rivières, aident au rétablissement des fonctions. Certaines eaux chlorurées sodiques ou sulfureuses peuvent aussi rendre des services. Mais le grand remède, est-il besoin de le dire, c'est l'électrisation des muscles. Celle-ci fait merveille, et dans les cas rebelles, c'est notre meilleure ressource, ou plutôt elle seule peut procurer la guérison.

Toutes les machines et les courants sont utiles, mais pas au même degré. Les courants induits sont moins bien tolérés et leur action plus lente ; les courants continus et l'électricite statique donnent les meilleurs résultats.

CINQUIÈME PARTIE

DE QUELQUES OPÉRATIONS ARTICULAIRES

I. — ARTHROTOMIE

L'arthrotomie, c'est l'ouverture chirurgicale d'une articulation. Quand l'incision de la synoviale n'est que le premier temps d'une intervention complexe, ce terme devient insuffisant et l'opération doit être qualifiée par ses manœuvres fondamentales, et selon le but qu'elle poursuit. — Autrefois il est vrai on a abusé du mot et fait entrer trop de choses dans l'étude de l'arthrotomie. On était alors sous l'impression de la liberté reconquise en chirurgie ; le fait de pouvoir ouvrir les jointures impunément, était d'une importance considérable, qui renouvelait toute la thérapeutique articulaire.

Depuis longtemps on a ramené le mot à son sens véritable. L'arthrotomie n'est donc qu'une taille articulaire permettant selon le besoin de vider la synoviale, de débarrasser sa cavité des corps étrangers qui pourraient s'y rencontrer, de la drainer. Ainsi comprise l'opération n'est pas absolument moderne ; elle était pratiquée au moyen âge, et peut-être antérieurement. Mais au siècle dernier, avant l'antisepsie, on sait quelle réserve, et combien justifiée, était imposée aux chirurgiens.

L'arthrotomie antiseptique était en vérité bien différente des incisions hasardeuses, pratiquées timidement, tardivement, d'une main tremblante et sous la pression des événements. Il suffit de rappeler à propos de cette transformation les noms de Lister, Schede, Albert (parrain de l'Arthrotomie) Scriba, Panas, Nicaise, Lucas-Championnière, Saxtorph. L'histoire de cette renaissance est clairement exposée dans les travaux fort connus de Piéchaud (Th. 1880), Nicolas (Th. Nancy 1883), Jalaguier (Th. Ag. 1886). Depuis cette époque, l'arthrotomie, acceptée, diffusée et vulgarisée, est tombée dans le domaine de la petite chirurgie. Peut-être même, dépassant la mesure, en a-t-on multiplié à l'excès les indications. Ici plus que partout ailleurs il faut se garder des exagérations. des déterminations précipitées et des opérations pratiquées à la légère, la thérapeutique articulaire réclamant avant tout du chirurgien du bon sens, de l'expérience, une activité patiente et réfléchie. Chemin faisant, nous avons indiqué déjà antérieurement la plupart des circonstances où l'ouverture des articulations paraissait justifiée. Nous devons ici rappeler ses indications principales, et entrer dans quelques considérations au sujet du manuel opératoire applicable aux diverses articulations.

Indications. — L'arthrotomie dans les limites que nous lui avons plus haut assignées, est applicable aux épanchements sanguins, séreux, séro-purulents, purulents, et aux corps étrangers. Elle est d'abord et avant tout *evacuatrice*. Quand la jointure est infectée, cette exonération de son contenu ne suffit pas ; il faut en plus assurer l'exact écoulement des liquides septiques, en établissant un drainage rigoureux. La variété des cas, l'intensité très diverse des infections, et les dispositions anatomiques bien différentes d'une articulation à l'autre, ne permettent guère de se confiner dans une pratique uniforme. Ce qui est excellent pour le genou, peut être ailleurs discutable ou mauvais.

Ainsi les *hémarthroses* du genou ont été l'objet d'un grand nombre de tentatives chirurgicales, alors que pour les autres articulations nul ne s'avise d'instituer l'arthrotomie comme un traitement systématique des épanchements sanguins. — Pour des raisons bien connues ceux du genou ont en clinique une place à part. — Sans doute une incision permet alors de vider la synoviale en peu d'instants. Il est juste aussi de reconnaître que c'est là une opération des plus faciles, dont l'innocuité est à peu près complète. Aussi est-elle énergiquement recommandée par quelques auteurs[1]. En principe je n'y suis pas

[1] G. de ROUVILLE et DONNET, *Arch. Méd.*, 1894. LANGLOIS. Th. Paris, 1897.

hostile, mais j'ai toujours pu jusqu'à présent épargner à mes
malades cette intervention, quand l'hémarthrose était simple,
c'est-à-dire quand il n'y avait pas de fracture articulaire, de
corps étranger traumatique, ou de mobilité anormale résultant de la rupture de gros ligaments.

La ponction aspiratrice, ou mieux la ponction avec un trocart
ordinaire, l'application de la bande élastique m'ont dispensé de
prendre le bistouri. Les résultats ainsi obtenus sont d'autant
meilleurs que l'on peut appliquer sans retard le massage manuel,
ou le massage automatique que réalise la bande de caoutchouc,
et que le blessé est en mesure d'exercer plus tôt et plus librement sa jointure. Les indications de l'arthrotomie *d'emblée* me
paraissent donc en somme assez limitées même dans les hémarthroses, du genou; et réserve faite pour celles qui accompagnent
les fractures de la rotule, les ruptures du tendon ou du ligament
rotulien, je ne vois qu'avantage à recourir aux moyens de douceur. Convenablement appliqués, en temps opportun, ils doivent guérir les malades à leur entière satisfaction.

Si l'arthrotomie doit être appliquée avec réserve aux épanchements sanguins traumatiques, elle est formellement contre-
indiquée dans les arthropathies hémophiliques[1]. Ces dernières
imposent une prudence extrême, car la simple incision articulaire peut être suivie de mort. Tout au plus serait-elle permise
dans les cas très rares d'hémarthroses spontanées non tuberculeuses [2].

Pour les épanchements liés aux arthrites infectieuses, l'arthrotomie est devenue d'application courante entre les mains
de beaucoup de chirurgiens. A l'égard des arthrites suppurées,
la question est réglée, et l'ouverture large, sur un, deux ou
plusieurs points de l'articulation, s'impose comme une mesure
nécessaire. Encore convient-il de rappeler : 1° qu'une arthrotomie, bien faite, suivie d'un drainage efficace, peut éviter
parfois la résection du genou; 2° que dans les articulations

[1] ROSSNER. (Th. Breslau, 1895). LAUNAY. Th. P. 1899. PIOLI ET.
Gaz. hôp., 5 avril 1902. DOMMARTIN. Th. P. 1902. MERMINGAS. *Arch.
f. Klin. Chir.*, 1902.

[2] NIORT. Th. Paris, 1902.

serrées et diverticulaires l'arthrotomie simple est très souvent
insuffisante, et qu'au poignet, au cou-de-pied, par exemple, la
résection d'emblée est une mesure qui s'impose dans certains
cas.

Mais pour les épanchements séreux, il est abusif de vanter
l'arthrotomie précoce, car ils guérissent en général aisément et
d'une manière prompte et complète par la ponction, ou la compression, avec ou sans immobilisation. Il va sans dire que les
arthrites dont l'épanchement séro-purulent est à la veille de
devenir purulent doivent être traitées comme s'ils l'étaient déjà ;
une intervention hâtive trouve alors son indication. Et en
cela on sera guidé par l'intensité des phénomènes généraux
et locaux, la résistance de ceux-ci à une thérapeutique dili-
gemment comprise, et méthodiquement appliquée, enfin par
les renseignements que donnent les ponctions, explorations et
l'examen cytologique du liquide.

C'est surtout à propos de l'arthrite blennorrhagique que l'on
a formulé cette proposition d'arthrotomie faite de bonne heure,
dans l'espoir d'une guérison meilleure et plus rapide. J'ai combattu énergiquement cette opinion soutenue au congrès de
chirurgie par M. THIERY, qui s'en est fait le défenseur depuis
plusieurs années. Certes l'arthrite blennorrhagique est d'un
traitement fort délicat, mais ce n'est pas l'ouverture systématique des articulations gonococciées qui supprimera les réelles
difficultés de cette thérapeutique.

L'arthrotomie, parfois, rarement indiquée, n'est ici le plus
souvent qu'une violence inutile surajoutée à la maladie première. — Les moyens de douceur sont préférables, en dépit
des soins assidus et de la ténacité patiente que demande leur
emploi. — De toutes les arthrites infectieuses, les arthropathies
blennorrhagiques sont peut-être celles qui justifient le moins
l'intervention sanglante précoce.

Les articulations infectées par les traumatismes ne sauraient
être par contre trop largement drainées — avant même l'infection confirmée, au moindre soupçon, il faut ouvrir la jointure menacée. — Enfin la présence d'un corps étranger libre
exige la taille articulaire.

Manuel opératoire. — La technique à suivre varie dans ses détails, mais cependant toutes les opérations de cet ordre reposent sur les mêmes principes, et, réduites à leurs termes essentiels, offrent une grande analogie.

Que veut-on en effet? Ouvrir une jointure dans des conditions favorables : 1° à l'évacuation de son contenu, 2° à son exploration, 3° à l'établissement d'un bon drainage; le tout en ménageant le mieux possible les moyens d'union, les muscles et tendons, en un mot en prenant pour l'avenir toutes les précautions compatibles avec l'efficacité de l'intervention.

Mettons d'abord à part les cas un peu spéciaux où l'on est amené à inciser directement sur un corps étranger, à débrider une plaie articulaire, à pénétrer dans la jointure à travers une collection superficielle, et supposons les circonstances les plus ordinaires.

Quelques connaissances au sujet de l'anatomie et de la physiologie des articulations permettent d'inventer sans effort les diverses arthrotomies. Par contre les auteurs qui s'éloignent de ces données tutélaires tombent aisément dans d'inutiles complications. L'examen de chaque jointure montre aisément ses côtés abordables, marqués d'avance comme des voies d'accès naturelles. Le plus simple est de les utiliser pour entrer dans l'article. Ceci, dit-il, est clair que chacun reste libre de se créer une manière personnelle de couper les parties molles périarticulaires. L'essentiel est d'ouvrir en bon lieu, dans l'étendue suffisante. Parfois cette incision est tout le traitement. Ailleurs ce n'est au contraire qu'un commencement, le but de l'intervention étant d'assurer par le drainage une évacuation permanente. — On le conçoit sans peine, les cas différents comportent quelques variantes dans les procédés dont on aura fait choix pour sa pratique habituelle.

C'est principalement au genou que se présentent les indications de l'arthrotomie, tant à cause de la fréquence considérable des maladies de cette articulation, que des circonstances favorables au succès de l'intervention. Prenons donc tout d'abord le genou comme exemple, puisque c'est à lui que l'on aura affaire le plus souvent.

De chaque côté de la rotule la synoviale est largement accessible, recouverte de parties molles d'une très faible épaisseur, dans lesquelles n'existe aucun vaisseau digne de quelque considération, aucun organe à ménager. En dedans ou en dehors de la rotule, on a devant soi plus que l'espace nécessaire pour pénétrer dans la synoviale et ouvrir largement sa vaste loge antérieure. On éprouve donc quelque peine à comprendre que la section transversale ait pu être conseillée pour une simple arthrotomie [1]. — On ne voit pas bien non plus l'utilité de passer à travers le ligament rotulien [2] sans être bien sûr de pouvoir lui rendre par la suture sa solidité primitive. — Les incisions latérales sont d'ailleurs adoptées par presque tous les chirurgiens [3]. Elles doivent être faites longitudinalement et placées non contre la rotule, mais à deux bons travers de doigts de ses bords. — Si l'on réfléchit à la disposition de la synoviale, on comprendra qu'elles doivent remonter beaucoup, de plusieurs centimètres, au-dessus de l'interligne, et qu'il n'est pas nécessaire de les faire descendre bien loin au-dessous.

S'il s'agit d'une arthrotomie simplement *évacuatrice* pour donner issue à une collection *aseptique*, ou à un corps étranger, une seule et courte incision est suffisante, et cette incision ne peut être mieux placée que sur les côtés de la rotule.

Les épanchements septiques exigent par contre des incisions longues, bilatérales. Il est possible à la rigueur, surtout dans le cas de petite arthrotomie aseptique de se borner à l'anesthésie locale, dont l'infiltration de cocaïne est actuellement le modèle plus répandu et qui paraît le meilleur.

Dans les suppurations du genou, on est souvent obligé d'ajouter aux ouvertures antéro-latérales, des trous de décharge placés plus en arrière pour obtenir un drainage plus complet. Ces incisions complémentaires répondent au bord postérieur des condyles, et doivent ouvrir les loges rétro-condyliennes.

Kaufmann [4] avait recommandé un procédé ingénieux de drai-

[1] Tourette. *Arthrotomie transosseuse*, Th. Paris, 1893.
[2] Lazaroff. Th. Paris, 1901.
[3] V. Coche. Th. Lyon, 1895.
[4] *Corresp. bl. f. Schweit. Aerzt.*, 1885.

nage du genou, à l'aide d'incisions postéro-latérales. Bien que JALAGUIER l'ait vanté chaleureusement, ce procédé ne semble pas avoir eu grande fortune. En dehors le tendon du biceps sert de repère. L'incision doit être placée immédiatement au devant. Du côté interne il convient de se guider sur le demi-tendineux. Comme le fait remarquer JALAGUIER, l'incision interne doit se placer entre le demi-tendineux et le droit interne. La jambe doit être placée en flexion légère.

J'ai eu recours plusieurs fois à cette technique. Je l'avais même mise en pratique avant d'avoir lu dans la thèse de M. JALAGUIER l'exposé du procédé de KAUFMANN.

Le drainage est assuré d'une façon très satisfaisante par ces incisions, si l'on ouvre bien les loges rétro-condyliennes dans toute leur hauteur, et si l'on impose au membre *la flexion*. Sans drainage rétro-condylien il y a toujours rétention, et rétention extrêmement préjudiciable, si le pus est très virulent. —D'ailleurs il n'y a aucune raison de ne pas faire en même temps des incisions pararotuliennes, si l'on a besoin d'une évacuation très rapide et très large. — Plus l'arthrite est grave, plus il convient de multiplier les orifices de drainage, et de surveiller ce drainage. Je viens de recommander la flexion comme un moyen adjuvant très utile. JABOULAY conseille en vue de faciliter également le drainage, l'élévation du membre, en trouant le cul-de-sac sous-tricipital à son sommet, devenu le point le plus déclive.

Ce n'est pas tout, les soins consécutifs ont dans le pronostic une part prépondérante, et les échecs de l'arthrotomie sont souvent imputables à ce qu'on n'y a point apporté assez de persévérance, de bon vouloir et d'attention. On est souvent obligé d'immobiliser le membre. Certains malades ne cessent de souffrir qu'à ce moment et demeurent jusque-là privés de sommeil. Chez d'autres on voit persister de la température tant qu'on n'a pas imposé à la jointure le repos absolu.

Les lavages avec les antiseptiques, tels que l'eau phéniquée ou avec de l'eau oxygénée, les courants d'oxygène (THIRIAR) sont presque toujours indispensables dans les cas de suppurations graves. Les drains doivent être maintenus le moins long-

temps possible, mais autant qu'il est nécessaire, c'est-à-dire
tant que persiste un suintement louche.

Ensuite viennent les tentatives, combien prudentes, ména-
gées, graduelles, douces et patientes, pour rétablir les mouvements en totalité ou en partie.

On le voit l'arthrotomie pour lésions suppurées n'est qu'un
moment d'un traitement long et difficile, au lieu que l'ouverture
d'une articulation aseptique ne comporte aujourd'hui, ne doit
comporter que des suites simples et brèves.

Au *cou-de-pied* les conditions sont moins bonnes qu'au genou ;
sans doute la synoviale de l'articulation tibio-péronéo-astragalienne est directement abordable en dedans et en dehors des
tendons extenseurs des orteils. Les incisions prémalléolaires
ouvrent donc aisément la partie antérieure du sac synovial.
Mais la jointure est serrée, anfractueuse, peu propice aux explorations et au drainage. Ses inflammations se propagent volontiers aux gaines tendineuses voisines et à la sous-astragalienne.

Quand il s'agit d'une arthrotomie pour corps étrangers, que
la radiographie permet maintenant de localiser avec précision,
les choses vont encore ; mais pour les arthrites infectieuses
assez graves pour nécessiter une intervention, il faut s'attendre
à de fréquents échecs des simples incisions articulaires. Les
ouvertures pratiquées au-devant des malléoles n'offrent aux
liquides septiques qu'une issue insuffisante. C'est le trop-plein
qui se déverse par ces orifices. C'est néanmoins par là qu'il
faut nécessairement commencer, les incisions rétro-malléolaires ne conduisent qu'à grand'peine vers la partie postérieure
de l'article, en écartant les tendons et menaçant les gaines tendineuses. — L'envahissement de ces gaines exige d'ailleurs
immédiatement ces débridements postérieurs. Mais s'il est sage
de commencer par l'arthrotomie, il ne faut pas trop attendre
pour s'adresser à des mesures plus énergiques.

Le drainage du cou-de-pied ne peut être obtenu d'une façon
complète, dans le cas très sérieux d'une arthrite suppurée que
par l'ablation de l'astragale.

De même *à la hanche* l'arthrotomie n'est souvent que le
prélude d'une résection, d'autant plus qu'on ne va pas ouvrir

cette articulation sans des motifs très sérieux. Tel est le cas de l'arthrite suppurée consécutive à l'ostéomyélite. Le drainage de la hanche par l'arthrotomie peut être tenté en ouvrant la capsule par deux incisions l'une antérieure, l'autre postérieure, la première verticale, en prenant pour repère le droit antérieur de la cuisse qu'on réclinera en dehors, le psoas étant rejeté en dedans, pour fendre la capsule longitudinalement dans la plus grande étendue possible ; la seconde oblique de haut en bas, de dedans en dehors pour aborder l'articulation en traversant le grand fessier, et passant ensuite entre le pyramidal et le moyen fessier. Dans une arthrite grave, menaçant prochainement l'existence, il ne serait pas prudent de s'attarder à cette demi-mesure, et la résection s'impose comme un sacrifice très pénible, mais nécessaire.

Parmi les articulations où l'arthrotomie ne peut guère fournir de bon résultats, il faut citer *le poignet*. Deux incisions l'une dorsale externe, immédiatement en dehors des tendons extenseurs des doigts, une interne sur le bord cubital de la main permettent bien d'ouvrir l'articulation, et c'est à elles qu'il convient de s'adresser tout d'abord. Mais après avoir à diverses reprises pratiqué des arthrotomies du poignet pour arthrites suppurées sans pouvoir éviter plus tard la résection, je suis devenu partisan de la résection d'emblée ou du moins de l'extraction d'une partie ou de la totalité du carpe par la voie cubitale, avec ou sans incision dorsale, mais avec large drainage déclive cubital.

Au *coude* deux incisions latérales peuvent permettre l'arthrotomie dans d'assez bonnes conditions.

A *l'épaule*, il conviendrait d'inciser en avant et en arrière, verticalement, en passant à travers les faisceaux du deltoïde et en ménageant le plus possible les tendons profonds péri-articulaires.

Résultats. — L'arthrotomie est devenue une opération à peu près inoffensive dans les lésions aseptiques. Mais il faut se rappeler sans cesse la gravité des infections articulaires, les précautions dont il est nécessaire de s'entourer avant de tenter la moindre incision sur les jointures, la discrétion que l'on doit apporter dans les manœuvres exécutées dans une synoviale saine, pour ne pas s'exposer quelque jour à de pénibles remords.

Sous cette réserve elle est permise toutes les fois qu'il en peut résulter un bénéfice plus grand que d'une simple ponction, de la compression, etc. Donc dans les cas aseptiques, ni mortalité, ni suites fâcheuses, l'articulation ne doit souffrir aucun dommage fonctionnel imputable à l'acte chirurgical.

Dans les lésions septiques les résultats dépendent : 1° de la lésion elle-même, de la nature de l'agent infectieux, de son degré de virulence, et des altérations concomitantes du squelette ; 2° de l'articulation considérée ; 3° de la précocité, ou plus exactement de l'opportunité de l'intervention, et de la façon dont elle aura été conduite ; 4° des soins consécutifs.

Les conditions que nous venons d'énumérer laissent à entendre que l'arthrotomie peut être insuffisante à enrayer une lésion, qu'elle est parfois une opération d'attente et que ces échecs sont malheureusement à prévoir pour certaines articulations. Impuissante donc, elle l'est dans nombre de cas ; dangereuse elle ne peut l'être dans une forme grave, et ne peut qu'apporter au pronostic un allègement.

Dans une infection bénigne, elle peut par contre favoriser une surinfection. Supposons l'article mis à l'abri de toute complication de ce genre, l'opération peut être inutile et même au point de vue fonctionnel constituer plutôt une source de raideur et un retard dans la récupération des mouvements qu'un facteur de guérison. Cela est surtout vrai pour l'arthrite blennorrhagique, et nous ne saurions trop conseiller de ne pas négliger dans le traitement de cette affection les moyens de douceur pour une thérapeutique agressive.

Dans les épanchements chroniques, les hydarthroses persistantes, les résultats ont été souvent très satisfaisants.

J'ai obtenu notamment sur une jeune fille la guérison de deux vastes épanchements des genoux qui duraient indéfiniment depuis des années avec périodes de recrudescences et de diminutions, par arthrotomie suivie de frottement de toutes les parties accessibles de la synoviale avec la solution de chlorure de zinc à 1/10. La guérison fut obtenue avec une certaine raideur persistante, diminuant l'étendue des mouvements. Il s'agissait d'hydarthroses tuberculeuses. Quelques mois après la malade présenta d'ailleurs des adénopathies suppurées de l'aiselle, et l'on put constater tous les signes de la tuberculose pulmonaire. — Cet exemple joint à d'autres me permet de dire avec beaucoup d'auteurs que l'hydarthrose persistante des jointures (laquelle est souvent chez les sujets encore jeunes la conséquence d'une lésion tuberculeuse) est susceptible d'être traitée efficacement par l'arthrotomie avec application de topiques à la surface interne de la synoviale. Mais ici encore il ne faut pas faire abus de l'arthrotomie, et les ponctions suivies d'injections modificatrices fournissent également de si bons résultats, qu'il ne faut pas recourir d'emblée à l'intervention sanglante.

II. — ARTHRECTOMIE

Entre l'arthrotomie, simple taille articulaire et les résections,
qui suppriment de notables parties du squelette, prennent place
diverses interventions d'importances très différentes : ainsi la
synovectomie plus ou moins complète, le *grattage articulaire*
ou *arthroxésis*, le *curettage, intégral* ou non, l'*évidement* à la
curette des foyers ostéo-articulaires, les *résections dites atypiques, l'arthrectomie*. De ces opérations la dernière seule
comporte une technique bien réglée ; les autres sont conduites
au hasard des lésions. — Elles ne sont pas pour cela dépourvues de valeur, et nous avons eu soin d'indiquer chemin faisant quelques circonstances où l'on pouvait faire ces tentatives,
à titre curatif ou palliatif. Mais elle ne doivent pas nous arrêter
ici, et nous nous occuperons seulement de l'arthrectomie. —

En dépit de connexions assez intimes avec les opérations précitées, l'arthrectomie ne saurait être confondue avec elles. On
est surpris de voir cette confusion faite par beaucoup d'auteurs, car il est très facile de concevoir avec netteté ce que
peut et doit être une arthrectomie.

C'est la suppression méthodique et complète de la loge articulaire, sans changement notable dans la configuration ou les
rapports des extrémités osseuses.

Une telle intervention, rigoureuse et précise, peut être
d'avance fixée dans ses moindres détails. Les résultats qu'elle
est susceptible de fournir seraient toujours méconnus, si l'on
voulait quand même l'assimiler aux curettages articulaires, ou
les lui faire englober. Loin d'être perdue dans le groupe des
opérations atypiques, l'arthrectomie est au contraire circons-

crite et définie. C'est à cause de la signification vague et variable que beaucoup de chirurgiens ont attribuée à ce terme, que l'on a tant de peine à se mettre d'accord sur la valeur de l'opération elle-même. Comment s'entendre sur ce point si l'arthrectomie de l'un n'est pas l'arthrectomie de l'autre. Pour nous l'arthrectomie n'est pas le traitement d'une maladie déterminée mais un acte de médecine opératoire, applicable dans des affections diverses ; tout en restant une, elle peut jouer des rôles thérapeutiques différents, ici servir à provoquer l'ankylose, là à supprimer une tuberculose à évolution endo-articulaire, ailleurs à enrayer l'évolution d'une arthrite traumatique ouverte. Ce n'est pas à dire que l'arthrectomie telle que nous la comprenons réponde à des indications très nombreuses. Tout au contraire il importe au plus au haut degré de ne pas trop lui demander et de restreindre son emploi à certaines articulations et à certains cas spéciaux. Mais dans des conditions déterminées elle peut être très utile.

Historique. — L'histoire de l'arthrectomie est fort intéressante, car elle est liée étroitement à celle du traitement opératoire des tumeurs blanches. Son origine a été préparée par toutes les tentatives, qui ont eu pour but de guérir ces lésions par une thérapeutique sanglante, mais parcimonieuse.

Parmi celles-ci rappelons l'artroxésis de Létiévant[1] — lequel se proposait « d'enlever le mal, rien que le mal », en respectant « ce qui est sain, tout ce qui est sain », intention comme l'on voit excellente, mais mal servie par une technique des plus imparfaites.

L'arthrectomie proprement dite est surtout l'œuvre de Volkmann, qui abjurant son erreur, passa de la chirurgie trop radicale, en matière de tumeurs blanches, à la thérapeutique conservatrice.

C'est vers 1884-85 que l'arthrectomie commença à se répandre, avec les communications de Volkmann (Congrès de Copenhague 1884, 13° Cong. *Soc. all. Chir.*, 1884), de Kœnig (Cong. *S. A. Chir*). de Petersen, Bruns, etc.

[1] *Lyon médical*, 1879, Thèse de Laprade, 1880, Paris.

Pour les détails de cet historique je renverrai aux thèses de mes amis Cordillot (Paris 1891), Mauclaire (Paris 1893), Paul André (Nancy 1896). Prenons simplement la question au moment où elle fut soumise à la Société de chirurgie en 1888. Delorme adressait quatre observations, discutables à la vérité ; les faits n'étaient pas comparables, la technique variable et imparfaitement réglée, les résultats médiocres. C'étaient là cependant des tentatives extrêmement intéressantes.

La discussion qui suivit fut manifestement influencée par les insuccès de l'auteur, et la Société fut sévère à l'arthrectomie.

Deux ans plus tard[1], l'arthrectomie soulève un débat plus important. Lucas-Championnière[2] venait de communiquer à la Société de chirurgie un important travail sur la résection du genou. A ce propos Richelot vient plaider la cause de l'arthrectomie « opération de même ordre, mais dans laquelle on épargne les os ». Se plaçant immédiatement sur le bon terrain, il déclare que les conditions dans lesquelles l'arthrectomie est bonne sont très nettement limitées, mais qu'elle est bonne dans ces conditions. Le talent bien connu de Richelot, la forme séduisante de son argumentation, la netteté de ses vues, ni même les probantes observations annexées à son mémoire, ne parurent guère entraîner la conviction ; et même son opinion et sa pratique furent énergiquement combattues.

Pourtant les chirurgiens d'enfants savaient très bien déjà la réserve extrême qu'il convient d'apporter aux résections du jeune âge, et les succès que peut fournir la chirurgie articulaire conservatrice.

En 1893, Mauclaire, dans un important travail infiniment documenté, rassemblait tout ce qui concerne ce sujet, défendait, vantait et conseillait l'arthrectomie précoce et répétée avec ou sans adjonction de la méthode sclérogène, dans un grand nombre de cas de tuberculose ostéo-articulaire de l'enfance.

Parmi les travaux plus récents concernant cette question je

[1] 26 novembre 1890.
[2] 30 juillet 1890.

citerai ceux de MÉNARD, (de Berck)[1], d'ALBERTIN et de ses élèves. [2]

Indications. — En dépit de ces diverses publications il faut reconnaître cependant, que l'arthrectomie n'est pas très répandue, que la plupart des chirurgiens ne lui font même aucune place dans leur pratique.

Ses indications sont peu nombreuses à la vérité, mais elles n'en sont pas moins fort nettes; dans les limites de ces indications, elle est très satisfaisante et l'on aurait tort de la rejeter. Elle trouve son principal emploi dans certaines tuberculoses, mais en dehors de la tuberculose elle est encore parfois très utile.

En ce qui concerne la *tuberculose de l'enfant*, l'arthrectomie avaitparu une ressource précieuse, quand il s'agissait de réagir contre les résections dont on avait fait à l'étranger un si cruel abus. Il y a quelques années l'intervention sanglante semblait pleinement justifiée dans les tuberculoses même fermées des jointures chez les jeunes sujets. Eviter la résection tout en supprimant le mal, c'était une conception sage et séduisante. Mais en ce moment les chirurgiens d'enfants sont pour la plupart très conservateurs et ce n'est pas l'arthrectomie, c'est la thérapeutique sanglante tout entière qui a perdu du terrain. Les tumeurs blanches de l'enfance guérissent en effet très bien par des moyens simples, compression, immobilisation, injections médicamenteuses, traitement général. Il faut et il suffit que cette thérapeutique soit instituée à temps, rigoureusement appliquée et poursuivie avec la patience nécessaire. Chez l'enfant, la tuberculose articulaire fermée non suppurée doit être complètement respectée. C'est là pour le moment l'opinion générale.

Les abcès eux-mêmes seront fort avantageusement traités par des ponctions suivies d'injections modificatrices et dans la très grande majorité des cas se cicatrisent sans opération pro-

---

[1] *Revue d'orthopédie*, 1898.

[2] ALBERTIN. Congrès de chirurgie, 1895. *Soc. Chir.*, 1902; CLAVEL. Th. de Lyon, 1900; COUTURIER. Th. Lyon, 1901.

prement dite. Tout au plus est-il besoin de les ouvrir et de les gratter dans les cas de surinfection ou quand les choses traînent indéfiniment.

Dans les cas de tuberculoses fistuleuses, les opérations sont mieux justifiées, mais ici encore il ne faut pas trop se hâter de recourir aux grandes interventions. Les organismes jeunes ont de merveilleuses ressources, et il suffit souvent de peu de chose pour procurer la guérison. Mais les circonstances peuvent forcer la main et conduire alors à des interventions diverses d'importance variable, arthrectomie, résection, amputation.

La question a donc changé de face depuis la thèse de MAU-CLAIRE, qui vantait extrêmement l'arthrectomie dans la chirurgie infantile. MAUCLAIRE lui-même a modifié sa manière de voir et sa pratique est actuellement conforme à celle que nous avons attribuée à la plupart des chirurgiens d'enfants.

Pourtant les bons résultats que nous font connaître ALBER-TIN et MÉNARD sont assez rassurants, et nous rappellent qu'à l'occasion, il ne faut pas négliger l'arthrectomie. D'ailleurs si on l'abandonne chez l'enfant, ce n'est pas qu'elle donne des insuccès, au contraire, mais parce qu'il n'a ordinairement aucun avantage à la cure sanglante. Et encore n'avons-nous pas spécifié que l'arthrectomie pour tuberculose a fait ses preuves au genou, mais pas ailleurs, ce qui réduit encore beaucoup ses indications.

Chez l'adulte, la question est bien différente. Laissons de côté les vieillards, les adultes avancés, que la tuberculose trouve sans résistance, et qui ont plus souvent besoin de résections que de tentatives conservatrices, et d'amputations que de résections.

Ces dernières réussissent surtout chez les adultes jeunes, et les adolescents voisins de l'âge adulte. Les résections typiques leur sont donc couramment appliquées, et dans cette période de la vie constituent en quelque sorte le traitement régulier et classique des tumeurs blanches. Aussi quand on propose l'arthrectomie chez l'adulte jeune on se heurte à des habitudes prises, à une tradition déjà constituée. Mais déclarons tout de suite qu'à notre sens les deux manières ne s'opposent nullement. A côté des résections, méthode fondamentale, il y a simplement une petite place pour l'arthrectomie.

L'arthrectomie est d'ailleurs très voisine de la résection moderne. Réséquer une articulation, c'était autrefois essentiellement, et même exclusivement, la suppression d'un ou plusieurs fragments du squelette articulaire. Du moment qu'on se servait d'une scie, et qu'on ouvrait l'article, c'était une résection.

Mais qu'est cela à côté du traitement des parties molles, de l'éradication de la synoviale et de ses prolongements, de l'extirpation de tous les foyers suppurés, de la poursuite vétilleuse des fongosités. Cette dissection soigneuse, cette préparation, ont une valeur décisive et toute intervention pour tumeur blanche dans laquelle on néglige ces soins attentifs est mauvaise et stérile. Cela est si vrai que l'on sacrifie souvent des os sains dans le seul but de permettre une exploration directe et complète, et la recherche des fongosités sous le contrôle de la vue. Pour n'en citer qu'un exemple, l'ablation de l'astragale est aujourd'hui le temps initial d'une résection du cou-de-pied, que cet os soit atteint ou non. Son ablation s'impose pour que le traitement des synoviales adjacentes soit régulièrement conduit.

Or dans une arthrectomie on fait une toilette identique des parties molles, on détruit ligaments, cartilages ; seulement on ménage les extrémités osseuses. On le voit la distance n'est pas énorme entre les deux interventions, et pour accepter la moins mutilante, il suffit que les os soient sains.

Qu'ils soient souvent altérés, cela ne fait aucun doute, mais le sont-ils toujours ? C'est là le point de doctrine où se retranchent les adversaires de l'arthrectomie. Vous laissez dit-on des os, mais ils ne valent rien. Non seulement votre peine est perdue, mais l'opération pèche par la base. Elle est illogique et l'anatomie pathologique l'interdit.

Mais justement il n'est nullement démontré que la tubercu-

lose articulaire ait toujours un point de départ osseux. Cela
paraît être en effet la règle chez l'enfant. Or nous parlons en ce
moment de l'adulte, ou d'individus presque adultes. A cette
période de la vie la proportion des tuberculoses d'emblée synoviales est assez grande et il suffit d'examiner les pièces
recueillies au cours des résections pour en être persuadé. Très
fréquemment les os sont fort peu ou nullement altérés. Sur les
coupes ils offrent absolument l'apparence du tissu osseux
normal. On peut faire des constatations analogues au cours des
opérations d'arthrectomie.

Ce sont là des recherches purement macroscopiques dira-t-
on. D'accord, mais s'il fallait chercher si loin, la même objection
se présenterait à propos de la résection elle-même. Si l'aspect
des os, leur consistance, leur friabilité plus ou moins grande
ne renseignent pas le chirurgien, il décide donc arbitrairement
de la hauteur à laquelle doit passer son trait de scie. Peut-il
affirmer qu'au delà il ne laisse point quelques bacilles, ou quelques granulations invisibles.

Évidemment on peut toujours élever quelques doutes sur
l'état des os, et parce qu'on aura découpé une tranche du
fémur et du tibia, on ne saurait émettre la prétention d'avoir
détruit jusqu'au dernier germe, avec une certitude quasi
mathématique. Le même soupçon plane donc sur la résection
la plus large aussi bien que sur l'arthrectomie. D'ailleurs
s'il fallait vraiment tout enlever, que vaudraient donc tant
de belles observations de résections laborieuses avec évide-
dement, tunnellisation, mise en contact de bouts osseux dont
on avait dû soigneusement ménager les parties encore bonnes.
Et comment croire à la guérison *spontanée* de la tumeur blanche
elle-même chez tant de sujets, ou de la guérison obtenue par
quelques injections de naphtol ou d'éther, l'ignipuncture, etc. Il
suffit de songer à ces cas pour comprendre l'inanité des reproches théoriquement adressés à l'arthrectomie.

Être partisan de cette dernière opération, ce n'est pas vouloir
l'appliquer à une jointure dont les os croulent, mais renoncer
à sacrifier par habitude ou par système des os qui, de quelque
façon qu'on les explore, se montrent sains et solides.

Or. pour se déterminer à cet égard, il est nécessaire de pouvoir procéder à un examen complet des extrémités osseuses, toujours suspectes à priori. Cette considération jointe à l'obligation d'apporter un soin très minutieux au traitement des parties molles, conduit à rejeter l'arthrectomie dans les articulations serrées, complexes, comme le poignet ou le cou-de-pied. ou très profondément situées comme la hanche. Les arthectomies qu'on a tentées sur ces jointures ne paraissent ni bien réglées ni très satisfaisantes. et en ce qui concerne la tuberculose de l'adulte sont en tout cas complètement à rejeter. Au coude l'opération peut être bonne, mais elle est difficile et la résection, qui ne l'est point, donne habituellement de très beaux succès. Aussi pour ma part ai-je traité toutes les tumeurs blanches du coude chez l'adulte par la résection. Je n'ai pas trouvé non plus l'occasion de faire l'arthrectomie de l'épaule pour tuberculose, ayant toujours trouvé les os très abîmés.

Le genou est au contraire une très bonne articulation pour l'arthrectomie. Les formes synoviales, les synovites arborescentes avec lipomatose, les synovites fongueuses, les arthrites à grains rhiziformes, certaines hydarthroses tuberculeuses. comportent comme traitement radical l'arthrectomie.

C'est en somme pour le genou qu'il faut discuter sérieusement l'opportunité d'une telle intervention; mais à vrai dire c'est là la plus chirurgicale des articulations, de beaucoup la plus frappée chez l'adulte.

En dehors de la tuberculose. l'arthrectomie a été conseillée dans l'arthrite suppurée traumatique par ALBERTIN et ses élèves. Elle a été pratiquée dans l'arthropathie tabétique (MULLER), l'arthrite sèche (WINIWARTER), la laxité articulaire (RICHELOT). L'arthrodèse est d'ailleurs obtenue dans nombre de cas par arthrectomie d'une articulation saine. SAVARIAUD a traité par l'arthrectomie une arthropathie ostéomyélitique (*Revue d'Orthopédie*, 1902).

Moi-même j'ai fait l'arthrectomie dans un cas d'arthrite blennorrhagique du genou chez une jeune femme. Cette malade était impotente du fait de son arthrite devenue chronique et interminable. Le genou était extrêmement douloureux, et toutes les tentatives faites soit dans l'espoir de le mobiliser, soit dans le but de l'ankyloser, avaient échoué complètement. Il ne restait donc plus qu'à lui procurer chirurgicalement une ankylose définitive. Celle-ci fut promptement obtenue, et j'ai présenté à la Société de chirurgie[1], la malade guérie et marchant avec la plus grande aisance peu de temps après l'intervention. Le résultat s'est perfectionné encore ; mon ancienne opérée fait chaque jour de longues courses, ce qui ne l'empêche point de danser le soir (fig. 56, 57).

Les douleurs persistantes étant dues à la rétraction, aux adhérences et aux transformations de la synoviale, il y aurait lieu de renouveler cette tentative pour

[1] *Soc. Chir.*, 1901.

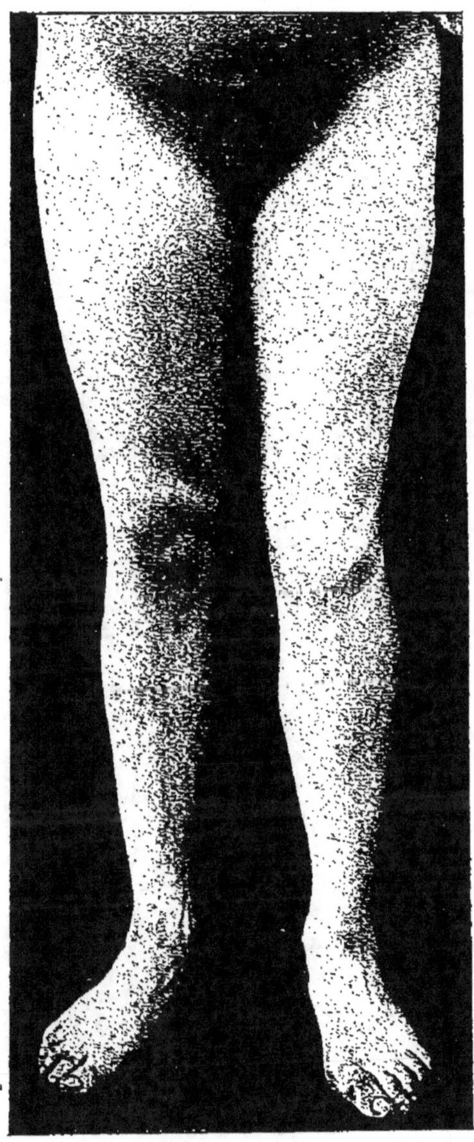

Fig. 56.

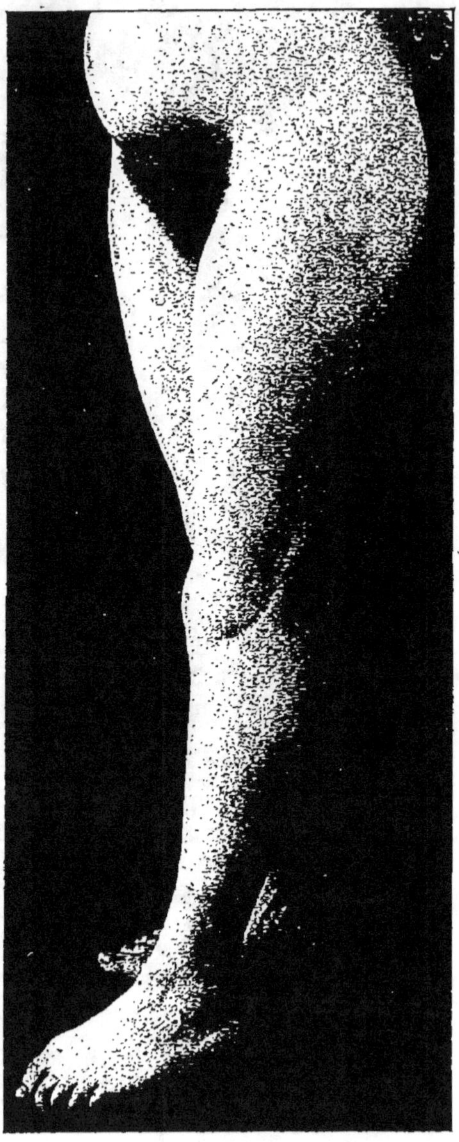

Fig. 57.

un certain nombre de vieilles arthrites blennorrhagiques, soit pour les mieux mobiliser, soit pour terminer leur pénible histoire par une ankylose, infirmité bienfaisante dans l'espèce.

Chez un jeune officier qu'une arthrite blennorrhagique du cou-de-pied traînant indéfiniment forçait à abandonner sa carrière, je me proposais de pratiquer une opération de ce genre. La sous-astragalienne était mobile et intacte, les lésions étaient localisées à la tibio-péronéo-astragalienne. L'opération, insuffisante pour une tuberculose, eût sans doute été valable dans ce cas particulier. Mais je n'ai pu donner suite à mon projet d'arthrectomie libératrice.

De même chez une femme ayant une ankylose non osseuse sous-astragalienne consécutive à une blennorrhagie, le pied était placé dans une attitude vicieuse et l'intensité des douleurs rendant la marche impossible je voulais faire une sorte d'arthrectomie libératrice sous-astragalienne, mais la malade s'y refusa.

On conçoit quel champ peut être ouvert à l'arthrectomie appliquée aux articulations mal ankylosées et douloureuses.

Manuel opératoire. — Commençons par le genou et supposons qu'il s'agisse d'une tumeur blanche. Voici la technique que m'a enseignée M. RICHELOT quand j'étais son interne, et que j'ai appliquée dans son service dès cette époque sur deux malades, dont l'une fut présentée à la Société de chirurgie[1].

Bien que l'examen clinique fournisse quelques éléments de diagnostic entre les formes osseuses et synoviales, il persiste toujours des incertitudes au sujet des lésions du squelette. On n'est donc jamais absolument sûr d'avance de ce que révélera l'ouverture de l'article. En conséquence on est outillé pour la résection, et prêt à la pratiquer séance tenante.

Le genou est très légèrement fléchi. Une incision transversale divise les téguments sur plus de la moitié de la circonférence du genou, à la partie moyenne de la rotule. Cet os immédiatement découvert est scié transversalement ; le manchon fibreux péri-articulaire et les ailerons rotuliens sont sectionnés suivant la même ligne. Les ligaments latéraux interne et externe sont coupés. La moitié supérieure de la rotule est pincée avec un tracteur à griffes et relevée. Toute la partie sous-tricipitale de la synoviale est soigneusement disséquée et enlevée d'un seul bloc. On se sert du bistouri, non de la curette. La jambe est alors fléchie, les croisés sont coupés comme dans la désarticulation du genou, et le fémur est maintenu par l'aide en position haute à l'aide d'un crochet, d'un écarteur, prenant prise dans l'espace intercondylien. Les os sont examinés avec grand soin, tâtés, sondés du bout de la curette avec insistance. S'ils ne présentent ni friabilité, ni changement de coloration, ni enfin rien de suspect on continue l'arthrectomie, en extirpant la partie péri-tibiale de la synoviale et les ménisques, puis en disséquant le côté poplité. Il faut extirper le ligament postérieur et toute la synoviale, poursuivant cette éradication

[1] *Soc. de Chir.*, 1891.

jusque dans les tendons excavés des jumeaux. On n'a rien à craindre de la poplitée, si l'on dissèque méthodiquement. Les cartilages sont pelés, grattés, enlevés. C'est le temps le plus fastidieux de l'opération. Il ne faut rien omettre, vérifier le prolongement de la synoviale qui accompagne le tendon du muscle poplité, s'assurer de l'état de l'articulation péronéo-tibiale, bien gratter derrière et au-dessus des condyles, et s'assurer qu'il n'y a pas de petite caverne s'ouvrant dans l'espace interconJylien, en arrière du plateau tibial, ou sous le tendon horizontal du demi-membraneux. Tout étant net et propre, muni d'une compresse chargée d'eau phéniquée ou de chlorure de zinc, on brosse toute la surface cruentée, à deux ou trois reprises. Puis la rotule est suturée par trois anses de gros catgut. Un surjet rapproche les tissus fibreux péri-articu-laires et la peau est finalement cousue ou agrafée. Les drains sont de rigueur. Aucune ligature n'est nécessaire, à moins que l'opérateur sacrifiant à une mauvaise coutume, n'ait employé la bande d'Esmarch. Il n'est pas utile de mettre un plâtre. La gouttière de Boeckel, ou une simple gouttière en fil de fer maintient le membre pendant quelques jours. Si rien ne vient troubler les suites, l'ankylose est obtenue au bout de deux mois, et l'opéré peut alors commencer à marcher.

On peut s'apercevoir à cette description que c'est là une opération qui n'a rien à voir avec les interventions de petite chirurgie, parfois encore confondues avec l'arthrectomie.

Notre arthrectomie côtoie la résection, avec la prétention fondée d'être aussi une opération complète et curative. Entre les deux opérations il y a même des faits intermédiaires ; on a pu supprimer d'un coup de curette, ou avec la pince gouge une toute petite lésion osseuse initiale ou consécutive. On rencontre encore des cas où la tumeur blanche a eu une période osseuse, où le cas a guéri par un traitement non sanglant, alors que la synovite continue à évoluer. Une de mes malades, venue de Luxeuil à Paris pour se faire opérer était dans ces conditions. Elle avait eu un abcès froid d'origine tibiale, demeuré parfaitement guéri alors que se manifestait et se développait une synovite tuberculeuse à forme végétante. Je me suis borné chez

elle à l'arthrectomie, sans tourmenter l'os cicatrisé. La guérison
paraît stable, la marche est indolente, facile, et l'opérée mène
aujourd'hui une existence très active.

Mais si l'opération n'est pas plus simple qu'une résection,
pourquoi ne pas s'en tenir à celle-ci, tenant compte de la
garantie plus grande qu'elle offrirait peut-être. Il est vrai, elle
n'est pas beaucoup plus simple au point de vue technique.
Dans la résection le sciage des os abrège même notablement
les manœuvres, et donne plus de jour pour la dissection postérieure.

Aussi n'aperçoit-on les avantages de l'arthrectomie qu'au
moment où l'intervention est terminée. Les os en effet se
réadaptent immédiatement, ne montrant aucune tendance à
s'abandonner. On peut soulever le membre en le prenant par
le talon, et l'application du pansement n'exige aucune précaution particulière. C'est là une commodité qui n'est pas négligeable, surtout dans les soins consécutifs. Une fois les drains et
fils retirés on n'a pour ainsi dire plus à s'occuper du malade.

La consolidation est souhaitable dans l'opération faite pour
la tuberculose; or il n'y a qu'a laisser aller les choses, et la
soudure des os s'effectuera toujours, si l'on a bien dépouillé
les surfaces cartilagineuses. Ni retard dans la soudure, ni
absence de soudure, ni tendance aux déviations primitives, à
la subluxation d'un os sur l'autre, comme il est si fréquent de
l'observer dans les résections. Donc idéale simplicité des suites,
et simplification des rapports post-opératoires du chirurgien et
du malade.

Que si l'on voulait non l'ankylose, mais la mobilité, il faudrait respecter les cartilages, et comprendre tout autrement le
traitement consécutif; appliquer un appareil à traction avec
un poids léger, et mobiliser d'une façon précoce, prudente,
graduelle, très méthodique. Mais dans la tuberculose du genou,
chez l'adulte, il est sage de renoncer à cette chimère.

Divers auteurs ont indiqué d'ingénieux artifices pour garder
les ligaments de l'articulation. Ainsi TILLING[1] fait l'ostéotomie

[1] *In Rev. Chir.*, 1885.

de la tubérosité antérieure du tibia, et détache pareillement l'insertion fémorale des ligaments latéraux. L'opération faite on réimplante les bandes fibreuses.

Plus près de nous voici ALBERTIN[1] qui conseille la mobilisation temporaire des surfaces d'insertion des ligaments latéraux par l'ostéotomie verticale des surfaces condyliennes. Il taille deux sortes d'écailles, ayant bien soin de ne pas interrompre le périoste en arrière, si bien que ce périoste constitue une sorte de charnière.

Les deux écailles retournées en arrière pendant la dissection du creux poplité sont ensuite réappliquées dans leur position première. Les collègues lyonnais d'ALBERTIN se sont montrés peu rassurés au sujet des fémurs ayant subi cette double ostéotomie verticale. Étant donné qu'il s'agissait d'enfants, ils ont émis des craintes pour l'avenir, redoutant un arrêt de développement ou des déviations du membre.

Ces objections ne paraissent pas très fondées, car en somme on ne détache qu'un copeau superficiel et très mince. L'innocuité de cette manœuvre permettrait même de la recommander comme une précaution bonne à prendre au cas où l'on rechercherait la mobilité. Mais si l'on veut simplement l'ankylose, ce qui doit être la règle, la même manœuvre est une complication dont l'utilité n'est pas démontrée. La conservation des ligaments peut contribuer dans une certaine mesure à maintenir la solidité de l'article; pourtant elle n'est pas absolument indispensable, même si l'on se propose de rendre ou laisser persister les mouvements. De nouveaux ligaments, de nouvelles capsules, se constituent aux dépens des parties molles voisines, et ces formations nouvelles, quoique très irrégulières sont susceptibles d'acquérir une force et une résistance suffisantes pour satisfaire aux principaux besoins de l'articulation. Toute l'histoire des néarthroses que l'on observe dans le cas de luxations invétérées, et toutes celles obtenues après les résections le prouvent surabondamment. Les os, gardant leurs rapports naturels, déjà modelés et configurés en vue de leurs

---

[1] *Soc. Chir.*, *Lyon*, 1902, et Th. Couturier.

fonctions, sont ici des tuteurs capables de guider efficacement cette néo-formation ligamentaire.

Au coude l'arthrectomie rigoureuse ne serait possible qu'après la section de l'olécrâne. Il conviendrait donc de tracer une grande incision postérieure en U à convexité inférieure passant un peu au-dessous de cette apophyse, celle-ci divisée au niveau de sa base et relevée avec le triceps serait à la fin de l'opération réunie par suture au cubitus. Le nerf cubital peut être évité assez facilement comme dans la résection. Le point le plus délicat sera de sectionner complètement les ligaments latéraux, après quoi il sera possible de faire bâiller l'interligne, de disjoindre les os, et de traiter la partie antérieure de l'articulation.

L'arthectomie de l'épaule demande une voie d'accès plus large encore que la résection. L'incision verticale antérieure qui est le plus ordinairement employée pour celle-ci ne suffirait pas pour une bonne arthrectomie. Il serait indispensable d'y adjoindre soit une grande incision horizontale détachant la partie supérieure du deltoïde, soit, ce qui est préférable, la section de l'acromion, permettant de rejeter en dehors celle-ci et le deltoïde. C'est d'ailleurs ce que recommandent déjà pour la résection Severeanu[1] et Duplay[2]. Ensuite il conviendrait de couper le tendon du sous-scapulaire et la partie antérieure de la capsule pour exposer la tête et la glénoïde. Il serait peut-être utile de couper délibérément le tendon intra-articulaire du biceps, et de changer son insertion supérieure en transportant le bout inférieur du tendon sur la courte portion du biceps. On aurait ainsi les coudées plus franches, sans que l'action du muscle fût diminuée. Même pour la résection c'est là un point à examiner.

Quoi qu'il en soit l'arthrectomie de l'épaule ne peut être qu'une opération délicate et difficile, dont les indications au reste nous paraissent devoir être fort restreintes.

Résultats. — Les résultats de l'arthrectomie chez l'enfant

[1] Congr. Chir.
[2] Congrès de Moscou, 1897, Th. Alivisatos. Paris.

ont été passables pour plusieurs des grandes articulations. Chez l'adulte il n'y a guère à envisager que le genou. Nous nous bornerons à cette jointure, où l'arthrectomie a été fréquemment pratiquée. Les suites opératoires sont généralement très simples, et la cicatrisation obtenue sans incident. Telle est du moins la marche habituelle, et qui doit être la règle. Les accidents susceptibles de se développer dans les jours qui suivent l'intervention, sont d'ailleurs les mêmes qu'après les résections. Ils sont donc évitables par les précautions habituelles. Mais dans le cas d'accidents septiques, les soins consécutifs seraient beaucoup plus aisés, le membre étant infiniment plus maniable. Les fistules persistantes, la repullulation des fongosités ne s'observent guère, réserve faite des opérations trop sommaires, demeurées incomplètes

L'échec même de l'arthrectomie ne constituerait pas un insuccès définitif, puisqu'une résection pourrait être encore tentée secondairement.

En dehors de la tuberculose, les arthrectomies semblent avoir fourni d'une façon à peu près constante des guérisons opératoires rapides.

On sait que la valeur des opérations pour lésions tuberculeuses est jugée principalement par les résultats éloignés.

L'épreuve du temps est nécessaire. Elle l'est d'autant plus dans le cas particulier que les détracteurs de l'arthrectomie lui ont trop souvent adressé le reproche d'être insuffisante, et de laisser dans les os les éléments d'une récidive prochaine. Or j'ai pu suivre plusieurs de mes opérés et m'assurer que leur guérison était stable, assez longtemps prolongée pour que je sois autorisé à la considérer comme définitivement acquise. Parmi ces malades je citerai une jeune femme que j'ai eu l'occasion de revoir récemment, et dont la guérison persiste depuis plus de douze ans. Je lui ai fait l'arthrectomie du genou en 1893 dans le service de M. Le Dentu, dont j'étais alors l'interne. Elle avait dix-sept ans. Depuis elle est entrée comme élève à la Maternité ; devenue sage-femme elle exerce sa profession d'une façon très active. Elle s'est mariée, elle a eu trois

enfants. C'est précisé-
ment pour l'un d'eux
atteint de spina ventosa
qu'elle venait me consul-
ter. Son genou est resté
indolent, sec, solide,
ankylosé pour toujours
dans une bonne attitude.

Dans la même année
1893, j'ai opéré à Nec-
ker un jeune homme,
âgé de seize ans, origi-
naire de la Creuse, que
m'avait adressé mon tant
regretté ami BAUDROX.
Pendant plusieurs an-
nées BAUDROX, qui le
voyait, périodiquement
aux vacances, m'en a
donné les meilleures
nouvelles.

Un autre de mes ma-
lades ayant subi l'ar-
threctomie en 1900 est
devenu infirmier et sup-
porte excellemment les
fatigues. C'est lui qui
nous a fourni les figu-
res 58, 59.

Une jeune fille opérée
aussi en 1900 s'est ma-
riée, est devenue mère
de famille. Sa santé gé-
nérale est parfaite et le
genou reste très bien
guéri. Je l'ai vue il y a
peu de temps à l'occasion d'une entorse.

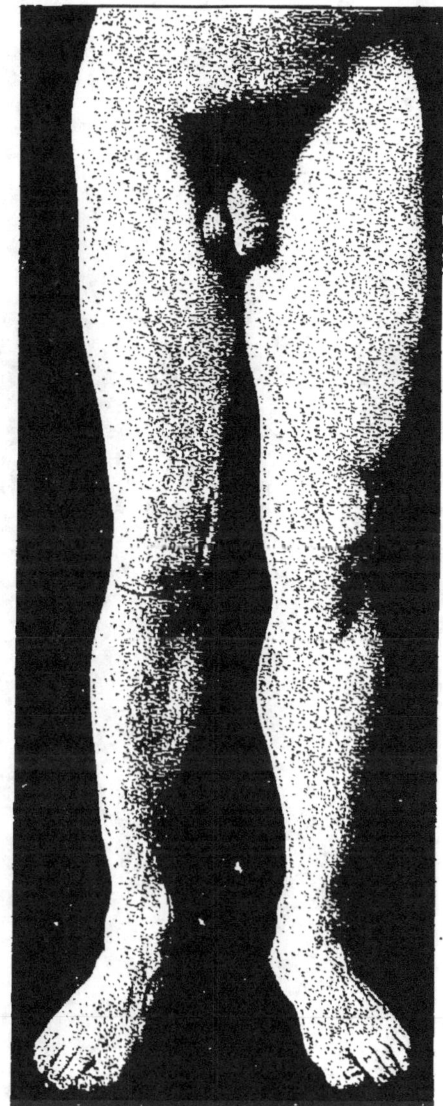

Fig. 58.

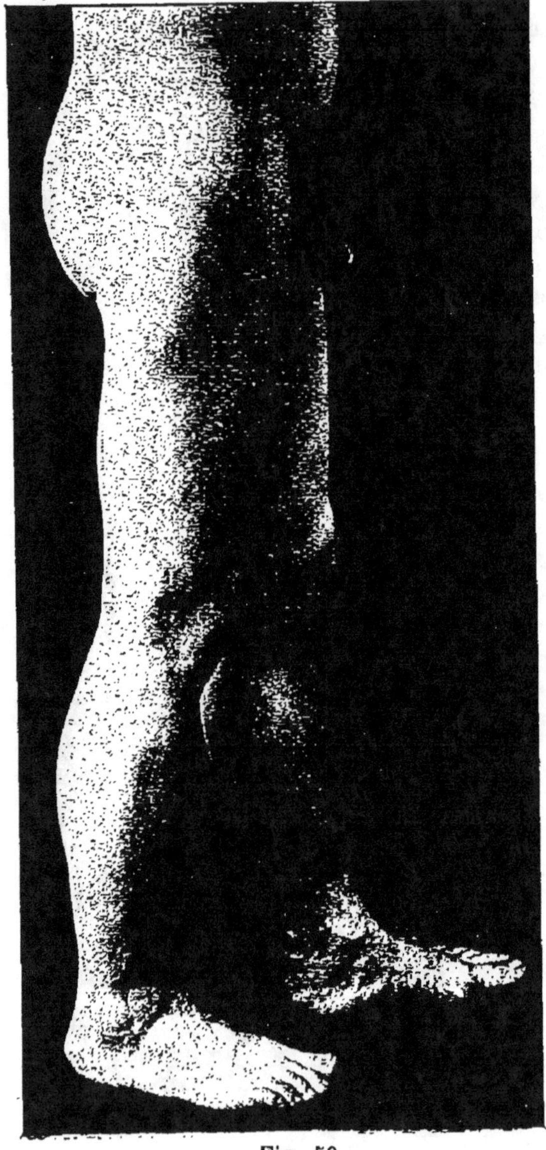

Fig. 59.

Ces faits suffi-sent à montrer que dans la tubercu-lose du genou, l'ar-threctomie est par-fois bonne et sus-ceptible de fournir des résultats dura-bles.

Mais ce n'est pas tout. Comment marchent ces ma-lades ? Lors de la discussion de la Société de Chirur-gie, LUCAS-CHAM-PIONNIÈRE a mis au passif de l'arthrec-tomie la conserva-tion intégrale du squelette ; l'anky-lose en position rectiligne, serait désastreuse au point de vue de la marche, et les su-jets affligés d'un genou figé dans cette attitude con-traints de progres-ser en fauchant. Le raccourcisse-ment que présente la résection serait donc un bienfait véritable. C'est là

un très médiocre argument contre l'arthrectomie. D'abord les malades qui fauchent avec un membre ankylosé au genou, s'habituent très bien à cette situation ; ils fauchent moins au bout de quelque temps. Il n'est pas démontré d'autre part qu'une claudication due à un notable raccourcissement soit plus élégante et plus utile que le fait de faucher très légèrement.

Quoi qu'il en soit après l'arthrectomie les malades ne doivent pas faucher, parce que précisément pour faciliter l'usage du membre il convient de laisser le membre s'ankyloser dans une légère flexion.

La tonicité du biceps et des muscles de la patte d'oie suffit à donner au cours de la cicatrisation osseuse le degré d'inclinaison nécessaire. C'est un point sur lequel a insisté avec juste raison RICHELOT et je ne saurais trop appuyer ce qu'il a dit à ce propos. Il importe de ne pas contrarier par un appareil rigide et une immobilisation trop absolue cette tendance à s'infléchir légèrement que présente le genou. Cette attitude spontanément prise diminue la longueur du membre dans la très faible mesure nécessaire pour que la marche s'exécute correctement. De fait, c'est ce qui s'est passé régulièrement chez mes opérés. Au bout de peu de temps ils ont appris à se servir de leur membre, et cela d'une façon si parfaite que leur infirmité ne déterminait qu'une claudication presque imperceptible, parfois même inaperçue, et ne les gênait en aucune manière.

On remarquera par contre que l'arthrectomie laisse au genou une configuration quasi normale, que les malades n'ont jamais besoin d'appareils, de tuteurs, de souliers ni de talons spéciaux, du moins s'il s'agit d'adolescents avancés ou d'adultes.

Chez l'enfant se présente en effet une question importante à propos des suites éloignées ; mais une question qui se pose d'une façon bien plus pressante encore à propos des résections, c'est celle des arrêts de développement et des attitudes vicieuses [1]. Le développement en retard par rapport au membre sain correspondant, ne peut être imputé d'une manière constante à

[1] ANDRE. Th. Nancy. 1896.

l'intervention subie. Il est en effet de connaissance vulgaire que la tuberculose articulaire évoluant dans l'enfance suffit, sans adjonction d'aucun traumatisme opératoire, à déterminer des perturbations profondes dans la nutrition du membre tout entier, qui pour peu que la maladie se prolonge, reste grêle, rabougri, par comparaison avec le côté sain. Il serait très injuste de faire peser sur l'acte thérapeutique la responsabilité de troubles imputables à la lésion primitive.

Les attitudes vicieuses parfois très accusées que l'on observe après l'arthrectomie ne sont pas, elles non plus, forcément une conséquence directe de l'opération. Il faut bien reconnaître que les difformités sont très fréquentes dans les tumeurs blanches du jeune âge.

Mais, chose plus curieuse, on a vu ces difformités survenir d'une façon plus ou moins tardive après l'arthrectomie, alors que la lésion articulaire demeurait guérie.

Il va sans dire que des erreurs de technique ou des soins consécutifs trop sommaires sont fréquemment les causes initiales de ces résultats défectueux ; que l'ankylose incomplète, ou la mobilité, avec triceps insuffisant, en sont des facteurs habituels, que l'action des fléchisseurs et surtout du biceps, n'ayant pas en avant de résistance capable de la contrebalancer, amène graduellement la flexion permanente, ou la flexion avec abduction. Cette action des muscles s'exerce même quelquefois alors que la soudure osseuse est effectuée, déformant le squelette qui se laisse modeler docilement par toute force dont l'application est lente et continue.

Ces déviations sont un gros inconvénient de l'arthrectomie chez l'enfant. Pourtant Ménard et Albertin qui opèrent de jeunes sujets ne les ont pas observés. Cela tient évidemment d'une part à la technique bien plus précise que celle appliquée dans la période où la plupart des exemples de ces attitudes vicieuses ont été recueillis, d'autre part à la rigueur des soins consécutifs, surveillés d'autant plus que cet écueil de l'arthrectomie est maintenant connu, prévu, redouté. Des précautions mieux prises permettent donc d'espérer que l'on peut réduire à une faible proportion les attitudes vicieuses, pourvu que le

sujet reste longtemps soumis à l'observation du chirurgien.
Une surveillance attentive et le port d'appareils inflexibles
dispensera sans doute d'avoir recours préventivement, comme
on l'a proposé à la ténotomie des fléchisseurs. à la transplantation des tendons de ces muscles sur celui du triceps, ou
encore à l'extirpation de la rotule avec suture des tendons
rotuliens au ligament de même nom.

Ces considérations laissent entendre que l'arthrectomie chez
l'enfant n'est pas condamnée parce qu'à un certain moment
on a oublié que son squelette était en voie de constante et
rapide transformation. qu'il était le jouet des muscles. et qu'un
groupe musculaire étant paralysé, la tyrannie des antagonistes
finissait par créer des difformités énormes. Ce n'est pas cela
qui fait repousser l'arthrectomie comme traitement ordinaire,
c'est la bénignité de la tuberculose articulaire chez l'enfant,
notion elle-même obscurcie pendant quelques années.

En réalité l'arthrectomie chez l'enfant n'est pas mauvaise ;
seulement elle est presque toujours inutile, et remarquez-le
bien, l'enfant opéré et guéri de son opération. a encore besoin
d'un traitement d'au moins plusieurs mois pour valider sa
guérison.

Au total, l'arthrectomie donne ses meilleurs résultats chez les
sujets dont la croissance est à peu près terminée. quand on
l'applique aux arthropathies chroniques à évolution synoviale.

III. — L'ARTHRODÈSE

L'ankylose d'une articulation importante constitue sans aucun doute une infirmité et même une infirmité assez grave pour autoriser fréquemment une chirurgie très active. Mais tout est relatif dans certaines circonstances l'abolition des mouvements, permanente et complète, doit être recherchée de parti pris. L'ankylose devient alors un événement heureux et le chirurgien est amené à la déterminer artificiellement. L'opération qui réalise cette indication s'appelle une arthrodèse. L'articulation condamnée peut être absolument saine, et l'est en effet le plus ordinairement. L'intervention serait donc illogique et injustifiable si les divers éléments de l'appareil locomoteur n'étaient solidaires, et s'il ne fallait se résoudre parfois à sacrifier un organe pour en utiliser d'autres plus utiles. L'arthrodèse est donc une *ankylose voulue et provoquée extemporanément*, dans le but d'éliminer une jointure devenue inopportune. C'est une application articulaire de la théorie du moindre mal.

On a discuté pour établir les limites de l'arthrodèse. Fallait-il ou non accepter dans son cadre certains faits, où le chirurgien avait pris la scie au lieu du ciseau ou de la curette, supprimé une mince tranche osseuse, au lieu de se borner à détruire les cartilages? Ces hésitations sont incompréhensibles. Les détails de technique sont variables à l'infini, et doivent s'adapter aux jointures diverses, aux cas particuliers et l'opérateur peut les modifier dans une mesure étendue, sans changer en rien la conception générale, le but, le résultat de l'intervention. Peu importe en vérité que les os aient été préparés

d'une manière ou d'une autre, qu'ils aient ou non subi une
perte de substance, si tout est combiné dans ce but spécial et
exclusif de supprimer une diarthrose inutile et gênante.

Historique. — C'est ALBERT (de Vienne) qui, en 1878, créa
l'arthrodèse, le mot et la chose Il ankylosa de parti pris un
genou parfaitement sain, mais rendu instable par une paralysie des muscles de la cuisse. Il fut promptement suivi dans
cette voie par VON LESSER lequel fit le premier l'arthrodèse du
cou-de-pied. par NICOLADONI, HELFERICH, V. WINIWARTER,
KAREWSKY, SAMTER, etc.

Cette opération était encore assez vaguement connue en
France quand DEFONTAINE[1] porta la question à la Société de
chirurgie en relatant deux cas personnels. Peu de temps après
M. KIRMISSON[2] pratiquait la même intervention, et son enseignement contribuait à appeler l'attention sur ce sujet et à
encourager les tentatives du même genre. De fait les observations devinrent bientôt très nombreuses.

Aujourd'hui l'arthrodèse a été pratiquée plus ou moins par
tous les chirurgiens, au point que les cas isolés perdent de leur
valeur et ne sont plus guère publiés. Nous commençons d'autant mieux à être fixés sur l'exacte valeur de cette opération
qu'elle est entrée dans le domaine commun et que beaucoup
d'opérés ont pu être suivis pendant plusieurs années.

Indications. — La paralysie infantile fournit les plus fréquentes indications de l'arthrodèse. Cette affection frappe des
territoires musculaires plus ou moins étendus, privant un
certain nombre de muscles de l'influence nerveuse centrale
d'une manière temporaire pour les uns, définitive pour
d'autres. Au bout de quelques mois la maladie a fait son
déchet, que des soins bien compris peuvent d'ailleurs restreindre dans une large mesure. Les muscles de la jambe,
c'est-à-dire l'appareil moteur du pied, sont de beaucoup ceux

[1] *Soc. Chir.*, 1889, 29 mars. RAMALLY (Th. Lyon, 1890). *Gazette
des hôpitaux*, 21 février 1891.

[2] Leçons sur les maladies de l'appareil locomoteur.

qui sont atteints le plus souvent. Quand ils sont tous perdus, le pied est inerte, incapable de tout déplacement actif, mais susceptible de se porter passivement en tous sens. C'est le pied ballant, complètement impropre à la marche et à la station. Or si ce pied infirme est à tout jamais incapable de récupérer ses mouvements, on peut le rendre utile, en lui restituant la stabilité.

Les appareils de prothèse ont été pendant longtemps la seule et pauvre ressource en pareil cas. Mais il y a mieux et les os des sujets peuvent être grâce à l'arthrodèse rendus à leur rôle de support. Il suffit en effet de supprimer la mobilité du cou-de-pied, pour transformer la jambe et le pied en un tout rigide. Le squelette privé d'emploi depuis la déchéance des muscles, est érigé lui-même en appareil de prothèse interne.

Mais si la polyomyélite au lieu de supprimer physiologiquement l'appareil moteur du pied dans sa totalité n'en a détruit qu'une partie convient-il de suivre la même conduite? La situation est trop différente d'un cas à l'autre pour qu'on puisse adopter une pratique uniforme.

S'il ne persistait qu'un ou deux muscles sans doute la résolution la plus sage serait encore de pratiquer l'arthrodèse; mais souvent, très souvent un seul groupe musculaire important est lésé, parfois même un seul muscle; dans d'autres les muscles demeurés actifs et ceux qui sont exclus, par la paralysie, de l'appareil moteur actuel sont à égale proportion. Ces cas sont parfois très embarrassants à cause des déformations secondaires qui se produisent secondairement dans le squelette, des attitudes vicieuses que l'on observe toujours au bout d'un certain temps, des rétractions tendineuses et aponévrotiques qui finissent par créer des difformités fixes. Ils l'étaient surtout avant l'extension des opérations de résection orthopédique du tarse qui tout compte fait conviennent à certains pieds bots paralytiques où la difformité est considérable et permanente, fixée ou s'aggravant sans cesse, et à ceux-là seulement, et d'autre part la pratique des anastomoses musculo-tendineuses, qui commence à se répandre, que l'on étudie de toutes parts et qui paraît donner les résultats les plus consolants.

Cette dernière méthode, si pleine de promesses a fait du tort à l'arthrodèse, à laquelle certains chirurgiens avaient encore volontiers recours quand plusieurs des principaux muscles étaient physiologiquement anéantis. En anastomosant les tendons, en les déplaçant, en les greffant sur d'autres, on arrive à répartir la force motrice disponible à utiliser les corps charnus restants, de manière à rétablir l'équilibre, à rendre au pied l'ébauche de ses fonctions, ou même à les lui restituer presque complètement, à enrayer la tendance au déplacement. En d'autres termes on obtient parfois un jeu quasi régulier des organes moteurs, un pied utile et solide, sans enraidissement des jointures. Évidemment si l'on croit pouvoir atteindre à de tels résultats, il serait excessif de pratiquer une arthrodèse, qui dès lors n'est qu'un pis aller. Comme il est toujours loisible en cas d'échec de ces tentatives, de faire ultérieurement les opérations nécessaires pour supprimer l'article, il n'en coûte guère dans les cas douteux, de commencer la cure par les transpositions et déplacements musculo-tendineux dont l'essai pourrait être utile.

La paralysie infantile crée mais bien plus rarement des situations analogues à l'égard de toutes les autres grandes jointures, et pour chacune d'elles l'on peut être amené à discuter l'indication d'une arthrodèse et aussi à mettre en parallèle cette opération avec la transposition des muscles ou des tendons.

Ainsi l'ankylose en position favorable paraîtra un traitement rationnel du genou ballant, de même que dans quelques circonstances relativement favorables et malheureusement rares, la transposition d'arrière en avant des tendons du biceps et de la patte d'oie, leur adaptation aux fonctions normalement remplies par le triceps constitueront une solution préférable.

On sera conduit chez quelques pauvres êtres affreusement traités par la paralysie infantile, à associer des interventions sur deux ou plusieurs articulations. A l'exemple d'autres chirurgiens j'ai dû me déterminer à pratiquer chez une jeune fille l'arthrodèse des deux genoux et des deux cous-de-pied.

Au membre supérieur l'arthrodèse peut remédier aux suites de la paralysie infantile, mais est bien plus rarement indiquée. A l'épaule principalement elle trouve parfois sa raison d'être [1].

Il est permis de croire qu'ici encore elle pourrait être avantageusement remplacée dans certaines circonstances soit par le déplacement des muscles voisins, et en particulier par la greffe trapézo-deltoïdienne, comme j'ai essayé de le faire chez une jeune fille présentée à la Société de Chirurgie en 1902 [2], soit par une opération ayant pour but de froncer et plisser la capsule très lâche, arthroraphie qui pourrait être avantageusement complétée par un froncement et tassement analogues des parties molles périarticulaires.

On a surtout étudié l'arthrodèse à propos de la paralysie infantile ; et l'opération a rendu ses plus signalés services à la légion d'infirmes créés par cette affection aux tristes suites ; mais en dehors d'elle, dans un grand nombre de circonstances, les laxités articulaires diverses, d'origine traumatique, ou résultant de processus pathologiques actuellement guéris, mais laissant comme souvenir posthume des ligaments interrompus, ou physiologiquement annulés, des muscles à tout jamais dégénérés, des surfaces articulaires difformes, comportent quelquefois l'arthrodèse. C'est là d'ailleurs un parti à prendre après sérieuse réflexion et en tenant compte, d'une part de l'importance de l'articulation, de son siège, d'autre part, des conditions où le sujet est appelé à vivre. Un homme jeune encore, obligé de travailler debout et durement, a besoin, absolument, d'un genou très solide, et mieux vaut pour lui l'abolition définitive des mouvements, que des mouvements anormaux, irréguliers, constamment faussés et douloureux. Quand l'articulation est sans importance, et qu'une hypermobilité la rend gênante, sa suppression ne comporte aucune hésitation. J'ai eu à traiter une jeune femme qui à la suite d'une variété

---

[1] WOLFF. *Soc. méd. Berlin*, 1886. — EULENBERG. *Berliner Klinische, Wochench* 1892 ; Winivarter in Roersch. *Rev. chir.*, 1892. — BOTHEZAT. *Rev. chirurgie*. 1901.

[2] V. Congrès chirurgie. 1902. Mém. sur les incisions dissimulées.

particulière d'entorse du pied, variété d'ailleurs très digne
d'attirer quelque jour l'attention, avait conservé une mobilité fort désagréable de l'extrémité postérieure du 5e métatarsien. laquelle se subluxait constamment sur la cuboïde et le
4e métatarsien. Je lui ai fait une arthrodèse des deux petites
articulations en cause, et le résultat a été la suppression de
tous les phénomènes pénibles qui contrariaient la marche [1].

Nombre de malformations congénitales ou acquises peuvent
ainsi créer des indications à l'arthrodèse.

Pour ne parler que du pied plat on sait que la soudure
astragalo-scaphoïdienne est un traitement encore très en honneur de cette lamentable affection, la croix des médecins.

Enfin mentionnons l'application qu'on a faite de l'opération
qui nous occupe, comme complément de la désarticulation de
Chopart. Un des inconvénients bien connus de cette amputation partielle du pied, c'est que le moignon se place dans une
attitude vicieuse constamment la même. Le talon s'élève, tandis que la tête de l'astragale et la grande apophyse s'abaissent.
La marche compatible avec un renversement modéré, devient
très pénible quand ce mouvement de bascule s'accentue. et
cette circonstance si fréquemment notée autrefois a jeté pendant longtemps sur le Chopart le plus complet discrédit. Il
était donc logique de proposer l'arthrodèse tibio-astragalienne
à titre d'opération complémentaire de la désarticulation de
Chopart pour prévenir des mécomptes ultérieurs. Bien que
cette manière de voir soit très défendable, je suis pour ma
part assez disposé à rejeter cette complication opératoire, considérant l'arthrodèse comme fâcheuse par la rigidité qu'elle
impose au moignon, et comme prématurée, car il n'est nullement certain dans les conditions où l'on pratique actuellement
les amputations que cette fâcheuse éventualité se présente, et
c'est même ce qui autorise à reprendre maintenant la désarticulation médio-tarsienne. D'autre part en présence d'un
moignon de Chopart offrant l'attitude vicieuse et les troubles
divers qui en résultent, l'indication la plus séduisante si les

[1] *Revue d'Orthopédie.* 1899.

circonstances le permettent doit être selon moi, l'extraction de l'astragale avec arthrodèse consécutive tibio-tarsienne.

MANUEL OPÉRATOIRE. — Ce qu'on veut obtenir, en principe, c'est l'adhérence intime, la fusion des extrémités osseuses, établir la continuité squelettique. Ce résultat sera ordinairement atteint si après éradication de la synoviale et destruction des cartilages d'encroûtement, on peut mettre les surfaces osseuses largement en contact et dans l'immobilité.

Une telle opération comporte donc des manœuvres communes à toutes les interventions du même genre et quelques temps spéciaux variables avec l'articulation considérée, et l'état dans lequel se trouve cette articulation.

Supposons tout d'abord qu'il s'agisse d'un pied paralytique ballant.

C'est le cas le plus commun. L'opération comprendra comme temps initial la création d'une voie d'accès et l'ouverture de l'articulation; en second lieu la préparation des surfaces et le traitement de la synoviale; puis la coaptation et la fixation des os et les précautions nécessaires pour en assurer l'immobilisation, sans parler des soins consécutifs.

En ce qui concerne le temps préliminaire, la pénétration dans les articulations sus, sous et pré-astragaliennes, on a eu recours à des incisions très diverses. Comme elles ont toutes donné, parait-il, une entière satisfaction à leurs auteurs, il est d'ores et déjà certain que l'appareil articulaire du cou-de-pied est à la rigueur abordable par l'un quelconque de ses quatre points cardinaux.

Il n'en est pas moins vrai que là comme ailleurs les incisions se trouvent mieux placées aux endroits marqués d'avance pour ainsi dire par les dispositions anatomiques, au lieu d'être distribuées simplement selon le caprice du chirurgien. Or il n'est pas nécessaire d'avoir examiné bien longtemps cette région pour admettre que le chemin naturel de la tibio-tarsienne, de la sous-astragalienne, et même de la médio-tarsienne, c'est la face externe du cou-de-pied. Pourquoi donc SAMTER a-t-il eu l'idée bizarre d'aller attaquer les articulations sus et sousastragaliennes par une incision verticale et postérieure? Pourquoi volontairement s'ôter toute commodité en prenant le mauvais côté ?

D'autre part, allant à l'extrême opposé. ZINSMEISTER coupe transversalement toutes les parties molles au-devant de l'astragale. Sans doute les muscles dont on a tranché ainsi les tendons sont considérés comme dépourvus de toute valeur fonctionnelle, sans doute la pédieuse est une petite artère sans conséquence, et le nerf voisin un rameau sans intérêt. Pourquoi cependant renverser un mur quand il suffit d'ouvrir une porte ?

La plupart des auteurs ont fait leurs incisions soit en dedans, soit en dehors, les plaçant, comme il convient, au voisinage immédiat des malléoles, et leur donnant au gré de leurs habitudes des formes droites, brisées ou curvilignes, et les traçant devant, derrière, sur lesdites malléoles, ou au-dessous d'elles.

M. KIRMISSON fait d'abord une petite incision verticale externe sur l'extrémité inférieure du péroné qu'il sectionne transversalement au ciseau, ce qui lui permet de renverser le pied en dehors. après avoir ouvert la tibio-tarsienne à l'aide d'une incision courbe entourant la malléole interne. Ce procédé découvre en effet largement les surfaces articulaires du tibia et de l'astragale, grâce à la section presque immédiate et très facilement pratiquée du ligament latéral interne et notamment de son faisceau profond si résistant.

Dans d'autres cas M. KIRMISSON emploie la voie externe.

C'est celle-ci qui est adoptée par DEFONTAINE, PIÉCHAUD, BROCA et la plupart des chirurgiens. J'y ai eu moi-même recours et n'ai eu qu'à m'en louer. Cependant je crois qu'une incision prémalléolaire interne ne serait pas inutile pour traiter la partie interne de l'articulation tibio-tarsienne, et l'astragalo-scaphoïdienne en même temps s'il y a lieu.

M. FARABEUF conseille de tailler un lambeau fortement convexe en avant ayant sa base charnière derrière le bord postérieur de la malléole longue de 6 centimètres dont un au-dessous de la pointe. Il coupe et renverse la malléole pour mettre largement à découvert la face externe de l'astragale.

La préparation des os consiste à détruire les cartilages d'encroûtement dans la plus large mesure possible, à la curette, à la rugine, au bistouri ou au ciseau. M. Farabeuf recommande l'abrasion au ciseau en détachant une lame du plateau tibial, une autre de la face correspondante de l'astragale, en avivant également la face externe de cet os, et en creusant la partie adjacente du calcanéum d'une encoche où viendra s'arc-bouter la pointe de la malléole externe, quand elle aura été rapprochée de l'astragale après avoir elle-même subi l'avivement nécessaire. .

On se borne généralement à une abrasion avec une forte curette. Chez des enfants très jeunes dont les épiphyses seraient encore très cartilagineuses, l'arthrodèse est contre-indiquée. L'opération doit être remise jusque vers l'âge de sept à huit ans, et même plus tard.

A l'un des derniers Congrès de Chirurgie, Chibret (d'Aurillac) a indiqué une technique, dont le temps essentiel consiste à supprimer l'astragale, à cause de la difficulté de faire un avivement convenable de ses diverses surfaces cartilagineuses. Il y en a trop pour bien faire, et si l'on veut se mettre à l'abri des non-consolidations, il faut d'abord supprimer cet os et chercher l'ankylose tibio-calcanéenne. Wolff et Helferich avaient déjà fait des tentatives de ce genre. L. Championnière extirpe l'astragale systématiquement dans les pieds bots paralytiques. Je pense que beaucoup de chirurgiens ont été amenés à extraire cet os par nécessité quand il est subluxé et difforme, avant de pratiquer l'arthrodèse, et moi-même j'ai dû recourir à cette manœuvre comme acte préliminaire. Mais Chibret voit là non pas un temps imposé par la situation anormale et la configuration défectueuse de l'os, mais un temps fondamental, indiqué dans toutes les arthrodèses du cou-de-pied. C'est là l'originalité de son intéressante communication.

Il s'agit maintenant d'assurer la réunion des surfaces, d'en obtenir s'il se peut la soudure. Ici encore nombreuses variantes. M. Kirmisson enfonce une cheville d'ivoire traversant le plateau tibial, l'astragale, et pénétrant jusque dans le calcanéum. Dans son traité [1] il déclare être resté fidèle à cette pratique, et donne des figures montrant tantôt la cheville en place et tolérée, tantôt résorbée à la longue sans avoir jamais causé d'ennui.

D'autres ont eu recours à la suture métallique, à l'enclouage. J'ai essayé une fois d'une sorte de cerclage transscaphoido-tibial, après ablation de l'astragale et résection de la grande apophyse, dans un cas très complexe où le pied avait une tendance très grande à retourner dans l'attitude vicieuse en varus équin. Le résultat se maintient, et le gros fil d'argent qui a servi à la suture est fort bien toléré.

WINIVARTER avait eu l'idée de combler les vides persistant entre les surfaces avec de la laine de verre, mélangée de petits morceaux de cartilage et d'os, de laisser en outre le sang remplir les dernières anfractuosités de la jointure et les interstices de tous ces corps étrangers (ROECSCH).

D'autres ont songé à faire suppurer modérément la jointure pour la mieux solidifier.

Il n'y a pas lieu d'insister sur ces étranges perfectionnements de la chirurgie articulaire.

Les plaies suturées, que l'on ait ou non laissé des fils métalliques, perdus dans la profondeur, il convient d'immobiliser le plus rigoureusement possible la jambe et le pied soit dans un plâtre, soit sur une attelle appropriée.

Le drainage est selon les cas superflu ou indispensable, mais jamais nuisible

Les tentatives de marche ne devront être autorisées que longtemps, des mois, après l'intervention, quand la solidité sera parfaite; des appareils légers, mais résistants, soutiendront encore pendant un bon trimestre ou davantage l'articulation ankylosée.

On le voit, une opération de ce genre emprunte aux résections proprement dites la plupart de ses manœuvres essentielles; c'est en somme une résection discrète, une résection de surface. Si l'on passe à d'autres articulations, on voit ces ressemblances

[1] Difformités acquises pendant l'enfance et l'adolescence. 1902.

s'accentuer encore. Aussi pour l'arthrodèse du genou, il n'est pas nécessaire de décrire un manuel opératoire particulier : quand il a paru utile de déterminer chirurgicalement l'ankylose du genou, on a pratiqué presque toujours la résection pure et simple de l'articulation. La résection arciforme trouverait peut-être là une indication.

M. Richelot, chez une jeune fille atteinte d'une laxité considérable du genou, a fait l'arthrodèse par arthrectomie. Cette manière me paraît très convenable quand les extrémités osseuses ne sont pas déformées, cas malheureusement fréquent.

Les tentatives de Margary et de quelques chirurgiens pour fixer dans le cotyle le fémur déplacé, n'étaient que des sortes d'arthrodèse; et l'arthrodèse ici encore empruntait ses éléments à la résection.

La similitude est aussi grande pour l'épaule et pour le poignet.

L'arthrodèse de cette dernière articulation peut rendre les plus grands services. On n'obtiendra certainement jamais une prompte ankylose, si l'on ne sacrifie d'emblée et dès le début de l'opération la première rangée du carpe, et d'autre part si l'on ne dépouille complètement la face articulaire radiale de son cartilage d'encroûtement. L'incision cubitale que j'ai recommandée pour la résection du poignet[1] sera tout à fait de mise, combinée avec une petite incision dorsale externe. Il sera bon de suturer transversalement par un gros fil d'argent la rangée antérieure du carpe à l'extrémité inférieure du radius.

Résultats. — Il est certain que les diverses arthrodèses n'ont pas donné à tous les mêmes satisfactions. Mais il importe d'abord de mettre à l'écart un grand nombre de faits appartenant à la période d'introduction de ce genre d'opération dans la thérapeutique. Il a bien fallu tâter successivement les diverses jointures, essayer la méthode nouvelle, chercher ses applications, et sans cesse reviser les indications par compa-

---

[1] *Soc. Anatomique*, 1901. *Revue d'Orthopédie*, 1902.

raison avec d'autres manières de procéder. Puis parmi les résultats imparfaits, il faut encore faire une large place aux techniques insuffisantes, et aux indications un peu sommairement posées.

Ces réserves formulées, il est clair que le chirurgien est à peu près maître du pronostic. Les interventions sur la hanche sont fertiles en malheurs. On y a renoncé sagement, et les succès que donnent les réductions non sanglantes sont trop encourageants pour ne pas éloigner momentanément de cette jointure dangereuse les tentatives opératoires, du moins en ce qui concerne la luxation congénitale.

L'arthrodèse doit donc être une opération complètement innocente, et de fait elle ne donne pas de mortalité, sauf maladie intercurrente toujours possible chez les enfants surtout.

Les complications locales ne sont plus de notre temps que de rares anomalies, et les précautions rigoureuses prises partout régulièrement font des arthrodèses des opérations très bénignes, et c'est même ce qui autorise leur libre emploi.

Étant bien entendu qu'il s'agit de chercher l'ankylose, et que cette solution est de toutes la meilleure pour le malade, il faut reconnaître maintenant que l'arthrodèse a échoué bien des fois, l'ankylose n'ayant pas été obtenue. Néanmoins l'échec n'a jamais été complet, car à défaut d'ankylose proprement dite, on a toujours eu une limitation considérable des mouvements. L'opéré impotent n'a rien à perdre, et il n'y a que des degrés dans le bénéfice obtenu. Ce ne sont donc jamais que des insuccès partiels.

Dans ceux-ci, il en est encore que la configuration de l'article explique dans une certaine mesure : ainsi l'épaule, où l'on met en présence une petite surface scapulaire avec une tête humérale réduite et globuleuse, est d'autant moins propice que l'immobilisation est extrêmement difficile. Au contraire le genou n'a guère fourni que des ankyloses promptement obtenues. La comparaison des divers résultats montre d'ailleurs éloquemment que l'arthrodèse est d'autant meilleure que les surfaces avivées sont plus larges et plus largement appliquées.

C'est ce qui permet, reprenant l'examen des techniques suivies par les auteurs, de se bien rendre compte que la plupart des échecs sont dus à ce que l'opération a été trop sommaire, trop rapidement menée. Il faut apporter ici de la patience, de la minutie, un soin extrême dans la préparation, assurer à tout prix la mise en place et la fixité des extrémités.

Promener dans l'articulation une curette glissée par un petit trou, c'est chercher l'ankylose par persuasion. L'opération sera donc rigoureuse, raisonnée, aussi complète que possible, et comprendra comme manœuvres fondamentales l'ablation de la synoviale, capricieux organe, dont on ne vient sûrement à bout qu'en le détruisant, des cartilages, l'exacte adaptation des surfaces, et la suture si elle est nécessaire pour la bonne mise en place (et ceci vise principalement le cou-de-pied auquel est vouée tout spécialement l'arthrodèse).

Il est permis de recommencer si l'on n'a pas du premier coup pleinement réussi, mais le chirurgien doit à son malade sinon la soudure osseuse, du moins l'ankylose très serrée et la solidité articulaire. Tel est, en bonnes mains, le résultat constant et régulier de l'arthrodèse.

IV. — RÉSECTIONS

On désigne sous le nom de résection articulaire l'ensemble des manœuvres opératoires ayant pour but essentiel de supprimer une certaine étendue des os qui entrent en contact au niveau d'une jointure ou tout au moins l'une des extrémités osseuses.

La résection est une intervention souvent complexe : autour de ce temps fondamental prennent place en effet, très fréquemment, d'autres actes fort importants, portant sur la synoviale ou les parties molles périarticulaires.

Les indications et la technique des résections pourraient donner lieu à de très longs développements. OLLIER à lui seul n'y consacre pas moins de trois volumes imposants.

Cette question tant discutée, et qui reste une des plus intéressantes de la chirurgie, s'est simplifiée graduellement; et nous voudrions ici montrer dans quelle large mesure les acquisitions modernes ont rendu ces opérations plus sûres, plus efficaces, plus faciles et d'autre part précisé et limité leurs indications auxquelles on a donné une extension abusive à une certaine période.

Historique. — Les premières résections ne datent que de la fin du XVIIIe siècle, et furent pour l'époque d'excessives hardiesses. Elles furent conçues et pratiquées à peu près en même temps par deux chirurgiens qui s'ignoraient l'un l'autre, PARK (de Liverpool) et MOREAU (de Bar-sur-Ornain).

Sans doute on avait auparavant fait l'extraction de volumineux séquestres voisins des articulations, sans doute on avait retranché des extrémités osseuses luxées et faisant saillie hors des plaies ; mais il y avait loin de ces opérations atypiques ou fortuites, imposées par des nécroses, aux résections proprement dites.

A la vérité FILKIN (de Northwich) avait bien pratiqué la résection du genou en 1762 ; BENT. ORREL et LENTIN celle de l'épaule ; mais l'observation de FILKIN était inconnue et les autres oubliées, quand PARK et MOREAU commencèrent à s'occuper des résections.

PARK opéra le 2 juillet 1781 un matelot atteint de tumeur blanche du genou et le guérit, après des mois de suppuration il est vrai. PARK comprit la portée que pouvaient avoir ces sortes d'interventions et en particulier étudia la résection du coude, pour laquelle il propose une technique dont certaines parties sont encore excellentes.

MOREAU fit en 1782 une résection tibio-tarsienne, en 1786, la résection de l'épaule, celle du genou en 1792, un peu plus tard celle du coude, celle des os du tarse. Il avait donc pratiqué sur les diverses articulations toute une série d'opérations de même type et institué une méthode dont il avait déjà saisi la plupart des applications.

Le fils de MOREAU consacra sa thèse (en 1803) à l'étude de résections et en fit lui-même un assez grand nombre.

A la vérité les contemporains de PARK et de MOREAU ne témoignèrent pas d'un très vif enthousiasme pour ces interventions ; et il est d'usage de les blâmer pour leur indifférence. En réalité ils étaient assez sages : les temps n'étaient pas encore venus.

A l'époque où MOREAU poursuivait sa belle série d'opérations, nos armées avaient de temps à autre quelque occasion d'aller vers le Rhin ; le hasard de ces migrations conduisit à Bar-le-Duc, entre autres chirurgiens militaires, l'illustre PERCY. Instruit et convaincu parce qu'il avait appris des résultats obtenus par MOREAU, PERCY transporta dans la chirurgie de guerre les résections de l'épaule et du coude, suivi bientôt par LARREY.

ROUX, CHAMPION, MOREAU fils continuèrent à appeler l'attention sur cette forme nouvelle de chirurgie articulaire.

DUPUYTREN, DELPECH, SYMES, TEXTOR la propageaient peu à

peu. Elle prit place dans les traités de médecine opératoire.

RHÉA BARTON pratiquant en 1835 la résection du genou ankylosé ouvrit une voie nouvelle, celle des résections orthopédiques.

Cependant ces interventions, mal réglées, extrêmement dangereuses. et donnant de pauvres résultats fonctionnels n'entraient guère dans la pratique. Ainsi BONNET, l'homme de son temps qui connut le mieux les maladies articulaires et à qui l'on doit le commencement de leur thérapeutique rationnelle, BONNET dans son ouvrage de 1853, consacré justement à cette thérapeutique, mentionne la seule résection du genou, à la fin d'un chapitre. comme appendice, et voici dans quels termes : « Quoique la résection du genou mérite l'abandon complet dans lequel elle est tombée et que je sois loin de la conseiller dans quelque cas que ce soit, je placerai ici la description d'un procédé opératoire que l'on pourra utiliser dans les exercices d'amphithéâtre ou de concours. »

A ce moment il est vrai en Allemagne, et surtout en Angleterre sous l'influence de FERGUSSON, on pratiquait d'assez nombreuses résections. Chez nous CHASSAIGNAC avait émis dès 1844 (Soc. chir.) des vues ingénieuses et excellentes.

En 1859, LE FORT revenu d'Angleterre vantait la résection du genou.

Un peu plus tard VERNEUIL la conseillait dans les plaies articulaires. Mais en dépit de ces travaux, bien que les résections fussent entrées dans le domaine classique, bien que tout chirurgien en eût fait quelques-unes, bien que l'anesthésie, supprimant les atroces souffrances, eût permit déjà d'apporter plus de soin et moins de précipitation à ces interventions, elles jouissaient de peu de faveur vers le milieu du siècle dernier, surtout en France, surtout pour le membre inférieur.

Jusque-là on n'avait, dit OLLIER, « apporté aucune idée nouvelle. FERGUSSON opérait comme l'eût fait MOREAU soixante ans auparavant ». Cette réflexion est assez exacte d'une manière générale, mais il faut cependant mettre à part la pratique de CHASSAIGNAC qui réalisait de très sérieux progrès, incision unique, section osseuse préalable. et extraction consécutive.

Chassaignac pouvait écrire avec une juste fierté : « Exécutez sur les deux membres supérieurs ou inférieurs d'un cadavre, d'un côté nos procédés. de l'autre les procédés habituellement décrits, vous serez tellement frappé du *peu de délabrement* produit par les premiers et de l'espèce de *dévastation* causée par les autres, que je n'hésite pas à le dire, votre opinion sera sur-le-champ définitivement arrêtée. Le premier et le plus grand avantage de nos procédés de résection, ce qui. suivant moi, leur constitue une supériorité incontestable, c'est qu'ils *conservent les tendons* que dans toutes les autres méthodes on est obligé de diviser ». Il est vrai que sa manière avait été sévèrement jugée par la Société de chirurgie et lui restait strictement personnelle.

Vers 1840, Bernhard Heine et surtout Flourens reprirent l'étude des propriétés ostéogéniques du périoste ; et Flourens condensa ses recherches dans sa « théorie expérimentale de la formation des os » (1847). Ces travaux eurent du retentissement, et l'on songea à transporter dans la chirurgie les connaissances renouvelées au sujet du périoste.

Divers chirurgiens en firent tout d'abord des applications trop mal réglées pour avoir une importance sérieuse.

Bientôt Larghi (de Verceil) devint l'apôtre de la chirurgie sous-périostée ; mais il n'eut pas l'occasion de pratiquer sur le vivant de résections des grandes articulations ; la technique qu'il proposait pour ce faire était d'ailleurs inexécutable.

C'est alors qu'Ollier commença sa belle et patiente carrière, tout entière vouée au périoste et aux résections. Depuis 1858 jusqu'à sa mort il n'a cessé de s'en occuper avec un zèle inlassable. Il refit toutes les expériences antérieures, en imagina de nouvelles, montra comment il était possible de reconstituer sur son type primitif une articulation réséquée. et indiqua des procédés soigneusement combinés au point de vue de la conservation parfaite de la gaine périostéo-capsulaire.

Ses travaux furent accueillis par la plupart avec un très vif intérêt. notamment par Verneuil qui pratiqua en 1859 la première résection sous-périostée (résection du coude) : mais son œuvre rencontra par ailleurs une violente opposition et suscita des discussions passionnées.

Michon déclarait que « la méthode des résections sous-périostées n'a rien produit ». Desgranges que « c'était beaucoup de bruit pour rien ». Mais le grand adversaire, d'ailleurs brillant, plein de talent et bon chirurgien, était Sedillot. « Nous tenons à honneur, dit-il, d'avoir arrêté le flot des faits insuffisants et erronés dont l'Académie et les Sociétés savantes étaient envahies...

Les résections sous-périostées, si riches de faits extraordinaires et merveilleux n'ont pas résisté à un examen sérieux et ne laisseront que le souvenir d'illusions et d'erreurs inconcevables et le regret des plus déplorables résultats...

Il nous reste à montrer aux esprits les plus prévenus dans quelles ridicules et déplorables erreurs la chirurgie s'est momentanément laissée entraîner...

Les résections sous-capsulo périostées n'ont donc réalisé aucun progrès ; erronées dans leur conception clinique, elles ne sont pas moins redoutables dans leurs résultats... », etc.

Sédillot mettait l'*évidement* des os en opposition avec les résections sous-périostées. Nous avons peine aujourd'hui à comprendre cette querelle. Il s'agit d'opérations différentes, qui ne s'appliquent pas aux mêmes cas et ne s'excluent en aucune façon. Mais cette vérité n'était pas, paraît-il, évidente en 1866. A cette époque l'Académie des Sciences avait mis au concours la question suivante : « De la conservation des membres par la conservation du périoste », inspirée visiblement par tout le bruit mené à propos dudit périoste. Ollier et Sédillot se trouvaient en présence, le premier avec le *Traité de la Régénération des os*, l'autre avec l'*Evidement des os*. « Nous nous trompons ou nos adversaires se trompent, déclarait Sédillot, et le problème ainsi posé doit être nécessairement résolu ». L'empereur informé de l'importance du débat avait doublé la valeur du prix. Mais l'académie ne crut pas le problème résolu ; il est vrai qu'il avait été posé de façon défectueuse ; le prix fut partagé.

Les travaux d'Ollier et de Sédillot ne sont nullement en contradiction et pour qui les lit aujourd'hui ils semblent plutôt se compléter. Sédillot évidemment avait tort en repoussant en bloc et sans discussion les résections sous-périostées ; mais de l'autre côté il y avait une exagération. Le périoste devait changer la chirurgie articulaire, et tout le système nouveau reposait sur les propriétés de cette membrane. Or sans diminuer le mérite d'Ollier il est temps de reconnaître la part insignifiante qui revient au périoste dans le succès des résections articulaires. En réalité si la technique recommandée par lui était très supérieure aux procédés jusque-là usités c'était surtout en ceci qu'en voulant ménager le périoste, on sauvegardait tendons et insertions tendineuses, qu'on évitait d'ouvrir les coulisses tendineuses et les espaces celluleux, que l'opération laissait une loge à parois nettes. Dans ces conditions le péril était moindre et le résultat fonctionnel meilleur. Quelques chirurgiens l'avaient d'ailleurs compris à ce moment. Trélat par exemple disait de la méthode [1] : « J'y vois surtout de grands avantages au point de vue de l'opération, et toute question de regénération osseuse mise à part, je pense que c'est là le procédé normal pour pratiquer les résections... En opérant toujours le long de l'os sans le quitter un instant on a non seulement un guide des plus sûrs, mais une opération simple, une plaie nette, sans délabrement... Aussi l'ai-je préconisée abstraction faite de toute chance de régénération osseuse car même à son défaut cette manière de faire est évidemment la plus simple et la plus sûre ». Boeckel niait que la conservation du périoste fût utile. « Partirons-nous de la pour rejeter les résections sous-périostées ? Nullement nous reconnaissons volontiers qu'elles constituent un progrès. Mais il ne faut leur demander que ce qu'elles peuvent donner. Elles nous permettent de ménager les parties bien mieux que ne le faisaient les méthodes anciennes, comme M. Trélat l'a relevé avec beaucoup de justesse. C'est là leur véritable, mais aussi leur unique avantage ».

Et Sédillot lui-même, se contredisant, déclare dans la même

---

[1] *Soc. chir.*, 1866.

phrase que les résections sous-périostées sont illogiques, ineffi-
caces et dangereuses, mais qu'elles offrent le grand avantage
quand des portions de diaphyses ou des extrémités articulaires
doivent être enlevées de rendre les plaies plus régulières,
moins disposées à l'infiltration et à la rétention des liquides,
de mettre le chirurgien mieux à l'abri de la lésion des nerfs et
des vaisseaux et d'offrir des chances plus assurées de guérison
dans tous les cas où l'évidement sera reconnu impraticable [1]. »
Bientôt survenait l'antisepsie et les résections se générali-
saient, devenaient des opérations courantes, presque inoffensives. Leur bénignité devenait telle qu'on en fit abus à l'étranger; mais en France heureusement on demeura sur ce point toujours dans une note sage. Faut-il rappeler les noms de Lucas-
Championnière, des Boeckel, d'Ollier et de ses élèves qui vulga-
risèrent les résections du genou, du coude et des autres grandes
articulations. La technique d'Ollier, partout acceptée, dans ses
grandes lignes, est encore celle qu'enseignent nos livres.
« J'ai été à l'école à Lyon » dit modestement Farabeuf, le grand
éducateur de tant de générations, qui dédie à Ollier son étude
des résections. En 1894, le congrès de chirurgie fut un triomphe
pour le vieux maître lyonnais, qui put présenter en un seul
jour cinquante-huit de ses anciens opérés, dans l'état le plus
satisfaisant.

Indications actuelles des résections. — Réserve faite de
quelques interventions pour néoplasmes, les résections sont
justifiées tantôt par des lésions traumatiques tantôt pour
des altérations pathologiques, tantôt pour remédier à des difformités.

Les indications des résections traumatiques, pathologiques
ou orthopédiques ont été naturellement comprises d'une façon
bien variable selon les époques et nous avons eu déjà plusieurs
occasions de signaler cette incessante évolution. A ne considérer que la période moderne qui commence avec l'antisepsie
nous constatons que des changements très considérables sont
survenus en peu d'années dans la pratique générale.

[1] *Traité de l'évidement des os.*

On aurait pu croire que dans les traumatismes *articulaires* et particulièrement dans les blessures de guerre, les résections bien réglées et devenues bénignes trouveraient leurs indications les mieux justifiées. Il n'en a rien été et tout au contraire les indications des résections traumatiques deviennent chaque jour plus limitées. Pour les plaies de guerre, on était arrivé autrefois à croire que le débridement des plaies s'imposait, que l'extraction des esquilles n'était pas moins nécessaire, et la résection immédiate des extrémités articulaires brisées procédait du même esprit. Cette doctrine fut poussée à ses extrêmes limites par les Allemands, dans les guerres contre le Danemark, l'Autriche et la France. Mais les résultats obtenus alors donnèrent les plus grandes déceptions. Pendant la guerre russo-turque, Bergmann et Reyher mirent en usage une pratique tout opposée, et la conservation systématique donna, grâce à l'antisepsie même imparfaite, une proportion de succès jusque-là inconnue.

Depuis ce moment jusqu'à la dernière et terrible lutte qui vient de finir en Asie, on s'est abstenu de plus en plus d'interventions immédiates dans les plaies articulaires; on a renoncé de plus en plus complètement aux résections préventives comme aux amputations d'emblée. Si bien qu'aujourd'hui la conservation est une règle absolue dans les plaies récentes par coups de feu.

Il en est de même dans la pratique civile. Au Congrès de Chirurgie de 1905, on a pu constater combien tout le monde était aujourd'hui d'accord au sujet de la conservation dans les traumatismes des membres, en général et dans les traumatismes articulaires en particulier. La résection immédiate n'est que rarement indiquée et encore il ne s'agit pas de résections typiques. Par exemple, dans quelques cas de fracture comminutive ouverte de l'astragale, il est préférable d'extraire sans retard les débris de l'os. Même dans les traumatismes articulaires extrèmement graves on peut espérer beaucoup de la conservation ; j'en ai moi-même apporté au Congrès des observations tout à fait démonstratives. Notre conservation ne ressemble plus à celle de la période préantiseptique qui était une sorte de jeu de hasard. Nos moyens de conserver se sont précisés, étendus, et notre conception même de la conservation est toute différente. Elle repose sur la mise à l'abri des infections quand la plaie est petite et non souillée comme le sont aujourd'hui la plupart des plaies par armes de guerre, faites par des projectiles fort petits, animés d'une très grande vitesse, et sur la désinfection préventive quand la plaie est large et souillée. Bref on ne fait presque plus aujourd'hui de résections traumatiques primitives.

Même dans le cas d'infection articulaire à la suite de traumatismes articulaires, l'arthrotomie, le drainage, les lavages antiseptiques, le courant d'oxygène, peuvent dispenser d'une résection. Mais il ne faut pas hésiter selon nous à la pratiquer sans retard quand ces moyens sont insuffisants, et ils le sont généralement dans les articulations serrées et complexes comme celles du cou-de-pied et du poignet. Ainsi les résections trouvent leur emploi à propos des traumatismes dans quelques cas, en somme rares, où l'infection articulaire était déjà réalisée faute de soins, ou bien quand elle est survenue malgré les efforts du chirurgien. En somme, si la résection secondaire s'impose de temps à autre, la primitive n'a presque plus d'indications dans les traumatismes. Et cette réserve est imposée par les résultats heureux de la conservation, surtout en ce qui concerne l'avenir fonctionnel du membre.

Les résections *pathologiques* conservent des indications beaucoup plus larges ; il n'est pas douteux néanmoins qu'elles nous paraissent aujourd'hui très souvent évitables dans des circonstances où l'on n'hésitait pas à les entreprendre il y a quelques années.

Elles sont justifiées soit par des arthrites infectieuses ayant entraîné la suppuration, soit par des arthrites consécutives à l'ostéomyélite, soit et le plus fréquemment, de beaucoup par des tumeurs blanches.

En ce qui concerne les arthrites suppurées, que l'infection soit apportée par la voie sanguine, ou réalisée par propagation, la situation est à peu près identique et l'opportunité d'une résection dépend bien moins de la nature de l'infection et de la lésion en elle-même que de l'articulation considérée. Quand il s'agit d'une jointure profonde, ou anfractueuse et serrée, la suppression d'une certaine étendue de squelette permet seule d'assurer un bon et libre drainage, et s'impose dès lors comme une nécessité. Une arthrite suppurée de la hanche exige la résection ; il en est de même quand la suppuration occupe les articulations du poignet ou du cou-de-pied. Le sacrifice de la tête du fémur, de massif carpien ou de l'astragale me paraît alors une mesure de prudence pour sauvegarder l'avenir du membre et même l'existence du sujet. Au genou ou à l'épaule et même au coude l'arthrotomie peut suffire, et il convient alors de recourir à l'opération simple et bénigne avant de s'adresser à l'intervention sérieuse et mutilante. De tels cas se présentent de temps à autre ; leur nombre, comme nous l'avons dit précédemment, s'est réduit depuis que l'ostéomyélite est mieux connue et traitée d'une manière plus précoce, et est appelé à diminuer encore.

Mais les tumeurs blanches s'offrent à nous quotidiennement, et par conséquent les habitudes thérapeutiques que l'on adopte à leur égard font varier dans d'énormes proportions le chiffre des interventions. Or, entre 1875 et 1885, dans le renouveau de la chirurgie opératoire, certains chirurgiens anglais et allemands ont réséqué sans merci toutes les articulations atteintes de tumeurs blanches, et cela quelque soit l'âge du sujet. L'abus des résections fut insensé, et VERNEUIL avait stigmatisé du nom de résécomanie cette fureur lamentable. On est bien revenu de ces excès et il n'y a lieu d'en faire mention que pour leur opposer la conduite adoptée à l'heure actuelle. Pour les tumeurs blanches fermées de l'enfance, non suppurées, aucune résection ne doit plus être pratiquée, dans aucun cas et quelle que soit l'articulation considérée. Même quand il existe des abcès, la résection peut être presque toujours évitée ; elle ne trouve sa justification que dans des circonstances fort rares et à supposer que l'action chirurgicale soit inéluctable, elle doit se borner à l'indispensable, ménager avec un soin extrême toutes les parties saines ; c'est dire que la résection typique ici encore n'a plus de raison d'être.

A peine si les résections trouvent leur emploi dans quelques tumeurs blanches fistuleuses ; les grattages, les évidements. la cautérisation, la désinfection patiente en dispensent le plus ordinairement.

Ce n'est pas que les résections offrent dans l'enfance une difficulté quelconque, ou une gravité spéciale. Elles sont au contraire d'une simplicité très grande et d'une extrême bénignité. Mais si le succès opératoire est obtenu constamment, les suites éloignées sont des plus médiocres : arrêts de développement du membre opéré. quand on a dépassé le cartilage de conjugaison, déviations secondaires, inflexions. attitudes vicieuses. Or la guérison est obtenue dans des conditions meilleures par des procédés thérapeutiques non sanglants, dont l'application, pour exiger du soin et de la patience, est en somme des plus simples. Aussi l'accord est fait, à part quelques exceptions rarissimes : dans les tuberculoses ostéo-articulaires de l'enfance. et principalement dans la coxalgie si commune, aujourd'hui plus de résections. La conservation est triomphante, et plus on soigne les sujets jeunes, mieux on est convaincu de l'inutilité des interventions en pareil cas et séduit par les merveilleuses ressources des méthodes de douceur.

Chez l'adulte, par contre, les résections pour tumeurs blanches sont fréquemment indiquées et constituent encore notre meilleure ressource. Ou peut néanmoins les éviter quelquefois par une application rigoureuse des moyens de conservation et notamment en combinant l'immobilisation, les injections intra-articulaires, la cautérisation interstitielle et la compression élastique. La méthode de Bier pourrait aussi à l'occasion dispenser d'un traitement chirurgical ; si ses promesses se justifiaient, un grand nombre de résections ne seraient plus nécessaires.

Parmi les adultes atteints de tumeur blanche, et que l'on se décide à opérer. il en est quelques-uns pour lesquels une arthrectomie est suffisante et préférable à une résection, comme nous pensons l'avoir établi au chapitre précédent.

Enfin il en est d'autres pour lesquels la résection elle-même ne suffit pas et dont l'état exige une amputation.

Il est très certain que chez les malades âgés et affaiblis la résection d'une grande articulation est une opération médiocre, qu'elle échoue presque régulièrement quand il s'agit du cou-de-pied, surtout si la lésion est fistuleuse et surinfectée. et très souvent s'il s'agit du poignet. L'amputation est seule indiquée quand il s'agit d'une tumeur blanche du pied chez un sujet âgé de plus de cinquante-cinq ans. Bien que la résection du genou puisse fournir des succès même chez des vieillards très avancés en âge, il n'est pas moins vrai qu'une amputation de cuisse est ordinairement bien préférable, surtout si la tumeur blanche est suppurée et bien plus encore quand les abcès se sont ouverts à l'extérieur. Même chez les adultes l'amputation serait alors la meilleure solution.

L'exérèse dans le cas de tumeur blanche fistuleuse, avec fongosités abondantes, est encore un sage parti. surtout pour le membre inférieur, quand il existe d'autres lésions tuberculeuses, que la tuberculose est polytopique, et il n'y a rien d'autre à tenter quand les poumons sont profondément altérés. Les résections entreprises chez les malades porteurs de cavernes pulmonaires avancées, ou de tuberculoses multiples, sont inutiles et ne procurent que des ennuis au chirurgien comme au malade.

Malheureusement il n'est généralement pas possible de faire accepter d'emblée la bienfaisante amputation ; les malades éprouvent une incompréhensible répugnance à se séparer d'un membre perdu, suppurant et fétide et qui leur cause les plus pénibles souffrances A l'hôpital. ce sacrifice est encore parfois consenti, mais très tardivement: en ville il faut y renoncer.

Nous sommes donc conduits dans ces très mauvais cas soit à des résections peu satisfaisantes, ne fournissant que des améliorations précaires, ou des guérisons de courte durée. soit à l'abstention.

D'une façon générale, plus le sujet avance en âge, plus les

lésions sont éparpillées dans l'économie, et, toutes choses égales d'ailleurs au point de vue local, plus le pronostic est mauvais, moins les résections sont susceptibles de donner des guérisons valables et des membres utiles. A partir de cinquante à cinquante-cinq ans on ne doit plus entreprendre de résection importante que chez des sujets qui présentent un état général indiquant encore une certaine résistance et qui n'offrent par ailleurs aucune grosse lésion tuberculeuse.

Chez les tuberculeux fébriles, il faut s'abstenir complètement.

Les résections donnent de beaux et durables succès chez les adultes encore jeunes quand la tuberculose est localisée à une jointure ; elle réussit constamment si l'on intervient avant l'établissement des fistules, et quand il s'agit du coude et du genou. Les résections du cou-de-pied, du poignet et de l'épaule sont plus aléatoires, et plus encore celle de la hanche, qui demeure au surplus une intervention toujours sérieuse et même grave.

A la vérité nous sommes amenés assez fréquemment à tenter des résections dans des cas peu favorables.

Si le sujet est relativement jeune, il ne faut jamais se laisser rebuter par l'extension des lésions locales, pourvu qu'elles soient locales. On a souvent l'heureuse surprise de guérir ces malades ; il faut s'acharner à vouloir les guérir, et l'on réussit pourvu que l'on y soit aidé par l'état général et l'intégrité des viscères.

Les résections ne constituent pas un traitement uniforme des tumeurs blanches, il s'en faut de beaucoup, et l'on ne saurait apporter trop de prudence à en fixer dans chaque cas particulier les indications et contre-indications.

A propos des résections pathologiques nous rappellerons qu'à l'époque d'effervescence chirurgicale où toute les questions furent envisagées au point de vue opératoire, on s'est attaqué aux arthropathies du tabes. Dans un précédent chapitre nous avons montré que le chirurgien doit connaître ces arthropathies, mais pour ne les confondre avec aucune autre, et pour se garder d'y toucher.

Restent les résections *orthopédiques*, applicables aux difformités articulaires : ankyloses. attitudes vicieuses, luxations flottantes, arthrites déformantes même.

Dans ces dernières, il est vrai, nous n'avons guère à intervenir ; soit parce que les troubles apportés par la dystrophie articulaire sont tolérables, soit parce que les lésions occupant plusieurs articulations, toute opération est ordinairement contre-indiquée ; mais parfois la résection est justifiée par une arthrite sèche mono-articulaire très douloureuse avec grande déformation et mauvaise attitude.

La plupart de ces opérations s'adresent donc aux ankyloses. Laissant toujours de côté la hanche, pour laquelle il n'y a d'ailleurs pas lieu dans l'immense majorité des cas de pratiquer la résection orthopédique, mais des ostéotomies portant sur le fémur, on peut affirmer que les résections entreprises sur des jointures ankylosées. longtemps après la cicatrisation des lésions, quand il ne reste plus de foyer en activité dans la jointure, ni dans son voisinage. sont à peu près sans danger. et que leur succès est pour ainsi dire constamment assuré. Nous pouvons à notre gré obtenir soit la reconstitution d'une articulation nouvelle, soit la soudure des os dans une bonne position. Ce sont donc là des opérations excessivement recommandables, aussi recommandables aujourd'hui qu'elles étaient téméraires avant l'antisepsie Il ne faut donc pas hésiter à y recourir dans les ankyloses du coude, du genou et du cou-de-pied. Mais la pratique même des résections orthopédiques a contribué à faire naître la reposition sanglante dans les luxations irréductibles et l'arthrolyse. Il est évident que dans l'avenir ces interventions conservatrices sont appelées à être pratiquées plus souvent. De même dans les luxations récidivantes la résection qui était défendable il y a quelques années nous paraît maintenant illogique. depuis que la chirurgie réparatrice s'exerce sur les capsules trop lâches pour les plisser, les rétrécir, les ramener aux proportions voulues : cette manière élégante de restaurer l'article et de lui rendre son jeu normal doit dispenser de tout sacrifice osseux.

Les habitudes nouvelles apportées dans le traitement des fractures et notamment des fractures articulaires, et le souci constant de mobiliser de très bonne heure les articulations dans la convalescence des arthrites, évitent un grand nombre d'ankyloses et surtout d'ankyloses assez graves pour exiger une intervention. Mais en outre, et l'on ne saurait trop le répéter, la mobilisation patiente, l'emploi des tractions continues, la mécanothérapie, le massage permettent de guérir une foule d'ankyloses, d'éviter un très grand nombre de résections. Si bien que celles-ci doivent être en principe réservées aux ankyloses irréductibles très serrées, ou osseuses, aux ankyloses avec attitudes vicieuses et difformités des surfaces articulaires.

Ainsi dans un grand nombre de circonstances les chirurgiens ne pratiquent plus de résections parce qu'ils sont mieux éclairés sur leurs conséquences et sur leur inopportunité ; dans d'autres ils sont conduits à en limiter l'application, parce que des opérations nouvelles ont surgi, et aussi parce que les procédés de douceur mieux réglés, mieux compris, réalisés à l'aide d'un outillage plus parfait, permettent souvent d'obtenir de la conservation des résultats meilleurs.

Technique opératoire. — Et cependant la technique opératoire a gagné en sécurité à mesure que l'on apportait plus de rigueur dans la stérilisation du matériel chirurgical ; instruments, fils et objets de pansements. Bien que le manuel opératoire soit au fond resté le même et qu'on puisse aujourd'hui décrire les procédés usuels à peu près dans les mêmes termes qu'il y a trente ans, il n'en est pas moins vrai que d'une façon générale la pratique des résections s'est perfectionnée et simplifiée.

Tout d'abord il serait puéril actuellement de vouloir faire dépendre de la conservation intégrale du périoste le succès de ces interventions.

Sans doute il faut s'efforcer de garder le périoste quand le périoste est en bon état et pourvu qu'il trouve son emploi. Mais dans la résection du genou, de toutes la plus fréquente, on n'a que faire du périoste et le plus simple est de le couper au niveau même où doit porter la section osseuse.

Et dans les résections du poignet, du cou-de-pied, avec la meilleure volonté de monde, que faut-il attendre des languettes de périoste que l'on pourra garder ?

Si le périoste pouvait refaire un col du fémur, l'avenir de la résection de la hanche serait changé, mais cette preuve décisive de la valeur absolue de la méthode sous-périostée se fera attendre longtemps encore. Restent le coude, où l'on garde très facilement le périoste même sans le vouloir, et l'épaule, où il est également aisé et utile de le conserver, au moins quand il n'est pas altéré.

Un périoste atteint par la tuberculose doit bien entendu être sacrifié sans regret.

Au reste, s'il reste salutaire d'extirper les os en les serrant de près, en refoulant en masse toutes les parties molles, la conservation de la membrane périostique n'a plus l'importance tutélaire qu'elle avait au début à l'égard des espaces celluleux voisins toujours menacés d'infection large et diffuse.

La méthode sous-périostée eut autrefois le mérite immense de diminuer le danger des résections et de préserver les tendons, leurs gaines et leurs insertions, des dilacérations opératoires et surtout de les mettre relativement à l'abri des infections consécutives. Il nous paraît surprenant que des modifications opératoires d'une telle importance aient pu être présentées exclusivement au point de vue de la régénération des os

S'il est dans certains cas commode et avantageux de cheminer sous le périoste pendant toute l'opération ou une partie de l'opération, il n'y a pas lieu de s'acharner à en poursuivre la conservation en toute circonstance.

Il n'en va pas de même des muscles et tendons qu'il faut garder et protéger avec un soin minutieux et jaloux. Ce sont les véritables agents de la restauration articulaire. En fontionnant ils créeront une jointure nouvelle, dont les surfaces seront façonnées et modelées par leur jeu répété, selon leur puissance, leur mode d'action, s'adapteront assez docilement à leurs besoins, pourvu toutefois que ce lent travail soit patiemment guidé et surveillé.

Les voies d'accès vers la jointure doivent être choisies dans

les conditions les plus propres à ménager complètement les
muscles, leurs tendons, leurs aponévroses d'insertion, leurs
nerfs, à leur permettre en un mot de récupérer promptement
leurs fonctions. En tenant compte en outre du trajet des gros
vaisseaux et des troncs nerveux, et autres connaissances anatomiques fondamentales, on déterminera assez aisément pour
chaque articulation les zones dangereuses ou mal commodes et
les côtés abordables. Le siège et la direction des incisions
superficielles sont d'une importance secondaire, à la vérité ;
mais quand elles sont en bon lieu, logiquement placées, les
manœuvres profondes en sont singulièrement facilitées ; elles
sont rendues laborieuses dans le cas contraire. Le tracé des
incisions est d'ailleurs subordonné dans une certaine mesure
à l'étendue, à la répartition, à la nature des lésions, au but de
l'intervention et même aux habitudes de l'opérateur. Elles
peuvent varier notablement sans rien changer de fondamental
dans la technique.

Les premières résections exécutées sans anesthésie, avec
une hâte fébrile, sans hémostase, exigeaient de larges incisions, ouvrant très vite une brèche énorme, et sacrifiant sans
compter muscles et tendons ; mais ces vieilles pratiques sont
oubliées depuis longtemps, et les bonnes incisions sont
celles qui permettent de pénétrer sûrement dans les interstices des muscles, ou de les traverser dans le sens où leur
division n'entraîne aucune diminution fonctionnelle, de
gagner au plus près les espaces libres d'obstacles, d'atteindre
la jointure par son côté le plus favorable à l'accomplissement
de l'acte opératoire. Ainsi l'incision extérieure dessine le plan
que doit suivre le chirurgien. Chacun peut avoir sa manière
personnelle ; mais au fond nous sommes tous d'accord sur
l'orientation générale de la technique et la nécessité de conserver scrupuleusement tout ce qui pourra contribuer plus
tard à la solidité de l'articulation et à la reprise du mouvement. Mais il faut néanmoins que les voies d'accès permettent
d'explorer minutieusement et de faire des interventions complètes et précises.

Pour réséquer le cou-de-pied, on abordera les articulations

sus et sous-astragalienne en dedans et en dehors du paquet des extenseurs des orteils ; du côté externe principalement nous avons toute latitude.

Au coude l'incision postérieure, médiane, verticale, dans l'axe du membre, que Park préconisait déjà, conduit en toute sécurité sur les extrémités osseuses à travers le triceps dont les deux moitiés rejetées latéralement gardent toutes leurs connexions essentielles. A l'épaule on traverse verticalement la partie toute antérieure du deltoïde pour tomber presque directement sur la tête humérale.

En principe, il convient d'éviter toute section transversale d'un muscle ou tendon. Aujourd'hui, il est vrai, dans un cas aseptique, on pourrait le faire sans grand dommage, a condition de rétablir par la suture la continuité du muscle ou tendon, volontairement ou accidentellement interrompu au cours de l'opération ; mais il est assurément préférable de conserver à ces organes toute leur intégrité.

Exception doit être faite pour le genou. Dans le procédé communément suivi où l'on aborde avec raison la jointure par sa face antérieure, découverte, presque dépourvue de parties molles, le tendon du triceps et le ligament rotulien sont tranchés dès le début et la rotule extirpée. Ici on renonce d'emblée à chercher le retour des mouvements et l'intégrité des muscles est dès lors moins indispensable. Mais néanmoins on s'arrange par la suture du tendon au ligament rotulien, et par celle des plans aponévrotiques, de manière à rendre au triceps son insertion surale ; la solidité du genou en est accrue et le droit antérieur interviendra utilement dans la marche.

La traversée des parties molles périarticulaires effectuée, et l'articulation ouverte, commence le dépouillement, la préparation des portions osseuses que l'on veut sacrifier. Ce travail s'exécute tantôt avec le bistouri, tantôt avec la rugine, en se serrant aux os, en évitant les échappées fâcheuses, en désinsérant les ligaments. Sans vouloir faire dépendre le succès de l'intervention de la conservation intégrale du périoste, il n'y a pas lieu de le détruire systématiquement. Le garder s'il n'est pas lui-même altéré, dans les cas où il peut être utile, est une précaution excellente et d'ailleurs très facile à observer. Les parties condamnées du squelette sont alors sciées, puis extirpées, à moins que leur extraction ne nécessite aucun trait de scie comme il arrive communément pour le carpe et le cou-de-pied.

Nous disposons aujourd'hui, grâce notamment aux efforts d'OLLIER et de FARABEUF, d'une excellente instrumentation, de daviers puissants et d'une parfaite commodité, de rugines et de scies irréprochables. Cette question d'outillage est d'une réelle importance : et je signalerai surtout les réels services que peuvent rendre les pinces-gouges de grandes dimensions, permettant de supprimer d'un seul coup de volumineux fragments osseux, de couper nettement même le tissu compact. Ces instruments rendent les plus précieux services car ils nous mettent en mesure d'agir avec une précision extrême. Il est des circonstances où il est utile de s'ouvrir un chemin en morcelant un os normal ou altéré, d'autres où il faut se montrer résolument conservateur et ne détruire que le strict nécessaire de tissu osseux, d'autres où il est bon d'aller pas à pas, en explorant au fur et à mesure, d'autres enfin où les os malades profondément situés sont difficiles à atteindre ; dans tous ces cas les grandes pinces-gouges nous tirent d'embarras de la manière la plus élégante et la plus simple, au point qu'elles nous paraissent strictement indispensables dans la chirurgie ostéo-articulaire

La résection moderne doit en effet proportionner rigoureusement le sacrifice osseux aux exigences de la maladie, aux indications que fournissent dans chaque cas particulier l'examen direct par la vue, le toucher, le contact des instruments.

Dans les articulations étroites ou complexes, où il faut renoncer à exposer d'emblée au grand jour toute l'étendue des surfaces articulaires et de la synoviale, au poignet, au cou-de-pied, c'est pas à pas, par extraction successive, par morcellement que l'on découvre et reconnaît successivement les lésions. Au cou-de-pied notamment l'astragalectonie est le premier temps indispensable de toute bonne résection. A la faveur du vide laissé par la suppression de cet os on peut explorer et traiter toutes les autres lésions.

Les auteurs de Médecine opératoire dans la description de leurs procédés sont contraints d'envisager les diverses résections au seul point de vue de la suppression de parties plus ou moins étendues de squelette. Dans la pratique il est rare que dans une résection l'on puisse se borner aux temps osseux. Les choses se passent ainsi en effet dans les résections *évacuatrices* pour arthrites suppurées, où l'on détruit des os pour créer un vide permettant et assurant le drainage. De même dans une opération pour ankylose, la résection totale ou semi-articulaire est en général toute l'intervention.

Mais s'il s'agit de tumeurs blanches, et c'est presque toujours de tumeurs blanches qu'il s'agit; le traitement des parties molles offre une importance au moins égale à celui des os. Du moment que l'on intervient pour une arthrite tuberculeuse, la seule conduite logique est de rechercher, poursuivre et extirper toutes les lésions apparentes, et même de les dépasser pour être plus sûr d'en faire l'éradication. C'est encore là une des tendances qui séparent la pratique actuelle des habitudes encore très répandues il y a quelques années.

L'opération incomplète est appelée à échouer dans la plupart des cas ; les fongosités repullulent, la maladie récidive, ou plutôt continue. Bien plus on risque d'infecter la lésion si l'on est intervenu alors qu'elle était encore fermée et de créer des fistules de longue durée ou même intarissable. A force de soins, d'injections antiseptiques, on arrive il est vrai parfois à obtenir la régression des fongosités ou la cicatrisation des fistules ; mais très souvent on ne réussit pas.

De toute nécessité, il faut donc extirper la synoviale malade, n'en laisser subsister aucune partie, nul recoin, ni un cul-de-sac, ni un diverticule. Les abcès péri-articulaires seront aussi disséqués, ou curettés énergiquement. Cette partie de l'intervention est ingrate, fastidieuse, en outre délicate et laborieuse, mais la guérison du malade est à ce prix.

Au cours de la dissection de la synoviale des amas fongueux sous-synoviaux ou des coques d'abcès de voisinage, on doit prendre de grandes précautions pour éviter l'inoculation du tissu cellulaire encore sain, inoculation d'autant plus à redouter que le sujet se trouve dans un état de réceptivité démontrée par la maladie elle-même.

Poussant à l'extrême la crainte des inoculations opératoires, Marion[1] a proposé, pour le genou tout au moins, une technique assurant l'enlèvement en bloc de l'articulation, extrémités osseuses et synoviale, sans ouverture de celle-ci. J'ai combattu ce procédé, d'ailleurs séduisant par certains côtés, parce que le sacrifice osseux est très étendu et consenti sans examen direct des extrémités squelettiques qui, seul, permet de décider en connaissance de cause si la résection ne pourrait être remplacée par une arthrectomie, par une résection atypique, et dans le cas d'une résection proprement dite d'en fixer les justes limites.

Quelques détails de la pratique des résections méritent encore une brève mention

On sait avec quelle faveur fut accueillie la méthode d'ischémie préconisée par ESMARCH. L'expression du membre par la bande élastique est encore recommandée et appliqué par la plupart des chirurgiens dans le plus grand nombre des résections. Les avantages seraient d'économiser le sang et de faciliter la recherche des altérations tuberculeuses. Je n'hésite pas à déclarer qu'on a beaucoup exagéré l'utilité de la bande d'Esmarch en toute circonstance. Pour ma part, je n'y ai jamais eu recours ni pour les résections, ni pour aucune autre opération. Il n'est nullement nécessaire que les tissus soient exsangues pour apercevoir les lésions visibles ; pour le sang, il s'en perd très peu au cours d'une résection exécutée sans bande, et la prétendue économie faite dans les interventions où l'on a cru devoir l'appliquer, est largement compensée par l'hémorragie profuse qui suit son enlèvement. Bref, l'ischémie temporaire est à mon sens une inutile complication, à laquelle il serait temps de renoncer.

A diverses reprises on a vanté dans certaines résections, et

---

[1] Soc. anat. févr. 1900. Arch. gen. de Médecine. 1903.

particulièrement dans celle du genou, la suture osseuse, l'enclouage, le vissage. Ce sont là également des manœuvres pour le moins inutiles. Ces corps étrangers souvent tolérés, parfois sont éliminés spontanément, parfois doivent être recherchés parce qu'ils donnent lieu à des accidents. Si leur présence est fâcheuse à l'occasion, leur absence n'a jamais nui à la consolidation, dans les circonstances où celle-ci doit être obtenue.

La réunion primitive de la plaie n'est plus discutable dans un cas aseptique, par contre quand la résection a été pratiquée sur une articulation infectée, il est prudent de s'abstenir de toute réunion immédiate, a moins que l'infection ne soit circonscrite à des trajets fistuleux ou à de petites cavités diverticulaires.

L'opportunité du drainage dans les résections a pu être mise en doute. Boeckel notamment a été un partisan convaincu de la suppression du drainage. A la rigueur s'il s'agit d'une lésion non infectée, d'une ankylose, d'une tumeur blanche non suppurée, l'on peut s'abstenir de drainer, mais même alors nous ne saurions trop conseiller l'emploi des tubes à drainage. Ils n'ont jamais d'inconvénients pourvu qu'ils soient surveillés et retirés de bonne heure. Leurs avantages sont immenses ; ils empêchent toute stagnation du sang et de la sérosité sanguinolente qui s'échappent des vastes plaies de résection, suppriment la tension douloureuse, purifient le foyer opératoire où de longues manipulations ont pu abandonner quelques germes.

Le drainage nous paraît donc indispensable ; aucun argument sérieux n'a pu être élevé contre lui et le seul grief qui mériterait d'être examiné, celui de laisser une voie à l'infection, tombe si l'on s'entoure des précautions élémentaires aujourd'hui partout répandues, et si l'on retire le tube dès qu'il n'est plus nécessaire.

La résection terminée et la plaie couverte d'un pansement aseptique, quelle conduite tenir à l'égard du membre opéré. Quel appareil doit le maintenir?

On a imaginé de nombreux appareils ; ceux que l'on construit soi-même avec du plâtre sont les plus répandus. Malgré la facilité de leur application qui les rend si précieux dans tant de circonstances, je n'y ai jamais recours primitivement.

Pour le genou et le cou-de-pied j'emploie l'excellente et si commode attelle de Boeckel, attelle postérieure avec palette plantaire mobile : pour la hanche l'extension continue avec les bandes de diachylon ou l'Hennequin, et pour le membre supérieur je repousse tout appareil, en dehors des simples bandes de toile ou de crêpe. Le membre inférieur sur ces attelles est déplacé sans souffrance : le pansement peut être levé de très bonne heure. et les drains et fils enlevés en temps normal. et les suites en sont grandement simplifiées. Au besoin des attelles latérales contribuent à assurer l'immobilisation.

Résultats. — Les soins consécutifs ont une telle importance en matière de résection, que les résultats pour ce qui concerne surtout le retour fonctionnel en dépendent d'une façon presque complète. Il en est ainsi principalement des résections pour lésions infectées. pour tuberculoses fistuleuses; c'est à force de bons soins, de désinfection quotidienne, de nettoyages avec des antiseptiques variés, de surveillance intelligente que l'on obtient la guérison. Il y faut beaucoup de temps et des soins assidus.

Dans les cas où la réunion primitive a pu être acquise. il reste à assurer pour l'avenir le maximum de rendement du membre opéré. Pour le genou la rigidité est souhaitable : il suffit d'assurer l'immobilisation pendant deux mois environ pour que la consolidation s'effectue ; l'appareil plâtré que je n'emploie pas au début, me paraît au contraire très indiqué quand la plaie cicatrisée n'exige plus ni pansement, ni examen.

De même à la hanche la plaie étant cicatrisée, un grand plâtre maintenant la cuisse en abduction légère devient extrêmement utile.

Pour les autres articulations il faut rétablir les mouvements normaux et prévenir les mouvements anormaux. C'est dire avec quelle rigueur doit être dirigée la rééducation des muscles. Elle doit être commencée de très bonne heure, aussitôt la plaie fermée, et continuée pendant des mois. Le massage, la faradisation, les bains sont d'utiles auxiliaires. Selon les circonstances on appliquera de petites attelles en carton, bois, ou métal pour lutter contre la tendance aux déplacements ou la traction élastique et la mécanothérapie pour empêcher l'ankylose.

Les résultats définitifs ne peuvent être jugés qu'après un temps assez long ; les membres demeurés impotents pendant des semaines finissent par récupérer leurs forces et fournir un très bon usage. Il est parfaitement démontré aujourd'hui que des néarthroses très solides et très bien organisées peuvent remplacer les articulations du coude et de l'épaule. permettant tous les mouvements normaux. presque avec leur étendue normale et une force très suffisante pour les besoins courants de la vie et même pour les travaux pénibles. C'est là un fait acquis ; au point de vue physiologique et même dans une certaine mesure au point de vue anatomique une articulation nouvelle se substitue à l'ancienne.

Ces parfaits résultats ne s'obtiennent qu'au membre supérieur. Au membre inférieur le retour fonctionnel n'est jamais intégral. Au genou l'ankylose rectiligne est une terminaison très heureuse. parce qu'elle permet la marche, mais elle entraîne une claudication indélébile. La résection coxo-fémorale laisse une claudication bien plus accusée encore, même quand l'ankylose a été réalisée, ce qu'il faut souhaiter comme pour le genou. Au cou-de-pied, on recherche un peu de mobilité, si du moins les malléoles ont été conservées. Mais ici encore ce but atteint. le sujet garde de la claudication. Aussi n'est-ce pas sur ces seuls résultats absolus qu'il faut juger les résections du membre inférieur. mais par comparaison avec les affections graves et les infirmités très pénibles qui ont justifié ces interventions

Les résultats thérapeutiques nous sont connus, ayant été précédemment envisagés dans les diverses arthropathies et difformités auxquelles il convient d'appliquer éventuellement la résection.

Bornons-nous à rappeler que dans ces opérations la mortalité est devenue à peu près nulle. sauf pour la hanche : que pour les résections orthopédiques la guérison doit être aujourd'hui la règle constante ; que pour les maladies infectieuses et surtout pour les tumeurs blanches les échecs suivis de résection itérative. ou plus souvent d'amputation, sont en proportion variable avec l'articulation considérée et d'autre part avec l'étendue, la complexité et le degré des lésions, et enfin avec l'âge du sujet, c'est-à-dire avec l'ensemble des circonstances qui permettent de faire une bonne. une médiocre ou une mauvaise intervention. A cet égard les statistiques ne sauraient plus rien nous apprendre ; il n'est plus besoin d'une très longue expérience pour être éclairé sur les conditions dans lesquelles le résultat opératoire sera bon. médiocre ou détestable et l'on pourrait presque établir d'avance sa statistique. Aussi faudrait-il pouvoir refuser la résection à de nombreux malades, qui n'en tireront aucun bénéfice, alors qu'une amputation d'emblée leur seront salutaire. Aussi faudrait-il observer assez tôt les malades et pouvoir les décider sans retard à accepter la résection dans les cas où celle-ci est le seul bon traitement

Au total le bilan des résections est aujourd'hui plus satisfaisant qu'il n'a jamais été, mais leurs indications sont beaucoup plus restreintes qu'elles ne l'étaient il y a quelques années en raison de la connaissance plus approfondie de certaines affections auxquelles on avait cru pouvoir les appliquer. et des progrès constants de la thérapeutique non sanglante des maladies articulaires.

TABLE DES MATIÈRES

PREMIÈRE PARTIE

TRAUMATISMES ARTICULAIRES

DEUXIÈME PARTIE

DES INFECTIONS ARTICULAIRES

PAR VOIE SANGUINE OU PAR PROPAGATION D'UNE LÉSION DE VOISINAGE

TROISIÈME PARTIE

DIFFORMITÉS ARTICULAIRES

QUATRIÈME PARTIE

ARTHROPATHIES D'ORIGINE NERVEUSE

ET DYSTROPHIES D'ORIGINE ARTHROPATHIQUE

CINQUIÈME PARTIE

DE QUELQUES OPÉRATIONS ARTICULAIRES

ÉVREUX, IMPRIMERIE CH. HÉRISSEY ET FILS